Dᴿ M. DENUCÉ

PROFESSEUR AGRÉGÉ,
CHARGÉ DU COURS DE PATHOLOGIE EXTERNE A LA FACULTÉ DE MÉDECINE,
CHIRURGIEN DE L'HÔPITAL SAINT-ANDRÉ DE BORDEAUX,
MEMBRE CORRESPONDANT DE LA SOCIÉTÉ DE CHIRURGIE

SPINA BIFIDA

ANATOMIE PATHOLOGIQUE
ET EMBRYOGÉNIE

PARIS	BORDEAUX
Octave DOIN	FERET & Fils
ÉDITEUR	ÉDITEURS
8, place de l'Odéon.	15, cours de l'Intendance.

1906

SPINA BIFIDA

ANATOMIE PATHOLOGIQUE

ET EMBRYOGÉNIE

Dr M. DENUCÉ

PROFESSEUR AGRÉGÉ,
CHARGÉ DU COURS DE PATHOLOGIE EXTERNE A LA FACULTÉ DE MÉDECINE,
CHIRURGIEN DE L'HÔPITAL SAINT-ANDRÉ DE BORDEAUX,
MEMBRE CORRESPONDANT DE LA SOCIÉTÉ DE CHIRURGIE.

SPINA BIFIDA

ANATOMIE PATHOLOGIQUE
ET EMBRYOGÉNIE

PARIS	BORDEAUX
Octave DOIN	FERET & Fils
ÉDITEUR	ÉDITEURS
8, place de l'Odéon.	15, cours de l'Intendance.

1906

SPINA BIFIDA

PREMIÈRE PARTIE

DÉFINITION. — HISTORIQUE

**Définition. — Synonymie.
Historique. 1° Période ancienne : Tulpius. De Morgagni à Lannelongue. — 2° Période moderne : Cruveilhier, Dareste, Recklinghausen, etc.**

On désigne sous le nom de *spina bifida* les malformations congénitales rachidiennes, dans lesquelles une fissure portant sur l'enveloppe osseuse du canal vertébral s'accompagne de modifications variables des parties molles tant intra que juxta-rachidiennes.

Cette définition ne s'applique pas exclusivement aux fissures portant sur la partie postérieure des vertèbres; elle comprend également les fissures des corps vertébraux, beaucoup plus rares, et constituant ce que certains auteurs appellent le *spina bifida antérieur*.

Synonymie. — Le terme de *spina bifida*, proposé par Tulpius, un des premiers auteurs qui se soient occupés de cette affection, est aujourd'hui le seul en usage dans toutes les langues du monde scientifique. A la fin du xviii° siècle et pendant toute la première moitié du xix°, ce mot était tombé en désuétude et avait été remplacé par celui d'*hydrorachis*, qui est maintenant tout à fait abandonné. Quelques autres appellations, proposées par divers auteurs, n'ont pas été conservées. Je citerai celles de *spinola* (Linné), *hydrorachitis* (Sauvages, Cullen, Sagar), *hydrorrhachia* (P. Franck), *fissure spinale* (Geoffroy-Saint-Hilaire), *rachischisis*, etc. Les termes de *myélocèle*, *méningocèle*, *myéloméningocèle*, etc., servent aujourd'hui à désigner les différentes formes du spina bifida.

Historique. — Les études modernes sur le spina bifida envisagé au double point de vue anatomique et clinique dérivent toutes de l'admirable mémoire publié en 1886 par Recklinghausen[1]. C'est Recklinghausen qui, dans ce mémoire, a reconnu et classé les différentes formes anatomiques du spina bifida, et c'est grâce à ses recherches que les caractères cliniques afférents à chaque forme ont pu être établis et qu'on a mis en lumière le pronostic, les indications thérapeutiques, voire même certains points essentiels de la technique opératoire. Vers la même époque, un autre élément, l'introduction des méthodes antiseptiques, est venu donner aux chirurgiens une assurance qui, jusque-là, leur avait fait défaut. Il n'en est pas moins vrai que les études de Recklinghausen ont grandement facilité leur tâche. Si donc nous prenons en considération ces deux événements à peu près contemporains, le mémoire de Recklinghausen et l'avènement de l'antisepsie, nous pourrons diviser l'histoire du spina bifida en deux périodes distinctes, la *période ancienne* et la *période contemporaine*.

La *période ancienne* ne remonte pas très loin. On a voulu jadis trouver dans une phrase d'Hippocrate une indication relative au spina bifida : « *Alius morbus oritur ex defluxione capitis, per venas, in spinalem medullam. Inde autem, in sacrum os impetum facit, quo medulla ipsa fluxionem perducit....* [2] »

---

1. RECKLINGHAUSEN. — Untersuchungen über die Spina bifida (*Arch. f. path. Anat. und Physiol.*, 1886, t. CV, p. 243 et 373).

2. HIPPOCRATE. — *Liber de Glandulis* (Περὶ ᾿Αδένων), XIV. Ed. Littré, t. VIII, p. 570.

Mais il suffit, comme l'indique Morgagni, de se reporter au contexte : « Une autre maladie, provenant du catarrhe de la tête, se produit, par la voie des veines sur la moelle épinière; là, elle se jette sur le sacrum, la moelle épinière conduisant la fluxion, et elle se fixe sur les cavités des hanches, et si les hanches viennent à consomption, le patient tombe dans le marasme, et il ne peut pas vivre, car bientôt il souffre dans les côtes; les pieds et les cuisses suivent et s'atrophient, toujours en un long temps, au milieu des soins du traitement. De la sorte, le malade s'affaiblit et meurt. Voilà ce que j'avais à dire sur les flux venant de la tête. » (Trad. Littré.) Rien, dans ce passage, si on le lit en entier, ne fait penser au spina bifida.

Samuel Cooper, dans l'article « Spina bifida », du *Diction-naire de Chirurgie pratique*, traduction française (Paris, 1826, t. II, p. 414), écrit : « C'est à tort que les Arabes qui, les premiers, ont parlé de cette maladie, ont imputé l'absence d'une ou plusieurs apophyses à la tumeur... » Je n'ai pu retrouver à quels auteurs il fait allusion.

La première observation probable de spina bifida me paraît due à Forestus (Peter van Forest)[1]. Il s'agit d'une tumeur siégeant dans les vertèbres du cou, qui, d'après la description qu'il en donne, paraît bien être un spina bifida cervical, à moins que ce ne soit une céphalocèle postérieure. Forestus essaya de ligaturer la tumeur à sa base, et le malade mourut.

Une observation de G. Bauhin, rapportée par Bonnet[2], est plus précise. Nous y trouvons deux détails qui reparaîtront souvent dans les observations ultérieures. La mère de l'enfant, née avec une tumeur lombaire, avait fait pendant sa grossesse une chute sur le dos, et ceux qui virent la tumeur gonflée de liquide à l'instar de la vessie, crurent que la tumeur contenait de l'urine et communiquait avec la vessie. Mais, à l'autopsie, Bauhin ne trouva pas cette communication avec la vessie, et

---

1. FORESTUS. — *Obs. Chirurg. Libri V*, lib. III, obs. VII. Lugd. Batav., 1610.

2. BONNET. — *Sepulchretum, sive Anatomia practica*, sect. II. obs. XIII, t. II, p. 1538.

reconnut que la tumeur était formée par la moelle épinière mise à nu par suite de la structure défectueuse de deux vertèbres lombaires ; il ne put pas dire si la matière âcre contenue dans la tumeur avait putréfié les os, car on ne retrouvait aucun reste des parties disparues, et les vertèbres voisines étaient intactes.

En réalité, c'est à Tulpius[1] que nous devons le premier travail d'ensemble sur le spina bifida, auquel il a d'ailleurs donné le nom sous lequel nous le désignons encore aujourd'hui. Tulpius relate six cas de sa pratique personnelle : un d'eux, surtout, est très nettement décrit et fait l'objet d'un bon dessin. La lésion siégeait dans la région lombaire et avait un pédicule étroit. Un chirurgien lia le pédicule avec un fil pour pouvoir exciser la tumeur quand elle serait sphacélée. Mais l'enfant mourut avant. Tulpius, à l'autopsie, trouva le rachis comme perforé, et dans cet orifice un si riche épanouissement nerveux que l'ablation de la tumeur aurait été certainement impossible. La fissure allait de la dernière vertèbre dorsale jusqu'au coccyx, et le fond de cette fissure aurait été tapissé, au dire de Tulpius, par la membrane péritonéale. On a voulu conclure de ces mots que Tulpius avait cru trouver une fissure des corps vertébraux, mais le dessin joint à l'observation ne fait rien voir de pareil.

Dans un autre cas, la moelle faisait hernie dans les lombes, sans que la peau présentât aucune lésion. L'ouverture de cette tumeur fit écouler du liquide, et en même temps que le liquide sortait, la vie de l'enfant s'échappa. Aussi Tulpius, ayant montré comment le diagnostic de ces tumeurs peut être porté, conclut par la règle suivante au point de vue de l'intervention chirurgicale : « *Ne tumorem hunc improvide aperiant chirurgi, sed vitent obnixi ignominiam infaillibiliter ipsis eventuram inde !* » (1641.)

Fr. Ruysch[2], en 1691, ayant vu personnellement dix cas de spina bifida, donne de cette affection une description courte, mais assez nette, qu'il accompagne d'un bon dessin. Dans les

1. Tulpius. — *Obs. med.*, lib. III, cap. XXIX, XXX, p. 229 et s.
2. Ruysch. — *Obs. anat. chir. Centuria.* Amstelod., 1691, obs. 24, 35 et 36.

cas qu'il a observés, la lésion siégeait presque toujours dans la région lombaire, rarement dans le dos : il ne l'a vue qu'une seule fois à la nuque. Il rapproche le spina bifida de l'hydrocéphalie, et en fait, sans aucune hésitation, une hydropisie partielle de la moelle.

Puis les observations se multiplient : on en trouvera une énumération complète à l'index bibliographique. Signalons seulement le cas d'Apinus[1], qui, le premier, a vu la moelle s'attacher à la paroi postérieure de la tumeur.

En 1679, Bonnet[2] rapporte un certain nombre de ces observations, mais sans rien y ajouter de personnel.

Au contraire, le chapitre que Morgagni[3] a consacré aux hydropisies et tumeurs aqueuses de l'épine, est des plus importants. Morgagni relate la plupart des observations antérieures, et les opinions tant anatomiques que pathogéniques auxquelles ces observations ont donné lieu. Il résume son opinion dans les lignes suivantes : « Il peut s'accumuler de l'eau dans le canal vertébral, qu'elle soit sécrétée dans son intérieur, ou qu'elle vienne de la cavité du crâne, de sorte que tantôt il y a hydropisie des deux cavités et tantôt d'une seule. Les os des vertèbres pouvant céder, il se forme ainsi une fente, tantôt dans quelques vertèbres et tantôt dans toutes, et, l'eau pressant les enveloppes de la moelle épinière, il se développe à la partie postérieure de l'épine une tumeur plus ou moins grande, qui est analogue à l'hydrocéphalie. Les os des vertèbres se fendent principalement à l'endroit qui doit être le siège des apophyses épineuses, parce que la résistance des muscles et des tendons est plus faible en ce point que sur les côtés. » Puis il insiste sur ce fait que le spina bifida peut s'accompagner d'hydrocéphalie ou en être indépendant. Il admet comme possible que l'eau « provienne d'une hydropisie de l'écorce intérieure de la moelle épinière ». Il décrit comme symptômes fréquents

---

1. APINUS. — *Ephem. Acad. Caes. Leop. nat. curios.*, 1702, dec., IX, obs. 153.
2. BONNET. — *Sepulchretum, sive Anatomia practica.* Genève, 1679, lib. I, sect. 16, et lib. IV, sect. 11, obs. 13, p. 1538.
3. MORGAGNI. — *De sedibus et causis morborum*, lib. I, epist. XII, 9-15.

la paralysie et la faiblesse des membres inférieurs, de la vessie et du sphincter de l'anus, ainsi que les convulsions, qui seront encore plus rapidement mortelles si, en ouvrant la tumeur, on pique les nerfs, ou si on les expose au contact de l'air. Mais si ces symptômes n'existent pas et qu'on constate que le mal dépend bien d'une cause externe, alors on pourra, à l'exemple de Trew, et en observant ses prudentes recommandations, tenter quelque chose, « si toutefois il est permis de tenter la guérison dans des maladies de cette espèce, qui sont si trompeuses, après des exemples innombrables qui ont été funestes. »

Dès lors, la théorie anatomique et pathogénique de Ruysch et de Morgagni règne sans conteste. « Il est constant qu'il faut regarder le spina bifida comme une sorte d'hydropisie enkystée de la moelle épinière, dont la formation donne lieu à la séparation des vertèbres du côté de leur apophyse épineuse» (Terris)[1]. Ce liquide peut provenir d'une congestion séreuse plus ou moins forte dans le cerveau, et le spina bifida est alors symptomatique d'une hydrocéphalie. Mais d'un autre côté, comme l'a fait observer Morgagni, l'hydrocéphalie peut très bien être symptomatique du spina bifida, c'est-à-dire lui être secondaire. Enfin, il y a des cas de spina bifida idiopathiques, c'est-à-dire indépendants de l'hydrocéphalie, et qui peuvent avoir été déterminés par la carie des vertèbres, leur fracture ou leur luxation, une forte contusion, des hydatides, etc... *(ibid.)*. Enfin, le liquide, quelle que soit sa provenance, pourra s'épancher soit entre la moelle et ses enveloppes (hydrorachis externe), soit dans le canal central de la moelle (hydrorachis interne).

Pour d'autres, et nous allons revenir sur leurs idées quand nous étudierons les œuvres des précurseurs qui ont préparé et rendu possibles les recherches de Recklinghausen, l'ouverture rachidienne serait le phénomène fondamental. L'accumulation de liquide, l'hydrorachis, se produirait secondairement soit par suite du changement dans les conditions de pression du liquide rachidien, soit pour toute autre cause. On accorde de plus en

1. Terris. — Consid. gén. et obs. partic. sur le spina bifida (*Journ. génér. de méd.*, 1806, 9e année, t. XXVII, p. 162).

plus de valeur à l'hypothèse d'un arrêt de développement de la moelle et du rachis. Mais tous les auteurs sont loin de partager cet avis, et même après la publication du mémoire de Recklinghausen, Lannelongue et Coudray publieront dans le *Dictionnaire Jaccoud* un article dont on peut résumer les conclusions de la façon suivante [1] : La théorie de l'arrêt de développement ne constitue pas une théorie pathogénique complète. On comprend bien que la hernie du contenu du canal médullaire se produise par les points où ce canal reste le plus longtemps ouvert, c'est-à-dire à la région lombaire, et que la soudure précoce de l'arc postérieur à la région dorsale en rende en ce point la production difficile, mais la théorie de l'arrêt de développement ne donne pas d'autre explication. Les modifications pathologiques de l'embryon qui peuvent être invoquées comme causes possibles du spina bifida sont multiples :

1° Les hydropisies embryonnaires;

2° Les adhérences entre la moelle et les téguments;

3° Les altérations superficielles des téguments, telles que les ulcérations, ce qui expliquerait l'aspect fréquemment cicatriciel de la peau au niveau de la tumeur;

4° L'existence de néoplasmes cutanés, tels que des nævi, au niveau de la tumeur;

5° Les maladies générales de l'embryon, telles que la syphilis héréditaire.

En somme, cette opinion, qui tendait à faire du spina bifida une malformation consécutive à une hydropisie localisée à la moelle, jusqu'à une époque très récente, a eu de nombreux adhérents. Et quant aux formes où l'existence d'une collection liquide, d'une hydropisie enkystée, n'était pas démontrable, comme par exemple dans le rachischisis partiel, on admettait qu'il y avait eu au début une poche fermée, mais qu'à un moment donné, et le plus souvent pendant la vie intra-utérine, la paroi postérieure de ce sac s'était rompue, laissant à découvert la face postérieure des corps vertébraux, recouverte par la paroi pro-

----

1. LANNELONGUE et COUDRAY. — Art. *Vertèbres, Vertébrale*, in *Dict. Jaccoud*, t. XXXIX, p. 222.

fonde du sac à laquelle adhéraient des restes plus ou moins importants de substance médullaire. (Rokitansky, Förster, Ahlfeld, etc...)

Cependant, cinquante ans avant le mémoire de Recklinghausen, Cruveilhier avait porté la question sur son véritable terrain. Ses *Considérations générales sur le spina bifida* sont des plus curieuses[1]. A son avis, la relation de cause à effet, que la coexistence fréquente du spina bifida et de l'hydrorachis a fait admettre, est une erreur. On a dit que le liquide en s'accumulant dans le canal vertébral, généralement en son point le plus déclive, distendait ce canal encore cartilagineux, de telle sorte que les membranes pouvaient faire hernie entre les lames déjetées. Il est impossible d'admettre l'influence de la pesanteur chez le fœtus qui n'est pas dans la position verticale. L'ostéo-génie, qui nous apprend que le développement des lames ou des arcs vertébraux se fait successivement de haut en bas, nous fournit une explication bien meilleure et nous amène à l'hypo-thèse d'un arrêt de développement. Après mûre réflexion, ajoute-t-il, je suis resté convaincu qu'il faut admettre une adhérence préalable de la moelle et de ses enveloppes avec les téguments, adhérence antérieure à la cartilaginification des lames, qui maintiendrait la moelle hors du canal vertébral et s'opposerait par conséquent à la formation des lames dans la région correspondante. Il y a plus : Cruveilhier ne croit pas à la nécessité d'une augmentation du liquide céphalo-rachidien pour expliquer le spina bifida. L'adhérence une fois établie, le canal osseux étant imparfait, il est tout naturel que le liquide céphalo-rachidien se porte au point qui lui offre le moins de résistance. Donc, le spina bifida n'est pas causé nécessairement par l'hydrorachis, et l'hydrorachis ne l'est pas nécessairement par l'hydrocéphalie. Or la dissection a fait voir à Cruveilhier que, dans tous les cas de spina bifida qu'il a rencontrés, la moelle avec ses enveloppes allait se perdre dans l'épaisseur des parois de la tumeur, et que de cette portion de la moelle tantôt

---

1. CRUVEILHIER. — *Anat. path. du corps humain.* Paris, 1829-1835, t. I, liv. XVI, pl. 4, p. 1 à 4.

saine, tantôt plus ou moins atrophiée, naissaient les nerfs. Un autre fait aussi frappant, c'est que, dans le spina bifida sacré, ce ne sont pas les nerfs sacrés ni la queue de cheval qui vont se confondre avec la paroi, mais bien la moelle elle-même. Ce déplacement de la moelle et cette adhérence avaient été bien vus par Morgagni, qui avait cru que la moelle adhérant à la tumeur se trouvait ensuite entraînée par le développement de la tumeur. La véritable explication de ce fait, pour Cruveilhier, est que, dans les premiers mois de la vie fœtale, la moelle occupe toute la longueur du canal vertébro-sacré. On peut donc admettre que l'adhérence remonte aux premiers temps de la vie intra-utérine.

Certes, avant Cruveilhier, Fleischmann [1] et Meckel [2] avaient décrit le spina bifida comme une lésion due à un arrêt de développement, à une insuffisance de la force de croissance. Mais ils sont loin d'avoir la précision scientifique, je dirais presque la divination du grand anatomo-patholog·te français. Cruveilhier était tellement en avance sur ses contemporains que ses idées n'ont guère été, je ne dirai pas même adoptées, mais examinées, que lorsque, trente ans plus tard, elles ont été reprises par Virchow [3]. Virchow admet, tout au moins pour les spina bifida sacro-lombaires, que la moelle contracte avec la peau une adhérence en forme d'ombilic, et que le canal central de la moelle peut même s'ouvrir au fond de cet ombilic. Ranke [4], tout en se rangeant à l'opinion de Cruveilhier sur le rôle de l'adhérence de la moelle à la peau, y ajoute un élément nouveau, et considère que le point de départ du spina bifida lombaire doit être le défaut de séparation entre les bords de la gouttière médullaire et le feuillet corné. Puis, peu après, Hofmokl [5] chercha à établir un compromis entre les anciennes et les nouvelles théories. Pour lui, l'adhérence entre la moelle et la paroi du sac n'est pas

1. Fleischmann. — *De villis cong. circa thoracem et abd.* Erlangen, 1810.
2. J. F. Meckel. — *Path. Anat.*, 1812, t. I.
3. Virchow. — *Geschwülste*, 1863, p. 178 et s.
4. Ranke. — *Tagebl. d. naturf. Versamml.* Munich, 1877. — *Jahrbuch d. Kinderheilkunde*, 1878, t. XII, p. 116.
5. Hofmokl. — *Wiener med. Jahrb.*, 1878, p. 443.

primitive : l'élément primitif serait une hydroméningocèle qui, à un moment donné, se rupturerait, et la moelle, déviée vers la déchirure, viendrait y adhérer. Ceci se passerait, bien entendu, pendant la vie intra-utérine. Les arguments qu'Hofmokl met en avant à l'appui de sa théorie ont été facilement réfutés par Recklinghausen.

Si Cruveilhier a été le premier des grands précurseurs de la période moderne, on peut dire de Dareste qu'il en a été le second [1]. Dans son remarquable livre sur les monstruosités, dans ses communications à l'Académie des Sciences, il établit les points suivants, dont on ne peut méconnaître l'importance. Cette rupture d'un hydrorachis préexistant, à laquelle on fait remonter certaines formes de spina bifida, n'existe pas. Toutes les formes du spina bifida, comme du cranioschisis et de l'encéphalocèle, peuvent être ramenées à un trouble, un retard, un arrêt dans l'occlusion du canal médullaire ou de ses revêtements méningés ou osseux. D'après Dareste, tous ces troubles divers, toutes ces variétés de spina bifida, peuvent être réduits aux quatre types principaux suivants :

1° La lame médullaire, point de départ du tube médullaire et, par conséquent, du système nerveux central, cérébro-spinal, ne se ferme point. Elle reste étendue au fond du sillon médullaire et conserve sa continuité avec le feuillet séreux. Ainsi se constitue le spina bifida, sans qu'il soit besoin d'invoquer l'existence préalable d'un hydrorachis;

2° La lame médullaire finit bien par se refermer et constituer un tube clos, mais cette occlusion, d'abord, a lieu plus tardivement qu'à l'état normal. Ensuite, les parties latérales de la lame, qui, normalement, viennent se réunir en arrière sur la ligne médiane, n'arrivent pas au contact l'une de l'autre; l'union se fait entre des parties du feuillet séreux qui, ordinairement, ne prennent aucune part à la constitution de la moelle;

3° L'occlusion du canal médullaire, quoique tardive, n'en est

1. DARESTE. — *Recherches sur la production des monstruosités.* Paris, 1877, p. 190, 240, 250; — 2me édit., 1891, p. 323. — *C. R. Acad. des Sciences,* 1879, LXXXIX, p. 1042.

pas moins complète, mais la lame médullaire seule y a pris part, et, en se refermant, elle s'est séparée complètement du feuillet séreux. Mais les lames dorsales ne peuvent pas achever sur la ligne médiane leur réunion osseuse : l'union ne se fait que par la peau et les méninges ou les méninges seules; les éléments osseux restent à distance, donnant ainsi lieu à une fissure osseuse;

4° Le développement initial du tube médullaire et son occlusion se sont faits normalement, mais l'axe cérébro-spinal qui s'est ainsi constitué se trouve comprimé totalement ou en partie par le capuchon céphalique de l'amnios arrêté dans son développement. Les méninges et la peau se réunissent sur la ligne médiane, tandis que les éléments du squelette restent séparés.

À mesure que nous avancerons dans cette étude, nous verrons quelle influence profonde les recherches et les idées de Dareste ont eue sur les théories modernes du spina bifida.

Je ne fais que signaler ici le mémoire de Tourneux et Martin[1], sur lequel j'aurai à revenir plus longuement. Sur un embryon humain de 8 millimètres, ils ont pu constater la persistance de la gouttière médullaire dans la région sacrée. La même année, Lebedeff[2] a l'occasion d'examiner, lui aussi, un embryon humain de 8 millimètres, mais surtout fait des recherches expémentales sur des embryons de poulets. Il admet que le même processus préside au développement de l'anencéphalie et du spina bifida. Dans les deux cas, il s'agit soit d'une non-occlusion du tube médullaire, soit d'un aplatissement secondaire du tube préalablement fermé, dû à une courbure exagérée du corps de l'embryon, et à la disparition consécutive de la paroi postérieure de ce tube.

Le livre de W. Koch[3] présente, au dire des auteurs allemands, une grande importance historique. Koch divise l'ensemble des lésions que l'on désigne sous le nom de spina bifida en deux

---

1. Tourneux et Martin. — *Journ. de l'Anat. et de la Phys.*, 1881, XVII, p. 1.

2. Lebedeff. — *Arch. f. path. Anat.* (Virchow's), Bd. LXXXVI, 1881, p. 203.

3. W. Koch. — *Mittheilungen über Fragen der wissenschaftlichen Medicin: 1° Beiträge zur Lehre von der Spina bifida,* Kassel, 1881.

grandes catégories : les rachischisis ou fissures rachidiennes sans tumeur, généralement postérieurs et exceptionnellement antérieurs, et, d'autre part, les spina bifida proprement dits ou formes cystiques, avec tumeur, comprenant les myélocèles et les méningocèles. Dans tous les cas, Koch se déclare contre l'hypothèse d'une hydromyélie primitive qui se serait rompue. Le rachischisis ou fissure rachidienne sans tumeur serait toujours dû à la persistance de la lame médullaire et à sa non-fermeture en canal; la moelle se développerait ainsi en une surface aplatie, se continuant latéralement avec le feuillet corné, d'où l'impossibilité de la réunion des lames dorsales, et production de la fissure osseuse. Quant au rachischisis antérieur, il est très rare, et il peut être interprété en admettant qu'un certain nombre de protovertèbres ne se sont pas formées ou se sont imparfaitement développées.

Quant aux formes cystiques, elles datent d'une époque plus tardive, alors que la fermeture du tube médullaire s'est effectuée. Mais Koch ne veut voir ici ni une hydromyélie primitive ni une adhérence de la moelle : avec Ranke, il incrimine le défaut de séparation du tube médullaire et du feuillet corné. En se développant, les parties molles latérales soulèveront le feuillet corné, qui pourra exercer sur le tube médullaire une certaine traction et le déplacer en arrière. Koch ne peut pas admettre l'action d'une collection liquide s'accumulant dans les espaces méningés, car la pression du liquide amniotique s'exerçant sur la paroi externe du fœtus s'opposerait à cette action. Enfin, la méningocèle spinale, dont l'origine serait à peu près semblable, comprendrait deux variétés, suivant qu'elle serait simple ou compliquée d'un cysto-sarcome coccygien.

Enfin, pour terminer l'histoire de cette période que nous avons appelée la période ancienne, il ne me reste plus qu'à signaler le court, mais substantiel rapport présenté à la Société clinique de Londres par un Comité spécialement nommé à cet effet [1]. Bien que les conclusions de ce rapport soient plutôt

---

1. Report of the Committee on spina bifida. *Transactions of the clinical Society of London*, 1885, t. XVIII, p. 339.

d'ordre chirurgical, ses auteurs repoussent l'idée d'une hydro-myélie primitive et admettent une malformation primitive du mésoblaste formant le canal vertébral.

Nous arrivons maintenant à la *période contemporaine*. Nous avons déjà dit qu'elle avait eu comme point de départ le mémoire de Recklinghausen; mais ce que nous devons répéter ici, c'est qu'on ne saurait attacher trop d'importance aux recherches de Recklinghausen. Les résultats auxquels il est arrivé, les conclusions qu'il a tirées de ses travaux, constituent encore aujourd'hui la part la plus importante de nos connaissances anatomiques sur le spina bifida. Je ne veux pas analyser ici ce mémoire célèbre. On en trouvera les principaux points résumés ou, suivant les circonstances, développés dans tout le cours du présent ouvrage. Je ne nommerai pas davantage les auteurs qui ont continué l'œuvre de Recklinghausen. J'aime mieux rapporter leurs travaux à mesure que l'occasion s'en présentera.

Enfin, l'historique de l'intervention chirurgicale dans les cas de spina bifida est des plus importants. Depuis le temps où Tulpius recommandait, dans les termes que nous avons cités, l'abstention systématique, le point de vue chirurgical a subi d'importantes modifications. Il y a eu une série d'étapes qu'il serait intéressant de retracer. Mais la revue de ces étapes sera mieux placée dans le chapitre que nous consacrerons à l'étude du traitement chirurgical, et on nous excusera de ne pas l'avoir entreprise ici.

DEUXIÈME PARTIE
ANATOMIE PATHOLOGIQUE

CHAPITRE PREMIER

Formes anatomiques du Spina bifida. Division.

**Développement de la moelle et du rachis.
Division : diverses formes du spina bifida. — Rachischisis. Myéloméningocèle. — Myélocystocèle. Myélocystoméningocèle. —
Méningocèle. — Diastématomyélocèle. Diastématomyéllomé-
ningocèle. — Spina bifida occulta. — Spina bifida antérieur.**

Il suffit d'avoir vu et examiné un certain nombre de cas de
spina bifida pour reconnaître combien les aspects extérieurs de
cette malformation peuvent varier et combien les formes anatomiques peuvent différer les unes des autres. Tantôt le spina
bifida constitue une tumeur qui fait au-dessus du niveau du dos
une saillie plus ou moins considérable, tantôt au contraire, la
saillie est nulle et peut même être remplacée par une dépression. Certains cas sont recouverts par une peau absolument
semblable à la peau normale, tandis que d'autres ont bien un
revêtement cutané complet, mais la peau qui les revêt est plus
ou moins altérée et peut présenter soit une vascularisation
anormale, soit une exagération du système pileux, soit un aspect
cicatriciel plus ou moins marqué, parfois réduit à une cicatrice

linéaire plus ou moins courte, et parfois s'étendant sur une surface plus ou moins étendue de façon à rappeler l'apparence d'une brûlure ancienne.

Dans une autre série de faits, la peau ne recouvre plus la surface entière de la lésion, mais s'arrête sur le pourtour de celle-ci, suivant une ligne de démarcation généralement assez nette. Cette solution de continuité est occupée par une surface veloutée, rougeâtre, qui peut faire saillie et former une tumeur plus ou moins translucide ou se situer au fond d'une dépression..

Ces lésions si différentes correspondront à des malformations osseuses non moins variables. Tantôt la palpation ne permettra de reconnaître aucune solution de continuité dans la paroi postérieure du canal vertébral, tantôt, au contraire, on reconnaîtra facilement l'existence d'une fissure, mais cette fissure pourra être étroite ou large, limitée à une seule vertèbre ou étendue à plusieurs.

Il est donc nécessaire d'établir une division parmi ces lésions si variées. Avec Recklinghausen, nous les répartirons en trois catégories principales : 1° les *myéloméningocèles* (avec lesquelles nous étudierons les *rachischisis*); 2° les *myélocystocèles* (auxquelles nous joindrons les *myélocystoméningocèles*); 3° enfin, les *méningocèles*. Mais, pour bien comprendre la portée de ces différents termes et pouvoir en donner une définition claire, quelques notions sont essentielles à connaître. Le spina bifida représente un arrêt ou un trouble du développement médullorachidien. Lorsque nous étudierons la pathogénie du spina bifida, nous aurons à examiner minutieusement et dans tous ses détails le développement de la moelle et du rachis. Nous nous contenterons ici d'indiquer sommairement les phases principales de cette évolution, pour pouvoir rattacher à chacune de ces phases les troubles amenant les formes anatomiques diverses du spina bifida.

La moelle est un organe d'origine ectodermique, dont la première ébauche apparaît à peu près en même temps que se différencient les trois feuillets du blastoderme. Cette ébauche se forme dans la région dorsale de la tache embryonnaire de l'œuf, en avant de la *ligne primitive*.

Les œufs humains les plus jeunes connus, sur lesquels on ait observé une ébauche médullaire, par exemple, les œufs de His, de Keibel, de von Spee, dont l'embryon avait une longueur de 1 à 1,5 millimètre, nous montrent que l'ébauche médullaire est déjà formée en avant de la ligne primitive, sous la forme d'une gouttière, la *gouttière médullaire*. Nous savons d'autre part que cette gouttière est due à une invagination longitudinale du feuillet ectodermique. En effet, il se passe dans la région dorsale de l'embryon humain, à une période très précoce, un plissement longitudinal de l'ectoderme, dont le fond allongé se trouve limité latéralement par les lignes de réflexion de l'ectoderme s'invaginant. C'est au niveau de ces lignes de réflexion que se constituent les *crêtes médullaires* et au dessous et en dedans les demi-ébauches primitives de la moelle, les *plaques médullaires latérales*. Les plaques latérales, en s'unissant sur la ligne médiane, forment la *gouttière médullaire*, et les crêtes médullaires, en se soudant, transforment la gouttière en un canal. Cette soudure commence, chez tous les vertébrés, à un niveau correspondant au cerveau moyen futur; elle a lieu, en ce point, chez le lapin, neuf jours après la fécondation. Elle progresse à la fois d'arrière en avant et d'avant en arrière. Pour le tube médullaire, la soudure se fait d'avant en arrière, de telle façon qu'à mesure que le segment invaginé et ouvert se soude à la surface, un nouveau segment, situé en arrière et sur le prolongement du premier, s'invagine et s'ouvre à son tour. Cette ligne d'invagination porte le nom de *prostome*. La partie ouverte est le *blastopore*, représenté, chez les mammifères en particulier, par la *ligne primitive*. L'importance du prostome est telle, pour expliquer les vices de développement que nous étudions ici, qu'il nous paraît utile d'examiner plus en détail son origine et sa signification.

Lorsque la *blastula* (cavité remplie par le liquide vitellin, et limitée par le feuillet blastodermique encore unique) se transforme en *gastrula*, il se fait une invagination du feuillet blastodermique, en sorte qu'on distingue deux feuillets germinatifs, l'externe et l'interne, rapidement accolés, et une cavité centrale, le *cœlenteron*, s'ouvrant au dehors par le prostome. L'observation de ces phénomènes, aisée chez l'amphioxus, les cyclostomes et les amphibiens, devient plus difficile chez les mammifères. Il est à peu près certain que le prostome s'ouvre progressivement par invagination d'avant en arrière, un nouveau segment s'invaginant et s'ouvrant, à mesure que le segment précédent s'est fermé par soudure. L'ébauche médullaire se différencierait au niveau de chaque lèvre du prostome, avant la soudure. Lorsque celle-ci s'effectuerait, les deux demi-ébauches médullaires se rapprocheraient, formant la gouttière, puis le canal médullaire, tandis que la partie profonde de la cavité centrale, au-dessous de la soudure des lèvres, constituerait l'*intestin primitif*. En arrière de la soudure, la partie non refermée du prostome, le *blastopore*, serait représentée par la ligne primitive et le nœud de Hensen qui la termine en avant. Comme nous le verrons plus loin, la persistance du prostome et sa non-soudure serviront à expliquer bien des troubles d'évolution.

Au niveau du nœud de Hensen, qui termine en avant la ligne primitive, au point, par conséquent, où s'arrête momentanément la soudure des lèvres du prostome et le recouvrement de l'intestin primitif, ce dernier s'ouvre à l'extérieur, entre les ébauches médullaires en voie de différenciation; cette communication entre le feuillet interne, qui limite l'intestin primitif, et le feuillet externe (canal neurentérique), permettra de faire comprendre certains cas de spina bifida en relation avec le feuillet interne ou ses dérivés.

Pendant l'évolution superficielle dorsale de la gouttière médullaire et de la ligne primitive, le mésoderme sous-jacent ne reste pas inactif. De la région postérieure de l'embryon, autour de la ligne primitive, sous l'ectoderme, le mésoderme se constitue et s'insinue entre les deux feuillets externe et interne, à droite, à gauche et en avant (prolongements céphaliques mésodermiques).

C'est dans l'épaisseur des prolongements mésodermiques

antérieurs, de chaque côté du tube médullaire, qu'apparaissent des épaississements pairs et symétriques (segments primordiaux ou protovertèbres), tandis que sur la ligne médiane il s'est déjà formé un cordon longitudinal plein, la corde dorsale ou notocorde, dont l'origine, par une ébauche double ou simple, mésodermique, endodermique ou ectodermique, n'est pas encore absolument précisée.

Quant aux segments primordiaux, ils présentent bientôt à considérer, parmi leurs parties importantes, le *myotome* et le *sclérotome*. Aux dépens du myotome se formeront les muscles striés, aux dépens du sclérotome la charpente fibreuse ou cartilagineuse, et plus tard osseuse ou non, du rachis et du squelette général.

Sans étudier en détail toutes les transformations des myotomes et des sclérotomes, nous dirons simplement que les segments primordiaux, de chaque côté, en grandissant, commencent par envelopper latéralement et incomplètement le canal médullaire et la corde. Dans un stade ultérieur, le sclérotome produit des bourgeons qui s'insinuent entre le canal médullaire et la corde, allant rejoindre le sclérotome du côté opposé. De même, le sclérotome finit par envelopper la corde du côté ventral, et enfin vient, quand la gouttière médullaire s'est refermée en tube neural, s'insinuer entre l'ectoderme et le tube neural, libérés l'un de l'autre, pour compléter l'enveloppement du canal médullaire, en constituant le *membrana reuniens superior* de Rathke.

Les myotomes produisent aussi des expansions qui vont s'insinuer entre l'ectoderme et le sclérotome, enveloppant le tube médullaire, pour former les futurs muscles du dos. Il est évident que tous les vices de développement qui intéresseront l'occlusion du canal médullaire en un point quelconque de son parcours, nous montreront des arrêts d'enveloppement du sclérotome et du myotome dans la région postérieure correspondante.

Plus tard, vers le milieu du deuxième mois, se fera la chondrification des vertèbres. Chaque vertèbre cartilagineuse est formée par les deux moitiés correspondantes des deux protovertèbres voisines. La chondrification débute par les dernières vertèbres dorsales et se fait également vers l'extrémité céphalique et l'extrémité caudale, ainsi que l'avait montré Robin dès 1864. Pour chaque vertèbre, elle débute presque en même temps dans le corps et les apophyses transverses et articulaires. La soudure de ces trois nodules est très précoce, et la vertèbre représente alors un arc ouvert à sa partie postérieure, qui ne se refermera en arrière du tube médullaire que vers le quatrième mois. Alors seulement les lames vertébrales, arrivant au contact l'une de l'autre, se souderont sur la ligne médiane et constitueront l'apophyse épineuse. Le tissu du rachis membraneux qui restera dans l'intervalle des vertèbres cartilagineuses, se transformera en fibro-cartilage et constituera les disques intervertébraux, dont le *nucleus pulposus* représentera les derniers vestiges de la corde dorsale. Je ne parle pas ici de l'ossification, qui se fait trop tardivement pour avoir pour nous une importance quelconque.

Il faut noter aussi les différences apparentes qui existent entre l'allongement de la moelle et celui du rachis. A partir du troisième mois de la gestation, la moelle semble remonter dans le canal vertébral, et cette ascension, due en partie à l'atrophie de son segment terminal, donne lieu à l'obliquité descendante des racines inférieures, à la formation de la queue de cheval et du *filum terminale*.

En somme, nous pouvons, dans cette évolution, distinguer trois étapes principales :

1° Ce qui sera l'axe nerveux peut être comparé à une double lame s'unissant pour former une gouttière sur la surface dorsale de l'embryon. Cette lame, constituée par une ou plusieurs couches de cellules épithéliales différenciées, se continue de chaque côté avec le feuillet ectodermique ;

2° Cette lame se transforme en tube par l'accolement et la soudure des deux lignes au niveau desquelles elle se continue avec l'ectoderme ;

3° La continuité avec le feuillet ectodermique de ces bords

accolés et soudés disparaît. Le tube, isolé de ses connexions avec l'ectoderme, s'entoure d'une gaine mésodermique, qui se différencie pour constituer le fourreau méningé et le rachis membraneux.

Le spina bifida est dû au trouble ou à l'arrêt de ce processus. Que cette évolution s'arrête à la première étape, que l'axe nerveux médullaire reste étalé sous la forme de lame à la surface dorsale de l'embryon, cette lame se continuant de chaque côté avec le feuillet ectodermique, nous aurons toute la série des cas que Recklinghausen a rangés dans sa première catégorie. Aux cas où la gouttière médullaire reste ouverte dans toute son étendue, W. Koch, le premier, puis Förster, ont donné le nom de *rachischisis*, réservant l'appellation de *spina bifida* aux fissures partielles. Recklinghausen a conservé cette première dénomination, mais en lui donnant un sens un peu différent. Il appelle *Rachischisis* les cas de persistance aussi bien totale que partielle de la gouttière médullaire, lorsque cette persistance n'a donné lieu à la formation d'aucune tumeur faisant saillie au-dessus de la surface dorsale. D'autre part, il désigne sous le nom de *myéloméningocèle* les cas de rachischisis partiel formant tumeur. Nous conserverons la terminologie de Recklinghausen, et nous donnerons de notre première catégorie de spina bifida la définition suivante :

Le rachischisis *et la* myéloméningocèle *représentent ces formes de spina bifida dans lesquelles, la gouttière médullaire ne s'étant pas refermée en tube, et les bords de la nappe médullaire restée étalée ne s'étant pas dégagés de leurs connexions avec le feuillet épidermique, l'épiderme du dos offre une solution de continuité plus ou moins large, dans laquelle on aperçoit à nu la pie-mère supportant des éléments médullaires. Le nom de* myéloméningocèle *sera plus particulièrement réservé aux cas où une accumulation de liquide, soulevant la pie-mère et les éléments médullaires qu'elle supporte, leur donnera l'aspect d'une tumeur plus ou moins saillante.*

La deuxième catégorie de spina bifida, dans la division de Recklinghausen, est constituée par les *myélocystocèles*. Ici,

l'ébauche médullaire a atteint la seconde étape, les bords de la
gouttière médullaire, ou mieux les lignes de réflexion dont nous
avons parlé, se sont soudées et ont tranformé la gouttière en
tube. En même temps, les parties du feuillet épidermique qui
adhéraient en dehors aux bords externes de la gouttière se sont
rencontrées sur la ligne médiane et se sont soudées en même
temps que ceux-ci. Un premier point distinguera donc les
myélocystocèles des myéloméningocèles, c'est que dans les
myélocystocèles la tumeur sera recouverte extérieurement par
un revêtement cutané normal ou se rapprochant plus ou moins
de l'état normal. Mais, au niveau de la lésion, le tube médullaire
est le siège d'une dilatation plus ou moins considérable.
Cette dilatation présentera donc une cavité, qui n'est autre
chose que le canal épendymaire distendu, et, comme le canal
épendymaire, aura sa paroi interne tapissée par une couche
continue d'épithélium cylindrique. Ses parois seront formées par
la substance médullaire, refoulée périphériquement et amincie,
ainsi que par la méninge molle. Au contraire, la méninge
dure et la paroi postérieure du canal vertébral osseux offriront
une solution de continuité qui donnera passage au myélocyste.

Nous définirons donc la *myélocystocèle, celle forme de spina
bifida, recouverte par la peau, dans laquelle une fissure vertébrale et dure-mérienne donne issue à une tumeur formée par la
dilatation locale du tube médullaire.*

Dans quelques cas, la tumeur recouverte par la peau n'est
pas entièrement formée par la dilatation médullaire et la
méninge molle qui s'applique sur elle exactement. Il se peut
que dans l'épaisseur des méninges se fasse une accumulation
liquide, qui se juxtaposera à la tumeur médullaire et, soulevant
une portion de la méninge molle, mettra dans la tumeur, à côté
du myélocyste, une méningocèle. Ce sont ces tumeurs mixtes,
qui ont été étudiées surtout par Muscatello[1], que l'on désigne
sous le nom de *myélocystoméningocèles.*

---

1. MUSCATELLO. — Sur les fistules cong. du crâne et du rachis (*Arch. f. klin
Chir.*, 1894, t. XXXXVII, p. 162). — Sur le diagn. du spina bifida et l'hydrocéphalie post-opératoire (*Ibid.*, 1902, t. LXVIII, p. 262).

Enfin, la troisième division de Recklinghausen comprend les *méningocèles*. Nous verrons plus loin les réserves que doivent imposer les recherches modernes sur la méningocèle. Il nous suffira, pour le moment, d'admettre que *le tube médullaire s'est refermé, que la moelle est normale, mais que, sous un revêtement cutané normal ou à peu près normal, existe une fissure osseuse (et probablement dure-mérienne) à travers laquelle vient faire saillie une partie de la méninge molle, soulevée par une accumulation de liquide.*

Enfin, aux catégories principales établies par Recklinghausen nous en ajouterons une nouvelle, formée par des cas sur lesquels Recklinghausen avait déjà insisté, catégorie dont l'importance clinique est peut-être nulle, mais qui nous paraît avoir au point de vue de la pathogénie du spina bifida une importance primordiale. Je désignerai cette catégorie de cas sous le nom de *diastématomyélioméningocèles*. Ce sont des cas qui peuvent présenter extérieurement toutes les apparences d'une méningocèle. Mais sous la fissure osseuse, au lieu de la moelle normale que nous devrions, par définition, rencontrer, on trouvera la moelle divisée en deux colonnes longitudinales. Cette division pourra porter sur toute la longueur de la moelle ou être locale, les deux parties se séparant au-dessus de la lésion, se réunissant au-dessous, tantôt simplement écartées l'une de l'autre sans interposition d'aucun autre tissu qu'un simple prolongement pie-mérien, tantôt, au contraire, séparées par une masse d'apparence néoplasique ou hyperplasique, ou par une épine cartilagineuse, ostéo-cartilagineuse ou osseuse. Ollivier[1], le premier, a, indépendamment du spina bifida, étudié ces divisions de la moelle auxquelles il a donné le nom de *diastématomyélies*. Je crois que l'étude de ces diastématomyélioméningocèles nous peut éclairer sur bien des phénomènes de l'évolution embryologique du spina bifida. Nous rattacherons à cette étude celle des cas où le spina bifida s'accompagne d'une tumeur néoplasique ou du moins hyperplasique.

---

1. OLLIVIER. — *Traité des maladies de la moelle épinière*, 1837, I, p. 189.

Nous consacrerons un chapitre à l'étude anatomique du *spina bifida occulta*. Comme ce nom l'indique, il s'agira là de cas de spina bifida pouvant présenter tous les caractères anatomiques du spina bifida, lors du moins qu'il est recouvert d'un revêtement cutané normal, mais qui, ne faisant aucune saillie, n'appelleront l'attention par aucun phénomène relevant directement du spina bifida. Dans ces cas, où la fissure est généralement obturée par une membrane, on trouve souvent, nous dit Henle[1], à côté du spina bifida, des tumeurs solides : lipomes, myomes, fibromes, angiomes, ou des tumeurs mixtes formées par les divers éléments des tumeurs que nous venons d'énumérer. On peut trouver ces tumeurs au dehors comme au dedans du rachis, s'insérant sur les méninges ou même directement sur la moelle, pouvant faire saillie hors de la fissure et venir se mettre en rapport intime avec la peau. Nous verrons les analogies frappantes qui existent entre ces tumeurs annexées au spina bifida occulta, et celles que l'on trouve interposées dans les diastématomyélies.

Enfin, nous aurons, pour terminer cette étude anatomo-pathologique, à passer en revue les cas assez rares de *spina bifida antérieur*, dans lesquels la fissure porte sur les corps vertébraux.

1. HENLE. — Art. *Spina bifida*, in *Handbuch d. prakt. Chir.* Stuttgart, 1902, t. II, p. 676.

CHAPITRE II

Rachischisis et Myéloméningocèle.

1° **Rachischisis.** — Rachischisis total; sa constitution.
 Rachischisis partiel. — Area médullo-vasculaire. Sa constitution; fossettes polaires; rapports de l'area avec les racines
   nerveuses. Ganglions.
 Zone épithélio-séreuse.
 Zone dermatique.
2° **Myéloméningocèles.** Zone dermatique : vascularisation; hyper-
   trichose. — Zone épithélio-séreuse. — Area : ses formes;
   fossettes polaires. — Constitution de l'area. — Segments
   médullaires : leur attache; attache du filum terminale. —
   Allongement de la moelle.
 Collection liquide. Son siège : hydrops sous-arachnoïdien et
   hydrops sous-dural. Nature et origine du liquide épanché.
   Trajet des racines dans ces deux formes.
 État du rachis.
 Lésions concomitantes.
 Modifications que peut subir la surface de la myéloménin-
   gocèle.

1° **Rachischisis.** — Nous avons défini plus haut le *rachischisis*, « cette forme de spina bifida dans laquelle, la gouttière
médullaire ne s'étant pas refermée en tube et les bords de la
nappe médullaire restée étalée ne s'étant pas dégagés de leurs
connexions avec le feuillet épidermique, l'épiderme du dos offre
une solution de continuité plus ou moins large, dans laquelle
on aperçoit à nu la pie-mère supportant des éléments médullaires. » Nous savons que cette dénomination de rachischisis a été
employée d'abord par W. Koch, puis par Förster, pour désigner
les fissures totales du canal vertébral, tandis que Recklinghausen

a attribué ce nom à tous les cas de *spina bifida aperta* dans lesquels, que la fissure vertébrale soit totale ou partielle, le contenu
de la gouttière vertébrale ne prend pas les caractères d'une
tumeur kystique, et ne fait au-dessus du niveau de la surface
dorsale aucune saillie. C'est cette terminologie que nous adopterons, et nous étudierons successivement le rachischisis *total* et
le rachischisis *partiel*.

a) Rachischisis total. — Cette forme n'offre qu'un intérêt
purement tératologique : elle est incompatible avec la vie, et la
plupart des fœtus portant un rachischisis total sont nés morts
avant terme ou à terme, ou s'ils ont vécu, n'ont respiré que
quelques minutes ou, au plus, quelques heures.

Cette lésion a été assez anciennement connue, et Morgagni[1]
en cite plusieurs observations recueillies avant lui par Wepfer
ou d'autres auteurs. Il cite encore deux observations personnelles, dont une, malgré sa brièveté, est assez curieuse : « Quant
à moi, je sais, après tant d'autres, qu'il n'existait aucune trace
de cerveau ni de cervelet ni de moelle allongée sur les deux
fœtus de Padoue et de Forli dont il a été question plus haut ;
de plus, je trouvai sur l'un quelque chose qui était plutôt une
espèce de rudiment de la moelle, très mince et comme membraneux, que la moelle elle-même. »

Richter[2] rapporte une observation de Fieliz, où les apophyses
épineuses manquaient dans toute la longueur de la colonne et
laissaient la moelle à nu.

Lassus[3] décrit, compendieusement, mais d'une façon assez
précise, le rachischisis total dans les lignes suivantes : « Dans quelques fœtus, on a trouvé toutes les apophyses épineuses détruites,
le canal vertébral ouvert dans la plus grande partie de sa longueur, prenant la forme d'une gouttière, d'une cavité oblongue,
plus ou moins large, dans laquelle la moelle épinière était à nu,

---

1. Morgagni. — *De sedibus et causis morb.*, epist. XII, n° 8, édit. fr., t. II,
p. 161.
2. Richter. — *Chirurgische Biblioth.* Göttingue, 1791-1797, t. IX, p. 185.
3. Lassus. — *Pathologie chirurgicale*, t. I, p. 262.

dissoute en partie par la sérosité épanchée, avec rupture de la dure-mère et des téguments. Ces fœtus périssent dans l'utérus à différentes époques de la grossesse. »

On trouvera la plupart de ces observations anciennes recueillies par Ollivier. Je ne ferai que signaler l'observation de Lallemand [1], où un fœtus de huit mois présentait postérieurement un espace triangulaire, allongé, qui s'étendait de la base du crâne jusqu'au sacrum et d'une omoplate à l'autre. La peau manquait dans tout cet intervalle. Elle était remplacée tout le long de la colonne vertébrale par la dure-mère qui, au lieu de former un canal, s'était étalée en surface. A la surface de cette membrane on voyait deux rangées de tubercules auxquels aboutissaient les nerfs du cou, du dos et des lombes.

Dans le rachischisis total, comme l'indique Lallemand, on trouve sur tout le dos du fœtus une solution de continuité du revêtement cutané, qui peut former une bande à bords plus ou moins réguliers ou dessiner un triangle plus large à sa partie supérieure qu'à son extrémité inférieure. Cette solution de continuité est occupée par une membrane mince, d'aspect séreux, tout à fait transparente, étendue à plat sur la gouttière vertébrale, et pouvant, lorsque celle-ci dessine une concavité, se déprimer avec elle et prendre cette forme de « gouttière », de « cavité oblongue », dont parle Lassus. Cette membrane, dit Recklinghausen (p. 300), qui a été donnée comme une séreuse, n'est autre chose que la méninge molle mise à découvert. Dans quelques cas rares, elle présente à sa surface des masses ou des traînées de substance rougeâtre; la structure de cette substance médullo-vasculaire sera étudiée en détail à propos du rachischisis partiel et de la myéloméningocèle. Dans quelques cas, ces traînées et ces masses forment deux colonnes latérales, séparées par un espace médian, et peuvent alors représenter une moelle divisée, une « diastématomyélie » d'Ollivier. Nous en reparlerons plus loin.

Dans la plupart des cas de rachischisis total, comme le fait

1. LALLEMAND. — Diss. inaug. Paris, 1825.

observer Marchand[1], ces restes médullaires manquent plus ou
moins complètement. Ils peuvent être réduits à quelques masses
brunâtres éparses, que Morgagni[2] a assez heureusement compa-
rées à du sang coagulé. Il se peut aussi que la surface de la
membrane superficielle soit tout à fait lisse et ne présente de
pelotons vasculaires que près de ses extrémités supérieure et
inférieure.

A l'extrémité supérieure, on trouve généralement un orifice,
l'*orifice polaire supérieur*, tantôt situé dans une fossette découverte, en forme d'entonnoir très aplati, à la hauteur de la base
du crâne, et dirigée vers celle-ci, tantôt constituant une sorte de
tunnel régulier, qui se cache entre deux lambeaux hémisphé-
riques, les restes du cerveau.

A l'extrémité inférieure, la fossette polaire manque souvent
ou du moins l'orifice polaire ne s'ouvre pas librement à la surface de la membrane superficielle.

Même lorsque les masses rougeâtres médullo-vasculaires
manquent plus ou moins, on voit assez nettement, dans toute
la longueur du rachischisis, à travers la membrane superficielle,
trois traînées blanchâtres: l'une, médiane, représente le prolongement pie-mérien destiné à la fissure longitudinale antérieure
et contient un vaisseau assez volumineux, l'artère spinale antérieure; les deux autres, à 5 ou 6 millimètres en dehors de la
première, courent presque parallèlement jusque vers l'extrémité inférieure de la fissure, où elles convergent vers le pôle
caudal. Ces bandelettes latérales représentent le ligament
denticulé.

Cette membrane superficielle est évidemment la pie-mère
au-dessous de laquelle on retrouve constamment une membrane
plus dense, plus blanche, qui n'est autre que la dure-mère.
Entre les deux, l'arachnoïde constitue rarement une couche à
part; c'est à peine si on reconnaît là des filaments et des travées
qui unissent la pie-mère et la dure-mère, et qu'on trouve d'au-

1. MARCHAND.— Art. *Spina bifida*, in *Realencyclopädie der gesammten Heilkunde*,
t. XVIII, p. 448.

2. MORGAGNI. — *Loc. cit.*, ep. XII, n° 10, édit. fr., p. 173.

tant plus nombreux que les masses médullo-vasculaires sont plus développées.

Immédiatement au-dessous vient la face postérieure des corps vertébraux, revêtue de son périoste et présentant de chaque côté une sorte de prolongement rudimentaire, ébauche du pédicule et de la lame, qui manquent, ainsi que l'apophyse épineuse, laissant ouvert l'arc postérieur de chaque vertèbre. Ces prolongements sont parfois horizontaux; dans certains cas, au contraire, ils sont recourbés plus ou moins en arrière, tendant ainsi à transformer en gouttière concave la surface plane qu'on trouve dans les autres cas. Ces prolongements latéraux sont formés d'une gaine conjonctive dense, dans laquelle on trouve un ou plusieurs noyaux cartilagineux, plus ou moins développés et qui peuvent offrir, surtout vers leur extrémité interne, un commencement d'ossification.

De la face profonde de la membrane superficielle, on voit, et en général cette membrane est assez transparente pour qu'il soit facile de reconnaître ces détails, partir les racines nerveuses. Celles-ci peuvent être plus ou moins développées : elles peuvent être rangées dans un ordre plus ou moins parfait; un certain nombre de ces racines peut manquer; le plus souvent elles sont très grêles et forment une double série, les racines antérieures plus rapprochées de la ligne médiane, les postérieures situées plus en dehors. Ces deux séries sont séparées de chaque côté par un pli membraneux falciforme assez net, qui n'est autre que le ligament denticulé. Les racines sont d'autant moins régulières et n'anquent d'autant plus que la surface libre de la membrane superficielle est plus lisse, plus dépourvue de masses médullo-vasculaires. Les racines antérieures et postérieures de chaque nerf convergent vers la dure-mère qu'elles traversent, puis elles se soudent pour gagner les trous intervertébraux correspondants; leur volume, alors, augmente souvent et se rapproche du volume normal. Les branches postérieures sont normales. Quant aux ganglions qui sont annexés aux racines postérieures, ils peuvent avoir leurs dispositions normales, comme ils peuvent aussi être plus ou moins déplacés. Sur la pièce de rachischisis total et acéphalie n° 1034 A du Cambridge Museum, les ganglions cervicaux forment de chaque côté une masse unique ; les ganglions, dans les autres régions, ont leur disposition normale. (Communication du prof. Humphry au Comité pour l'étude du spina bifida de la Société clinique de Londres, 1885.)

Pour l'examen microscopique et la structure de ces différentes parties, je renvoie à ce qui sera dit à propos du rachischisis partiel. Je signale seulement ce fait qu'en 1881 W. Koch (*loc. cit.*) et en 1904 le professeur Neumann [1] ont dit avoir vu des cas de rachischisis total dans lesquels la surface de la membrane externe présentait un revêtement plus ou moins continu de cellules épithéliales cylindriques, analogues à celles qui tapissent le canal épendymaire.

Fréquemment, dans le cas de rachischisis total, en outre du défaut que présentent les arcs postérieurs de toutes les vertèbres, la colonne formée par la superposition des corps vertébraux offre des malformations plus ou moins graves. Elle peut présenter des courbures anormales ; un certain nombre de corps peut manquer, de sorte que la colonne est plus courte, et qu'un segment comme le segment cervical peut entièrement faire défaut : les corps vertébraux peuvent être déformés, cunéiformes (d'où des courbures anormales), soudés en partie les uns aux autres, et certains corps dans l'une ou l'autre des régions peuvent être divisés en deux moitiés latérales non soudées.

D'autre part, le rachischisis total s'accompagne souvent d'anencéphalie, et il peut y avoir aussi d'autres malformations graves, telles que des fissures abdominales, ectopie de la vessie ou fissure des organes génitaux, etc.

b) RACHISCHISIS PARTIEL. — La forme partielle ou limitée du rachischisis offre un intérêt chirurgical beaucoup plus considérable. Bien que grave, elle est compatible avec l'existence,

[1]. NEUMANN. — Myéloméningocèle sous-cutané, etc. (*Virchow's Arch. f. path. Anat. und Phys.,* 1904, t. CLXXVI, p. 430).

et, avec la myéloméningocèle, qui n'est en somme qu'une autre
variété de la même forme, elles constituent une grande partie
des cas que le chirurgien pourra être appelé à voir.

Le rachischisis partiel siège surtout dans la région lombo-
sacrée. Sur les quatre cas relatés par Recklinghausen (obs. II
et III, p. 306; IV, p. 308, et V, p. 309), trois (II, III, V) appartiennent à cette région. D'après Sachtleben[1], on en trouve des
exemples beaucoup moins fréquents dans la région cervicale
supérieure, et, dans les autres régions du rachis, le rachischisis
partiel est absolument exceptionnel. Cependant l'observation IV
de Recklinghausen a trait à un rachischisis dorso-lombaire,
allant de la dixième vertèbre dorsale à la troisième vertèbre
lombaire.

L'aspect extérieur du rachischisis partiel est absolument
caractéristique. La solution de continuité du revêtement cutané
a une forme ovoïde, à grand axe longitudinal, de longueur
variable suivant l'étendue de la lésion, mais dont l'axe transversal s'étend un peu plus ou un peu moins au delà des limites
de la gouttière vertébrale, sans varier beaucoup, quelle que soit
l'étendue longitudinale du défaut. La limite de la peau est nette
et forme généralement une sorte de bourrelet. A ce niveau, on
voit se continuer directement avec la peau, dans l'espace
formant la solution de continuité, une membrane d'aspect
séreux, blanchâtre, plus ou moins transparente, sus-jacente à
la gouttière vertébrale. Tantôt cette membrane, plane, occupe
le même plan que la peau dorsale, avec laquelle elle est en
continuité. Quelquefois elle présente une dépression plus ou
moins accentuée. Le pourtour seul de cette membrane a l'aspect
que nous venons de décrire. A sa partie centrale, le long de la
ligne médiane, qu'elle déborde des deux côtés, on voit une
masse, ovoïde, plus ou moins allongée, irrégulière, rougeâtre,
comme veloutée. Cette masse est plus épaisse sur la ligne
médiane; sur les côtés, elle diminue d'épaisseur, peu à peu, et
ses bords sont très irréguliers. C'est à cette masse médiane que

1. Sachtleben. — Dissert. inaug. Breslau, 1903, p. 4.

Recklinghausen a donné le nom d'*area médullo-vasculaire*, tandis qu'il a appelé *zone épithélio-séreuse* le pourtour de la membrane, entre l'area et le bord de la peau. La zone cutanée qui avoisine les bords de la solution de continuité est dite *zone dermatique*.

A quelques millimètres des extrémités supérieure et inférieure de l'area, on voit, en haut et en bas, une petite dépression au fond de laquelle se trouve un orifice auquel paraît aboutir un canal. Ce sont les *fossettes polaires supérieure* et *inférieure*, ou *cranienne* et *caudale*, sur lesquelles nous aurons à revenir.

Une coupe transversale à travers toute la lésion, intéressant l'area au milieu et, plus en dehors, la zone épithélio-séreuse et la peau, et allant jusqu'aux os, montre les détails macroscopiques suivants : le fond de la gouttière est formé par la face antérieure des corps vertébraux. De chaque côté des corps vertébraux se trouvent les prolongements, qui répondent à l'ébauche des demi-arcs postérieurs; ces prolongements tantôt se dirigent en arrière, et le rachischisis offre alors sur la ligne médiane l'aspect d'une gouttière longitudinale, et tantôt sont transversaux, donnant au rachischisis une forme plane. Ces demi-arcs ont à peu près la même structure que les formations semblables dans le rachischisis total. Ils ont une gaine conjonctive, qui les rattache au périoste du corps, et un noyau, indépendant du corps, osseux seulement à sa partie la plus interne, en général, et cartilagineux à son extrémité externe.

Dans la gouttière ainsi délimitée, on trouve une membrane, dense, épaisse, blanche, qui, par-dessus les demi-arcs, se continue avec le tissu cellulaire sous-cutané. Par-dessus celle-ci, on voit une membrane plus ténue, de structure plus délicate, qu'il est d'ailleurs difficile d'isoler de la membrane sus-jacente, plus compacte, s'amincissant sur les côtés, se perdant dans le tissu cellulaire sous-cutané périphérique et portant à sa partie médiane ce que nous avons appelé l'*area*.

La structure de ces différentes parties a une telle importance dans l'étude du spina bifida, et a été si exactement interprétée par Recklinghausen, que nous croyons devoir résumer ici ce qu'il dit à ce sujet.

La masse rougeâtre que l'on aperçoit vers la partie médiane de la membrane séreuse a un aspect velouté ; elle est très vasculaire et rappelle le tissu analogue que, dans l'acranie et l'anencéphalie, on trouve sur le milieu de la base cranienne sous la forme d'une masse villeuse, irrégulière, qui occupe la place de la substance cérébrale, ressemble à du tissu caverneux, et que J. Müller a pris pour du tissu érectile[1]. Dareste reconnaît qu'il y a une certaine ressemblance entre les deux tissus, mais, n'ayant pas fait sur ce point de recherches personnelles, il se refuse à admettre leur identité. Recklinghausen a fait de ce tissu une étude histologique minutieuse et très détaillée. Sur des coupes, il constate d'abord que les vaisseaux sont nombreux et pourvus de parois continues, sans qu'on puisse y observer un tissu lacunaire. Si dans le tissu cellulaire lâche on trouve des espaces interstitiels contenant des infiltrations sanguines diffuses, ces infiltrations proviennent évidemment de ruptures vasculaires et ne présentent ni la régularité ni les bords nets des amas sanguins dans le tissu caverneux. Les ouvertures largement béantes, remplies de sang et offrant des bords bien dessinés, si nombreuses sur les coupes, ne sont autre chose que des sections plus ou moins obliques de vaisseaux cylindriques. Ces vaisseaux sont très larges, ils sont sinueux, très rapprochés les uns des autres, de sorte qu'on trouve entre eux très peu de tissu intermédiaire et que le plus souvent ils se touchent. Dans les points où il y a du tissu intermédiaire, celui-ci conserve l'aspect d'un tissu nerveux (tissu intermédiaire finement granuleux et finement fasciculé, cellules polyédriques, cellules nerveuses), mais on n'y trouve pas de capillaires offrant les dimensions et la disposition ordinaire des capillaires du cerveau, surtout de ceux de la substance grise. Au contraire, tous les vaisseaux sont volumineux ; leurs parois sont minces, ils sont placés dans du tissu cellulaire très lâche, dont les travées

---

1. J. MULLER. — *Structure des tumeurs pathol.*, pl. III, fig. 16 et 17.

forment en quelque sorte les mailles d'un réseau ; mais, dans ces
mailles, on ne trouve pour ainsi dire plus de substance nerveuse.
La caractéristique de ce tissu est donc l'élargissement considérable des plus petits vaisseaux et la disparition progressive de
la substance nerveuse. Si on regarde à l'œil nu, ou mieux à la
loupe, la surface de cette masse rougeâtre, cette surface paraît
finement arborisée, les principales travées en relief ayant une
direction prédominante transversale. Les parties médianes de
cette masse sont plus épaisses et en même temps plus régulières.
Là, de nombreux vaisseaux, plus volumineux, paraissent se
diriger de la profondeur vers la superficie, tandis que vers les
parties latérales les masses vasculaires, moins denses, forment
des pelotons ou des traînées plus ou moins rectilignes, qui se
résolvent tout à fait en dehors en une fine arborisation, dont
les mailles laissent transparaître le tissu de la pie-mère.

Or, à l'examen microscopique, cette plaque n'est pas uniquement constituée par des vaisseaux, mais ces masses rougeâtres,
épaisses de 1 à 2 millimètres, offrent, dans leur partie la plus
superficielle, l'aspect d'un réseau dont les travées sont formées
par des vaisseaux extrêmement volumineux, tandis que les
mailles profondes, immédiatement sus-jacentes à la pie-mère,
contiennent de la substance nerveuse. Profondément, en effet,
les mailles du réseau vasculaire sont occupées par une substance finement fibrillaire, contenant des cellules qui, en raison
de leur arrangement, de leurs dimensions et de leur sensibilité
aux agents colorants, ne peuvent être que des cellules de névroglie. Cette substance fibrillaire, en outre, ne présente aucun
vaisseau, aucun capillaire, même de petit volume, lui appartenant en propre. On y voit quelques rares cellules, tantôt isolées,
tantôt réunies en groupes, surtout dans le voisinage des pelotons vasculaires, et ces cellules sont si volumineuses, si nettement multipolaires, et possèdent un noyau si typique que, même
en l'absence de prolongements longs et ramifiés, on ne peut pas
hésiter à les considérer comme des cellules nerveuses. Le procédé de coloration de Weigert permet de reconnaître facilement
la nature nerveuse de ce tissu ; on y voit également des fibres

nerveuses à myéline, qui tantôt forment des faisceaux courant horizontalement à travers la pie-mère et que l'on peut suivre jusque dans les racines nerveuses, et tantôt sont isolées dans les parties de la pie-mère les plus éloignées. Ces travées de substance nerveuse deviennent de plus en plus petites, et finissent par se réduire en petites masses encore appendues aux vaisseaux. A mesure que diminue cette substance nerveuse, les vaisseaux s'accroissent, non pas seulement d'une façon relative, mais bien d'une manière absolue, si bien que dans chaque travée on voit plusieurs vaisseaux, immédiatement accolés les uns aux autres, et que ces vaisseaux décrivent des anses. Ainsi se constituent des pelotons vasculaires analogues à ceux des plexus choroïdes ; ces pelotons se retrouvent surtout dans les couches superficielles : là, le réseau vasculaire ne contient plus du tout de substance nerveuse, mais ses mailles supportent une substance finement granuleuse, parfois finement fibrillaire, qui ne ressemble pas du tout à la névroglie. Cette substance n'offre aucun des attributs caractéristiques de la substance nerveuse en voie de dégénérescence, ni corps granuleux, ni masses amylacées, ni cylindre-axes gonflés, rien en un mot qui puisse faire croire à cette hypothèse. Les parois des vaisseaux sont épaissies, surtout celles des veines, et on voit dans ces épaississements des amas de leucocytes tellement pressés qu'ils s'aplatissent et prennent l'aspect d'une mosaïque épithéliale. Par contre, sur d'autres points, les gaines vasculaires sont épaissies également et ont pris un aspect fibrillaire, de sorte qu'on peut se demander si la prolifération cellulaire n'amène pas la production du tissu conjonctif, et si ces vaisseaux épaissis ne sont pas du même ordre que les travées vasculaires que nous avons vues ailleurs. Les bords de cette plaque si richement vasculaire, ces traînées et ces petites masses éparses le long des bords, ne montrent à l'examen microscopique que le réseau des vaisseaux, ne supportant, en général, pas de substance nerveuse. Ce n'est qu'au niveau de l'origine des racines postérieures (devenues, comme nous l'avons vu, latérales), comme au niveau de celle des racines antérieures, qu'on peut reconnaître de la substance médullaire, tandis qu'à mesure qu'on s'éloigne de ces points, le tissu prend de plus en plus un caractère purement vasculaire.

Ces faits montrent bien que ce tissu rougeâtre, d'aspect velouté, représente les restes des ébauches médullaires primitives, c'est-à-dire de la gouttière médullaire. Mais le tissu nerveux, peut-être parce qu'il était à nu et en contact direct avec le liquide amniotique, a dépéri, tandis que les vaisseaux se maintenaient et s'accroissaient, même dans les points où ils n'avaient plus aucun tissu spécifique à nourrir. Ils conservent leur arrangement typique médullaire, même dans les flocons rudimentaires, où le cours transversal des ramuscules principaux rappelle bien la description des principales branches artérielles et veineuses dans la moelle. De même, on les voit sortir de la pie-mère et s'élever pour pénétrer dans les restes du tissu médullaire, en des points correspondant à leurs points d'arrivée normaux, suivant la ligne médiane et le trajet des racines nerveuses.

Ce tissu vasculaire si caractéristique, formant au milieu une plaque continue et sur les bords des traînées ou des houppes isolées, à la surface de la membrane séreuse, correspond à l'étendue de la plaque médullaire. On désigne ce champ sous le nom d'*area médullo-vasculaire*.

Étudions maintenant les rapports de cette *area* avec les racines nerveuses, les parties non fissurées de la moelle, les méninges et les téguments environnants. La ligne médiane de l'area forme parfois, nous le savons, une gouttière plus ou moins aplatie ; nous avons vu plus haut que W. Koch avait à ce niveau trouvé un revêtement de cellules épithéliales cylindriques. Recklinghausen n'a jamais vu cet épithélium. C'est sur cette ligne médiane, non loin des extrémités supérieure et inférieure de l'area, vers la zone où la masse rougeâtre, moins compacte, se résout en houppes ou en bandelettes tendant à s'isoler, qu'on trouve les deux *fossettes polaires* craniale et caudale. Ce sont deux petites dépressions, en forme d'entonnoir, ou deux petites entailles, autour desquelles les traînées ou les houppes de tissu rougeâtre convergent. Après avoir fait une incision, si on regarde la face profonde de la membrane supportant l'area, on voit qu'au niveau même des fossettes polaires, cette face profonde de la membrane donne attache, en haut comme en bas, à la partie non fissurée de la moelle. Si le rachischisis intéresse la région sacrée, la fossette polaire supérieure donne seule attache à la moelle, tandis que le pôle caudal correspond au point de départ du *filum terminale*, sur lequel s'étend la terminaison de l'artère spinale antérieure. Si, maintenant, on cherche à introduire une soie de sanglier dans l'orifice de la fossette polaire craniale, cette soie pénétrera jusque dans le canal central de la moelle. Cet orifice n'est donc que l'ouverture à la surface de l'area de ce canal. Dans les cas de rachischisis élevé, quand le pôle inférieur donne également attache au segment inférieur de la moelle, on démontrerait de même que le pôle caudal conduit dans le canal central de ce segment inférieur.

Il est donc un premier point acquis, au point de vue des rapports de l'area avec la moelle : l'area n'est autre chose que la portion même de la moelle au niveau de laquelle la nappe médullaire, restée étalée, ne s'est pas refermée en tube.

Nous avons vu plus haut qu'entre la membrane superficielle qui porte l'area, et la dure-mère, il existe une sorte d'espace, une fissure qui de chaque côté s'étend jusqu'au revêtement externe des parties voisines, revêtement externe qui est, en somme, de la peau normale. Cet espace est traversé par les *racines nerveuses*. Ces racines peuvent former des rangées régulières, surtout quand l'area est bien développée; on voit alors les racines antérieures former deux rangées parallèles, plus rapprochées de la ligne médiane, tandis que les racines postérieures forment de leur côté deux rangées en dehors des premières. De chaque côté, entre la rangée interne des racines antérieures et la rangée externe des racines postérieures, on voit une lamelle conjonctive placée de champ, qui quelquefois est très épaisse, et quelquefois se réduit à une sorte de crête falciforme mince, ou même à une simple traînée blanchâtre, entre les origines des racines nerveuses. C'est le *ligament denticulé*. Les racines antérieures et postérieures, d'abord séparées par ce ligament, convergent vers l'orifice à travers lequel elles franchissent la dure-mère, pour se rendre ensuite aux trous intervertébraux.

Le Comité nommé par la Société clinique de Londres (1885) a, dans son rapport (p. 354), recherché l'état des ganglions rachidiens. Le plus souvent, ils ont leurs dispositions normales; mais, dans quelques cas, ils peuvent être déplacés dans le canal rachidien. Au musée de Cambridge, il y a des pièces montrant le rapprochement et, dans quelques cas, la fusion de certains ganglions. Les quatre pièces 1035, 1036, 1037, 1038, en sont des exemples. Dans les deux premières, les trois ganglions sacrés supérieurs de chaque côté se sont fusionnés et forment un ganglion unique trilobé, dans un repli de la dure-mère. Dans la troisième, il y a fusion des deux ganglions supérieurs à droite et des trois ganglions supérieurs à gauche. Dans la dernière pièce, le dernier ganglion lombaire et le premier sacré à gauche sont soudés. D'autres fois, on trouve des ganglions aberrants, qui peuvent aussi se fusionner, et, sur une pièce du musée de Saint-Bartholomew's Hospital, on voit sur le filum terminale une masse due à la fusion de plusieurs *ganglia aberrantia*.

Revenons maintenant à la description de Recklinghausen. Le champ d'où les racines partent correspond exactement à l'area. Nous avons vu que les racines antérieures partent des parties les plus rapprochées de la ligne médiane, et par conséquent les plus épaisses. Les racines postérieures ont leur point de départ plus rapproché des bords de l'area. On voit souvent, entre ces deux rangées, des portions de pie-mère à nu. Quelquefois même, exactement sur la ligne médiane, on trouve une bande semblable de pie-mère qui divise l'area en deux parties latérales, droite et gauche. Nous reparlerons de cette disposition, quand nous étudierons les diastématomyélocèles.

En dehors des bords de l'area, et séparée d'elle par une limite irrégulière, confuse, mal définie, se trouve la zone que nous avons appelée *épithélio-séreuse*, formée par un tissu ressemblant à une séreuse hyperémiée, qui ne peut évidemment appartenir qu'à la pie-mère, et qui est recouverte de cellules épithéliales disposées suivant plusieurs couches, et représentant un revêtement épidermique véritable, quoique extrèmement mince. Cette couche épidermique est attribuée à la propagation d'îlots épidermiques venant des bords de la zone suivante.

Une limite très nette sépare cette deuxième zone de la troisième, la *zone dermatique*, périphérique, formée de peau normale, souvent garnie de poils nombreux. Cette zone, près de son bord limitant interne, peut présenter un bourrelet en saillie qui correspond à la ligne des tronçons des arcs vertébraux.

C'est jusqu'au tissu cellulo-adipeux sous-cutané de cette zone dermatique que s'étend l'espace fissuraire dont nous avons parlé plus haut; il se trouve limité profondément par la dure-mère adhérente à la surface des corps vertébraux, et superficiellement par la pie-mère. Entre les deux se trouve l'arachnoïde, sous forme de travées, constituant une membrane mince très lâche, qui peut presque partout être détachée de la dure-mère, mais qu'on sépare bien difficilement de la pie-mère. Dans les intervalles de ces travées cheminent les racines nerveuses. La dure-mère et la pie-mère se perdent simplement dans le tissu conjonctif sous-cutané qui borde l'espace fissuraire, sans se replier ni l'un ni l'autre, en dehors ou en dedans. L'arachnoïde paraît également se perdre sur les bords de la fissure, où elle est difficile à suivre.

Telles sont, d'après Recklinghausen[1], les particularités qui caractérisent la structure du rachischisis partiel. Leur étude donne un point d'appui certain à la théorie de Dareste sur l'origine de ces lésions, et prouve qu'il s'agit bien d'une portion de la moelle demeurée à la période de la gouttière médullaire et ne s'étant pas refermée en tube. La vieille théorie de la moelle refermée se laissant ensuite dilater par une hydromyélie et finissant par éclater devient absolument inadmissible.

On trouve des cas de rachischisis partiel dans lesquels la membrane recouvrant la fissure vertébrale présente une surface

---

1. RECKLINGHAUSEN. — *Loc. cit.*, p. 301-306.

libre complètement lisse et sur laquelle on ne voit aucune trace
de substance médullo-vasculaire. Quelquefois on y voit persister
quelques rares masses de petit volume, et encore celles-ci peuvent manquer complètement. Il suffit de faire une coupe transversale de la lésion pour reconnaître que le point de départ des
racines nerveuses se fait comme dans le cas précédent, et
qu'il s'agit bien de la pie-mère ne supportant plus aucun reste
médullaire.

Le rachischisis même partiel se complique fréquemment
d'autres malformations graves incompatibles avec la vie. Dans
le cas où les malades survivraient, la malformation de la substance médullaire entraîne presque toujours des phénomènes de
paralysie plus ou moins étendus.

2° **Myéloméningocèle.** — Cette dénomination a été longtemps appliquée aux lésions les plus variées, sans qu'on
cherchât trop à savoir quelle pouvait être exactement la nature
anatomique de ces lésions. On admettait que la fissure vertébrale du spina bifida donnait passage à une hernie des méninges
et que la moelle participait à cette hernie, et nul ne s'inquiétait
de savoir comment était constituée la hernie méningée, ni quelle
part la moelle pouvait prendre à cette hernie.

C'est Recklinghausen qui, le premier, employa ce terme dans
le sens que nous avons conservé, et l'appliqua à la forme de
spina bifida analogue au rachischisis partiel comme origine et
comme constitution anatomique, et n'en différant que par
l'existence sous la pie-mère d'une collection liquide qui soulève
la pie-mère et les restes médullaires qu'elle supporte, et donne
à la lésion l'aspect d'une tumeur plus ou moins saillante.

La forme de spina bifida que W. Koch [1] a décrite sous le nom
de *myélocèle*, n'est autre, certainement, que la myéloméningocèle de Recklinghausen. Mais si W. Koch, dès 1881, a entrevu
une grande partie de la vérité à ce sujet, il est tombé, d'autre
part, dans des erreurs importantes. Tout d'abord il admet que

1. W. Koch. — *Mittheilungen über Fragen der wissenschaftlichen Med. Heft I:
Beiträge zur Lehre von der Spina bifida*, in-4°. Cassel, 1881, Fischer, éd.

la hernie est constituée par une hernie de la moelle, mais de la moelle refermée en tube, et aussi de toutes les méninges, en y comprenant la dure-mère. Si la fermeture en tube de la moelle et la présence de la dure-mère dans la paroi de la hernie constituent, comme nous le verrons plus loin, une double erreur, Koch, en revanche, insiste sur des faits parfaitement exacts. Parfois la paroi de la tumeur à laquelle la moelle adhère est tellement mince et translucide qu'on peut distinguer à l'intérieur de la tumeur une partie de la saillie herniaire. Ce n'est qu'à la périphérie de cette zone que commence le derme et, plus loin encore, vers la base, le tissu sous-cutané, avec ses éléments conjonctifs, adipeux et musculaires. Les origines des racines nerveuses ne sont pas notablement modifiées. Mais Koch, au point de vue de la moelle, croit à la fréquence de l'hydromyélie, et quant à la dure-mère, il la décrit comme distendue et amincie dans le canal vertébral et dans les parois molles de la hernie, puis subissant une constriction au niveau de l'orifice herniaire, de sorte que sa forme générale, au niveau de la lésion, serait celle d'un bissac. Nous savons déjà qu'au point de vue de la genèse de la lésion, Koch admet, avec Ranke, qu'elle est la conséquence de la non-séparation de la moelle refermée en tube et du feuillet corné.

Le Comité nommé par la Société clinique de Londres[1] envisage la *méningo-myélocèle* à peu près comme Koch la myélocèle. Cependant les membres de ce Comité reconnaissent dans leur rapport que si les parois latérales du sac sont formées par la peau doublée par la dure-mère, la dure-mère, tout aussi bien que la peau, est interrompue au sommet de la tumeur, qui correspond à l'insertion de la moelle sur la paroi. L'arachnoïde forme un revêtement continu à l'intérieur du sac, dont la cavité représente l'espace sous-arachnoïdien. La moelle traverse la partie supérieure du sac, pour aller s'attacher à sa paroi postérieure et se confondre avec la partie moyenne de cette paroi. Les racines nerveuses forment de chaque côté de la

1. *Transactions of the Clinical Society of London.* Report on spina bifida, 1885, t. XVIII, p. 343.

ligne médiane deux rangées longitudinales, séparées par un repli falciforme de la pie-mère, qui n'est autre chose que la continuation exagérée du ligament denticulé. Les racines se rendent à leurs trous intervertébraux respectifs, où la racine postérieure présente son ganglion normal. Il n'est pas rare de trouver sur les racines des nerfs dans le sac, des ganglions aberrants. Ces racines, à leur point d'origine, sont assez distantes les unes des autres, dans le sens horizontal. On peut en conclure que la substance nerveuse, au niveau de l'area, de sa surface d'insertion sur la paroi, a subi, en même temps qu'un amincissement, une distension considérable en largeur.

Les auteurs du rapport considèrent évidemment que la moelle attachée à la paroi est refermée en tube, puisqu'ils admettent la possibilité d'une distension du canal central.

Cependant nous savons que, dès 1877, Dareste *(loc. cit.)* avait reconnu la vérité, au point de vue de l'origine réelle des formes du spina bifida que nous étudions, et admis que la lame médullaire ne se ferme pas, reste étendue au fond de la gouttière vertébrale et conserve sa continuité avec le feuillet cutané [1].

Recklinghausen n'en a pas moins eu le mérite de donner le premier, de la myéloméningocèle, une description complète, à laquelle les auteurs qui ont suivi n'ont guère ajouté que quelques détails.

La *myéloméningocèle* dérive du rachischisis partiel que nous venons de décrire. Elle en diffère par un point important : dans l'épaisseur des méninges molles, il se fait un épanchement de liquide, une collection qui peut siéger soit dans l'espace sous-arachnoïdien, soit dans l'espace sous-dural, soit même dans les deux cavités. Cette collection liquide, quel que soit son siège, tend à écarter de la dure-mère, qui revêt la face postérieure

1. Je me demande pourquoi M. Bockenheimer, dans une revue très bien faite et très documentée sur le spina bifida, parue dans les *Archiv für klinische Chirurgie*, 1902, t. LXV, dit, p. 699, en analysant le mémoire de Recklinghausen : « Damit widerlegte er Dareste und seine vielen Anhänger, die annahmen, dass das Rückenmark erst geschlossen, und später durch Hydromyelie eröffnet worden sei. » Ainsi il a réfuté l'opinion de Dareste et de ses nombreux disciples, qui admettent que la moelle, une fois refermée, a été réouverte par suite d'une hydromyélie.

des corps vertébraux, la pie-mère, formant la surface libre postérieure de la tumeur. La pie-mère, en même temps que les restes médullaires qu'elle supporte, fait alors saillie au-dessus du niveau de la surface dorsale te prend l'aspect d'une tumeur. Toutes les différences que nous allons noter entre la myéloméningocèle et le rachischisis partiel, n'auront pas d'autre cause que la présence de cette collection liquide entre la dure-mère et la pie-mère, la saillie de la pie-mère et de l'area, et la distension qui résultera de cette saillie.

La myéloméningocèle siège presque toujours à la région lombo-sacrée ou sacrée. Les six cas que rapporte Recklinghausen sont, les cinq premiers, lombo-sacrés, le dernier, sacré. Mon confrère et ami, le Dr Hirigoyen, professeur à l'École départementale d'accouchements de Bordeaux, a bien voulu me montrer récemment deux cas de myéloméningocèles, nés dans son service : tous les deux siégeaient dans la région lombo-sacrée.

Plus rarement, la myéloméningocèle siège à la région cervicale.

Le volume de la myéloméningocèle varie du volume d'une noix à celui d'une pomme. Il augmente d'ailleurs très rapidement, dans quelques cas, après la naissance. La tumeur offre une base large, n'ayant pas l'aspect pédiculé.

Ses dimensions et la hauteur de sa saillie sont variables. Dans l'observation XII de Recklinghausen, la tumeur mesure, en longueur, 3 centimètres, en largeur, 2 centimètres, et sa saillie au-dessus du niveau de la surface dorsale n'est que de 5 millimètres. Dans l'observation XI, au contraire, la tumeur, qui a la forme d'une lentille biconvexe, a une longueur de 6 centimètres, une largeur de 7, et sa saillie est de 4 centimètres. Ce sont là les chiffres extrêmes dans les faits relatés par Recklinghausen. Voici un résumé des deux observations que j'ai pu prendre récemment :

OBSERVATION I *(personnelle)*.

Enfant du sexe féminin, née à terme, pesant à la naissance 3,030 grammes, mesurant en tout 48 centimètres de longueur. La

tumeur, siégeant dans la région sacro-lombaire, mesurait 52 millimètres, aussi bien en hauteur que dans sa plus grande largeur.
L'area médullo-vasculaire mesurait environ 2 centimètres de hauteur
et 27 millimètres de largeur. La saillie de la tumeur au-dessus du
dos ne dépassait guère 4 ou 5 millimètres, mais on voyait à la surface
de l'area un suintement indiquant que la tumeur devait être en
train de s'affaisser.

OBSERVATION **2** *(personnelle).*

Dans le deuxième cas, il s'agissait d'un enfant né à terme, du sexe
masculin, long de 51 centimètres et pesant 3,500 grammes. La
tumeur, qui siégeait à la partie inférieure de la région lombaire et
dans la région sacrée, avait un aspect un peu spécial. La tumeur,
bien saillante, arrondie, s'effilait légèrement en pointe vers son
extrémité inférieure. Elle avait une longueur de 4 centimètres, une
largeur maximum de 38 millimètres, et sa saillie pouvait être estimée
à 15 millimètres. L'area médullo-vasculaire avait une forme nettement losangique, avec un diamètre longitudinal de 28 millimètres
et un diamètre transversal de 16 millimètres. Les fossettes polaires
étaient bien reconnaissables et situées à 2 millimètres de chacune des
extrémités du diamètre longitudinal.

Au milieu de cette paroi postérieure, siège l'*area médullo-
vasculaire*. Elle est séparée par une ligne de démarcation confuse, irrégulière, de la *zone épithélio-séreuse*, qui est elle-même
séparée, mais cette fois par une limite très nette, de la *zone
dermatique*. Comme on le voit, ce sont les mêmes dispositions
que dans le rachischisis partiel. La saillie de la tumeur constitue
la seule différence.

La *zone dermatique* est la zone périphérique, celle qui, aux
limites de la lésion, se confond avec la peau recouvrant les
régions voisines normales. Elle se continue donc avec la peau
normale du dos et s'élève plus ou moins haut sur la saillie que
forme la tumeur. Cette zone est recouverte d'une peau légèrement rosée, qui quelquefois donne l'impression d'être un peu
épaissie. Mais cet épaississement ne doit être qu'une simple
apparence; à la limite de cette zone, au point où elle se continue
avec la zone épithélio-séreuse, l'ectoderme et la plus grande
partie du mésoderme éprouvent une solution de continuité et

cessent d'exister; de plus, dans certains cas, ainsi que nous l'avons vu pour le rachischisis partiel, cette zone se trouve plus ou moins soulevée par les ébauches rudimentaires des demi-arcs postérieurs fissurés. Ces diverses raisons expliquent qu'on puisse avoir l'impression d'un épaississement en ce point.

Cette zone cutanée offre souvent une vascularisation excessive, et présente à sa surface de nombreuses télangiectasies. Souvent, il y a là des nævi, et dans un des cas que j'ai eu l'occasion de voir (obs. 4), toute la zone dermatique était recouverte de petits angiomes, qui paraissaient former des séries régulières. Dans une observation de M. Rocher[1], la peau de la zone dermatique est assez épaisse et présente une coloration rouge violacé, uniforme, due à une formation angiomateuse diffuse, qui empiète sur les téguments voisins.

Un autre caractère assez particulier que présente cette zone, est d'être recouverte de poils beaucoup plus longs et beaucoup plus abondants que ceux qu'on rencontre à l'état normal. Ces poils sont souvent peu épais, mais ils sont nombreux, garnissent plus ou moins toute la zone dermatique, et ont tous leur pointe convergeant vers le centre de la lésion.

Nous retrouverons cette hypertrichose dans toutes les formes du spina bifida, mais c'est surtout dans le spina bifida occulta qu'elle prend toute son importance. Nous en ferons, à propos de cette forme, une étude plus détaillée.

Quelquefois, au contraire, l'hypertrichose manque; non seulement sur la zone dermatique il n'y a pas de poils plus abondants qu'à l'état normal, mais encore, au microscope, on constate l'absence de follicules pileux dans l'épaisseur du derme.

A part ce détail, les couches épidermiques et dermiques ont leur structure et leurs dispositions habituelles au niveau de la zone dermatique.

La couche cellulaire sous-cutanée se rapproche aussi de l'état normal, seulement on y trouve assez fréquemment un développement plus ou moins marqué de tissu adipeux.

1. ROCHER. — Sur un cas de myéloméningocèle (*Rev. de gyn., obst. et pédiatrie de Bordeaux*, 1902, t. IV, p. 361).

Cette zone se continue en dedans avec la zone *épithélio-séreuse*. La limite entre les deux zones est assez bien dessinée et suffisamment régulière. C'est à ce niveau que commence la solution de continuité de l'ectoderme. Cette deuxième zone est rosée, lisse, et son aspect rappelle un peu celui qu'aurait une cicatrice récente. Comme dans le rachischisis partiel, c'est, au dire de Recklinghausen (p. 3o6), la pie-mère qui forme la paroi externe de cette zone. Seulement elle est couverte de plusieurs couches de cellules épithéliales, formant un revêtement épidermoïde réel, mais extrêmement mince.

Ici, quelques explications me paraissent nécessaires. Rappelons-nous l'origine de la myéloméningocèle, telle que nous l'avons admise avec Recklinghausen. La gouttière médullaire ne s'est pas refermée, elle est restée étalée en nappe, et ses bords sont en continuité avec le revêtement ectodermique.

Nous savons que cette nappe médullaire est représentée par les restes médullaires qui recouvrent, au niveau de l'area médullo-vasculaire, la pie-mère ventrale, étendue en travers de la solution de continuité et se continuant de chaque côté de cette solution de continuité avec la couche la plus superficielle des éléments mésoblastiques sous-épidermiques de la zone dermatique. Or, entre cette area et cette zone dermatique, nous trouvons interposée la zone épithélio-séreuse constituée par la pie-mère. « Originairement, nous dira Bockenheimer (p. 7o2), la pie-mère était là, à nu, avec ses riches arborisations vasculaires, faisant saillie hors des bords de la fissure osseuse. Mais, des bords de la zone dermatique, des îlots épidermiques se sont plus tard propagés et ont formé, sur la zone épithélio-séreuse, une couche épidermoïde mince, qui lui donne un aspect rappelant celui d'une cicatrice récente, ou la face séreuse de l'intestin. Au microscope, sous cette couche épidermique de nouvelle formation, on trouve toujours le tissu pie-mérien. Cette zone constitue, dans certains cas, la plus grande partie de la surface de la myélocèle, et elle se continue sur la partie la plus saillante de la paroi avec la zone médullo-vasculaire. »

Cette description est parfaitement compréhensible, si l'on

n'envisage que les portions latérales moyennes de la myéloméningocèle. Là, sous l'influence de la collection liquide comme aussi de la croissance du dos, nous savons que la paroi postérieure de la tumeur se laissera distendre, et il n'est pas étonnant que la distension, qui à ce niveau est à son maximum, agisse surtout sur la membrane pie-mérienne et finisse par créer entre le bord de la fissure cutanée et le bord de l'area une solution de continuité. Ainsi se trouvera formée la zone épithélio-séreuse. Quant au feuillet ectodermique et à la nappe médullaire, ils se trouveront ainsi forcément séparés l'un de l'autre, et de cette séparation progressive, due à l'action continue exercée par l'accumulation croissante du liquide, il restera, comme traces tangibles, des traînées épithéliales, réunissant les bords de l'area et de la zone dermatique, et ces traînées, si incomplètes qu'on puisse les supposer, n'en seront pas moins le point de départ de ces îlots épithélioïdes qui, plus tard, en se propageant, recouvriront la zone épithélio-séreuse.

Donc, sur les parties latérales, la constitution de la zone épithélio-séreuse se comprend sans difficulté. La pie-mère ventrale s'est laissé étirer entre l'area et le rebord cutané, et le recouvrement épidermoïde de cette zone est le reste visible de la continuité qui primitivement existait entre les bords de la gouttière médullaire et le feuillet ectodermique proprement dit.

Mais il n'en est plus de même si nous nous reportons à l'extrémité supérieure de la tumeur, à cette partie de la zone épithélio-séreuse qui est interposée entre la fossette polaire craniale de l'area et le rebord supérieur de la zone dermatique. Ici, nous ne pouvons plus admettre cet étirement de la pie-mère ventrale. Ce n'est pas seulement parce que la distension causée par l'accumulation croissante du liquide paraît s'exercer beaucoup moins dans le sens longitudinal que dans le sens transversal. Mais il y a en ce point une disposition tout à fait particulière, et dont il importe de tenir compte. Au-dessus et au-dessous de la malformation, la moelle occupe sa place normale, contre la paroi postérieure des corps vertébraux. Pour aller s'épanouir dans l'area médullo-vasculaire, que la collection liquide sépare des corps vertébraux, il faut que la moelle se recourbe en arrière et gagne par un trajet plus ou moins oblique la paroi qu'occupe l'area. De même, en bas, s'il y a lieu, la moelle regagne son siège normal en décrivant une courbure analogue, en sens inverse. Nous appellerons *segments médullaires,* afférent et efférent, ou supérieur et inférieur, ou bien encore cranial et caudal, les portions de la moelle qui s'incurvent pour aller rejoindre l'area.

Sous la partie supérieure de la zone épithélio-séreuse, le segment médullaire supérieur, non pas ouvert et étalé en nappe à la surface de la pie-mère ventrale, mais refermé et constituant par suite de son occlusion un cylindre complet, se rend plus ou moins obliquement du bord supérieur de la fissure osseuse au pôle supérieur ou cranial de l'area. Or, la surface ventrale de ce segment médullaire est revêtu de sa pie-mère, et l'interposition de la pie-mère en ce point suffit pour qu'on ne puisse pas invoquer l'étirement de la pie-mère, au moins à ce niveau, et expliquer ainsi la formation de la zone épithélio-séreuse.

En effet, la gaine mésodermique que les prolongements sclérotomiques des masses protovertébrales ont formée tout autour de l'ébauche médullaire se clive en deux parties : la portion la plus rapprochée de la moelle suit l'évolution de celle-ci en formant la méninge molle, tandis que la couche la plus rapprochée du rachis forme en même temps le rachis membraneux et la méninge dure. Donc, si la moelle se referme en tube, la méninge molle se refermera également. Avec ces notions, il devient assez facile de comprendre l'évolution et la disposition du feuillet pie-mérien à ce niveau. Sur toute la longueur de la moelle, lorsqu'elle est encore étalée en gouttière, la pie-mère n'est d'abord représentée que par son feuillet ventral, qui se relève et se recourbe en arrière à mesure que les crêtes médullaires se rapprochent l'une de l'autre. Lorsque la fusion de ces crêtes a amené l'occlusion du tube médullaire, l'occlusion du tube méningé se termine en même temps que s'opère la séparation entre le tube médullaire refermé et le feuillet ectodermique. Au niveau du spina bifida, au point où la gouttière médullaire ne s'est pas refermée, le feuillet ventral de la pie-mère est resté en continuité avec la couche mésodermique sous-jacente au feuillet ectodermique. Mais, au-dessus de ce point, la gouttière médullaire est arrivée à l'occlusion. Le feuillet ventral de la pie-mère a suivi l'évolution de la gouttière médullaire et a formé de chaque côté une sorte de pli dont la partie supérieure va rejoindre les bords de la fissure cutanée, et dont la partie inférieure est en continuité avec la pie-mère ventrale proprement dite. Dans le pli ainsi formé, l'arachnoïde a évolué de même, et quand les deux plis sont arrivés au contact sur la ligne médiane, ils ont fusionné.

Ainsi se trouve expliqué, à mon avis, l'aspect que présentait le pôle cranial, par exemple, dans l'observation XIII de Recklinghausen (p. 3a3).

Observation 3 (Recklinghausen, XIII).

Le pôle cranial est formé par un pli transversal de la membrane de revêtement (de l'area). Ce pli constitue une fossette large de 6 millimètres, qui s'engage à la manière d'un tunnel sous le pont que forme la membrane au delà du pôle, et se dirige vers la moelle ; une sonde pénètre facilement dans cette fossette, mais ne permet pas d'insuffler le canal médullaire. Par contre, si à travers la dure-mère du rachis lombaire on pratique l'insufflation, on voit la membrane de revêtement qui obture la fissure se soulever et atteindre au-dessus du niveau de la peau environnante jusqu'à 11 millimètres. Alors la fossette craniale, arrondie, forme une fente transversale, dont le bord postérieur fait saillie au-dessus du reste du sac et est remarquable par son épaisseur et son manque de transparence.

.. La colonne formée par le segment supérieur de la moelle n'est pas dans la cavité kystique; mais, au contraire, la paroi du large tunnel cranial décrit une courbe prononcée pour se prolonger jusque dans l'intérieur du canal rachidien.

Cette difficulté n'existe pas pour l'extrémité inférieure de la zone épithélio-séreuse, lorsque le pôle caudal ne donne attache qu'au filum terminale. En effet, le filum terminale se conduit absolument comme les racines nerveuses, sur le trajet desquelles nous aurons à revenir. Dans l'observation XI de Recklinghausen (p. 3a0), « le filum terminale s'attache au pôle inférieur; il remonte d'abord dans un trajet intradural, puis traverse la dure-mère et, devenu extra-dural, se recourbe pour se diriger en bas. »

En dedans de la zone épithélio-séreuse se trouve la troisième zone, l'*area médullo-vasculaire*.

L'*area* a généralement l'aspect rougeâtre, velouté, que nous lui avons décrit dans le rachischisis partiel. Sa forme est le plus souvent arrondie ou ovoïde, à grand axe longitudinal. Plus rarement, le diamètre transversal l'emporte sur le diamètre longitudinal, et l'area prend la forme d'une amande placée en travers. Exceptionnellement, elle peut affecter d'autres formes. Voici une observation personnelle, où l'area était nettement losangique.

OBSERVATION **4** *(personnelle)*. Suite de l'Observation 2.

X..., trente-huit ans, lingère, née et habitant à Gradignan (Gironde), a déjà eu deux enfants, le premier, un garçon, il y a sept ans, le second, une fille, il y a quatre ans; tous deux sont très bien constitués et bien portants. Son troisième enfant, celui que nous examinons, n'est pas du même père que les autres; son père, qui est bien portant, exerce à Bordeaux la profession d'afficheur. La mère a eu ses dernières règles à la fin de septembre 1904; elle a senti les premiers mouvements du fœtus dans les premiers jours de janvier. Elle entre le 24 juin 1905 à la Maternité de Pellegrin, dans le service du Dr Irigoyen, au commencement du travail. Sa grossesse n'a rien présenté d'anormal. Elle a le ventre très développé; la dilatation est très avancée, et l'examen fait reconnaître une O. I. G. A. Cette femme accouche le 25 juin, vers midi, d'un garçon. A noter seulement l'abondance du liquide amniotique.

L'enfant pèse 3,560 grammes. Sa longueur totale est de 51 centimètres; la tête mesure dans sa grande circonférence 34, dans sa petite 31 centimètres, et dans ses diamètres OM 13, OF 12, SOB 10, SOF 9, BIP 8 1/2, BiT 8, SMB 10 1/2. Rien à noter ni pour le placenta ni pour le cordon.

Cet enfant, que j'examine vingt-quatre heures après sa naissance, porte au niveau de la région lombo-sacrée une tumeur arrondie, qui en bas s'effile en pointe. Cette tumeur mesure comme longueur 4 centimètres, comme largeur 3,8, comme saillie au-dessus du niveau plan du dos. 1 centimètre 1/2. Toute la zone dermatique dont la limite

interne est un peu irrégulière, est recouverte de petits nævi, peu
volumineux et dépassant à peine les dimensions d'une tête d'épingles
vers la partie moyenne de la région, où ils forment une bande verticale, se confondant avec la zone dermatique elle-même, mais
augmentant de volume à mesure qu'on se rapproche des extrémités supérieures et inférieures de la tumeur, où un nævus beaucoup
plus volumineux que les autres forme une plaque haute d'environ
1 centimètre, et large en haut de 3 centimètres 1/2, en bas de 2 1/2.
La zone épithélio-séreuse est très étroite, surtout à gauche. L'area
a une forme nettement losangique et mesure comme longueur
verticale 2 centimètres 8, et comme largeur horizontale 1,6. Sa
couleur est rougeâtre et sa surface présente l'aspect velouté caractéristique. Les deux pointes, supérieure et inférieure, présentent, à
2 millimètres environ de leur extrémité, des fossettes polaires parfaitement nettes. La pression sur la tumeur ne détermine aucun cri,
au in phénomène à noter. On sent assez bien les bords de la fissure,
qu paraît large surtout au niveau des trois premières pièces du
sacrum. En haut, on sent très bien l'apophyse épineuse de la quatrième
lombaire, mais pas du tout celle de la cinquième. L'anus est bien
conformé : l'enfant rend bien son méconium. L'urine semble s'écouler goutte à goutte. Pas de pieds-bots : l'enfant agite bien ses deux
membres inférieurs, dont la sensibilité paraît normale. Les muscles
droits antérieurs de l'abdomen sont écartés : au-dessous de l'ombilic,
on peut mettre entre les deux muscles l'extrémité du pouce.

Sauf un petit kyste muqueux sur la voûte palatine, cet enfant ne
présente, en dehors de ce que nous avons décrit, rien d'anormal.

J'ai revu cet enfant à ma consultation de l'hôpital protestant. La
mère, qui avait repoussé toute idée d'intervention chirurgicale, m'a
fait savoir que son enfant était mort le vingt-sixième jour, « à la suite
de convulsions. » L'autopsie n'a pas été faite.

D'autres fois, l'area a la forme d'un cœur de carte à jouer.
Tel était le cas dans l'observation n° 1 de la thèse de Morillon[1].
Dans une de ses planches, Cruveilhier[2] représente une area
ayant aussi la forme d'un cœur de carte à jouer avec la pointe
en bas. C'était également cette forme qu'avait l'area chez un
enfant de soixante heures que j'ai vu à la consultation de l'hôpital
des Enfants (de Bordeaux), mais que je n'ai jamais revu, et dont
j'ignore par conséquent la destinée ultérieure. Chez cet enfant,

1. MORILLON. — Thèse de Paris, 1865.
2. CRUVEILHIER. — *Anat. path. du corps humain*, t. I, liv. XVI, pl. 4, fig. 2.

du sexe masculin, la pointe du cœur était dirigée en bas : l'area mesurait 31 millimètres de longueur depuis l'horizontale tangente aux deux convexités latérales du cœur jusqu'à la pointe, et 29 millimètres de large dans sa partie la plus large, peu au-dessous de son extrémité supérieure. A 3 millimètres au-dessus de la pointe, on reconnaissait très nettement la fossette polaire inférieure. En haut, la convexité gauche du cœur était envahie par la suppuration, et il était impossible d'y rien voir. Mais sur la convexité droite, à environ 5 millimètres de la ligne médiane et à 3 millimètres au-dessous du bord supérieur de l'area, on voyait une petite dépression en forme d'entonnoir, qui, bien que je n'aie pas pu lui reconnaître un orifice profond, pouvait bien être une fossette polaire supérieure. Je n'ai pas pu faire l'examen anatomique de ce cas assez complexe, où la fossette polaire supérieure était peut-être double, ce qui pourrait faire penser à une division du segment médullaire supérieur. Je me borne à la signaler ici.

Dans d'autres cas, que nous étudierons plus loin sous le nom de *diastématomyélocèles*, l'area est divisée en deux masses latérales, droite et gauche, plus ou moins symétriques et séparées par un sillon purement pie-mérien plus ou moins large.

Dans les cas ordinaires, les deux fossettes polaires, qui ne sont pas toujours très nettement reconnaissables, sont situées, dans l'intérieur de l'area, sur la ligne médiane, à quelques millimètres des extrémités correspondantes du diamètre vertical. Leur forme est généralement celle d'une dépression arrondie en entonnoir, dont on peut apercevoir quelquefois l'orifice profond. Il est possible, dans certains cas, d'introduire dans cet orifice une fine soie de sanglier, qui pénètre alors dans le canal central du segment médullaire correspondant.

Au lieu de cette dépression arrondie en forme d'entonnoir, les fossettes polaires offrent souvent l'aspect d'une fente à direction transversale. Les deux lèvres de la fente étant appliquées l'une contre l'autre, on ne voit pas facilement l'orifice polaire et on ne réussit pas souvent à introduire dans cet orifice une soie de sanglier.

L'aspect extérieur de l'area varie, d'ailleurs, suivant que les mailles vasculaires contiennent plus ou moins de substance médullaire, et que celle-ci est dans un état de conservation plus ou moins complète. Tantôt toute la surface de l'area représente une plaque plus ou moins épaisse de tissu médullo-vasculaire bien conservé, et dans ces conditions sa surface entière a l'aspect velouté et une teinte rougeâtre très accentuée. Dans d'autres cas, cette couche est moins continue : la substance médullaire présente des épaississements et des amincissements alternatifs qui donnent à la surface de l'area un aspect rappelant celui de la muqueuse de l'intestin grêle chez le chien (Recklinghausen, p. 309). Ces bandelettes d'épaississement ne sont pas purement longitudinales, mais décrivent de chaque côté de la ligne médiane des courbes convexes en dehors. Parfois, au lieu d'une plaque continue offrant des bandes épaissies, comme nous venons de le décrire, la substance médullaire forme des bandelettes séparées les unes des autres et présentant toujours les courbures signalées plus haut. Elle peut être aussi répartie en flocons, en houpettes, plus ou moins clairsemés, tantôt rangés en séries régulières, toujours suivant les mêmes courbes, et tantôt dispersés en séries irrégulières et interrompues. Mais, lorsque la substance médullaire forme des épaississements, des bandelettes séparées, ou des séries plus ou moins régulières de houpettes, il faut noter que son accumulation correspond toujours aux points qui, à la face ventrale de la membrane superficielle, donnent attache aux racines nerveuses et plus particulièrement encore au voisinage des fossettes polaires.

Il arrive, enfin, que les mailles vasculaires de l'area ne contiennent plus du tout de substance médullaire. L'area perd alors sa coloration rougeâtre : elle prend une teinte parcheminée, sa surface est moins veloutée, et la loupe permet de reconnaître qu'elle forme un réseau, une sorte d'arborisation à mailles minces.

L'examen microscopique du tissu de l'area n'ajoute pas grand'chose aux détails que nous avons donnés sur sa structure dans le rachischisis partiel. Nous savons que Recklinghausen,

pas plus dans la myéloméningocèle que dans le rachischisis,
n'a jamais trouvé à la surface de l'area médullo-vasculaire
de revêtement épithélial. Mais je dois, à ce sujet, signaler le
passage suivant de Muscatello [1] : « Dans ce cas (obs. XX), je
dois noter ce fait, que, sur la surface dorsale de l'area, il y
avait encore des restes d'épithélium cylindrique, provenant
évidemment du canal central, circonstance qui avait été signalée
par W. Koch, mais que Recklinghausen, dans ses recherches,
n'avait pas retrouvée. »

Déjà, en 1875, Pouchet écrivait sur ce sujet les réflexions
suivantes, que, vu leur date, je crois intéressant de rapporter :
« Il existe une malformation, connue sous le nom de spina
bifida, dans laquelle les deux crêtes dorsales parallèles du blastoderme ne se sont pas réunies sur la ligne médiane... Il s'agit
de rechercher dans les cas de spina bifida ce que deviennent
ces cellules, quand, au lieu de tapisser une cavité sans analogue
dans l'économie, elles sont demeurées en contact avec les eaux
de l'amnios, comme le reste du corps de l'embryon revêtu de
son épithélium [2]. »

Plus récemment, Neumann [3], ayant, comme l'avait fait avant
lui W. Koch, trouvé un revêtement de cellules épithéliales sur
la plaque médullaire restée ouverte d'un rachischisis, se refuse
à admettre, dans les cas habituels où ce revêtement épithélial
a disparu, l'action macérante du liquide amniotique. « En dépit
de sa délicatesse, ce tissu doit être certainement protégé contre
cette éventualité, aussi longtemps qu'il possède sa vitalité
normale,... l'absence de l'épithélium sur l'area au moment de
la naissance chez un enfant né vivant ne peut être due qu'à
une atrophie dégénérative du tissu, à sa nécrose, et l'action
macérante du liquide amniotique n'a pu être que consécutive.
Mais qu'après la naissance, des causes très diverses puissent se manifester et donner le même résultat, la chose n'est

1. Muscatello. — Sur les fist. cong. du crâne et du rachis (*Arch, f. kl.
Chir.*, 1894, t. XLVII, p. 247).

2. Pouchet. — La phylogénie cellulaire (*Revue scientifique*, 1875).

3. Neumann. — *Arch. f. Entwicklungsmecanik d. Organismen*, hrsg. v.
W. Roux, 1901, t. XIII, p. 1.

pas douteuse, et il serait superflu d'en chercher une autre démonstration. »

Quelle que soit la cause que l'on puisse invoquer, il y a des cas de myéloméningocèle dans lesquels l'area n'existe pas pour ainsi dire, du moins à l'œil nu, et où la paroi postérieure, dans l'étendue de la solution de continuité cutanée, est formée par une membrane absolument transparente, que Recklinghausen compare à ce qu'on voit souvent dans la paroi des hernies ombilicales congénitales. Voici, par exemple, ce qu'il dit des deux pièces A II 12 (fœtus de six mois, mesurant 29 centimètres de long) et A II 19 (fœtus de huit mois au moins, de 38 centimètres de long), dont la description constitue les observations X et XI de son mémoire (p. 318-320). Sur les deux pièces, le sac s'était affaissé à la suite d'une ponction, mais les sacs ont pu être insufflés et ramenés à leurs dimensions primitives. Pour toutes les deux, la paroi tout entière est mince, luisante et partout transparente. A travers cette paroi, on voit les parties incluses dans le sac. En haut, la moelle apparaît comme un cordon plein, qui vient obliquement, en s'élargissant graduellement, s'attacher à la face profonde de la membrane, vers son extrémité supérieure. Plus bas, on voit les racines médullaires, qui s'appliquent à ce cordon médullaire pour gagner avec lui le collet du sac et pénétrer dans la partie close du canal rachidien. De ces racines, on voit les unes partant du cordon médullaire, les autres de la face profonde de la paroi du sac. Entre les origines des racines, on voit de chaque côté une traînée blanchâtre, qui correspond au ligament denticulé. Enfin, à la partie inférieure, on voit partir aussi de la face profonde le filum terminale.

Que peut être cette paroi si transparente, qui laisse à travers son épaisseur reconnaître tous ces détails? Au premier abord, il semble que l'area médullo-vasculaire soit complètement absente, et qu'un des éléments constitutifs les plus essentiels de la paroi postérieure d'une myéloméningocèle manque totalement. Mais, en y regardant de plus près, sur cette face postérieure, en apparence si unie, on voit, très clairsemées, quelques houppes

minuscules, isolées. Au miscroscope, le tissu de ces houppes
paraît formé par un échafaudage de fibres conjonctives. Mais
il est impossible de dire si, parmi ces fibres, il y a en même
temps des vaisseaux. Beaucoup des tractus qui constituent ce
réseau, ont bien un canal qui paraît suivre leur axe et leurs
ramifications vasculaires. Mais, à la coupe, ces tractus ont une
structure fibrillaire et ne contiennent aucun des éléments caractéristiques des parois vasculaires. Même après coloration, on ne
trouve aucun noyau permettant de s'orienter... Il se peut qu'il y
ait eu là une oblitération fibreuse, amenant la transformation
du vaisseau en un cylindre canaliculé ou plein. Cette transformation se serait donc produite pendant la vie intra-utérine, et
ne pourrait être que l'expression d'un processus atrophique
ayant amené la modification du tissu de l'ébauche médullaire.
Il y aurait bien là la trace d'un travail actif de désorganisation
et non d'une action simplement passive, comme celle qu'exercerait le liquide amniotique. Mais ces débris si clairsemés,
représentent-ils bien les restes de l'area? La fin de la description va nous le démontrer. Si on insuffle encore davantage la
tumeur et qu'on tende mieux encore sa paroi postérieure, sur
la ligne médiane, vers l'extrémité céphalique de la solution de
continuité cutanée, sur les deux pièces, on retrouve la fossette
polaire supérieure. Autour de cette fossette polaire supérieure,
on reconnaît une masse finement granuleuse, que son aspect et
la présence de cellules de névroglie font nettement reconnaître
comme étant du tissu médullaire embryonnaire. Or, dans cette
masse nous trouvons un réseau vasculaire dont les vaisseaux
offrent bien les dimensions et l'arrangement qu'on rencontre
habituellement dans l'area. De plus, la disposition de ces vaisseaux correspond entièrement à celle de ces fibres, de ces tractus,
que nous avons décrits dans le reste de la paroi. Si, en outre,
on considère que dans ces deux pièces les ligaments denticulés,
qu'on peut voir par transparence, ainsi que les insertions des
racines nerveuses, sont plus éloignés de la ligne médiane qu'à
l'ordinaire, et que notamment les racines postérieures, c'est-à-
dire les plus latérales, paraissent aberrantes, on pourra conclure

avec Recklinghausen que, dans ces deux cas, l'aire transparente qui forme la cime de la tumeur n'est autre chose que la gouttière médullaire non refermée, et qu'elle est constituée par la pie-mère retournée, ayant subi une distension transversale considérable, et à la surface médiane de laquelle le tissu médullo-vasculaire de l'area a presque entièrement disparu. C'est là, semble-t-il, l'interprétation la plus plausible qu'on puisse donner à ces cas de myéloméningocèles sans area, à paroi entièrement transparente.

La zone épithélio-séreuse entoure l'area médullo-vasculaire, la limite qui les sépare l'une de l'autre n'a, nous l'avons déjà dit, rien d'une ligne nette et définie. Dans les cas où l'area est en état de régression, d'atrophie avancée, on ne reconnaît à l'œil nu aucune démarcation entre les deux zones. Leur aspect extérieur se confond. Il faut avoir recours à l'examen microscopique, qui révèle l'arrangement caractéristique des vaisseaux, à l'examen de la surface profonde de la membrane superficielle, qui montre l'origine des racines nerveuses, pour s'assurer qu'il s'agit bien de l'area et la distinguer de la zone épithélio-séreuse.

Celle-ci doit à la collection liquide qui lui est sous-jacente, et à qui elle est redevable de sa forme saillante, convexe, une translucidité beaucoup plus marquée que n'en offre la partie correspondante dans le rachischisis partiel. Je dis translucidité et non pas transparence, car ordinairement on ne voit pas les tissus ou les organes que recouvre cette zone épithélio-séreuse, mais la lumière se joue dans la paroi de cette zone, et on voit bien dans son épaisseur un riche réseau vasculaire, qui lui donne une teinte rosée assez vive dans les cas où il ne s'est pas produit d'inflammation secondaire.

Faisons maintenant, comme nous l'avons fait pour le rachischisis partiel, une coupe transversale de la tumeur, et examinons d'abord la constitution de cette membrane limitant la tumeur en arrière, dont nous n'avons étudié jusqu'ici que la face libre et, plus profondément, les parties sous-jacentes à cette membrane.

Tout d'abord, il nous sera facile de constater que la membrane qui sert de support à l'area se continue directement tout autour de l'area, avec la zone épithélio-séreuse, et qu'il ne s'agit là que d'une seule et même membrane. L'examen histologique fait voir que cette membrane est la pie-mère, avec sa structure finement fibrillaire où prédominent les fibres à direction circulaire; ceci, au dire d'Axel Key et Retzius[1], à défaut même des fibres transversales qu'ils ont décrites, permet d'affirmer qu'il s'agit bien de la pie-mère, et même que la face libre de la pie-mère (celle qui supporte l'area et dans la zone épithélio-séreuse se laisse recouvrir d'épithélium pavimenteux, la face externe, en un mot) est bien la face qui, à l'état normal, serait la face profonde, celle qui regarderait directement vers la moelle[2]. Ceci mérite d'autant plus quelques mots d'explication qu'il ne semble pas que tous les auteurs qui ont reproduit les recherches de Recklinghausen ou les ont discutées, aient bien compris ce qu'il entendait par ce retournement de la pie-mère. Ainsi Marchand[3], après avoir décrit les myélocèles et les myéloméningocèles, termine par ces lignes : « Les recherches propres de Recklinghausen ont porté sur un très grand nombre de cas; il émet cette opinion étrange qu'au sommet de la tumeur la dure-mère manque complètement. Bien mieux, la pie-mère, et qui plus est, avec sa face interne tournée en dehors, serait à nu dans l'étendue de ce qu'il appelle l'area médullo-vasculaire. Sur la zone épithélio-séreuse, la pie-mère serait recouverte d'une mince couche épidermique. »

Rien n'est cependant plus facile à comprendre si on se reporte à ce que nous savons du développement de la myéloméningocèle. Nous avons vu que la nappe médullaire étalée ne se refermait pas en tube et conservait ses connexions latérales avec le feuillet corné. Or, nous avons dit que normalement, alors que la gouttière médullaire n'était pas encore refermée en tube, des masses protovertébrales partaient des prolongements mésodermiques qui s'insinuaient tout autour de la chorde dorsale, entre

1. Axel Key et Retzius. — *Studien*, I Hälfte, p. 145.
2. Recklinghausen. — *Loc. cit.*, obs. VIII, p. 314.
3. Marchand. — *Loc. cit.*, art. *Spina bifida* de la *Realencyclopädie*, p. 441-442.

la chorde et l'endoderme d'une part, entre la chorde et la gouttière médullaire d'autre part. Ce prolongement mésodermique, qui s'est insinué entre la chorde et la gouttière médullaire, suivra celle-ci dans son mouvement d'occlusion, et quand il se sera lui aussi refermé, il formera de sa partie la plus profonde, celle attenant à la moelle, la méninge molle, pie-mère et arachnoïde, et de sa partie la plus externe par rapport au tube médullaire qu'il enserre, la méninge dure. Mais supposons maintenant que l'occlusion de la gouttière médullaire ne se soit pas faite, qu'elle soit restée étalée en nappe, se continuant de chaque côté avec le feuillet épidermique, le prolongement mésodermique dont nous parlons ne pourra pas, lui non plus, faire le mouvement d'occlusion qui le transformerait en tube : il continuera à constituer une nappe étalée, sous-jacente à la nappe médullaire. Or, dans cette nappe mésodermique, la paroi la plus superficielle par rapport à la surface dorsale sera la paroi contiguë à la nappe médullaire, celle-là même qui, si la méninge s'était refermée, constituerait la paroi profonde attenant à la moelle.

Il est facile dès lors de comprendre comment la pie-mère, restée étalée en nappe, ne formera qu'une seule couche représentant sa portion ventrale. Il est bien évident que si la pie-mère s'était refermée en tube, suivant son mode de développement normal, et qu'on fît une coupe antéro-postérieure médiane de tout le contenu du canal rachidien, la coupe rencontrerait deux fois la pie-mère, une première fois sa portion postérieure, qu'elle traverserait de sa paroi superficielle vers sa paroi profonde, et une deuxième fois, après avoir traversé la moelle, la coupe rencontrerait la portion antérieure de la pie-mère, celle qui est intermédiaire à la moelle et à la face postérieure des corps vertébraux, et la traverserait cette fois de sa paroi profonde vers sa paroi superficielle. La pie-mère ne s'étant pas refermée en tube, et étant restée étalée sous la nappe médullaire, notre coupe ne rencontrera, après avoir traversé la nappe médullaire, que cette seconde portion de la pie-mère, sa portion antérieure, qu'elle traversera donc de sa surface interne vers sa surface externe. Nous comprenons de plus que la pie-mère est restée en continuité avec

la partie la plus superficielle des tissus voisins d'origine mésodermique, comme la nappe médullaire est restée en continuité
avec le feuillet épidermique, et, en effet, sur les bords de la
solution de continuité, nous voyons la pie-mère se continuer,
sans aucune ligne de démarcation avec les couches superficielles du tissu cellulaire sous-cutané de la zone dermatique,
sans, bien entendu, subir aucune réflexion ni en dedans ni en
dehors.

La face profonde de cette membrane, dont notre coupe transversale va nous faciliter l'examen, nous présente les détails
suivants : 1° en un point correspondant à peu près à l'extrémité
supérieure de l'area, sur la ligne médiane, le point d'attache de
la moelle, ou, pour parler plus exactement, de ce que nous avons
appelé le segment médullaire supérieur; 2° plus bas, sur toute la
partie correspondant à la face profonde de l'area, les points d'origine des racines médullaires, formant deux séries plus ou moins
régulières, l'une plus rapprochée de la ligne médiane, pour les
racines antérieures, motrices, l'autre plus en dehors, pour les
racines postérieures, sensibles, et entre les deux rangées, de
chaque côté, les ligaments denticulés; 3° enfin, en bas, non loin
de l'extrémité caudale de l'area, encore sur la ligne médiane, le
point d'attache, soit du segment inférieur de la moelle si la
myéloméningocèle est haute, soit le plus souvent, dans les cas
habituels de myéloméningocèle lombo-sacrée ou sacrée, du
filum terminale. Examinons chacun de ces points.

Tout d'abord, pour ce qui concerne l'attache de la moelle à
l'extrémité supérieure de l'area, il est facile de constater qu'elle
correspond exactement au point au niveau duquel se trouve, à
la surface libre, la fossette polaire supérieure. Bien plus, dans
les cas assez fréquents où il sera possible d'introduire une
soie dans l'orifice polaire situé au fond de cette fossette,
cette soie pénétrera jusque dans le canal central de la moelle.
Donc la fossette polaire correspond bien au point d'insertion de
la moelle à la face profonde de l'area, et c'est bien par l'orifice
polaire que le canal central de ce segment médullaire vient
s'ouvrir au dehors.

En général, le segment de la moelle qui aboutit en ce point se dégage du canal vertébral au-dessous du bord supérieur de la fissure osseuse et se recourbe en arrière pour se diriger plus ou moins obliquement vers son point d'attache. Ce segment forme une colonne assez volumineuse, dont l'aspect extérieur ne présente guère de différences avec la moelle normale. Des racines nerveuses, sur lesquelles nous reviendrons tout à l'heure, sont accolées à la moelle. Nous verrons que ces racines, nées soit du segment médullaire lui-même, soit de la face profonde de l'area, ont un trajet récurrent, s'attachent à la moelle pour gagner avec elle le canal osseux et, de là, les trous intervertébraux par lesquels elles doivent sortir normalement. Il ne faudrait pas croire, comme on l'a fait souvent autrefois, que, en même temps que la moelle, des nerfs ou des racines ont pu se hernier à travers la fissure osseuse.

Il peut arriver cependant que ce segment, qui décrit, en se dirigeant vers son point d'attache, une courbe concave en arrière, n'ait point un aspect absolument normal. Quelquefois il augmente de diamètre dans tous les sens, à la manière d'un cône, à mesure qu'il se rapproche de son point d'attache; plus souvent il s'aplatit, son diamètre transversal augmentant seul, tandis que son diamètre antéro-postérieur diminue légèrement. Ainsi, dans l'observation X de Recklinghausen (p. 319), cette portion recourbée de la moelle mesure 35 millimètres de longueur et, large de 2 millimètres à son origine, s'élargit jusqu'à mesurer 7 millimètres au niveau de son point d'insertion. Enfin, nous verrons, en étudiant les diastématomyélocèles, que ce segment médullaire peut dans quelques cas être divisé en deux moitiés latérales, séparées soit par une cloison conjonctive ou fibreuse, soit par une épine cartilagineuse ou ostéo-cartilagineuse.

La moelle, dans ce segment, et même plus ou moins loin au-dessus, peut être altérée dans sa structure. L'observation XIII de Recklinghausen est intéressante à ce point de vue.

OBSERVATION 5 (RECKLINGHAUSEN, XIII).

Une colonne, qui représente la moelle, ne se trouve pas dans la cavité du kyste, mais forme comme la paroi d'un tunnel partant de la fossette polaire supérieure, et décrit une courbe prononcée pour se joindre à la moelle couchée dans l'axe du canal rachidien. Cette moelle n'est nullement normale : elle est beaucoup trop mince pour la largeur du canal rachidien et même du sac dure-mérien, et cela jusqu'au niveau de la région cervicale. Là, elle a 6 millimètres d'épaisseur, tandis que dans la région dorsale elle n'a plus que 3 millimètres d'épaisseur, et dans la région lombaire elle se réduit à une bandelette absolument plate et qui n'a plus que 3 millimètres de largeur. Cet aplatissement correspond à une altération considérable de la substance médullaire, qui est devenue tellement lâche, et si riche en tissu vasculaire, que la moelle paraît creusée d'une cavité à partir du point de départ de la quatrième paire lombaire. Dans la région dorsale, les coupes transversales font voir que le tissu médullaire est riche en cellules et en vaisseaux, et qu'il ne possède pour ainsi dire pas de substance blanche, du moins pas de fibres à myéline ; les cordons blancs apparaissent seulement à l'extrémité inférieure de la région cervicale. Dans les régions cervicale et dorsale, le canal central est tapissé d'épithélium cylindrique normal, il a une forme ovale à grand axe antéro-postérieur, il est béant, sans être extraordinairement élargi. Dans la portion lombaire inférieure, où la moelle a pris une forme tubulaire, on ne trouve pas plus d'épithélium cylindrique que sur les parois du tunnel aboutissant à la fossette polaire supérieure ou sur le reste de l'area [1].

A l'endroit où le segment médullaire supérieur s'attache à la face profonde de la pie-mère retournée, au point correspondant à l'extérieur à la fossette polaire craniale, Muscatello [2] a signalé une sorte de relief aplati, entourant cette insertion et se continuant en bas par des prolongements qui s'effacent peu à peu ou, pour mieux dire, vont se perdre dans l'area elle-même.

A l'autre extrémité de la ligne médiane, un peu au-dessus du bord inférieur de l'area, juste au-dessous de la fossette polaire inférieure, la face profonde de la membrane sous-jacente à l'area donne attache au segment médullaire inférieur. Nous

1. RECKLINGHAUSEN. — *Loc. cit*, p. 324.
2. MUSCATELLO. — *Arch. f. kl. Chir.*, 1894, XLVII, p. 419.

avons vu que dans les formes hautes ce segment médullaire inférieur pouvait être la partie inférieure de la moelle, et constituer une colonne plus ou moins épaisse, absolument comparable au segment supérieur que nous venons de décrire. Son insertion se fait de la même façon, mais c'est là le cas le plus rare. Généralement, c'est le filum terminale qui s'attache en ce point. Ou pour parler plus exactement, c'est le *conus medullaris* qui s'insère à la face profonde, au niveau de la fossette polaire caudale, comme le segment médullaire supérieur s'insère au niveau de la fossette polaire craniale; il s'effile presque aussitôt pour former le filum terminale. De même que le segment médullaire supérieur, le conus medullaris et le filum terminale sont rarement libres dans la cavité kystique : je ne crois pas que jamais on les ait trouvés traversant cette cavité, à l'état nu, ou revêtus d'une gaine constituée par un prolongement pie-mérien, pour aller, suivant l'expression de Parker[1], « right down to the bottom of the canal, » tout droit jusqu'au fond du canal. Le conus medullaris et le filum terminale restent en dehors de l'arachnoïde, appliqués contre la face profonde du feuillet pie-mérien et au niveau du bord inférieur de la fissure osseuse, au point où s'arrête la dure-mère dorsale, le filum terminale d'après la figure 7, planche VII, du mémoire de Recklinghausen, se réfléchirait sur la dure-mère, suivrait un trajet ascendant avec les racines nerveuses voisines, pour gagner un orifice dure-mérien qu'il franchirait; il se recourberait alors entre la dure-mère et la face antérieure des corps sacrés, et redescendrait hors du cône dure-mérien pour aller s'insérer, comme à l'état normal, sur la base du coccyx. Neumann[2] suggère que, contrairement à l'opinion de Recklinghausen, le filum terminale doit s'entourer d'une gaine dure-mérienne. Le fait ne paraît nullement démontré.

Il est à noter, et Cruveilhier[3] avait déjà insisté sur ce fait, que

1. PARKER. — Discussion du rapport cité plus haut (*Lancet*, 1885, p. 457).
2. NEUMANN. — *Virchow's Arch. f. path. Anat. und Physiol.*, t. CLXXVI, 1904, p. 452.
3. CRUVEILHIER. — *Anat. path. du corps hum.*, t. I, liv. XVI, p. 14.

même dans la myéloméningocèle sacrée, et quelque bas qu'elle se trouve située, « ce ne sont pas les nerfs sacrés ni la queue de cheval qui vont se confondre avec la paroi, mais bien la moelle elle-même. Ce déplacement et cette adhérence avaient déjà été vus par Trew et Morgagni, qui croyait que, par suite de l'adhérence entre la moelle et la tumeur, la tumeur en se développant entraînait la moelle. La véritable explication de ce fait, c'est que chez le fœtus, dans les premiers temps, la moelle occupe toute la longueur du canal vertébro-sacré. »

L'origine des nerfs dont on voit le trajet soit dans la cavité du sac, soit dans l'épaisseur de ses parois, avait été nettement reconnue par le Comité nommé par la Société clinique de Londres[1]. Dans un cas de « méningo-myélocèle », suivant l'expression employée dans leur rapport, la moelle sortait du canal vertébral pour aller s'attacher à la paroi et s'y incorporer. L'arachnoïde forme une couche continue tout autour de la cavité qui occupe l'espace sous-arachnoïdien. Le dernier nerf qui part de la moelle, dans le canal intact, est le troisième nerf lombaire, qui naît dans le canal rachidien, au-dessus du point où commence la fissure, et gagne horizontalement et d'une façon normale son orifice de sortie. Le quatrième nerf lombaire part de la moelle alors qu'elle s'est réfléchie dans l'intérieur du sac, s'applique sur ses parties latérales et remonte en la suivant vers son orifice intervertébral particulier. Les nerfs suivants naissent par une double série longitudinale de racines de la paroi postérieure du sac. Pour chaque nerf, les deux racines sont présentes et, à leur origine, séparées par le pli falciforme du ligament denticulé... Ils se rendent vers leurs foramina respectifs, dans lesquels les racines postérieures présentent leur ganglion normal. La branche postérieure naît comme d'habitude. Sur les racines de quelques-uns des nerfs les plus inférieurs, il y a quelques petits ganglions aberrants... Il faut noter que les racines antérieure et postérieure de chaque nerf, partant de la paroi postérieure du sac, sont séparées l'une de

1. *Transact. of the Clin. Soc.*, 1885, t. XVIII, p. 343.

l'autre par un très grand espace transversal, dans lequel se trouve le ligament denticulé, ainsi qu'il a été dit. Il en est de même pour les racines antérieures des deux nerfs d'une même paire. On peut en conclure que le tissu nerveux de la moelle s'est aminci en se distendant transversalement avec l'area, à laquelle la moelle s'attache.

Recklinghausen ajoute peu de chose à cette description. Il fait observer que la plupart des auteurs antérieurs qui ont décrit le trajet de ces nerfs, les font partir de la moelle, au voisinage de son insertion à la paroi. De là, les uns les font aller directement vers la gouttière vertébrale, pour gagner, par un trajet rétrograde, les orifices intervertébraux (W. Koch, Tourneux et Martin). Pour les autres, ils partent de la moelle, se dirigent dans le sac vers la paroi postérieure à laquelle ils s'attachent, faisant là une espèce de station intermédiaire, pour ensuite se recourber en anse et reprendre leur trajet rétrograde, cette fois vers leurs orifices de sortie respectifs (Depaul, Virchow, Hofmokl). D'accord avec le Comité de la Société clinique de Londres, Recklinghausen admet que la plus grande partie des nerfs qu'on voit dans le sac, partent de la paroi postérieure du sac, de la couche ou des masses de substance médullaire qui constituent l'area médullo-vasculaire. Ces points d'origine des racines forment d'une façon générale deux séries de chaque côté de la ligne médiane, mais ces séries ne sont nullement régulières, comme sur une moelle normale, ou même sur un rachischisis partiel. Les racines les plus rapprochées de la ligne médiane, que nous savons être les racines antérieures motrices, sont quelquefois à plusieurs centimètres de cette ligne médiane. Les séries qu'elles constituent peuvent être fort irrégulières, et certaines racines peuvent manquer, surtout pour les racines antérieures, mais toujours les points correspondants à l'origine de ces racines se trouvent dans les limites de ce que nous avons appelé l'area médullo-vasculaire. Souvent la ligne que forme la série des racines, est une ligne courbe, à convexité dirigée en dehors. Le déplacement en dehors des points d'origine des racines, les courbes que dessinent leurs séries, l'amincissement et l'allongement de ces racines, comme aussi l'amincissement et la distension transversale de l'area, montrent bien qu'il y a eu secondairement un soulèvement de la pie-mère et des restes médullaires au-dessus du niveau de la gouttière vertébrale, par suite de l'interposition d'une collection liquide. C'est cette collection et son siège exact qu'il nous faut maintenant étudier, avant d'examiner le trajet des nerfs dans la cavité du sac.

Le siège exact occupé par le liquide a été diversement apprécié par les auteurs. On sait qu'à ce point de vue, les anciens auteurs divisaient en deux grands groupes tous les cas de spina bifida. Tantôt le liquide siège dans la cavité de l'arachnoïde, en dehors de la moelle, par conséquent ; tantôt, au contraire, il est contenu dans le canal central de la moelle plus ou moins dilaté. Dans le premier cas, il y a *hydrorachis externe;* dans le second, *hydrorachis interne.* Virchow[1] a particulièrement insisté sur cette division. Or, dans le cas qui nous occupe, c'est-à-dire dans le cas de la myéloméningocèle, ceux qui interprétaient cette forme de spina bifida comme une hydromyélie éclatée, la rangeaient évidemment parmi les hydrorachis internes. Lorsqu'on eut reconnu que cette hypothèse était controuvée, on rangea la forme que nous étudions parmi les hydrorachis externes, et Kirmisson[2], dans son excellent traité, donne l'appellation d'hydrorachis externe comme synonyme de myéloméningocèle.

Le premier, Prescott Hewett[3] plaça le siège de la collection liquide dans la cavité de l'arachnoïde; cette opinion fut confirmée par Virchow et adoptée, dans les cas de myéloméningocèle, par Recklinghausen[4]. « En somme, dit ce dernier, le spina bifida avec tumeur cystique constitue sa cavité dans l'intérieur de l'arachnoïde et est, par conséquent, un hydrorachis

1. Virchow. — *Pathologie des tumeurs,* 1867, t. I, p. 170.
2. Kirmisson. — *Traité des maladies chirurgicales d'origine congénitale,* 1898, p. 11.
3. Prescott Hewett. — Cases of spina bifida, with remarks (*Lond. med. Gaz.,* 1844, n° 5, p. 45).
4 Recklinghausen. — *Loc. cit.,* p. 330.

externe. » Mais si les conclusions de Recklinghausen paraissent simples, déjà, en lisant ses observations, on constate que le fait anatomique auquel se réfèrent ces conclusions est peut-être moins simple. Dans certaines observations (XI, XII), les racines traversent librement la cavité, puis, « à la base de la tumeur, la membrane interne du sac, c'est-à-dire l'arachnoïde, pour remonter ensuite entre celle-ci et la dure-mère, dans la gouttière vertébrale » (p. 319). Dans d'autres cas (obs. VI, p. 311), « les racines nerveuses qui partent de la paroi dorsale du sac, traversent toute la cavité du sac, non pas libres, mais recouvertes par une épaisse gaine arachnoïdienne, pour traverser le feuillet profond de l'arachnoïde et continuer leur trajet entre ce feuillet et la dure-mère. » Dans d'autres cas encore, on voit une disposition toute différente, et les racines nerveuses « transparaissent à travers la couche arachnoïdale, et quand on a enlevé celle-ci, on reconnaît à droite et à gauche les racines, parallèles, courant les unes près des autres en ordre régulier,... toujours en dehors du sac arachnoïdien, ces racines nerveuses se recourbent dans la gouttière vertébrale et atteignent les trous sacrés qui leur correspondent, après avoir traversé la dure-mère qui leur est sous-jacente » (p. 313).

Dans cette même observation (IX, p. 312), se trouve décrite une particularité des plus remarquables. « En ouvrant la tumeur, on constate que le liquide est collecté en deux sacs, un superficiel, l'autre plus profond. Les deux sacs sont distincts, mais s'appliquent intimement l'un à l'autre. Le plus profond ne peut être formé que par la cavité de l'arachnoïde. La surface interne de ce sac est tellement lisse, unie et luisante, et on la sépare si facilement de la couche externe, sa continuité avec les deux feuillets de l'arachnoïde est tellement reconnaissable, qu'on ne peut méconnaître que ce sac est l'espace intra-arachnoïdien élargi. Cette idée est encore plus frappante quand on considère le rapport de ce sac interne avec les racines nerveuses... Celles-ci, dès leur origine, ont leur trajet *dans le sac*, non pas qu'elles y pénètrent par un orifice particulier, mais parce que l'arachnoïde se réfléchit sur elles, les accompagnant dans tout leur parcours et leur formant une gaine séreuse très lisse et luisante. »

Donc, en dehors du siège que Recklinghausen considère comme le plus habituel, le liquide peut encore siéger dans une autre cavité, qui, dans le cas que nous venons de rapporter, était plus superficielle, plus rapprochée par conséquent de la membrane pie-mérienne formant la paroi postérieure de la tumeur, et cette cavité ne peut être que l'espace sous-arachnoïdien qui normalement sépare la pie-mère de l'arachnoïde. Nous allons prouver tout à l'heure que dans bien des cas il en est ainsi.

Mais la deuxième cavité peut-elle être, comme le veut Recklinghausen, la cavité de l'arachnoïde? Les recherches des anatomistes modernes tendent à enlever à l'arachnoïde son caractère de séreuse, à la considérer comme une simple membrane intermédiaire à la pie-mère et à la dure-mère et ne pouvant en aucune façon présenter une cavité dans son épaisseur. Voici comment, par exemple, la décrivent Luschka, Axel Key et Retzius, etc. Au-dessous de la dure-mère, l'arachnoïde est constituée par une membrane formée par des faisceaux de tissu conjonctif. Sa surface externe (nous parlons en ce moment de l'arachnoïde normale, chez un sujet bien constitué) est lisse et recouverte d'une membrane endothéliale, faisant face à l'espace existant entre elle et la dure-mère. Cet espace porte le nom d'*espace sous-dural*. Au contraire, sa surface interne est comme hérissée de trabécules, qui forment une sorte de plexus, dépendant de l'arachnoïde, mais intermédiaire à cette membrane et à la pie-mère. Les surfaces de ces trabécules sont tapissées par un endothélium. Par ce tissu spongieux, que Axel Key et Retzius appellent le tissu sous-arachnoïdien, l'espace situé entre l'arachnoïde et la pie-mère, qu'on peut appeler *espace sous-arachnoïdien*, se trouve subdivisé en un labyrinthe de lacunes. Les deux espaces subdural et subarachnoïdien ne communiquent pas l'un avec l'autre. Les racines nerveuses cheminent d'abord entre la pie-mère et le feuillet arachnoïdien ; elles ne traversent ce dernier qu'à peu près en face du point où elles doivent passer à travers la dure-mère, et dans ce trajet l'arachnoïde leur fournit une gaine qui se prolonge jusque dans l'orifice dure-mérien, et plus loin s'enveloppe de la gaine que la dure-mère fournit au nerf, après avoir été traversée par lui. Ceci dit, il nous sera bien facile de comprendre, dans la myéloméningocèle, la disposition des méninges sous-jacentes à la pie-mère.

L'arachnoïde, nous le savons déjà, a la même origine et le même processus de développement que la pie-mère. Nous avons vu que la gaine mésodermique provenant de l'accroissement des *sclérotomes* et enveloppant le tube médullaire se clivait pour ainsi dire en deux parties, la plus voisine du tube médullaire formant la totalité de la méninge molle, c'est-à-dire à la fois la pie-mère et l'arachnoïde, tandis que la portion la plus éloignée donnait naissance à la méninge dure et au rachis membraneux; il n'est donc pas étonnant que, dans leur évolution ultérieure, l'arachnoïde suive le même sort que la pie-mère, tandis que la dure-mère aura une évolution parallèle à celle de la paroi osseuse du canal rachidien.

En effet, l'arachnoïde, que nous continuerons à envisager non comme une séreuse offrant une cavité, mais comme une membrane, aura les mêmes dispositions que la pie-mère. Comme pour la pie-mère, on ne trouvera que sa portion ventrale développée, sous-jacente à la portion ventrale de la pie-mère, retournée comme elle, tendue d'un bord à l'autre de la fissure des parties molles et, sur ces bords, se perdant comme la pie-mère dans le tissu cellulaire sous-cutané.

Quant à la *dure-mère*, c'est encore à Recklinghausen que nous devons de savoir exactement que la dure-mère, comme les autres méninges, s'arrête sur les bords de la solution de continuité, que seule sa portion ventrale existe dans la tumeur, intimement appliquée à la face dorsale des corps vertébraux, et que sa portion dorsale n'existe pas dans la paroi postérieure de la tumeur. « Jusqu'ici, dit-il, tous les auteurs ont admis comme une chose ne pouvant être mise en doute que, dans une tumeur kystique à la constitution de laquelle les méninges prennent part, la membrane d'enveloppe la plus extérieure ne pouvait être que la dure-mère, qui doit se trouver à nu dans les points les plus translucides, ou ne peut être recouverte tout au plus que par une couche cutanée (Virchow, Hofmokl, W. Koch). Même Tourneux et Martin[1], qui ont étudié la genèse du spina bifida sur un fœtus de sept mois et se sont appuyés sur ce fait pour établir la théorie de la persistance de la gouttière médullaire, qui ont reconnu que les tissus médullaires s'étalaient pour former une plaque au point d'attache de la moelle, admettent que la moelle fait saillie hors de la dure-mère et repose à sa surface. Dans le dessin schématique qui accompagne leur description, on voit la moelle faire issue à travers une solution de continuité de la dure-mère, et s'étaler alors sur sa face externe. Tout au contraire, nous avons reconnu que la couche la plus externe de la paroi du sac était formée par la pie-mère, avec sa face interne, comme nous l'avons fait voir, tournée vers l'extérieur, tandis que la dure-mère manque tout à fait dans la paroi de la portion saillante du sac. » (P. 328.)

Nous avons vu déjà que, même après la démonstration, si lumineuse pourtant, de Recklinghausen, certains auteurs n'avaient pas admis la véracité de ses assertions ; mais aujourd'hui la chose est entièrement jugée, et il existe bien peu d'auteurs qui n'aient pas reconnu comme entièrement conforme aux faits cette description de Recklinghausen. Marchand (loc. cit.) relate la description de la paroi telle que l'ont faite Tourneux et Martin, et ajoute : « La dure-mère peut, comme le fait remarquer Hofmokl, ne pas être complètement refermée. Cette structure de la paroi du spina bifida se comprend d'elle-même. » (P. 442.) Je ne parle pas ici plus en détail de ce travail d'Hofmokl[2], qui est antérieur à celui de Recklinghausen, et dans lequel il donne un dessin, une coupe microscopique montrant l'attache de la moelle à la paroi postérieure de la tumeur; on y voit, en allant de la superficie vers la profondeur, une couche épidermique normale, au-dessous un derme constitué normalement, avec des papilles, un tissu sous-cutané lâche, vasculaire, puis au-

<hr>

1. Tourneux et Martin. — *Journ. de l'Anat.*, 1881, p. 9.
2. Hofmokl. — *Wiener med. Jahrbuch*, 1878, p. 443.

dessous, une couche assez épaisse de tissu conjonctif, avec de petites cellules et de nombreux vaisseaux, que Hofmokl donne comme étant la dure-mère transformée, et enfin, plus profondément et se distinguant nettement de la couche voisine, la moelle dont les faisceaux isolés sont entourés d'une couche à petites cellules que l'on peut reconnaître, nous dit la légende, pour l'arachnoïde. Il est spécifié qu'il s'agit d'une myéloméningocèle. Mais n'oublions pas la date de publication de ce travail, date qui lui enlève toute importance au point de vue qui nous occupe. Pour en finir, enfin, avec les travaux dont les auteurs veulent modifier l'opinion de Recklinghausen touchant la structure de la paroi kystique dans le spina bifida, je signalerai encore le mémoire de Neumann, auquel j'ai déjà fait allusion. Je commence par dire que j'en repousse absolument les conclusions, mais j'y reviendrai lorsque j'aurai étudié les myélocystoméningocèles.

Mais si je crois qu'on ne peut rien ajouter à ce qu'a écrit Recklinghausen sur la part que prennent les méninges à la formation des parois du kyste dans la myéloméningocèle, en revanche, il me semble qu'on peut modifier quelques détails à ce qu'il a dit sur le siège même de la cavité kystique, de cette cavité dans laquelle s'accumule le liquide dont la présence, repoussant en arrière la paroi postérieure, la distendant et lui faisant faire saillie, différencie la myéloméningocèle du rachischisis postérieur partiel. Pour Recklinghausen, nous le savons, cette cavité n'est autre que la cavité même de l'arachnoïde, considérée comme une séreuse, plus ou moins dilatée. Et pourtant, en lisant ses observations, nous avons relevé les contradictions auxquelles conduit cette manière de voir. C'est qu'en effet entre la pie-mère, formant la paroi la plus superficielle de la tumeur et la dure-mère, qui, s'appliquant sur les corps vertébraux, en constitue la paroi membraneuse la plus profonde, il existe deux cavités dans lesquelles le liquide peut s'accumuler. Considérant l'arachnoïde comme une simple membrane tendue entre la pie-mère à laquelle la relient de nombreux septa, d'une part, et la dure-mère, d'autre part, nous voulons parler de l'espace sous-arachnoïdien et de l'espace sous-dural. Il serait superflu de rappeler ici, après que nous avons tellement insisté sur le retournement des méninges, que l'espace dit sous-arachnoïdien est normalement situé entre la pie-mère et l'arachnoïde, et que par conséquent, dans les cas de myéloméningocèle, il sera, malgré son nom, situé *au-dessus* de la membrane arachnoïdienne. De même, l'espace sous-dural, à l'état normal, est entre la dure-mère et l'arachnoïde, et dans les myéloméningocèles il se trouvera situé, lui aussi, *au-dessus* de la dure-mère.

La présence du liquide accumulé et formant la tumeur dans l'une ou l'autre de ces cavités modifiera essentiellement les conditions anatomiques du kyste.

Prenons d'abord les cas où la collection liquide, l'hydrops, sera dans l'espace *sous-arachnoïdien;* deux faits particuliers vont être facilement constatables :

1° Surtout si la cavité kystique est vaste, on verra à l'extrémité supérieure de la tumeur la moelle, ayant passé sous le rebord supérieur de la fissure osseuse, s'incliner en arrière, simplement recouverte par la pie-mère, puisque la collection liquide tend à éloigner l'arachnoïde de la pie-mère. La moelle s'attachera au niveau du pôle cranial à la pie-mère, la traversera et s'étalera à sa surface pour former l'area. Mais, ici, cette area sera simplement supportée par la pie-mère, non doublée par l'arachnoïde. L'area ira ainsi jusqu'au pôle caudal, où la moelle reformée, ou bien encore le filum terminale, iront regagner le canal rachidien.

Mais, dans ce cas, la membrane pie-mérienne qui supporte l'area, cette membrane de la surface profonde de laquelle nous avons vu se détacher les racines nerveuses, au niveau de leur point d'origine apparent, formera le toit de la cavité kystique, tandis que l'arachnoïde, qui en forme pour ainsi dire le plancher, repoussée par le liquide vers la face ventrale, viendra s'appliquer exactement sur la dure-mère. Donc les racines nerveuses émergeront librement dans la cavité kystique de la myéloméningocèle et parcourront libres cette cavité. Nous donnerons à cette variété le nom de *variété sous-arachnoïdienne.*

2° Mais lorsque la collection liquide sera peu importante, on trouvera dans cette cavité un caractère particulier, résultant d'une disposition anatomique sur laquelle nous avons insisté plus haut. Nous avons vu que de nombreuses travées, des petites cloisons, des septa, réunissaient l'arachnoïde à la pie-mère et donnaient à l'espace sous-arachnoïdien l'aspect d'une sorte de tissu lacunaire. Lorsque la collection de liquide est abondante, que l'espace sous-arachnoïdien est fortement distendu, ces espaces lacunaires sont très dilatés, s'appliquent les uns aux autres et n'empêchent pas la cavité de paraître représenter une vaste cavité plus ou moins unique. Mais si le liquide est peu abondant, il s'infiltrera simplement dans ces lacunes, et on trouvera la cavité divisée en de nombreuses cellules closes, contenant chacune de la sérosité. On aura alors l'impression d'un tissu gélatineux, mucoïde, ressemblant, suivant les cas, au tissu des polypes muqueux du nez, à la gélatine de Wharton ou aux myxomes mous du chorion (W. Koch, *loc. cit.*, p. 25). On voit aussi parfois, dans les cas de ce genre, se faire des proliférations cellulaires le long des parois des vaisseaux contenus dans ce tissu, et ces masses cellulaires, formées surtout de cellules endothéliales plates, offrent la plus grande ressemblance avec les masses épithéliales des tumeurs perlées (Recklinghausen, p. 327).

C'est sans doute à un cas de ce genre que Matthews Duncan[1] avait donné le nom de *spina bifida myxomateux*. Il s'agissait d'une grosse tumeur, sessile, siégeant à la région lombaire et faisant saillie hors d'une fissure rachidienne. La peau sur certains points était bleuâtre, translucide, et c'est ce caractère de translucidité partielle de la paroi qui nous permet de ranger ce cas parmi les myéloméningocèles. La fluctuation n'était pas nette, et une ponction ne donna que quelques gouttes de liquide. En revanche, l'incision de la tumeur donna issue à une assez grande quantité de sérosité et montra que le tissu de la tumeur paraissait gélatineux, myxomateux. L'enfant mourut,

1. M. DUNCAN. — *Edimb. med. Journ.*, oct. 1875, p. 346.

et l'autopsie permit de reconnaître que la grande masse de la tumeur, située en dehors du rachis, était composée de tissu muqueux. Les méninges, ici, devaient être constituées par l'arachnoïde refoulée contre la dure-mère, et il me semble que le cas de Matthews Duncan devait bien être une myéloméningocèle de la variété sous-arachnoïdienne.

En résumé, la cavité sous-arachnoïdienne se distinguera, au point de vue anatomique : 1° lorsque son volume sera restreint, par l'aspect lacunaire, myxoïde, de la cavité, et 2° lorsque cette cavité sera plus vaste, par le passage libre des racines nerveuses dans l'intérieur même de la cavité. De ces racines nerveuses, les plus élevées, celles qui naissent du segment médullaire supérieur, se réfléchissent en haut et en avant et s'accolent au segment médullaire, pour gagner avec lui la portion non fissurée du canal rachidien et leurs orifices intervertébraux respectifs. Les autres racines allant de la voûte de la cavité kystique vers son plancher paraissent suspendues à cette voûte et ressemblent davantage aux membrures d'un bateau qu'aux colonnes d'une église, en raison de leur trajet courbe, généralement convexe en dehors, et aussi de la courbe que décrit la série de leurs points d'implantation. Nous savons déjà que les racines antérieures, motrices, forment de chaque côté de la ligne médiane une série interne. Il faut noter que, dans quelques cas, ces deux séries sont séparées par un repli formant une sorte de cloison sagittale, généralement incomplète, et représentant le prolongement antérieur de la pie-mère, destiné dans les cas normaux à s'insinuer dans le sillon médian longitudinal antérieur; ce repli, formé par un adossement de la membrane pie-mérienne, contient dans son épaisseur un assez gros vaisseau longitudinal, qui n'est autre que l'artère spinale antérieure, dont la présence en ce point montre bien ce que représente ce repli pie-mérien.

Les deux séries des racines antérieures sont assez éloignées l'une de l'autre, plus éloignées en général qu'elles ne le seraient à l'état normal. Cet éloignement peut aller jusqu'à 2 centimètres quelquefois un peu plus. Cet éloignement est d'autant plus considérable, d'une façon générale, que la cavité kystique est plus grande. Mais, dans ce cas, non seulement les deux séries des racines antérieures sont plus éloignées l'une de l'autre, mais encore, dans chaque série, les racines ont leurs points d'émergence plus éloignés les uns des autres. De plus, ces séries sont loin d'être complètes, et il peut manquer dans chaque série un nombre de racines d'autant plus grand que la cavité kystique est plus volumineuse et que la surface de l'area est plus lisse, plus transparente, plus dépourvue de substance médullaire. En dehors de cette double série des racines antérieures, dont nous avons déjà indiqué la forme générale, courbe, convexe en dehors, on voit de chaque côté les ligaments denticulés, qui, eux aussi, paraissent assez éloignés des racines antérieures et du repli médian. Ils offrent également une forme courbe, convexe en dehors, divergeant plus ou moins depuis l'extrémité supérieure jusqu'à la partie moyenne de la tumeur, puis convergeant de nouveau jusqu'à l'extrémité inférieure.

En revanche, les racines postérieures partent presque immédiatement en dehors des ligaments denticulés de chaque côté. Toutes ces racines descendent vers le plancher de la cavité kystique en convergeant plus ou moins vite, les postérieures ayant en général un trajet plus oblique que les antérieures.

D'une façon générale, dit Bockenheimer[1], toutes les racines tant antérieures que postérieures sont plus ou moins tiraillées dans leur trajet à travers la cavité kystique (d'autant plus que cette cavité est plus grande et que l'allongement des racines a dû être plus considérable) et, par conséquent, elles sont plus ou moins dégénérées. Ces racines, qui traversent librement la cavité du sac, sont en outre soumises à d'autres causes de dégénérescence par suite de leur contact avec le liquide contenu dans le kyste, d'où macération et action nocive sur les éléments nerveux. Aussi trouve-t-on dans le domaine de la portion médullaire herniée peu de racines nerveuses parfaitement normales, et cela est vrai surtout des racines antérieures qui, d'autre part, manquent en plus grand nombre.

1. BOCKENHEIMER. — *Arch. f. klin. Chir.*, 1902, LXV, Heft III, p. 706.

Cette dégénérescence plus fréquente des racines motrices a les causes suivantes :

D'abord, c'est le point d'émergence même des racines à la partie la plus saillante de la paroi postérieure, d'où un déplacement plus grand et plus de tiraillement que pour les racines postérieures.

En second lieu, les racines motrices sont plus minces que les racines postérieures, ce qui expliquerait leur dégénérescence plus rapide.

Tous les faits que nous venons d'énumérer concordent pour faire voir la distension que le développement de la collection liquide fait subir à la napdullairpe méc de l'area et surtout à ce qui représente sa portion ventrale. L'écartement des racines antérieures de chaque côté de la cloison médiane, l'écartement des ligaments denticulés en sont la preuve. Il n'y a pas que cet écartement des racines et des ligaments denticulés qui différencie la myéloméningocèle du rachischisis partiel ; mais les aires courbes que forment ces différentes parties, montrent bien que, dans les cas de myéloméningocèle, la pie-mère, avec les restes médullaires qu'elle supporte, a été soulevée, de façon à faire saillie hors de la fissure osseuse, par le développement de la collection liquide, et a subi une distension qui paraît s'être exercée surtout dans le sens transversal, et se manifeste avec le plus d'intensité au point où la tumeur atteint son plus grand volume, c'est-à-dire à sa partie moyenne.

Il serait intéressant, maintenant, de se rendre compte de l'origine et du mécanisme de cette accumulation de liquide à ce niveau, dans l'espace sous-arachnoïdien correspondant à l'étendue du spina bifida. L'analyse du liquide contenu dans cette cavité nous serait fort utile pour résoudre cette question. Malheureusement aucune des diverses analyses qui ont été publiées ne peut être rapportée avec précision à un cas de myéloméningocèle, et encore moins à sa variété sous-arachnoïdienne.

Bergmann [1] admet que dans la myéloméningocèle en général,

---

[1] BERGMANN. — *Berlin. klin. Wochens.*, 1884, p. 761 et 780.

ce serait justement l'absence de la dure-mère dans la paroi postérieure qui serait la cause de l'hydrops. En diminuant le soutien
des vaisseaux, cette absence permettrait l'hyperémie, qui se
traduirait par une augmentation de la transsudation, et cela
d'autant mieux que les parois des vaisseaux seraient plus minces.

Recklinghausen a fait observer que l'absence de la dure-mère
ne suffirait pas pour expliquer l'apparition de l'hydrops, car,
alors, tous les rachischisis devraient présenter une tumeur.
Il faut, outre le défaut de la dure-mère, une transsudation
congestive à laquelle Recklinghausen ne serait pas éloigné de
reconnaître un point de départ inflammatoire.

La deuxième variété, *myéloméningocèle sous-durale* ou *subdurale*, diffère de la première en ce que la collection liquide se
trouve épanchée dans la cavité sous-durale située entre la dure-
mère et la membrane arachnoïdienne. C'est cette cavité que les
anatomistes allemands et anglais appellent le *cavum subdurale*,
tandis que pour les anatomistes français, qui tiennent encore
pour exacte la conception de Bichat et font de l'arachnoïde
une séreuse, c'est cette cavité qui forme la cavité séreuse.
« On décompose l'arachnoïde en feuillet pariétal, simple
couche épithéliale qui tapisse la dure-mère et avec laquelle se
continue le feuillet viscéral, quand, après avoir fourni des
gaines plus ou moins longues aux nerfs et vaisseaux, il quitte
ces organes pour se réfléchir... Le feuillet viscéral de l'arachnoïde rachidienne reste à une certaine distance de la pie-mère
et constitue ainsi un espace sous-arachnoïdien... » (Beaunis et
Bouchard, *Précis d'anatomie*, p. 249-250.)

Donc, dans cette dernière variété, l'hydrops s'établit dans
l'espace qui, pour beaucoup d'anatomistes, est la cavité située
entre les deux feuillets de l'arachnoïde. Mais comme aucun
anatomiste n'a pu distinguer ces deux feuillets de l'arachnoïde,
l'hydrops, dans cette forme, ne peut exister que dans l'espace
que les anatomistes modernes appellent le cavum subdural [1].

---

[1] Bockenheimer. — *Loc. cit.*, p. 700.

1° Le liquide épanché dans cette cavité repoussera donc, contrairement à ce que nous avons vu dans le cas précédent, la membrane arachnoïdienne vers la pie-mère, en la séparant de la dure-mère. Cette disposition va modifier totalement les deux détails sur lesquels nous avions tout particulièrement insisté au début de notre description de la variété sous-arachnoïdienne. Quel que soit le volume de la cavité kystique dans la deuxième variété, *subdurale*, on verra bien, comme dans le premier cas, la moelle se dégager du rebord supérieur de la fissure osseuse, décrire une courbe à concavité postérieure, pour aller rejoindre son point d'attache sur la paroi postérieure; mais ici la moelle ne sera pas seulement comprise dans une sorte de dédoublement de la pie-mère: l'arachnoïde, refoulée par l'épanchement, viendra encore s'appliquer sur elle. De même, la face ventrale de l'area, constituée par la pie-mère, ne fera pas à nu le toit de la cavité kystique d'où les racines nerveuses partiront pour traverser librement cette cavité: l'arachnoïde, refoulée par le liquide, viendra s'appliquer contre la face ventrale de la pie-mère et la doublera. Donc, les racines nerveuses ne descendront pas librement dans la cavité kystique, mais leur point d'origine se trouvera dans l'épaisseur de ce toit, entre la pie-mère et l'arachnoïde. En se dilatant par suite de l'accumulation de plus en plus grande du liquide, la cavité kystique repoussera les racines aussi bien antérieures que postérieures, c'est-à-dire aussi bien médianes que latérales de chaque côté, et le trajet initial de ces racines se fera dans l'épaisseur de la paroi kystique, entre les deux couches qui la composent, entre la pie-mère et l'arachnoïde.

Bien plus, quand les racines nerveuses auront franchi l'arachnoïde, elles ne traverseront pas davantage, par un trajet plus ou moins direct, libres et à nu, l'espace subdural. Nous savons en effet que les racines, quand elles ont traversé l'arachnoïde, reçoivent de cette membrane une gaine adventice qui les accompagne dans leur trajet jusqu'à l'orifice de la dure-mère qu'elles doivent traverser, et dans cet orifice même. Qu'arrivera-t-il aux racines qui auront ainsi franchi l'épaisseur de l'arachnoïde? D'abord, le liquide épanché tendra encore à les refouler vers la paroi. Ensuite, elles seront comme engainées dans un prolongement de l'arachnoïde, qui s'allongera avec elles, de sorte que, même ayant franchi l'arachnoïde, elles seront toujours appliquées contre la paroi et munies d'un revêtement arachnoïdien complet.

2° Dans cette variété, nous ne trouverons jamais l'aspect lacunaire, myxoïde, qu présente quelquefois la variété sous-arachnoïdienne. La différence de constitution des deux espaces rend suffisamment compte de cette différence pour qu'il soit inutile d'insister.

Dans la variété subdurale, aucune racine nerveuse ne sera visible dans le sac. Les racines supérieures suivront un trajet analogue à celui que nous avons décrit dans la première variété : elles s'accoleront au segment médullaire et, suivant un trajet rétrograde, iront avec ce segment jusque dans la partie non fissurée du canal rachidien, pour rejoindre leurs trous intervertébraux respectifs. Mais, ici, ces racines seront appliquées contre le segment médullaire et masquées par l'arachnoïde. C'est à peine si on pourra, à travers ce voile, les apercevoir et suivre leur trajet. Les racines suivantes seront toutes situées dans l'épaisseur de la paroi et suivront, entre la pie-mère et l'arachnoïde, la courbe que décrira cette paroi. Donc, les racines antérieures, partant plus près de la ligne médiane, s'infléchiront en dehors et s'insinueront sous le ligament denticulé, qui sera comme rabattu en bas et en dehors et les séparera des racines postérieures (c'est-à-dire latérales) correspondantes. Et ce n'est que plus en dehors que les deux racines traverseront la membrane arachnoïdienne et, s'entourant de la gaine que cette membrane leur fournira, continueront leur trajet courbe le long de la paroi, se dirigeant vers le plancher du kyste, la dure-mère, qu'elles franchiront, comme dans les cas précédents, en s'enveloppant d'une gaine dure-mérienne.

Dans la variété subdurale, les deux séries des racines anté-rieures peuvent avoir leurs points d'émergence aussi éloignés les uns des autres que dans la première variété, et cet éloignement sera d'autant plus considérable que le volume de la cavité kystique sera plus grand. La série des racines antérieures est peut-être moins incomplète, moins irrégulière que dans la variété sous-arachnoïdienne.

On comprend que, dans cette dernière variété, le tiraillement des racines, et surtout des racines antérieures, sera encore plus marqué; mais, d'un autre côté, les racines seront protégées contre l'action du liquide épanché par leur revêtement arachnoïdien. La dégénérescence des racines, et surtout des racines motrices, sera à peu de chose près identique dans les deux variétés.

Dans les deux cas, les racines nerveuses, après avoir franchi la dure-mère, présentent leurs dispositions anatomiques normales et gagnent leurs foramina intervertébraux respectifs, sans rien présenter d'extraordinaire. Les ganglions annexés aux racines postérieures ont leur situation et leur aspect usuels. Il peut y avoir, ainsi que nous l'avons signalé pour le rachischisis, fusion de deux ou plusieurs ganglions voisins. On rencontre aussi, mais seulement pour les racines lombaires inférieures et les racines sacrées, des « ganglia aberrantia » ou ganglions surnuméraires. Mais ces petits ganglions aberrants que l'on rencontre parfois sur les racines postérieures, entre la moelle et le ganglion spinal ordinaire, surtout sur les nerfs lombaires et sacrés, avaient été signalés depuis longtemps sur les moelles normales par Hyrtl et plus récemment par Rattone[1]. Leur présence ici n'a rien de particulièrement surprenant.

L'ensemble des parties molles dont nous venons de décrire les altérations repose sur la face postérieure des corps vertébraux, et, par suite de la présence de la collection liquide, fait saillie entre les bords de la fissure osseuse créée par l'absence plus ou moins étendue et plus ou moins complète des arcs vertébraux postérieurs. Cette fissure osseuse est généralement assez étendue dans les myéloméningocèles. Elle occupe rarement une vertèbre, plus souvent elle s'étend à plusieurs vertèbres

---

1. RATTONE. — *Intern. Monatsschrift f. Anat. und Hist.*, 1884.

voisines. Dans la région sacro-lombaire, le siège le plus habituel des myéloméningocèles, elle s'étend de la dernière ou des dernières vertèbres lombaires jusqu'à la paroi postérieure du sacrum sur laquelle elle descend plus ou moins bas. La fissure est ordinairement large et symétrique, également répartie des deux côtés de la ligne médiane.

Généralement, dans la myéloméningocèle, les corps vertébraux ont leurs dimensions, leurs dispositions et leur structure normales. Leur fa e postérieure est quelquefois un peu excavée. Quelquefois aussi, on trouve des courbures anormales du segment rachidien intéressé : ces courbes se manifestent le plus souvent dans le plan médian antéro-postérieur, et, dans ce cas, il n'est pas rare de trouver aux corps vertébraux correspondant au siège de la courbure un état cunéiforme, leur face antérieure étant plus haute que leur face postérieure, dans les courbes convexes en avant, et inversement.

Plus rarement, il peut survenir une déviation latérale due soit à un état cunéiforme transversal, soit même à l'absence d'une demi-vertèbre, ou encore de deux ou plusieurs demi-vertèbres qui peuvent d'ailleurs ne pas être consécutives.

De chaque côté partent les rudiments des lames vertébrales, ordinairement plus développées à la partie supérieure qu'à la partie inférieure de la fissure. Leur direction est souvent altérée, de telle sorte que ces rudiments se dirigent transversalement en dehors ou presque transversalement. De même, l'angle de jonction du pédicule avec la lame, quand il est reconnaissable, peut être moins prononcé qu'il ne le serait à l'état normal. Cette ébauche est rarement ossifiée dans son entier. Le plus souvent, elle n'est reliée au corps que par la continuité de la membrane périostée du corps et de la gaine fibreuse qui enveloppe ces rudiments. Dans cette gaine, on trouve un noyau cartilagineux et ossifié seulement à sa partie la plus interne.

Après ce que nous avons dit des altérations des racines, toujours plus marquées pour les racines motrices, et de l'absence possible d'un certain nombre de ces racines, il ne sera pas étonnant de voir la myéloméningocèle s'accompagner très fréquemment de troubles moteurs que nous aurons plutôt à étudier avec les symptômes cliniques du spina bifida. Le plus souvent, en raison du siège anatomique de la myéloméningocèle, ces paralysies motrices atteindront le membre inférieur et souvent se combineront avec des troubles paralytiques du rectum ou de la vessie. Nous verrons aussi qu'une des complications les plus fréquentes de la myéloméningocèle est le pied bot, ce qui s'explique par le fait du siège si fréquent de la myéloméningocèle à l'union des régions lombaire et sacrée, quand on se rappelle que les muscles tibiaux antérieurs et postérieurs sont précisément innervés par les quatrième et cinquième nerfs lombaires et les premier et deuxième nerfs sacrés.

Les troubles de la sensibilité sont plus rares et moins accusés, tandis que l'étude clinique de cette forme nous fera voir la fréquence plus grande des troubles neurotrophiques.

Enfin, la myéloméningocèle s'accompagne souvent d'autres malformations, sur lesquelles nous reviendrons en étudiant la pathologie du spina bifida, mais nous devons citer particulièrement ici les hernies ombilicales congénitales, plus rarement certaines fissures abdominales plus ou moins étendues avec extroversion intestinale ou vésicale.

L'hydrocéphalie accompagne parfois les myéloméningocèles. Mais, lorsqu'elle existe, la rupture de la poche kystique est ordinairement précoce, « sans doute parce que la présence de la colonne liquide due à l'hydrocéphalie accroît la pression et peut amener la rupture de la tumeur au point où sa résistance doit être la moindre, c'est-à-dire, en général, au point le plus culminant de la tumeur[1]. »

Le volume de la tumeur s'accroît généralement d'une façon continue, mais il dépasse rarement la grosseur du poing. Le plus souvent, avant d'arriver à cette dimension, la tumeur se rompt, et la mort ne tarde pas à suivre cette rupture.

Lorsque l'enfant vit quelque temps, la surface de la myélo-

---

1. HOCHENHEIMER. — *Loc. cit.*, p. 708.

méningocèle ne tarde pas à s'enflammer ou, pour mieux dire, à s'infecter et à suppurer. Son aspect extérieur se modifie. Quand l'infection ne s'est pas propagée aux méninges rachidiennes, faisant succomber l'enfant à une méningite suppurée, et quand l'inflammation est restée superficielle, la suppuration finit par se tarir. La surface de la pie-mère est alors complètement nettoyée, suivant l'expression de Recklinghausen (p. 448), des restes de la substance médullaire. Mais alors il peut se faire, aussi bien sur l'area que sur la zone épithélio-séreuse, des recouvrements épidermiques. L'origine de ces plaques épidermiques nous est bien connue: c'est le processus même qui donne lieu à la production des cellules épithéliales pavimenteuses revêtant la zone épithélio-séreuse qui peut s'étendre à l'area. Les cellules épidermiques, soit celles du bord de la zone dermatique, soit celles que nous avons vues constituant les traînées initiales à la surface de la zone épithélio-séreuse, se mettent à bourgeonner et, par leur multiplication, peuvent s'étendre sur toute la surface de la zone épithélio-séreuse et de l'area. Il y aura donc en ce cas *épidermisation* de la surface du spina bifida. Mais ce processus peut-il atteindre un degré de plus et, au lieu d'épidermisation, pouvons-nous rencontrer une véritable transformation cutanée de cette surface? Sous la couche épidermique, un véritable derme peut-il se produire, avec des papilles et des glandes? En d'autres termes, cette surface peut-elle non seulement s'épidermiser, mais aussi se dermatiser? « C'est, dit Recklinghausen, ce que devront établir des recherches ultérieures. Dans tous les cas, on peut dire que si la couche épithéliale luisante qui persiste au point où se trouvent les restes de la substance nerveuse n'en arrive pas là, c'est parce que la sécrétion liquide qui existe dans cette forme n'est pas favorable à l'épidermisation ou à la constitution d'un véritable revêtement cutané.

A part Neumann, dont j'ai déjà indiqué l'opinion sur ce point, aucun des auteurs ayant étudié la myéloméningocèle depuis Recklinghausen n'a répondu affirmativement à la question posée ici. Il est certain qu'à la suite d'une inflammation locale, la surface de la myéloméningocèle peut s'épidermiser : il est peu probable qu'elle puisse se cutaniser. D'ailleurs, la pie-mère recouverte d'épiderme aura un aspect cicatriciel irrégulier, tout à fait spécial, sur lequel nous aurons à revenir. Nous verrons, en étudiant les myélocystocèles adhérentes à la peau, comment la substitution au derme de la paroi kystique, revêtue directement par l'épiderme, produira une cicatrice analogue à celle que je viens de mentionner.

CHAPITRE III

Myélocystocèle.

Myélocystocèle. — Siège. — Peau recouvrant la tumeur; cicatrices : *a)* Inflammatoires; *b)* par distension; *c)* par absence du derme dans les myélocystes restés adhérents au feuillet ectodermique. — Télangiectasies cutanées. — État des glandes cutanées. Tissu cellulaire sous-cutané. — Fascia.

Myélocyste. — Ses parois; leur constitution. — Area. — Racines. — Cavité; revêtement épithélial de sa paroi interne. — Assimilation de cette paroi à la zone épithéllo-séreuse.

Division des myélocystes d'après le siège de l'area : *a)* Myélocyste à area ventrale; *b)* Myélocyste à area dorsale; *c)* Myélocyste aréal formé uniquement par l'area. Ses caractères. — Lame épithéllo-séreuse.

Absence constante de la dure-mère au niveau de la fissure osseuse.

Cavité de myélocyste. Son contenu liquide.

État de la moelle en dehors du myélocyste; multiplicité des malformations.

État du rachis : fissure; état des corps vertébraux au niveau et en dehors de la fissure. — Courbures du rachis.

Lésions concomitantes. — Fissure entéro-cysto-abdominale.

Nous avons défini la *myélocystocèle* cette forme de spina bifida, recouverte de peau, dans laquelle une fissure vertébrale et dure-mérienne donne issue à une tumeur formée par la dilatation locale du tube médullaire.

C'est donc bien ici le type de spina bifida que les auteurs au siècle dernier désignaient sous le nom d'*hydrorachis interne*. Kirmisson donne même dans son récent traité les deux termes comme synonymes. De même que dans la forme précédente nous avons laissé complètement de côté l'appellation d'« hydrorachis externe », nous n'adopterons pas ici cette synonymie; il faut se rappeler, en effet, que si pendant plus d'un siècle on a substitué cette appellation d'« hydrorachis » au terme de « spina bifida, c'était pour affirmer une notion pathogénique dont la fausseté est aujourd'hui reconnue, la notion de l'épanchement liquide primitif amenant secondairement la fissure des parties osseuses. Nous nous en tiendrons donc uniquement à l'appellation préconisée par Recklinghausen de « myélocystocèle ».

Parmi les auteurs modernes qui ont précédé Recklinghausen, nous savons déjà que Rokitansky[1] et Förster font dériver toutes les formes de spina bifida avec participation de la moelle, d'une hydromyélie primitive. De là leur idée que dans l'intérieur du sac, qui serait constitué par la dure-mère, on doit trouver les restes plus ou moins atrophiés de la substance médullaire. W. Koch, au contraire, a avancé que l'hydromyélie était toujours secondaire dans les différentes formes du spina bifida, et la notion de l'hydromyélie est peu à peu tombée en discrédit. Cependant le Comité de la Société clinique de Londres (1885) lui donne encore de l'importance. « Dans la syringo-myélocèle, la lésion primitive paraît être analogue à celle que nous avons décrite pour la méningo-myélocèle, mais l'accumulation de liquide se fait ici dans le canal central, et non dans l'espace sous-arachnoïdien. » (Rapport cité, p. 364.)

Ici encore, Dareste s'était un des premiers placé sur le terrain de l'expérimentation et avait cherché à faire voir par ses expériences sur l'hydromyélie acquise chez les embryons de poulet que, dans les cas analogues à ceux que nous décrivons, la collection liquide ne peut nullement être considérée comme une lésion primitive : bien au contraire, c'est la paroi du canal médullaire qui ne se referme pas régulièrement ; l'occlusion de la gouttière médullaire trop distendue ne peut s'effectuer que par l'intermédiaire du feuillet séreux (Recklinghausen dirait au lieu de « feuillet séreux » la *membrana reuniens superior*, mais on verra plus loin pourquoi l'expression de Dareste me paraît plus exacte), s'étendant transversalement entre les deux crêtes médullaires,

<hr>

1. ROKITANSKY. — *Lehrb. d. path. Anat.*, t. II, p. 434.

comme une pièce intercalaire. Ce serait donc ce feuillet séreux qui contribuerait, dans la théorie de Dareste, à former la paroi postérieure du canal. Cet arrêt de développement serait la véritable cause primitive, et le rôle de la collection liquide serait purement secondaire. L'opinion de Dareste, dit Recklinghausen (p. 374), n'a pas peu contribué à rejeter dans l'ombre la théorie de l'hydrorachis.

La myélocystocèle, telle que l'ont décrite Recklinghausen et les auteurs qui l'ont suivi, est en général une tumeur siégeant surtout à la région lombaire, quelquefois dorsale, rarement cervicale, avec une large base, mais pas absolument sessile dans tous les cas. Elle est de forme ordinairement arrondie et, sur toute sa surface externe, est recouverte par de la peau. Celle-ci peut paraître assez souvent amincie à la partie culminante de la tumeur, où elle revêt également une coloration quelquefois brunâtre. D'autres fois, surtout quand la tumeur a subi une augmentation considérable de volume, la peau, à la région culminante, peut être encore plus amincie, de telle sorte que les vaisseaux cutanés, et nous allons voir qu'il y a souvent à ce niveau de la télangiectasie, transparaissent ; la région paraît rosée, lisse par suite de la distension subie par la peau, de telle sorte qu'une confusion avec la zone épithélio-séreuse d'une myéloméningocèle serait facile. Nous reviendrons sur ces faits propos des symptômes et du diagnostic.

La peau qui recouvre la tumeur et les parties immédiatement voisines présente fréquemment des télangiectasies. Elle est généralement recouverte de poils plus ou moins abondants, formant une sorte d'épi, avec leurs pointes tournées vers la cime de la tumeur.

Sur le sommet de la tumeur, on voit souvent des traces cicatricielles, cicatrices linéaires ou s'étendant sur des surfaces plus ou moins grandes. Autrefois on a voulu se servir de la présence de ces cicatrices pour appuyer l'hypothèse des adhérences amniotiques et du rôle qu'elles jouaient dans la genèse du spina bifida. Recklinghausen a justement réfuté ces assertions (p. 435-436). Parmi ces cicatrices, les unes sont épaisses, irrégulières, plates ; on peut, dans la plupart des cas, leur reconnaître une origine inflammatoire. Nous verrons en effet que la peau qui recouvre la tumeur peut être normale au début, mais qu'elle est susceptible de s'ulcérer en un ou plusieurs points, de s'enflammer, de suppurer, ce qui, en cas de guérison ultérieure, laissera les cicatrices dont nous venons de parler.

D'autres fois, ces cicatrices sont multiples et réparties sur une surface plus ou moins étendue ou même sur toute la surface de la tumeur. Elles sont ténues, minces, peu allongées, blanchâtres, rappelant assez exactement les vergetures qu'on voit sur la peau de l'abdomen et des seins après la grossesse. A l'examen microscopique, on trouve sous l'épiderme, au niveau de ces marques, le derme formé seulement par quelques faisceaux conjonctifs assez irréguliers, sans aucune glande cutanée, ni sébacée ni sudoripare, sans follicules pileux. Hildebrand [1] nous donne de ces marques une explication qui est admissible, mais seulement pour les petites cicatrices appartenant à cette catégorie. « Ces kystes, dit-il, sont souvent soumis à une pression considérable par suite de l'accumulation du liquide. Or, il suffit de se rappeler ce qui se passe dans les hydrocéphalies. Le liquide, et par conséquent le volume de l'hydrocéphalie, tantôt augmente et tantôt diminue. Il en peut être de même pour la collection liquide de la myélocystocèle, d'où la production de ces vergetures. »

Mais la cicatrice ou, si on le préfère, la marque d'aspect cicatriciel qu'on verra le plus souvent sur les téguments recouvrant une myélocystocèle, ne ressemble en rien à celles que nous venons de passer en revue. Elle est unique et siège généralement sur la ligne médiane. Elle est assez étendue : ses limites sont plus ou moins irrégulières. Elle déborde avec assez peu de symétrie de chaque côté de la ligne médiane. Le plus souvent, la surface tout entière de la cicatrice est un peu déprimée, et s'étend audessous du niveau de la peau recouvrant le reste de la tumeur.

<hr>

1. HILDEBRAND. — Recherches anat. et clin. sur le spina bifida et l'encéphalocèle (*Deutsche Zeitschr. f. Chir.*, 1893, p. 442).

Malgré cette dépression générale, la cicatrice est ordinairement plane. Mais, dans quelques cas, la dépression en question s'approfondit vers sa partie centrale en forme d'entonnoir. La coloration de cette plaque d'aspect cicatriciel est d'un blanc mat, et elle paraît moins rosée que les parties voisines. Dans les cas mêmes où la distension excessive donne à la peau recouvrant la myélocystocèle cette translucidité que nous avons signalée tout à l'heure, la plaque cicatricielle garde son aspect mat.

On a donné pour expliquer la présence de cette plaque cicatricielle à la surface de la myélocystocèle les explications les plus diverses. J'ai déjà indiqué le rôle attribué aux adhérences amniotiques et aux inflammations extérieures. Nous savons déjà que la première de ces explications est fausse. Quant à la deuxième, si elle était admissible pour certaines des cicatrices que nous avons décrites plus haut, ici, il ne peut pas en être de même pour ces plaques toujours situées sur la ligne médiane, et qui n'offrent aucun des caractères attribuables aux cicatrices d'origine inflammatoire.

Hildebrand, à mon avis, s'est approché de la vérité quand il a proposé l'hypothèse suivante : « En dehors des explications purement mécaniques, on peut en entrevoir une autre purement embryologique. On sait que dans le spina bifida, en même temps que la fissure osseuse, on constate l'existence d'une fissure correspondante, portant sur la dure-mère. De plus, le mésenchyme, au point où il formerait le tissu cellulaire sous-cutané, au point culminant de la tumeur, peut manquer plus ou moins. Donc, le tissu cellulaire sous-cutané (et peut-être même le derme) pourra manquer plus ou moins au sommet de la myélocystocèle. » *(Ibid.)* .

Voici une observation d'Hildebrand (p. 443), qui va nous faire voir quelle origine on peut attribuer à ces plaques d'aspect cicatriciel.

OBSERVATION O (HILDEBRAND, III).

Sur une surface assez étendue, la paroi du sac est directement revêtue d'*épithélium*. Et, en effet, on ne pourrait pas employer ici le terme d'« épiderme », puisque le derme manque totalement à ce niveau, ainsi que ses glandes. Comme il n'y a pas non plus dans ces cas de tissu cellulaire sous-cutané, le seul tissu qui sépare les éléments médullaires de la couche épithéliale superficielle, est une mince couche, formant la paroi propre du myélocyste, et que l'examen microscopique montre être la méninge molle condensée.

C'est que, en effet, comme nous le verrons tout à l'heure plus complètement, il y a lieu d'admettre deux grandes variétés de myélocystocèles, celles qui sont restées par un point de la surface du myélocyste, en adhérence avec le feuillet ectodermique, et celles qui sont libres de toute adhérence avec la peau. Dans ce dernier cas, lorsque le myélocyste refermé se sera dégagé de toute adhérence avec le feuillet ectodermique et sera entièrement libre par toute sa surface sous les téguments, rien n'empêchera les divers feuillets provenant du mésoderme de se réunir sous l'épiderme refermé et de former le derme, le tissu cellulaire sous-cutané, voire même les parties plus profondes telles que le fascia, etc. La peau à la surface de la tumeur aura un aspect normal, à moins que ne soient survenues des cicatrices consécutives à une inflammation extérieure, ou des vergetures. Mais, dans le premier cas, alors que le tube médullaire, refermé, tout en offrant la dilatation myélocystique, ne se sera pas, au niveau de la ligne médiane, c'est-à-dire de la ligne de fermeture de l'ectoderme, séparé de celui-ci, ce seront les méninges molles, arachnoïde et pie-mère, accolées sur la ligne médiane, qui, là, feront immédiatement suite à l'épiderme. Dès lors, les parties mésoblastiques cutanées ou sous-cutanées, venant de chaque côté, ne pourront pas se réunir sur la ligne médiane, au niveau de cette adhérence, c. ni le derme, ni le tissu cellulaire sous-cutané, ni les parties molles sous-jacentes, ne pourront se développer, et l'épiderme reposera directement sur la paroi de la tumeur myélocystique.

Dans ces cas de myélocyste adhérent, non seulement le derme et le tissu cellulaire sous-cutané, mais encore le fascia, ne se seront pas développés au niveau de l'adhérence. Les muscles sous-jacents seront repoussés de chaque côté plus ou moins loin de la ligne médiane.

Au contraire, dans les cas de myélocyste non adhérent, la peau aura son aspect normal en dehors des cicatrices indiquées plus haut et de quelques autres modifications sur lesquelles nous allons revenir. Le derme et le tissu cellulaire sous-cutané formeront des couches continues, ainsi que le fascia et les aponévroses, et les muscles viendront sur la ligne médiane en contact avec leurs congénères, sauf, bien entendu, les déplacements que ces différentes parties pourront éprouver par suite de la dilatation excessive du myélocyste. Hildebrand admet que plus tard, si la dilatation du kyste vient à augmenter, les altérations cutanées pourront se faire jour. Cela est possible pour les vergetures, comme aussi, bien entendu, le cas échéant, pour les cicatrices d'origine inflammatoire, mais non pour les plaques que nous venons d'étudier.

Dans les deux cas, cette peau en apparence normale, ou du moins ayant l'épaisseur normale, et présentant ses couches normales, que ce soit sur toute l'étendue ou une partie de la tumeur, peut néanmoins offrir quelques phénomènes particuliers qu'il est nécessaire de signaler. D'abord, elle peut être le siège d'une hypertrichose plus ou moins marquée. Virchow a appelé l'attention sur cette exagération de la pilosité dans les cas de spina bifida, et en a même fait un symptôme important du spina bifida occulta. Nous y reviendrons plus longuement.

La peau qui recouvre la tumeur peut, en outre de l'hypertrichose ou sans hypertrichose, présenter aussi des plaques de pigmentation, comme dans un fait de Wyss, cité par Réali.

Dans l'épaisseur de la peau, on trouve souvent des dilatations télangiectasiques des vaisseaux cutanés.

Il peut y avoir encore des modifications dans l'état des glandes cutanées, et notamment des glandes sudoripares. Je citerai comme exemple de ce fait l'observation XVI de Recklinghausen (p. 383).

OBSERVATION 7 (RECKLINGHAUSEN, XVI).

... La peau contient beaucoup de glandes sudoripares, et plus encore de canaux sudoripares, plusieurs canaux partant souvent de la même glande, et de plus ces canaux pouvant bifurquer quand ils se rapprochent de la surface.

Au-dessous du derme, dans les cas de myélocyste non adhérent, quand la peau présente un aspect normal, on trouve généralement une couche de tissu cellulaire, qui se rapproche assez de l'état habituel. Au tissu cellulaire peut s'associer une quantité ordinaire, mais quelquefois exagérée, de tissu adipeux. Cette couche peut être très vasculaire, et Muscatello la décrit dans une de ses obervations [1] comme « parcourue par des vaisseaux assez volumineux, pourvus de grosses cellules endothéliales ; dans le voisinage de ces vaisseaux, on voit de nombreuses hémorragies punctiformes. Souvent les vaisseaux de cette couche sont aussi télangiectasiés ».

Dans d'autres cas, surtout au sommet de la tumeur, le tissu cellulaire sous-cutané perd complètement son tissu adipeux. Il peut s'amincir au point de ne plus représenter que quelques faisceaux minces parallèles, avec entre eux de grands espaces vasculaires (Hildebrand).

Quelquefois, entre le tissu cellulaire sous-cutané et la paroi du kyste, on trouve une membrane qu'on a dû prendre quelquefois pour la dure-mère. Mais nous allons voir tout à l'heure que la dure-mère manque toujours sur la partie culminante de la paroi. « Au sommet de la tumeur, on trouve une membrane qui se laisse facilement isoler, et qu'en raison des pelotons graisseux qui s'attachent à sa surface interne, et aussi parce qu'en dehors elle se poursuit avec le fascia proprement dit, il faut reconnaître comme étant le *fascia lombaire* proprement dit. » (Recklinghausen, p. 381, obs. XV.)

a) MYÉLOCYSTE A AREA VENTRALE. — Nous arrivons maintenant à la constitution du *sac kystique* proprement dit, et pour donner

---

1. MUSCATELLO. — Fissures congénitales du crâne et du rachis (*Arch. f. klin. Chir.*, 1894, t. XLVII, p. 229).

une idée nette de l'aspect que présente ce kyste dans un grand nombre de cas, je ne crois pouvoir rien faire de mieux que de transcrire la description qu'en donne Recklinghausen dans son observation XIV (p. 375).

OBSERVATION 8 (RECKLINGHAUSEN, XIV).

Myélocystocèle et fissure entéro-cystico-abdominale.

Fœtus (A II 14) long de 35 centimètres. Longueur du cou, 2 centimètres; longueur des jambes, 8 centimètres; longueur du tronc depuis les épaules jusqu'au coccyx, 8 centimètres; cette dernière mesure est relativement courte. Duvet léger sur tout le corps, mais particulièrement sur le dos. (Suit la description de la fissure abdominale, sur laquelle nous reviendrons tout à l'heure.) ... La moitié gauche du bassin est sur un niveau plus élevé que la droite, et sur sa face dorsale on voit une grosseur aplatie, recouverte partout de peau entièrement normale, se laissant partout mobiliser et pourvue de follicules pileux et de glandes sudoripares. Après avoir incisé la peau, on arrive sur un sac gros comme un noyau de prune, aplati, mesurant 3 centimètres de long sur 2 centimètres de large, et qui, latéralement, s'insinue à plat entre les muscles fessiers et la peau, tandis que sur la ligne médiane il s'enfonce profondément dans une fissure des vertèbres lombaires et sacrées, fissure qui paraît dirigée obliquement par rapport à l'axe du corps, mais qui, en somme, suit la direction en cette région de la colonne vertébrale, de droite en haut, vers la gauche en bas. De chaque côté de sa ligne médiane, le sac se cache sous les masses musculaires, qui sont recouvertes par le fascia dorso-lombaire. Celui-ci se laisse suivre dans son parcours sur la paroi dorsale du sac, où il s'amincit et offre une solution de continuité; il envoie sur la paroi du sac des filaments qui, à l'examen microscopique, se trouvent contenir des vaisseaux sanguins. Partant de la gouttière vertébrale, la dure-mère s'élève sur les parois latérales du sac, mais peu au delà de la base du sac elle se perd, de sorte qu'en ce point la paroi propre du sac est en rapport immédiat avec le tissu cellulo-adipeux. A travers la fissure de la dure-mère, sur toute la longueur du sac, on voit des racines nerveuses, assez volumineuses, qu'on peut facilement distinguer en antérieures et postérieures, et qui forment des séries symétriques le long des parois du sac, rappelant ce que l'on verrait sur une moelle normale. Ces racines se sont élevées avec le sac au-dessus du niveau de la fissure osseuse; elles courent sur sa paroi externe, perpendiculairement à sa direction; mais on ne les voit que sur la moitié inférieure de cette paroi, sur une longueur moyenne d'un centimètre, en haut de laquelle elles s'insèrent sur cette paroi, dont on peut cependant les séparer, en détruisant le tissu cellulaire assez lâche qui les unit à cette paroi. Aucune de ces racines n'atteint la partie dorsale culminante du sac. Si on incise le sac, on le trouve vide, formant une loge que ne parcourt absolument aucun filament et dont la paroi interne est lisse, non pas comme le serait une cavité séreuse, mais plutôt comme le serait une membrane muqueuse, plane; cette surface est pourtant légèrement plissée, comme si le sac, par exemple, s'était légèrement rétracté. Sur le plancher de cette cavité, on voit courir deux crêtes assez volumineuses, rapprochées l'une de l'autre, hautes chacune de 3 millimètres, et ne ressemblant en rien aux plis dont nous venons de parler, qui sont beaucoup plus fins et ont d'ailleurs une direction perpendiculaire au sens de ces crêtes. Ces deux crêtes courent parallèlement, suivant l'axe longitudinal du sac, et interceptent entre elles une gouttière profonde. Le sommet de ces crêtes est légèrement sinueux, elles présentent une épaisseur d'un millimètre à un millimètre et demi, et sont lisses comme le reste de la paroi interne, dans laquelle, à leur base, elles se perdent. A leur extrémité supérieure, leur hauteur augmente un peu, leurs sommets ensuite se soudent et transforment, là, la gouttière en un tube fermé, qui donne entrée dans le canal central de la moelle fermée, suivant le mode que nous avons étudié pour la fossette polaire supérieure dans les myéloméningocèles.

On peut facilement reconnaître que le plancher du sac qui repose sur la gouttière vertébrale est une paroi constituée par deux couches: la plus extérieure, blanchâtre, est formée de tissu conjonctif; la deuxième, interne, est de couleur jaunâtre, plus translucide, légèrement écaillée. Au point où se trouvent les deux crêtes ci-dessus décrites, la couche externe ne prend aucune part à leur formation, de sorte qu'à ce niveau, comme sur tout le plancher du sac, la couche interne paraît tout à fait distincte. Au microscope, cette couche interne apparaît constituée sans nul doute par de la substance nerveuse, et dans toute son étendue cette substance offre la plus évidente ressemblance avec la substance formant l'area médullo-vasculaire d'une myéloméningocèle. Il lui manque bien, c'est vrai, la couche superficielle où se trouvent les vaisseaux mis à nu; ici cette couche est remplacée par une couche formée de cellules, dont les plus superficielles sont plantées les unes à côté des autres comme les pieux d'une palissade, et constituent, à ne pouvoir en douter, un revêtement continu de cellules épithéliales cylindriques de peu de hauteur. Les recherches entreprises pour distinguer si le tissu qui supporte ce revêtement était de la substance blanche ou grise, si on y voyait des cellules ganglionnaires ou des fibres à myéline, n'ont donné aucun résultat appréciable. On a vu sous la couche épithéliale un réseau vasculaire très riche, des cellules rondes ou fusiformes et une matière intercellulaire finement granuleuse, en somme, la disposition générale du tissu médullaire embryonnaire. Mais, maintenant, si on examine la paroi dorsale du sac, on ne trouve pas la couche conjonctive externe doublée à l'intérieur d'une couche nette de substance nerveuse. On voit avec la plus absolue certitude que la paroi possède sur sa surface interne un revêtement continu des cellules épithéliales de petite hauteur, que nous avons déjà signalées sur le plancher du kyste, et au-dessous, immédiatement, un tissu riche en cellules, où paraissent notamment des cellules rondes et fusiformes, et dont la structure rappelle de très près celle du tissu épendymaire. Quant à la couche externe proprement dite, elle est constituée par du vrai tissu conjonctif, très vasculaire, avec de grosses cellules fusiformes, munies de ramifications extraordinairement longues. La structure de cette couche, comme aussi sa situation, nous permettent de l'identifier avec la méninge molle, et, en effet, si on remonte au-dessus du sac, on voit cette couche se continuer avec la pie-mère, de même qu'on voit la moelle se poursuivre dans la paroi du sac. A l'extrémité caudale, la moelle ne se referme pas en tube, et les deux plis se perdent simplement dans le reste de la paroi.

Rien à noter pour le crâne, le cerveau, ni pour la moelle dans la région cervicale.

Dans le rachis dorsal, qui, en tout, est long de 3 centimètres, on voit sur la pièce commencer très nettement une scolio-cyphose, dont la convexité maxima est au milieu du dos et un peu dirigée à droite. Dans la partie inférieure, le rachis s'incline en avant, et forme avec la portion lombaire supérieure une lordose. A partir de la partie moyenne de la région lombaire, la colonne descend directement vers le sacrum, de telle sorte qu'en raison de l'inclinaison dont nous venons de parler, elle doit s'étendre à gauche du plan médian. Il en résulte une torsion à droite de la colonne autour de son axe longitudinal, depuis la région dorsale inférieure jusqu'en bas. Les côtes sont au nombre de 9 à droite et de 10 à gauche : à gauche elles sont en contact immédiat les unes avec les autres, et vont jusqu'à se souder. Les vertèbres dorsales sont moins nombreuses qu'à l'état normal, et on ne peut guère en compter en tout plus de six distinctes. Mais, au sommet de la cyphose, plusieurs paraissent se confondre ensemble, notamment III-V, VI et VII, VIII-XI. En ces points on ne peut pas reconnaître de disques intervertébraux, mais plusieurs côtes (2 ou 3) s'attachent au même corps vertébral. Mais il ne faudrait pas croire que ces corps aient pour cela une hauteur plus grande : tandis que la première, la deuxième et la dernière dorsales ont des corps mesurant respectivement 4, 4 et 5 millimètres de haut, les pièces formées par la fusion de III-V ont 6 millimètres, celle de VI et VII 5 millimètres, celle de VIII-XI 8 millimètres, sans compter que la deuxième de ces pièces a un millimètre de moins à gauche qu'à droite. Les corps des vertèbres lombaires sont très peu élevés, et ne sont au nombre que de 4. De même, dans la région cervicale, les trois premières vertèbres ne forment qu'une seule pièce osseuse, irrégulière, élevée, à laquelle succèdent 4 corps vertébraux distincts. En somme, on peut compter 6 apophyses épineuses distinctes à la région cervicale, 8 à la région dorsale, la première paraissant atrophiée, et les arcs postérieurs des quatrième et cinquième vertèbres dorsales étant confondus.

La fissure vertébrale s'étend de la deuxième lombaire jusqu'à l'extrémité du sacrum. Mais il faut bien noter qu'il ne manque que les moitiés gauches des arcs postérieurs, tandis que les moitiés droites, au moins en ce qui concerne les vertèbres lombaires et la première sacrée, paraissent normales, et portent à leur extrémité libre une apophyse épineuse bien constituée. Les moitiés droites des deuxième et troisième vertèbres sacrées deviennent très minces, très courtes, et se perdent dans une membrane fibreuse, qui continue jusqu'en bas cette paroi latérale droite postérieure du sacrum. Le canal sacré paraît profondément creusé, bien qu'à son extrémité inférieure il n'ait comme paroi postérieure très rudimentaire que cette membrane...

L'observation XV (p. 379), à laquelle je n'emprunte ici que les détails relatifs à la constitution du myélocyste, va nous permettre de compléter certains détails de l'observation précédente.

Observation 9 (Recklinghausen, XV).

Grosse tumeur au milieu de la région fessière. ...Cette tumeur sacrée, incisée, forme une cavité kystique, dont le sac, semi-ovoïde, mesure en long 8, en large 6 et de la profondeur vers la superficie 5 centimètres. Ce sac a une paroi propre, et superficiellement il est recouvert par la peau, pourvue d'un tissu cellulaire sous-cutané, bien développé, lâche, sans tissu adipeux; les follicules pileux et les glandes sébacées sont normaux. Cette peau est bien développée et ne présente pas de solution de continuité. A mesure qu'on se rapproche de la gouttière vertébrale, la paroi devient plus épaisse parce que le fascia dorso-lombaire, d'abord, et plus bas la dure-mère viennent s'y joindre. Si on soulève la dure-mère, on voit les racines nerveuses former des séries régulières dans l'épaisseur d'un tissu cellulaire lâche qui occupe l'espace interstitiel s'étendant entre la dure-mère et la paroi propre du sac. Les racines postérieures, les plus externes, sont plus longues, ont jusqu'à 25 millimètres, remontent le long de la paroi du sac et vont s'insérer à la face externe d'une aire remarquable par sa plus grande épaisseur, et où les points d'insertion déterminent la formation d'une légère fossette. Cette aire, allongée, correspond à toute la longueur de la gouttière vertébrale; elle doit être considérée comme une véritable area médullo-vasculaire, et, en effet, sur sa face interne, elle présente deux bandelettes, formant un relief, dont les parois latérales sont libres et la crête saillante aplatie, et qui sont formées de substance médullaire jeune, tandis que des noyaux ayant absolument la même structure se disséminent le long de leurs bords externes. Ces deux bandelettes courent l'une à côté de l'autre, en suivant parallèlement un trajet peu sinueux, des deux côtés d'une ligne qui représenterait l'axe du champ. Elles se terminent en haut et en bas en formant deux fossettes en entonnoir, qui constituent les pôles supérieur et inférieur. Au niveau du premier se fait l'insertion du segment médullaire supérieur, tandis que du second part un cordon fasciculé, épais, qui repose sur le corps des vertèbres sacrées et coccygiennes et s'arrête à l'extrémité du coccyx. Ce cordon contient deux faisceaux de fibres musculaires nettement striées. Les deux fossettes polaires sont éloignées l'une de l'autre de 20 millimètres; la largeur de l'area est d'environ 25 millimètres. Le pôle supérieur est à 2 centimètres environ de l'extrémité correspondante du sac, tandis que le pôle inférieur est à 4 centimètres de l'extrémité caudale du sac. Au niveau du plancher du sac, on voit adhérer à sa paroi de nombreux petits flocons adipeux, qui transparaissent à travers la paroi quand on regarde dans l'intérieur du sac. La cavité du sac, en dehors de l'area, est lisse et on n'y voit ni tractus, ni bandelettes, ni plis. Une couche de petites cellules épithéliales ne se laisse voir nettement qu'en certains points, notamment au niveau de l'area, où les cellules ont un aspect cylindrique bien reconnaissable. De plus, cette couche superficielle interne, mince, est formée de fins faisceaux fibrillaires, avec des cellules arrondies et allongées, pourvues d'un noyau ovale, comme dans le tissu médullaire embryonnaire. Mais la plus grande partie de la paroi est formée par une couche externe de tissu conjonctif dont les faisceaux fibrillaires, plus épais, sont onduleux, brillants et disposés surtout suivant une direction longitudinale. Ceci ne peut être que la pie-mère, sans qu'on puisse reconnaître nettement en dehors d'elle une couche arachnoïdienne; mais, dans tous les cas, la dure-mère, qui devrait former la couche suivante, est ici sûrement absente. La dure-mère s'arrête, en effet, en dehors des limites de l'area au point où la paroi paraît plus épaisse. Et si l'on peut, à la partie culminante de la tumeur, isoler au-dessous du revêtement cutané une membrane particulière, on reconnaîtra sans peine que ce ne peut être que le fascia dorso-lombaire, en raison des pelotons graisseux qui s'attachent à sa face interne, et aussi parce que cette membrane se continue en dehors avec le fascia proprement dit.

Si on s'en tient à ces deux observations parfaitement comparables de Recklinghausen, voici comment on pourrait résumer la constitution de la paroi propre du myélocyste, et d'ailleurs c'est bien ainsi qu'elle se présente à nous dans les cas simples. Le myélocyste forme une sorte de kyste, tantôt plus ou moins aplati, tantôt faisant une saillie dont la forme se rapproche plus ou moins de la moitié d'un œuf. Une collection liquide s'est formée dans l'intérieur du canal central, et cette collection fait faire à la partie dorsale de la moelle dilatée une saillie hors de la fissure vertébrale, de même que dans les myéloméningocèles la collection liquide, s'amassant dans l'épaisseur des méninges, repoussait en dehors, à travers la fissure des arcs postérieurs vertébraux et de la dure-mère, la moelle fissurée et étalée en nappe. Le siège de la collection liquide dans l'intérieur même du canal central médullaire ne peut être mis en doute dans ces cas; l'état du sac herniaire qui fait saillie hors de la fissure vertébrale, la forme et l'aspect de la cavité contenue dans la tumeur, l'absence de tout cordon traversant cette cavité, son revêtement plus ou moins continu dans la plupart des cas par un épithélium cylindrique à petites cellules, la saillie certaine d'une area médullo-vasculaire à l'intérieur, et plus précisément, dans les cas que nous avons résumés d'après Recklinghausen au niveau du plancher de la tumeur, plancher qui repose sur la face postérieure des corps vertébraux correspondants, enfin, l'insertion des racines nerveuses sur la surface externe de la paroi au niveau même de la portion ventrale du kyste, par conséquent au niveau de l'area, tout cela ne peut laisser le moindre doute sur le siège même de la cavité dilatée et de la collection liquide que cette cavité contient. La moelle, ici, n'est pas restée étalée en nappe comme dans les myéloméningocèles, elle s'est refermée en tube par suite de l'accolement et de la fusion des bords latéraux de cette nappe (et c'est à dessein que je ne dis pas par suite de l'accolement et de la fusion des crêtes médullaires), et c'est dans le tube même ainsi formé que le liquide s'est accumulé, et par conséquent ce sont les parois de ce tube qui forment la dilatation.

Mais, de même que nous avions vu dans la myéloméningocèle une sorte de solution de continuité s'établir entre le bord latéral de la gouttière médullaire et le bord de la fissure ectodermique, solution de continuité qui constituait ce que nous avons appelé la zone épithélio-séreuse, de même, dans la myélocystocèle, nous pourrons voir, entre les bords latéraux de la gouttière médullaire et la ligne de fermeture du tube en arrière sur le plan médian, une zone dont la texture sera comparable à celle de la zone épithélio-séreuse. La fermeture du tube pourra se faire par la fusion des bords latéraux de cette zone [1], et la gouttière médullaire restera ouverte dans le tube ainsi refermé; étalée sur sa paroi inférieure, elle formera là une area médullo-vasculaire absolument comparable à celle de la myéloméningocèle. Dans les deux cas, la structure des areas est à peu de chose près identique; dans les deux cas, par leur face opposée à celle qui fait saillie, soit à l'extérieur dans le cas de myéloméningocèle, soit, dans le cas de myélocystocèle, dans la cavité du kyste, l'area donne insertion aux racines nerveuses qui se disposent de la même façon, les racines antérieures formant une série interne de chaque côté de la ligne médiane, et les racines postérieures remontant plus haut sur la paroi du kyste, pour aller de chaque côté, plus en dehors, former une série latérale.

Il est encore une autre ressemblance qui mérite d'être notée : c'est surtout au niveau de l'area que l'examen microscopique permet de découvrir une couche de substance médullaire, et cette couche, continue au niveau de l'area proprement dite, se

---

1. On voit pourquoi, p. 90, j'ai préféré l'expression de Dareste, qui admet que la fermeture du tube est complétée par un feuillet séreux, à celle que Recklinghausen proposait de lui substituer.

prolonge au delà de ses bords par des flocons clairsemés de cette
même substance médullaire.

Il sera facile de comprendre maintenant la disposition des
parties constituantes du sac dans les myélocystocèles. Au-dessous des couches que nous avons décrites plus haut et qui
recouvrent le myélocyste, peau, tissu cellulaire sous-cutané et
fascia dorso-lombaire, avec éventuellement sur les parties latérales de la tumeur la présence de masses musculaires, muscles
fessiers, masse sacro-lombaire, etc., on voit le kyste faire
saillie à travers la fissure simultanée des arcs postérieurs vertébraux et de la dure-mère. Au moment où le kyste franchit cette
double fissure, sa paroi peut être étranglée, de sorte que son
ensemble figurera un sablier avec une cavité intra-rachidienne
et une cavité extra-rachidienne, communiquant l'une avec l'autre
par un pertuis plus ou moins vaste. Il est facile de constater que
la paroi propre de ce kyste est formée de deux couches, une
extérieure, qu'on retrouve sur tout le pourtour de la tumeur, et
qui est formée de tissu conjonctif, lâche, riche en cellules arrondies ou en cellules fusiformes volumineuses et très vasculaire ;
ce tissu conjonctif est très lâche, formé de faisceaux très fins, à
direction prédominante transversale, laissant entre eux de vastes
espaces lymphatiques. Cette couche, dit Muscatello[1], rappelle
la structure de la méninge molle, mais dans un état d'épaississement ou mieux de condensation et d'infiltration séreuse.

Si maintenant on regarde vers la base de cette paroi externe,
au delà de l'étranglement que nous avons signalé, quand il
existe, on voit une première série de racines nerveuses qui
s'insère sur la surface externe de la paroi. L'insertion de ces
filets nerveux forme une série assez régulière, et au niveau
de chaque insertion on trouve une petite dépression, une sorte
de fossette peu marquée et surtout peu profonde. Ces racines
descendent, en suivant le relief de la paroi kystique, dans une
couche de tissu connectif lâche, interposé entre la dure-mère,
qui existe généralement à ce niveau, et la paroi du kyste. La

1. MUSCATELLO. — *Loc. cit.*, p. 230.

séparation de la dure-mère et de la paroi kystique n'est pas très laborieuse, par suite même de la présence de cette couche connective lâche, et à mesure qu'on soulève la dure-mère on voit les racines nerveuses qui restent appliquées à la paroi kystique. Si, en poursuivant cette séparation, on descend un peu plus bas et qu'on se rapproche du point où la paroi est en contact avec la gouttière rachidienne, on voit partir, toujours de la même surface externe de la paroi du kyste, une deuxième série de racines, un peu moins volumineuses que les premières, dans tous les cas moins longues, qui s'intercalent entre les premières et comme elles, en suivant le contour de la paroi kystique, se dirigent vers la gouttière vertébrale. La série de ces insertions est un peu moins régulière que la série des insertions plus latérales. Ces dernières insertions, plus basses, plus rapprochées de la ligne médiane, sont celles des racines antérieures, motrices.

Notons encore que, bien que dans un cas Recklinghausen ait trouvé l'ensemble du kyste très mobile sur la gouttière vertébrale, il est loin d'en être ainsi dans la grande majorité des faits. Bockenheimer (*loc. cit.*, p. 712) insiste sur ce fait que la myélocystocèle, au niveau de sa base, est peu facile à déplacer sur le plan sous-jacent. D'ailleurs, à défaut d'autres raisons, cette immobilité s'expliquerait par la présence de la dure-mère sur les parties latérales, par le passage de la tumeur à travers la fissure qui l'étrangle plus ou moins, par le trajet des racines et surtout des racines antérieures.

Si nous incisons maintenant la paroi dorsale de la tumeur kystique pour pénétrer dans sa cavité, nous constatons que sur la plus grande partie de son étendue, et notamment sur toute sa portion dorsale, cette paroi a sa surface interne parfaitement lisse. Elle n'est parcourue par aucun cordon, de quelque nature que ce soit, ni par des racines nerveuses, ni par des vaisseaux, ni par des trabécules ou des septa connectifs. En revanche, si on regarde le plancher de la cavité kystique, c'est-à-dire la portion qui repose sur la gouttière vertébrale, on voit que cette partie de la paroi est plus épaisse et qu'elle offre habituellement la disposition suivante, plus ou moins modifiée : de chaque côté de la ligne médiane, parallèlement à cette ligne médiane et suivant par conséquent une direction longitudinale, on voit un pli, une saillie en forme de bandelette. Les faces internes de ces deux bandelettes, plus ou moins saillantes, sont un peu éloignées l'une de l'autre et n'arrivent jamais au contact. Elles limitent ainsi une gouttière plus ou moins profonde. Le sommet de ces bandelettes est un peu irrégulier et fait librement saillie dans la cavité kystique. Les bords externes de ces bandelettes ne forment pas une limite absolument régulière, et en dehors d'eux on voit des îlots, clairsemés, qui font des saillies isolées.

À leurs deux extrémités, supérieure et inférieure, ces bandelettes se rapprochent l'une de l'autre, convergent et s'unissent, mais seulement par leur partie la plus saillante, par leur cime : les parties inférieures ne se réunissant pas, la gouttière intermédiaire aux deux bandelettes se trouve, à ce niveau, recouverte comme par une voûte : la gouttière se continue pour ainsi dire avec un tunnel. Ce tunnel n'est autre chose que la fossette polaire dont nous avons étudié la constitution et le rôle à propos de la myéloméningocèle. Au niveau de la fossette polaire supérieure s'attache ce que nous avons appelé le segment médullaire supérieur, c'est-à-dire la terminaison de cette partie de la moelle qui, au-dessus de la lésion, avait conservé sa forme cylindrique. Cette fossette polaire conduit, dit Muscatello, dans le canal central. Quant à la fossette polaire inférieure, elle peut correspondre à l'attache d'un segment médullaire inférieur, si la tumeur est suffisamment élevée; mais quand la tumeur, ce qui est le cas le plus fréquent, occupe la région lombo-sacrée, on ne voit s'attacher à ce niveau que le *filum terminale* ou le *conus médullaire* avec le *filum terminale*. Nous avons vu dans l'observation XV de Recklinghausen qu'au niveau de la fossette polaire inférieure s'attachait seulement un « cordon fasciculé épais, qui reposait sur le corps des vertèbres sacrées et coccygiennes, s'arrêtait à l'extrémité inférieure du coccyx, et contenait deux faisceaux de fibres musculaires striées ».

Les coupes histologiques donnent des résultats très différents, suivant qu'on examine cette portion de la paroi que nous avons appelée le plancher de la cavité kystique, ou le reste de la paroi, sa partie dorsale, la voûte.

Sur tout le pourtour du kyste, on trouve une couche continue, qui, au niveau de la voûte, est sous-jacente, dans le cas de myélocyste adhérent, à l'épiderme, et, si le myélocyste est non adhérent, à la peau et aux diverses couches sous-cutanées que nous avons énumérées et décrites. Cette couche, que Recklinghausen appelle la couche externe, est formée d'un tissu connectif offrant des dispositions un peu particulières. Tantôt on ne voit qu'un feutrage de faisceaux fibrillaires, s'enchevêtrant dans des directions variées, mais surtout suivant les directions transversales et diagonales, et paraissant d'autant plus serré qu'on se rapproche de la cavité kystique. D'autres fois, au contraire, le tissu connectif, qui forme évidemment toute l'épaisseur de la couche en question, n'offre pas exactement les mêmes dispositions, quand on l'étudie sur des points plus rapprochés soit de la surface externe, soit de la surface interne de la paroi. Près de la surface externe, ce tissu est plus lâche : il paraît formé de fascicules plus minces, et en même temps plus espacés, laissant entre eux des espaces lymphatiques, avec des cellules endothéliales plus ou moins nombreuses. Au contraire, dans les parties les plus rapprochées de la cavité, le tissu est beaucoup plus serré : les faisceaux sont plus épais, quelquefois un peu ondulés, et ils suivent une direction prédominante longitudinale. Cette couche contient de nombreux vaisseaux sanguins. Souvent, quand on parvient à distinguer ces deux couches, on remarque qu'elles ne peuvent être considérées comme distinctes qu'en certains points, et qu'ailleurs elles semblent se fusionner. Cette double couche peut être en effet considérée comme constituée extérieurement par l'arachnoïde, et profondément par la pie-mère. Et tantôt les deux membranes seront entièrement confondues, fusionnées en une seule couche généralement mince de tissu connectif, tantôt au contraire, au moins sur certains points, elles resteront distinctes, et l'espace sous-arachnoïdien, avec son cloisonnement trabéculaire, pourra constituer des cavités aréolaires, que la distension de la paroi aura pu rendre virtuelles, mais qui n'en existeront pas moins.

La surface cavitaire de cette paroi est directement revêtue par une couche de cellules épithéliales, ayant une hauteur minime, généralement cylindriques, mais pouvant aussi prendre l'aspect cubique. Ces cellules sont pourvues d'un noyau arrondi, se colorant assez fortement. Dans certains cas, comme dans l'observation XVI de Muscatello (p. 232), l'épithélium cylindrique est nettement pourvu de cils vibratiles. Or nous savons que chez l'embryon, et à l'état jeune, la face libre des cellules tapissant le canal central présente un faisceau de cils, mais qu'à l'état adulte ces cils disparaissent. Il ne serait d'ailleurs pas besoin de cette explication anatomique pour comprendre que, dans la plupart des cas, les cellules revêtant la paroi interne de la cavité kystique sont dépourvues de cils vibratiles, car on sait que dans toutes les cavités kystiques développées aux dépens d'un canal dont le revêtement épithélial est normalement vibratile, les cils disparaissent dans le kyste, probablement sous l'influence de l'augmentation de pression.

Cette couche est quelquefois continue et revêt la cavité kystique, aussi bien la base que la voûte. Mais, dans d'autres cas, le revêtement épithélial de la voûte n'est pas identique à celui de la base. Tandis que le plancher, au niveau des parties que nous avons considérées comme constituant l'area, porte un revêtement épithélial formé par une couche de cellules cylindriques, l'épithélium, à la voûte, devient polyédrique. Cette disposition nouvelle est généralement attribuée à la pression réciproque exercée par les cellules les unes sur les autres, mais il est certain que cette raison ne suffit pas pour rendre compte de ce qu'on trouve dans certains cas. C'est ainsi que dans un cas de myélocystocèle opéré par moi à l'hôpital des Enfants, avec une guérison opératoire, mais une mort au bout de quelques mois par suite d'une hydrocéphalie à marche rapide, et dont j'avais fait l'examen anatomique avec Mlle Nourrit, mon interne, morte si malheureusement au cours de son internat, sur des coupes faites à la périphérie de la calotte excisée, nous avions vu la face interne revêtue de cellules cylindriques. Le pôle saillant de la tumeur avait l'aspect cicatriciel ; voulant étudier le revêtement épidermique de la cicatrice suivant le procédé de mon maître, le professeur Ranvier, j'avais mis des fragments à durcir dans l'alcool, tandis que d'autres fragments étaient placés dans la liqueur de Muller. Des coupes faites sur les fragments durcis à l'alcool et colorées par le picro-carmin nous firent reconnaître des détails qui, sur les coupes placées dans la liqueur de Muller, étaient beaucoup moins distincts. Au lieu de derme, il y avait une couche uniforme assez épaisse de tissu conjonctif, feutré, ne présentant ni papilles, ni glandes sébacées ou sudoripares, ni follicules pileux. La face externe de cette couche portait un revêtement épidermique à peu près normal, avec ses diverses couches habituelles, couche cornée, stratum lucidum, stratum granulosum, et enfin une couche assez mince de cellules nucléées correspondant au corps muqueux de Malpighi. Or, sur la face interne de la couche connective, il y avait un revêtement stratifié de cellules polyédriques. Mais, en examinant de près ces cellules, il nous fut possible de reconnaître que, sauf les cellules cornées qui étaient absentes, cet épithélium stratifié présentait les mêmes cellules que l'épiderme du côté opposé. Les cellules les plus profondes étaient cylindriques, ou polyédriques, et nucléées ; puis venaient des cellules polyédriques, avec un noyau peu visible, mais contenant des gouttelettes d'éléidine, en un mot, des cellules du stratum granulosum ; enfin, les cellules les plus superficielles de cette couche rappelaient celles du stratum lucidum. C'est surtout la présence des gouttelettes d'éléidine qui m'éclaira sur la nature réelle de cet épithélium, que j'aurais sans cela pris pour un épithélium polyédrique stratifié. Il s'agissait bien de véritables traînées épidermiques, et j'avoue qu'au début ce fait ne laissa pas de m'intriguer vivement. Je pensai d'abord à un kyste dermoïde, mais la cavité était bien uniloculaire. Ce n'est que plus tard que j'ai pu saisir la portée de ces observations, que je suis malheureusement obligé de reconstituer de mémoire, n'ayant pu, après la mort de mon élève, retrouver ni les pièces ni les notes que je lui avais dictées.

Dans l'observation XVIII de Muscatello, que nous reproduisons plus loin, on voit le revêtement interne de la tumeur formé par de l'épithélium alternativement cylindrique et polyédrique ou cubique; peut-être, dans ce cas, la même explication serait applicable.

Dans d'autres cas, le revêtement épithélial n'est pas continu, et, notamment à la voûte, il peut être plus ou moins interrompu, comme par exemple dans l'observation XV de Recklinghausen (p. 381), où l'on ne trouve le revêtement de petites cellules qu'« en certains points, notamment au niveau de l'area... » D'autres fois encore il est absolument impossible de trouver, tout au moins sur la voûte de la cavité kystique, la moindre trace d'un revêtement épithélial (obs. XVII de Muscatello, p. 234).

Si on se rappelle la description que nous avons donnée de la zone épithélio séreuse dans les myéloméningocèles, et comment nous avons interprété le revêtement épithélial incomplet qu'on trouve sur cette zone, il paraîtra facile d'attribuer au revêtement épithélial de la voûte kystique un raisonnement analogue. Seulement, dans les myélocystes, l'area conserve son revêtement épithélial cylindrique, et l'épithélium de la zone épithélio-séreuse peut offrir une double origine.

Tantôt la couche épithéliale repose directement sur le tissu pie-mérien, comme dans l'observation XVI de Muscatello (p. 232), et tantôt, entre le revêtement épithélial et le tissu pie-mérien, on trouve une couche intermédiaire, mince, « de tissu riche en cellules, surtout rondes ou fusiformes, et offrant une ressemblance absolue avec le tissu épendymaire. » (Recklinghausen, obs. XIV, p. 377.)

Étudions maintenant la partie ventrale de la paroi kystique, celle que nous avons appelée le plancher. Nous savons déjà que cette partie de la paroi, reposant sur la gouttière vertébrale, porte dans sa cavité, où elles font saillie, les deux bandelettes, allongées longitudinalement, qui, en se soudant aux deux extrémités, forment les deux fossettes polaires supérieure et infé-

rieure, et rien qu'à ce caractère, il nous a été permis de penser
que ces bandelettes devaient représenter l'area médullo-vasculaire. Dans cette partie nous voyons la paroi connective que
nous avons décrite à la voûte, se continuer pour former la paroi
externe du kyste au niveau du plancher. Ici, cette couche paraît
plus épaisse parce qu'elle est doublée par la dure-mère, qui ne
se fissure que plus haut, sur une ligne où elle vient se perdre
dans le tissu cellulaire sous-cutané. Contre la gouttière vertébrale, la couche externe connective de la paroi kystique se
trouve donc doublée par la dure-mère ventrale, avec laquelle
elle contracte parfois une adhérence intime. Cette couche offre
ici les mêmes dispositions et la même structure qu'à la voûte.
Elle ne prend aucune part à la formation des bandelettes longitudinales, que nous avons décrites comme faisant saillie dans la
cavité kystique, bien que ces bandelettes et les îlots analogues
qui, clairsemés sur leurs bords externes, leur font suite, lui
adhèrent intimement et s'interposent entre la couche externe
connective et le revêtement épithélial cylindrique. Dans l'observation XIV de Recklinghausen que nous avons donnée intégralement plus haut, nous voyons que cette couche, la plus interne
par rapport à la cavité kystique, a une couleur jaunâtre, qu'elle
paraît un peu plus translucide, qu'elle est un peu écaillée. Au
microscope, elle paraît formée évidemment de substance nerveuse, comparable en bien des points à la substance médullaire
des areas médullo-vasculaires. « Il lui manque, il est vrai, la
couche superficielle des vaisseaux à nu, mais à la place de celle-
ci nous trouvons là une couche formée de cellules, plantées
les unes à côté des autres, à la manière des poteaux d'une
palissade, et constituant, à n'en pouvoir douter, une couche
unique, simple, continue, de cellules épithéliales cylindriques de
médiocre hauteur. Les recherches entreprises pour distinguer
dans le tissu qui supporte ces cellules, la substance blanche ou
la substance grise, n'ont donné aucun résultat, mais on y a
trouvé un réseau capillaire abondant, des cellules rondes ou
fusiformes, une substance intercellulaire finement granuleuse,
en somme, la disposition générale du tissu médullaire embryon-

naire. Cette couche ne s'étend pas du côté de la voûte. » Dans l'observation XVI du même auteur (*loc. cit.*, p. 385), nous voyons l'area constituée de même en deux bandelettes formées de substance médullaire embryonnaire, et en dehors du bord externe de ces bandelettes, sur une largeur d'environ un centimètre, se trouvent encore des traînées et des îlots clairsemés, formés de cette même substance médullaire, et rappelant absolument les dispositions analogues qu'on trouve dans le voisinage de l'area des myéloméningocèles. Ainsi que nous l'avons vu plus haut, la couche la plus superficielle de l'area se distingue de la couche analogue dans les myéloméningocèles en ce qu'elle n'offre pas là la couche du réseau vasculaire à nu; mais, en revanche, le revêtement épithélial se poursuit sur toute son étendue, et même, dans les cas où le revêtement épithélial n'est pas continu, c'est principalement sur l'area qu'on voit la couche ininterrompue des cellules épithéliales cylindriques basses. On la poursuit dans la fossette polaire supérieure, où, sans doute, elle va se continuer avec le revêtement normal du canal central de la moelle sus-jacente.

Telle est la structure de cette forme qu'on pourrait, si on veut prendre pour base de la dénomination la situation de l'area, appeler *myélocystocèle à area ventrale.* Je tiens, avant d'aller plus loin, à faire remarquer combien cette forme typique de myélocystocèle réalise le type entrevu si nettement par Dareste.

Une hypothèse va nous permettre de nous rendre compte très facilement des diverses particularités que nous venons d'exposer dans la constitution de ce myélocyste typique. Nous avons, dans le chapitre précédent, exposé la constitution de la myéloméningocèle. Nous avons vu qu'elle était due à la non-fermeture en arrière de la gouttière médullaire, restée étalée à plat, et de l'ectoderme, qui se trouve alors lui faire suite latéralement. L'action qui, à l'état normal, aurait amené la fermeture en arrière de la lame médullaire et du feuillet ectodermique, puis la séparation de cette gouttière refermée en tube et de l'ectoderme, également refermé sur la ligne médiane, et finalement l'interposition entre ce tube médullaire et cet ectoderme séparés des tissus conjonctifs musculaires, osseux, etc., dérivés du feuillet moyen du blastoderme, a été arrêtée. Supposons que cette action ait été simplement interrompue, et que, la myélo-méningocèle une fois constituée, cette action ait pu s'exercer de nouveau. Tout d'abord, l'ectoderme et les bords adjacents de la zone épithélio-séreuse se refermeront sur la ligne médiane. Cette simple hypothèse va nous expliquer toutes les circonstances que nous avons relevées dans la structure de notre première variété, le myélocyste adhérant à la peau, avec area ventrale. La situation de l'area, sa structure, la constitution des parois latérales et de la voûte du kyste, la substitution de la paroi kystique au derme sous le revêtement épidermique, deviennent absolument logiques. Il n'y a guère qu'un détail qui ne concorde pas dans les deux formes. Tandis que dans la myéloméningocèle l'existence d'un revêtement épithélial sur l'area est exceptionnel, il est pour ainsi dire la règle dans la myélocystocèle. C'est que les conditions d'existence de cet épithélium sont devenues bien différentes par suite de la fermeture du tube médullaire. L'épithélium, soustrait au contact du liquide amniotique, ou même, plus simplement, placé dans des conditions se rapprochant davantage de l'état normal, n'aura pas disparu secondairement comme il le fait dans la myélo-méningocèle. De plus, si on considère le revêtement de la zone épithélio-séreuse, on voit que l'épithélium cylindrique constitue la règle avec quelques exceptions pour la myélocystocèle, tandis que dans la myéloméningocèle c'est le contraire. Mais les considérations précédentes nous rendront bien compte de cette différence. Dans la myéloméningocèle, l'épithélium cylindrique à cils vibratiles, qui, à l'origine, tapissait la gouttière médullaire, disparaît plus ou moins vite et plus ou moins complètement. Il n'est pas donc surprenant que le bourgeonnement des cellules épithéliales recouvrant secondairement la zone épithélio-séreuse provienne presque exclusivement des cellules épidermiques de la zone dermatique. Au contraire, dans la myélocystocèle, non seulement les cellules épithéliales cylindriques tapissant la gout-tière ont été conservées, mais encore la fermeture de l'ectoderme

a interrompu la continuité entre la surface de la zone épithélio-
séreuse et l'épiderme. Néanmoins, comme nous l'avons vu
dans quelques cas, les traînées épidermiques dont nous avons
plus haut expliqué l'origine peuvent être le point de départ
d'un revêtement d'apparence épidermique du côté de la voûte.

Supposons maintenant que ce travail, dont nous avons vu
l'interruption causer la myéloméningocèle, et la reprise transformer cette myéloméningocèle en un myélocyste adhérent,
continue à se faire. Il amènera la séparation de l'ectoderme
refermé et du myélocyste constitué par la soudure postérieure
des bords latéraux de la zone épithélio-séreuse, et représentant ici
le tube médullaire. Dès lors, le derme, le tissu cellulaire sous-
cutané, les couches aponévrotiques et musculaires pourront se
rapprocher de la ligne médiane, et seule, à cause du volume
du myélocyste, la membrane unissante supérieure de Rathke
ne pourra pas se développer, produisant ainsi la fissure et de
la paroi postérieure du rachis et de la dure-mère, qui sera
commune aux deux variétés.

b) Myélocyste a area dorsale. — Dans la deuxième forme
de myélocystocèles que nous allons étudier maintenant, l'area
médullo-vasculaire, au lieu de reposer sur le plancher, sur la
paroi ventrale du kyste, se trouve reportée sur la voûte, sur la
paroi dorsale. Recklinghausen avait vu cette différence, quoiqu'il n'ait pas cru nécessaire d'établir pour cela deux variétés
de myélocystocèles. C'est au point de vue non seulement de la
genèse du spina bifida, mais aussi de la possibilité et des suites
d'une intervention opératoire, que cette distinction me paraît
nécessaire. Recklinghausen écrit (p. 403) : « Les myélocystes se
développent sous la forme de dilatations partielles du tube
médullaire après l'occlusion en tube de la gouttière médullaire,
de telle façon que leurs parois sont constituées par les méninges
molles et portent à l'intérieur, sur toute leur surface, un revêtement continu de cellules épithéliales cylindriques et, en outre,
faisant une saillie plus ou moins considérable, une area médullo-
vasculaire ; celle-ci siège le plus souvent sur la paroi ventrale,

plus rarement sur la paroi dorsale, et la cavité du myélocyste n'est jamais traversée ni par des nerfs ni par tout autre cordon. »

Recklinghausen regarde donc cette variété, que nous pourrions appeler *myélocystocèle avec area dorsale*, comme la plus rare. De même, Muscatello admet que la poche kystique est formée par la dilatation, le plus souvent, de la paroi postérieure (la paroi antérieure restant plus ou moins intacte pour former l'area) et, plus rarement, de la paroi antérieure. Henle (de Breslau) dit également [1] : « A la suite de l'accumulation du liquide et de la dilatation exagérée du canal central, il peut se faire une disparition parfois très marquée de la substance médullaire, surtout dans la partie dorsale de la paroi, à mesure que se prononce la saillie en arrière de la tumeur, de sorte que cette substance médullaire reste limitée en une zone médullo-vasculaire, comme dans les formes ouvertes du spina bifida. »

Voici l'observation XVIII de Recklinghausen (p. 389-391), ainsi que les commentaires qu'il y a joints; nous pourrons partir de ce fait pour tenter une description de la myélocystocèle avec area dorsale.

Observation 10 (Recklinghausen, XVIII).

...Dans la région lombaire aussi bien que dans la région sacrée, on ne trouve sous la peau, qui paraît normale, aucune tuméfaction. Seulement, en palpant la région à travers la peau, j'avais senti profondément, à gauche du sillon interfessier, une sorte de plaque indurée, et c'est cette circonstance qui m'induisit à inciser la peau. Après avoir divisé sous la peau une épaisse couche de tissu adipeux et mis à nu le grand fessier, je trouvai au milieu de ce muscle une fissure triangulaire de 2 centimètres de côté, entièrement remplie de tissu adipeux, et ce tissu recouvrait complètement une tumeur kystique venant de la profondeur. On ne pouvait séparer de la tumeur ce revêtement adipeux qu'en l'arrachant par lambeaux; mais, en revanche, la tumeur se laissait facilement séparer des parties voisines

1. HENLE. — Art. *Spina bifida*, in *Handbuch d. prakt. Chir.* Stuttgart, 1902, t. II, p. 679.

avec son atmosphère adipeuse, et cela jusque dans la gouttière vertébrale. Cette tumeur, pyriforme, était pourvue d'un pédicule qui se
prolongeait jusque sous les arcs postérieurs intacts, situés au-dessus
de la fissure vertébrale, pour se continuer avec les méninges rachidiennes. La longueur de la tumeur était d'environ 2 centimètres
et demi. Le diamètre de sa grosse extrémité, rétractée, pouvait
s'estimer approximativement par le vide qu'elle avait provoqué
dans les parties molles environnantes : il pouvait certainement
dépasser 3 centimètres. A l'intérieur, cette tumeur se divisait en
trois loges, à savoir : du côté de l'extrémité céphalique, deux petits
kystes, incomplètement séparés l'un de l'autre par une membrane,
et, vers l'extrémité caudale, un kyste plus volumineux, ne communiquant en rien avec les deux premiers, mais envoyant un pédicule
tubulé jusque dans le rachis. Le kyste supérieur gauche paraissait un
peu dévié latéralement, tandis que le droit se trouvait juste dans
l'axe de la colonne vertébrale, immédiatement en avant du grand
kyste caudal, et, en outre, il portait un petit kyste secondaire, parcouru par de fins filaments, et, sur sa partie la plus superficielle, une
plaque épaisse, rigide, dure, qui se sentait très bien à la palpation,
comme nous l'avons dit plus haut. Il y avait encore d'autres différences très marquées entre le grand kyste postérieur et les deux
autres : ces derniers étaient parcourus par des racines nerveuses
impossibles à méconnaître et des tractus cellulaires fins, provenant
évidemment de l'arachnoïde. La cavité du grand kyste était absolument libre, sa paroi interne avait un aspect velouté, et, au microscope, sa surface offrait un revêtement continu de cellules épithéliales cylindriques disposées en une seule couche. Enfin, sur sa paroi
supérieure, on voyait une saillie se terminant en forme de languette
allongée, qui paraissait blanchâtre comme de la substance médullaire. Or, au microscope, cette substance se trouvait bien être de la
substance médullaire, revêtue d'un épithélium cylindrique évident ;
il est possible de suivre ce bourrelet jusqu'au niveau des deux petits
kystes séparés du kyste principal, et on constate que les racines qui
traversent la cavité de ces petits kystes finissent par venir s'attacher
sur la paroi externe du grand kyste, au niveau de ce bourrelet. Donc
cette partie de la paroi supérieure ne peut être autre chose qu'une
area médullo-vasculaire. En fin de compte, on peut conclure que le
grand kyste s'est développé dans la moelle, où il constitue une dilatation du canal central, un hydromyélos limité ou, pour parler
comme nous l'avons fait jusqu'ici, un *myélocyste*, tandis que les deux
petits kystes de la partie supérieure se sont développés dans l'épaisseur des méninges et ne constituent que des dilatations de l'espace
sous-arachnoïdien. Là, pas d'épithélium cylindrique, quoique sur

leur paroi interne se trouvent quelques traînées de substance médullaire, mais alors sur ces traînées on peut voir par places, au microscope, une couche épithéliale cylindrique...

A cette observation, Recklinghausen joint les considérations suivantes : « Il y a là deux conditions toutes particulières, qui méritent dans ce cas d'être spécialement notées. C'est d'abord le siège de l'area médullaire dans le grand kyste. Supposons un instant que la tumeur, au lieu de faire saillie dans la région fessière, fût restée à plat dans la gouttière ventrale, il serait bien évident que l'area, au lieu d'occuper la paroi vertébrale du kyste, se trouverait au niveau de la paroi dorsale, en un mot, au niveau de la voûte et non du plancher du kyste. Donc la dilatation du canal central s'est faite non plus vers la paroi dorsale, mais bien vers la paroi ventrale, bien que dans notre cas il n'y ait aucune trace d'un spina bifida antérieur, portant sur les corps des vertèbres lombaires ou sacrées. Le point principal, c'est que la plaque médullaire a été comme étirée sur sa partie moyenne, et que ses moitiés droite et gauche ont glissé si loin l'une de l'autre que, finalement, il n'est resté du tissu médullaire que sur la paroi dorsale, pour constituer l'area. Le point d'origine des racines nerveuses s'est également trouvé repoussé jusque-là, par conséquent la longueur des racines a dû être augmentée et leur direction modifiée. »

Bien que le myélocyste fût combiné dans ce cas avec une collection liquide double intra-méningée, j'ai cru néanmoins pouvoir rapporter ici cette observation, qui va nous permettre de tenter une description anatomique de la myélocystocèle à area dorsale. Comme l'indique Recklinghausen dans les remarques jointes à l'observation, il faut que les deux moitiés de la gouttière ou nappe médullaire aient été pour ainsi dire tirées loin l'une de l'autre et se soient réunies sur la partie dorsale du kyste, laissant la paroi ventrale du kyste dépourvue de substance médullaire, si bien que les racines, pour rejoindre leur point d'implantation, ont dû s'allonger et suivre le long de l'espace sous-arachnoïdien un trajet plus ou moins détourné. Or, si nous nous rappelons la disposition de l'area dans à peu près tous les cas de myélocystocèle que nous avons étudiés jusqu'ici, nous verrons que l'area était toujours disposée sous la forme de deux bandelettes situées des deux côtés de la ligne médiane, et laissant entre elles, au niveau même de cette ligne médiane, une gouttière plus ou moins profonde, au niveau de laquelle la substance médullaire ou bien n'existait pas ou bien ne formait qu'une couche très mince. De plus, quand nous étudierons la diastématomyéloméningocèle et, d'une façon générale, la genèse du spina bifida, nous verrons que la plaque médullaire se développe d'abord en deux moitiés symétriques qui se réunissent une première fois sur la ligne médiane, formant ainsi la commissure grise antérieure, avant que les crêtes latérales, se rejoignant en arrière, se soudent à leur tour pour former la commissure grise postérieure.

Nous avons déjà entrevu, et nous verrons, à mesure que nous avancerons dans cette étude, de nombreuses traces de cette division primitive de la plaque médullaire en deux moitiés symétriques. La double bandelette qui, dans quelques cas de myéloméningocèle et dans presque tous les cas de myélocystocèle, constitue l'area médullo-vasculaire, est une de ces traces. Que cette première réunion médiane des deux moitiés de la plaque médullaire ne se soit pas faite au niveau de la lésion, ou se soit faite d'une manière imparfaite, et la distension que nous avons vue, dans la forme précédente, amener la formation entre la substance médullaire et le bord du feuillet épidermique d'une zone épithélio-séreuse, agira cette fois sur l'intervalle médian des deux moitiés non réunies ou imparfaitement réunies de la nappe médullaire. C'est là que se fera la zone dépourvue de substance médullaire ou n'en présentant que des traînées ou des îlots clairsemés. Mais, en même temps, il ne se fera pas de solution de continuité entre le bord du feuillet épidermique et celui de la couche médullaire. Ou, du moins, ce sont les bords latéraux de l'area même qui, comme le feraient les crêtes à l'état normal, viendront en contact et se souderont, formant la commissure grise postérieure, tandis que la dilatation portera, du côté ventral, uniquement sur le tissu étendu entre les deux moitiés non réunies de la plaque médullaire primitive. C'est ce qui nous explique comment, dans ce cas, on ne trouvera sur la paroi dorsale du myélocyste qu'une area formée d'une seule masse médiane et non pas de deux bandelettes plus ou moins séparées. Et ce mouvement de glissement latéral des deux moitiés de la plaque médullaire nous montre aussi comment le point d'implantation des racines nerveuses s'est déplacé, et comment nous devons trouver ici *les racines postérieures (sensibles) formant une série de chaque côté de la ligne médiane et très près de cette ligne médiane*, tandis que *les racines antérieures* (motrices) s'implanteront *sur une ligne plus éloignée de la ligne médiane de chaque côté*, et par conséquent plus bas. Quant aux pôles, ils ne pourront se trouver qu'aux deux extrémités de l'area telle que nous venons de la décrire.

c) MYÉLOCYSTE ARÉAL. — Il est une troisième variété de myélocystes dont, à mesure que nous avancerons dans cette étude, nous aurons à apprécier l'importance, et qui, cependant, ne paraît pas avoir jusqu'ici appelé l'attention des auteurs qui ont le plus étudié les myélocystocèles. Je veux parler des cas dans lesquels la paroi tout entière du myélocyste est formée de deux couches concentriques, continues : la première, externe, connective, constituée par la pie-mère doublée en dehors de l'arachnoïde; la seconde, interne, qui, au lieu d'être bornée à l'area, s'étend sur toute la surface interne de la paroi kystique, formée par la substance médullaire, recouverte par la couche épithéliale à cellules cylindriques basses. L'observation XV de Muscatello nous en fournit un exemple, peut-être incomplet : « La couche médullaire, à mesure qu'on approche du sommet de la tumeur, devient de plus en plus mince, jusqu'à ce qu'elle constitue là une couche à peine reconnaissable, avec un revêtement épithélial incomplet. En outre, ce sac présentait plusieurs petits diverticules que leur revêtement épithélial à cellules cylindriques permettait de faire dériver de la cavité principale, et par conséquent du canal central de la moelle. » Dans l'observation XVII de Recklinghausen (p. 388), il s'agit d'une myélocystocèle de très petites dimensions. Le sac kystique a toutes les apparences et toutes les dispositions des myélocystocèles. Il repose sur une base très large, il a la forme d'une moitié d'œuf allongée, mais de plus est pourvu d'une sorte d'appendice tubulaire qui s'enfonce dans la gouttière vertébrale sacrée. Non seulement dans cet appendice, mais même dans toute l'étendue du sac principal, la paroi connective est partout tapissée d'une couche de substance médullaire embryonnaire, sur laquelle on voit un revêtement d'épithélium cylindrique, et dans l'appendice tubulaire on voit une gouttière avec une fossette qui peuvent être considérées comme formant un pôle. Sur la partie dorsale de la paroi kystique cette couche de substance médullaire est tellement mince qu'on dirait, à première vue, que l'épithélium cylindrique, très bas, mais formant une couche continue, repose presque immédiatement sur la couche connective. D'ailleurs, le tissu médullaire s'écaille un peu, de sorte qu'on ne peut pas dire exactement quelle était la forme de la cavité kystique, mais ce qu'on peut affirmer, c'est qu'elle n'est parcourue par aucun cordon, aucun trabécule, aucune cloison. Il est regrettable que l'observation ne précise pas les points de la surface externe sur lesquels s'inséraient les racines nerveuses.

Il semble que ces deux observations nous donnent des exemples d'une variété spéciale de myélocystocèles, dans laquelle la soudure postérieure amenant la fermeture en tube de la gouttière médullaire se serait effectuée, comme à l'état normal, au niveau des crêtes médullaires ou, pour être plus exact, par la fusion des bords de l'area médullaire. Deux hypothèses ici sont possibles : ou bien la portion épithélio-séreuse ne s'est point produite, la nappe médullaire étant restée en continuité exacte avec le feuillet ectodermique, ou bien cette portion épithélio-séreuse est restée en dehors de la soudure. Cette variété pourrait s'appeler *myélocyste aréal*. ·

On la rencontre surtout dans les myélocystoméningocèles, avec lesquelles nous aurons à l'étudier particulièrement. Nous verrons alors que les principaux caractères distinctifs qu'on peut attribuer au *myélocyste aréal* sont les suivants : 1° Ses petites dimensions, surtout si on veut le comparer au myélocyste total. Ces dimensions restreintes n'ont rien de bien étonnant si on se rappelle que ce myélocyste est uniquement formé par l'area seulement et non par l'area et la zone épithélio-séreuse; 2° L'épaisseur plus grande de ses parois sur toute leur étendue. Ici, en effet, nous n'aurons pas, en une région limitée de la tumeur, une area plus saillante, tandis que le reste de la paroi sera formée par la zone épithélio-séreuse plus ou moins distendue et amincie; 3° La répartition de la substance médullaire sur toute la surface de la paroi interne kystique, cette couche de substance médullaire devant être tapissée par une couche continue d'épithélium cylindrique; 4° L'épaisseur de la paroi, partout la même, sa structure, expliquent que, contrairement à ce qui se passe le plus souvent pour les myélocystes appartenant à la forme dite *totale*, le myélocyste aréal n'aura pas de tendance à se laisser distendre par le liquide s'accumulant dans sa cavité. Il conservera donc ses petites dimensions initiales; 5° Néanmoins, la couche médullaire entrant dans la constitution de la paroi aura, dans bien des cas, une tendance à subir les modifications anatomiques que Recklinghausen a reconnues dans l'area des myéloméningocèles. Les éléments nerveux proprement dits tendront à disparaître et feront place à une hyperplasie des éléments vasculaires, puis fibreux. Or, il semble que cette paroi aréale, ayant ainsi subi la transformation scléreuse, puisse présenter une certaine tendance à la rétraction. C'est ainsi que nous verrons se produire la diminution progressive de volume pour certains myélocystes, que nous aurons principalement à étudier à propos du spina bifida occulta.

Le myélocyste aréal peut se rencontrer dans toutes les régions du rachis. Mais il paraît particulièrement fréquent à l'extrémité inférieure de la moelle. Il constituera là une variété spéciale que nous désignerons sous le nom de *myélocyste aréal terminal*. Nous avons vu qu'à l'état normal, la moelle, durant la vie fœtale, s'élevait peu à peu, de façon, au moment de la naissance, à n'atteindre, par son extrémité inférieure, que tout au plus le niveau de la deuxième lombaire. On a attribué cette élévation relative de l'extrémité médullaire inférieure à un développement inégal de la moelle et du rachis. Des travaux récents, notamment les recherches de Tourneux et Herrmann sur les « Vestiges médullaires coccygiens » (voir au chapitre des spina bifida avec tumeurs), ont montré que le processus de cette élévation médullaire était plus complexe qu'on ne le croyait. Il y aurait une véritable atrophie des éléments médullaires dans toute l'extrémité inférieure du tube médullaire primitif, qui, par suite, serait réduite au filum terminale. Mais qu'au niveau de cette extrémité inférieure de la moelle, le mécanisme qui, en toute autre région, donnerait un myélocyste aréal, vienne à se produire, et la totalité ou du moins une partie du segment inférieur, au lieu de se réduire à l'état de filum terminale, conservera des caractères identiques à ceux du myélocyste aréal : ses parois seront plus ou moins épaissies; le canal central sera dilaté, souvent même d'une façon irrégulière; il sera tapissé d'une couche continue d'épithélium cylindrique qui pourra même, quoique rarement, offrir des cils vibratiles.

Enfin, les rapports de ce myélocyste aréal avec la peau pourront être variables. Si, après sa fermeture, il se sépare, suivant le processus normal, de l'ectoderme, le derme et les couches sous-jacentes se fermeront sur la ligne médiane, et le myélocyste aréal sera libre sous les téguments. Mais si une zone épithélio-séreuse s'est formée, quand l'area se sera refermée, cette zone se trouvera exclue du myélocyste. Les parties opposées de la zone épithélio-séreuse devront forcément s'accoler, et formeront une sorte de bande, à laquelle nous donnerons le nom de *lame épithélio-séreuse*. Ses deux extrémités se trouveront fixées, la proximale à la ligne de soudure postérieure du myélocyste, et la distale à la peau, où, se substituant au derme, dont elle aura empêché la progression vers la ligne médiane, elle portera directement les couches stratifiées de cellules épidermiques.

Quelle que soit la variété de la myélocystocèle, quels que soient la constitution des parois ou le siège de l'area, la dure-mère offre toujours les mêmes dispositions. Comme les arcs postérieurs vertébraux, la dure-mère présente toujours une fissure. Jamais on ne la trouve donc recouvrant la paroi dorsale de la tumeur, au niveau de sa partie culminante. Elle peut bien s'élever un peu au-dessus des bords de la fissure osseuse, mais à une très petite distance au-dessus de ce bord on la voit se perdre dans le tissu cellulaire sous-cutané (Recklinghausen, obs. XIV). Dans l'observation XV, où, nous l'avons vu, l'area est ventrale, la dure-mère remonte très peu au delà des limites de l'area, faisant paraître à son niveau la paroi plus épaisse, puis elle se perd dans le tissu cellulaire sous-cutané. Dans l'observation XVI de Muscatello (autopsie de Recklinghausen), on voit la dure-mère se perdre à la base de la tumeur. De Ruyter [1], dans toutes ses observations, a pu constater que la dure-mère manquait entre la paroi postérieure du myélocysto et son revêtement cutané. Hildebrand (*D. Zeitschr. f. Chir.*, 1893, p. 440) dit bien qu'il a vu, à peu de distance de la base, la dure-mère se retourner en dedans pour venir se continuer avec l'arachnoïde, mais les autres circonstances de l'observation expliquent cette apparence peu compatible avec ce que nous savons du développement des méninges. « Après avoir prolongé l'incision, on voit que l'arachnoïde se continue directement dans la paroi du sac qu'elle contribue à former. En remontant un peu sur la paroi de la tumeur, 1 centimètre et demi plus haut, on voit la dure-mère se replier en dedans pour aller à la rencontre de l'arachnoïde. Mais ces deux membranes ne sont pas en contact immédiat : elles laissent entre elles comme un deuxième sac, dont la paroi externe est formée par la dure-mère et dont la largeur peut être évaluée à près de 3 centimètres, et c'est au delà de ce sac que la dure-mère vient rejoindre l'arachnoïde. » Il s'agit évidemment ici, outre le myélocysto, d'une collection qui s'est formée dans l'espace subdural, de sorte qu'au point où cesse la cavité contenant cette collection, les deux méninges se rapprochent, et c'est sans doute cette circons-

1. De Ruyter. — *Arch. f. klin. Chir.*, 1890, t. XL, p. 96.

tance qui a permis de croire que la dure-mère se recourbait en dedans pour venir rejoindre l'arachnoïde.

Suivons maintenant le trajet de la dure-mère sur la paroi ventrale du sac, qu'elle double dans toute son étendue. La fusion entre la dure-mère ventrale et les différentes membranes fibreuses qui tapissent la paroi postérieure des corps vertébraux est généralement intime (périoste, grand surtout ligamenteux postérieur, etc.). En revanche, la dure-mère n'est reliée à la paroi propre du sac que par une lame de tissu connectif assez lâche, dans laquelle on voit les racines rachidiennes former des séries assez régulières sur les côtés, puis se réunir pour aller vers leurs orifices de sortie respectifs.

La cavité kystique contient en plus ou moins grande quantité un liquide de couleur citrine, généralement transparent, plus rarement louche, si quelque inflammation s'est propagée aux méninges et à la paroi kystique, sanguinolent si le kyste a été ponctionné ou s'il a été le siège d'un traumatisme, d'une intervention opératoire. A l'analyse chimique, ce liquide contenu dans la myélocystocèle paraît identique à celui qu'on trouve dans la cavité soit des myéloméningocèles, soit des méningocèles annexées à un myélocyste ou à une diastématomyélie.

Voici une analyse due à Butcher :

Poids spécifique.	1007,58.
Albumine.	Traces.
Chlorures (63 o/o des sels fixes).	Abondants.
Sulfates	Traces.
Phosphates alcalins	Traces.

Butcher, dans ce liquide, n'a pas trouvé de sucre.

La présence du sucre a cependant été signalée par divers auteurs ; dès 1852, Deschamps[1] avait signalé la présence de sucre, analogue à du sucre de raisin, dans le liquide céphalo-rachidien, et Turner[2] avait constaté la réaction propre au sucre de raisin dans du liquide extrait par ponction du spina

1. DESCHAMPS. — *C. R. Acad. méd.*, Paris, 1852, XVIII, p. 240.
2. TURNER. — *Proc. of the R. Soc.*, London, 1854-1885.

bifida. Hoppe Seyler[1] ne signale pas de sucre dans ses analyses, et Halliburton[2] écrit : « Une petite quantité d'une substance réduisant la liqueur cuprique était présente, mais cette quantité au début était insignifiante... elle paraît augmenter quand le malade a subi des ponctions réitérées. »

Lucio Tani admet que le liquide du spina bifida est identique à celui de l'hydrocéphalie.

Voici l'analyse chimique qu'il donne :

Aspect	Clair.
Densité.	De 1006 à 1008.
Réaction.	Faiblement alcaline.
Albumine	0,15 à 0,25 o/oo.
Peptone et albumose.	Néant.
Acide urique.	Néant.
Sucre.	Néant.
Substances réductrices	Traces.
Phosphore.	Traces.
Chlorures.	4 grammes par litre environ.

Ces analyses sont identiques à celles du liquide céphalo-rachidien normal, telles qu'elles ont été données par Hammersten[3] ou par Cavazzani[4]. Quant à la question de la présence du sucre dans ces liquides, on est d'accord pour ne pas l'admettre, et croire avec Huguenin que, si, souvent, le liquide céphalo-rachidien réduit la liqueur de Fehling, c'est grâce à la présence non pas de sucre, mais de quelque autre substance réductrice, comme le prouve, selon Tani, l'absence de réaction avec le sel alcalin de bismuth et la phénylhydrazine.

Un autre fait assez important, signalé par Quincke et Bergmann, est l'élévation de la pression sous laquelle le liquide est accumulé dans la cavité soit d'un myélocyste, soit d'une méningocèle. Quincke l'a vue varier de 4 à 12 millimètres de mercure,

1. Hoppe Seyler. — *Physiologische Chemie*, p. 601.
2. Halliburton. — *In* Report of the Com. for. S. B. (*Trans. of the Clin. Soc.*, London, 1885, XVIII, p. 350).
3. Hammersten. — *Leitfaden der physiol. Chemie*. Upsala, 1890
4. Cavazzani. — *Riform. med.*, 1892, II, p. 591.

et monter jusqu'à 20 millimètres quand l'enfant criait. Bergmann a noté des oscillations de 15 à 22 millimètres et a pu même faire monter la pression jusqu'à 30 millimètres en comprimant la grande fontanelle. Or, la pression normale du liquide céphalo-rachidien ne dépasse pas 5 à 6 millimètres pour Bergmann et Koch, 8 millimètres pour Leyden, 12 à 20 millimètres pour Axel Key et Retzius. Recklinghausen fait remarquer qu'il en est, à ce point de vue, du spina bifida comme de l'hydrocèle de la tunique vaginale, où la pression, d'après l'affirmation de Bergmann, dépasserait toujours 15 millimètres. (Recklinghausen, *loc. cit.*, p. 426.)

Avant de passer à la description de la fissure osseuse et des malformations tant des corps vertébraux au niveau de la lésion que des vertèbres dans les autres régions, il nous paraît nécessaire de dire quelques mots de l'état de la moelle et de ses méninges au-dessus et éventuellement au-dessous du myélocyste.

Il peut arriver tout d'abord qu'on ne trouve, en dehors de la myélocystocèle, aucune autre malformation, aucune altération de la moelle ou des centres nerveux encéphaliques. Un point sur lequel on a même beaucoup appuyé, est le manque absolu, dans certaines observations, de toute dilatation du canal médullaire en dehors du siège de la myélocystocèle, c'est-à-dire dans les cas les plus habituels, au-dessus de la malformation. Nous verrons quelle importance pourra avoir cette constatation, quand, en étudiant les signes cliniques de la myélocystocèle, nous voudrons expliquer le facile refoulement jusque dans l'encéphale du liquide contenu dans le myélocyste. Il arrive même que, loin de trouver le canal médullaire dilaté, on le trouve obturé. Ainsi, dans l'observation XIV de Recklinghausen, en coupant la moelle cervicale, à l'œil nu, il est impossible de trouver la lumière du canal médullaire. Dans l'observation XVI, la moelle, tout au moins à l'extérieur, paraissait normale. Dans l'observation XXIV, le canal central change de forme : en bas il est cylindrique, en haut il a la forme d'une fente, mais dans toute son étendue il est recouvert d'une couche d'épithélium normal, et nulle part on ne le trouve dilaté, mesurant plus de trois millimètres de diamètre, et cela, jusqu'au plancher du quatrième ventricule.

D'autres fois, on trouve, dans les parties de la moelle situées au-dessus de la lésion, des dilatations plus ou moins considérables du canal central, qui peut même présenter des diverticules se perdant dans la substance médullaire. Mais un cas qu'on rencontre assez fréquemment, c'est la multiplicité des malformations de la moelle, en dehors du myélocyste. Dans l'observation XVIII de Recklinghausen, que nous avons déjà signalée au point de vue du siège dorsal de l'arca dans le myélocyste sacré, il y avait, plus haut, à l'extrémité inférieure de la région dorsale, un spina bifida occulta.

OBSERVATION II (RECKLINGHAUSEN, XVIII).

Au niveau de la cyphose dorsale, on trouve facilement par la palpation les apophyses épineuses des sept premières dorsales. Puis vient une fissure des arcs postérieurs, qui est longue de 3 centimètres et large au plus de 3 millimètres, n'est pas béante, mais se trouve comme obturée par un plan membraneux résistant, au-dessous duquel, dans le canal vertébral élargi, se trouve la dure-mère *refermée*, et dans sa cavité la moelle revêtue de l'arachnoïde et de la pie-mère, sans aucune adhérence entre les méninges. Les racines nerveuses, à ce niveau, ont leur nombre et leurs dispositions normales, mais elles paraissent ramollies... A ce niveau, également, la moelle paraît ramollie; mais comme les cellules épithéliales cylindriques du canal central sont normales, on ne peut pas admettre une dilatation du canal en ce point (p. 391).

Mais, au point de vue de la multiplicité des lésions, je crois qu'on ne peut pas citer de cas plus typique que celui qui fait l'objet de l'observation XX de Muscatello (*loc. cit.*, p. 244). Elle est intitulée : « Encéphalocystocèle occipitale, myélocystocèle cervico-dorsale, myéloméningocèle dorso-lombaire. » Je laisse de côté l'encéphalocèle, quelque intérêt qu'elle puisse présenter, et je signale seulement ce fait que, bien que le nombre des vertèbres soit normal, la moelle allongée, très distendue, descendait jusqu'au niveau de la première vertèbre lombaire.

OBSERVATION 12 (MUSCATELLO, XX).

Là, la moelle présente une malformation particulière, dont la vraie signification ne m'a été révélée que par des examens microscopiques répétés non seulement de cette région, mais encore des autres segments de la moelle. Le canal central présente une énorme dilatation, et constitue en somme un myélocyste, dont la paroi ventrale, fortement dilatée, forme une sorte de prolongement qui s'étend vers l'extrémité céphalique du fœtus, s'insinuant entre la surface postérieure des corps vertébraux, jusqu'au niveau de la sixième vertèbre dorsale, et la face antérieure de la moelle allongée. Des bords latéraux de ce prolongement ascendant partent des faisceaux nerveux qui sont évidemment les racines antérieures des nerfs cervicaux et thoraciques. On peut les suivre jusqu'à leurs orifices respectifs. Au-dessus se trouvent les insertions des racines postérieures. Ces deux rangées se poursuivent régulièrement, partant des bords latéraux d'abord de la face dorsale du prolongement kystique (la face qui se trouve en contact avec la paroi antérieure de la moelle allongée), puis de la face ventrale du même prolongement (celle qui est en contact avec la face postérieure des corps vertébraux). Pour bien comprendre ceci, il faut se rappeler que ce prolongement n'est autre chose qu'une dilatation de la paroi ventrale du canal médullaire dilaté, et qu'en se développant, il s'est trouvé comprimé dans un espace trop étroit. Cette paroi ventrale dilatée, au lieu de pouvoir faire une simple saillie, a été forcée de se replier sur elle-même, et, par suite de ce pli, la partie la plus élevée de cette paroi est devenue dorsale par rapport à la partie la plus inférieure qui, au delà du pli, est devenue ventrale par rapport à la première. Donc, les racines nerveuses qui partent de la paroi dorsale du prolongement, sont bien celles qui proviendraient des portions supérieures de la moelle, c'est-à-dire de la région cervicale. Au contraire, celles qui s'insèrent sur la paroi ventrale du prolongement, représentent les racines suivantes, c'est-à-dire les racines dorsales. Comme nous avons vu que la moelle allongée atteignait le niveau de la première vertèbre lombaire, et que la moelle ne commence que là, il faut que les racines cervicales naissant de la paroi dorsale du prolongement suivent un long parcours rétrograde pour gagner leurs orifices de sortie respectifs, et en effet ce trajet, pour la première paire cervicale, atteint 6 centimètres. Pour la sixième paire cervicale, qui part juste au niveau du point de réflexion, ce trajet n'est que de 2 centimètres. Les racines suivantes partent, comme nous l'avons vu, de la paroi du prolongement qui se trouve en rapport immédiat avec la surface dorsale des corps vertébraux. Elles ont un parcours rétrograde beaucoup moins long à faire, et se rendent plus ou moins obliquement à leurs orifices de sortie. L'artère spinale antérieure, qui court tout le long de la paroi antérieure du myélocyste, éprouve, elle aussi, la même réflexion, et de la face dorsale, le long de laquelle elle remonte, elle redescend après avoir fait un coude complet le long de la paroi ventrale. Au microscope, on reconnaît que les parois tant dorsale que ventrale de ce prolongement sont formées uniquement par la paroi ventrale du canal médullaire... L'épithéllium est conservé sur toute l'étendue du canal central, et notamment sur le prolongement dilaté de la paroi ventrale.

Plus bas... sur la région lombaire, on trouve une myéloméningocèle classique, avec son area centrale, qu'entoure une zone épithéllo-séreuse d'environ 6 à 7 millimètres; puis vient la zone dermatique, parsemée de poils blonds, en épi convergeant vers le point central. La fossette polaire inférieure est seule reconnaissable. Sur une coupe antéro-postérieure, on voit comment la moelle, après avoir formé le myélocyste, s'ouvre en gouttière ; au pôle inférieur s'attache le filum terminale. La dure-mère s'arrête au bord interne de la zone dermatique, et c'est la pie-mère ventrale qui constitue le plancher de l'area et la zone épithéllo-séreuse. L'arachnoïde épaissie forme un kyste au-dessous, à travers lequel on voit les racines lombaires décrire un trajet légèrement ascendant pour les supérieures, et légèrement descendant pour les inférieures. Toutes ces racines partent de la face profonde de l'area. Il faut simplement noter ce fait que sur la surface dorsale de l'area on trouvait des restes d'épithéllium cylindrique, circonstance qui avait été notée par W. Koch et que Recklinghausen n'avait pas pu retrouver.

Un autre fait à remarquer est qu'au-dessus juste de cette myéloméningocèle, on voit partir de la face dorsale de la moelle une dilatation kystique, qui communique avec le canal central et s'insinue sous la moitié gauche de la myéloméningocèle. Ce diverticulum est formé d'un tissu très vasculaire, dans lequel on ne trouve pas de substance médullaire, mais qui est revêtu d'épithéllium cylindrique. Ce doit être la partie dorsale de la moelle au niveau du point où la dilatation de la paroi ventrale a formé le prolongement myélocystique que nous avons décrit. Nous avons ainsi, pour nous résumer, dans un seul et même cas et sur un espace très restreint, une encéphalocèle, une myélocystocèle et une myéloméningocèle.

Dans la myélocystocèle pure, l'*orifice osseux* est tantôt assez vaste et tantôt de très petites dimensions. En outre, il est le plus souvent latéral et ne porte que sur une moitié des arcs postérieurs fissurés. Ainsi, dans l'observation XV de Reckling-hausen, « les moitiés gauches des arcs postérieurs manquent complètement pour les troisième et quatrième vertèbres lombaires ; au contraire, les moitiés droites, comme pour toutes les vertèbres lombaires, paraissent larges et plates et portent à leur extrémité médiane une semi-apophyse épineuse, empiétant sur le côté opposé. Ces moitiés droites s'élèvent à leur hauteur habituelle, constituant ainsi une voûte semi-cylindrique, dont la concavité regarde à gauche ; plus bas, les demi-arcs postérieurs gauches existent bien, plus ou moins rudimentaires, mais ils ne se fusionnent pas sur la ligne médiane avec les demi-arcs opposés ; ils forment une sorte de plaque infléchie à gauche, et ainsi se constitue une fissure béante, allant jusqu'à l'extrémité du sacrum. Au niveau de cette plaque, comme aussi des vertèbres lombaires supérieures, les disques intervertébraux paraissent très épais, à cause sans doute de l'amincissement des pédicules. »

Dans l'observation XVI, toutes les vertèbres lombaires, à partir de la deuxième, prennent part à la formation de la fissure : les moitiés droite et gauche des arcs postérieurs s'éloignent de plus en plus les unes des autres, mais, d'abord, les moitiés droites sont complètes et s'élèvent plus haut que les gauches. Il se forme ainsi une gouttière profonde, regardant obliquement à gauche et dans laquelle la tumeur cystique s'attache. Cette fissure atteint jusqu'à l'extrémité du sacrum.

Sur la pièce de l'observation XVI, les moitiés droites des arcs postérieurs existent sur toute l'étendue de la fissure, tandis que pour la troisième vertèbre lombaire il ne reste de la moitié gauche que le pédicule, et qu'à partir de là, les moitiés gauches manquent entièrement, jusqu'à l'extrémité du sacrum.

Dans l'observation XIX, la fissure commence à la cinquième vertèbre lombaire pour, de là, s'étendre à tout le sacrum. A la dernière vertèbre lombaire, les deux demi-arcs postérieurs s'élèvent presque perpendiculairement au corps et n'arrivent pas au contact. A partir de là, le défaut occupe surtout le côté droit; les pièces des arcs de ce côté s'amincissent ou manquent complètement, et les orifices intervertébraux sont extraordinairement larges. Par exemple, le trou intervertébral droit, entre la cinquième lombaire et le sacrum, mesure 8 millimètres de diamètre. Les demi-arcs gauches s'élèvent perpendiculairement à la paroi antérieure du sacrum; par suite du diamètre énorme de ses trous sacrés, cette paroi paraît offrir aussi des défauts, mais seulement au niveau de l'insertion des demi-arcs postérieurs; près de leur bord libre, elle constitue une ligne assez régulière, ininterrompue, qui comprend dans son tissu fibreux des restes cartilagineux, ou même en voie d'ossification, des parties médianes de ces demi-arcs.

La fissure de l'observation XXI va de la troisième lombaire à l'extrémité du sacrum. En haut, elle est tout à fait unilatérale; la moitié droite de l'arc postérieur est entièrement constituée, et la moitié gauche seule manque. Plus bas, la fissure redevient médiane.

La fissure n'a pas toujours d'aussi grandes dimensions, tout en restant souvent unilatérale ; ainsi, dans l'observation XV de Muscatello (*loc. cit.*, p. 229), l'orifice osseux, qui n'a été vu que pendant l'opération, n'avait qu'un centimètre, et se trouvait placé dans la moitié gauche de l'arc postérieur de la deuxième vertèbre *dorsale*.

En résumé, la fissure osseuse peut n'occuper qu'une seule vertèbre ou s'étendre sur plusieurs vertèbres voisines. Mais elle est unilatérale, et la présence des demi-arcs postérieurs d'un côté, plus ou moins intégralement conservés et s'inclinant plus ou moins vers le côté opposé, fait que la largeur de la fissure est assez limitée.

Outre la fissure que nous venons de décrire, et qui donne issue au myélocyste, on peut, dans les myélocystocèles, et c'est là un fait sinon particulier, du moins plus fréquent dans cette forme, trouver des malformations des vertèbres, non seulement dans les corps des vertèbres dont l'arc postérieur est intéressé par la fissure, mais encore dans toute la longueur du rachis.

Prenons d'abord les lésions atteignant les corps des vertèbres intéressées par la fissure, ou ceux des vertèbres immédiatement voisines.

Ces lésions, sont assez variables. Dans ses deux observations de myélocystocèles, Hildebrand ne note rien sur les corps des vertèbres fissurées. Muscatello, dans son observation XVI, où la fissure portait sur les arcs postérieurs de la cinquième vertèbre lombaire et des trois premières vertèbres sacrées, n'a relevé aucune altération des corps vertébraux. Recklinghausen, dans son observation XVII (p. 388), où la fissure allait de la troisième lombaire à l'extrémité du sacrum, signale seulement que les corps de la quatrième et de la cinquième vertèbres lombaires sont moins élevés que les autres. Mais, dans l'observation XV, dont nous avons déjà reproduit les principales parties, nous voyons la fissure porter sur les demi-arcs gauches depuis la troisième lombaire jusqu'à l'extrémité du sacrum, et nous voyons d'autre part (p. 379) que « les quatre dernières vertèbres lombaires présentent dans leurs corps cet état cunéiforme si souvent décrit dans les courbures scoliotiques fortes, leur paroi antérieure paraissant cependant avoir la hauteur normale ». Dans l'observation XVI, la fissure correspondant au myélocyste va de la deuxième vertèbre lombaire jusqu'à la fin du sacrum. « Les corps lombaires ont une hauteur d'environ 7 millimètres; leur colonne forme une courbure convexe en avant. Mais ils présentent une irrégularité un peu particulière : les moitiés droites des deuxième et troisième corps lombaires sont réellement plus petites que les moitiés gauches, et elles sont encore entièrement cartilagineuses » (p. 383). Enfin, dans l'observation XIV, où la fissure va de la deuxième vertèbre lombaire à l'extrémité du sacrum, on ne compte que quatre corps vertébraux lombaires en tout, et encore sont-ils d'une hauteur minime (p. 379).

Ces troubles du développement des vertèbres ne restent pas localisés aux corps vertébraux des vertèbres intéressées par la fissure. Les vertèbres voisines prennent aussi part à ces troubles qui quelquefois n'épargnent pas les parties les plus éloignées de la colonne vertébrale. J'ai déjà relaté (p. 239) les détails de l'observation XIV de Recklinghausen relatifs à ces différents points. Nous savons que, dans l'observation XV du même auteur, la fissure allait de la troisième lombaire à l'extrémité du sacrum. Nous avons vu tout à l'heure que les corps vertébraux lombaires n'étaient que quatre, et que leur hauteur était au-dessous des dimensions qu'ils auraient dû avoir normalement. Mais « la colonne dorsale, qui est cyphotique, est aussi beaucoup trop courte et ne mesure en tout que 4 centimètres et demi. De plus, elle ne compte que dix corps vertébraux dont les dimensions, surtout pour les vertèbres de la partie moyenne, sont diminuées. A la coupe médiane, on voit que les quatrième, cinquième et sixième corps dorsaux sont fusionnés, quoique d'une façon incomplète. Il en est de même pour les septième, huitième et neuvième corps. Ces pièces, pourvues de disques intervertébraux très incomplètement développés, n'ont certainement pas une hauteur double de celle des corps isolés voisins. Le nombre des côtes s'élève de chaque côté à onze. Les corps des vertèbres cervicales sont aussi insuffisamment développés, et les corps des première, deuxième et troisième vertèbres cervicales sont en partie fusionnés. En revanche, les arcs postérieurs des vertèbres cervicales et dorsales sont vraiment bien développés et ne présentent nulle part de soudure » (p. 380).

Dans son observation XVI, Recklinghausen relève, à propos du squelette, un certain nombre de faits qui méritent d'être rapportés ici.

OBSERVATION 13 (RECKLINGHAUSEN, XVI).

1° Le thorax, aplati obliquement, est très court. A droite, il y a dix côtes, généralement horizontales, rapprochées les unes des autres. Les dernières ont leur origine très profonde, et s'élèvent très obliquement pour rejoindre les précédentes. La paroi thoracique gauche est encore plus courte, mais elle est incurvée. On peut compter les trois dernières côtes, nettement séparées, bien ossifiées, tandis que les supérieures, qui certainement ne sont pas plus de six, se sont fusionnées, formant une plaque, de laquelle partent en avant trois prolongements osseux, paraissant correspondre aux sixième, septième et huitième côtes, qui se séparent et s'unissent au sternum par des cartilages particuliers. A la partie supérieure de la plaque, on voit sortir de la même manière les deuxième et quatrième côtes, tandis que les morceaux antérieurs des troisième et cinquième côtes, ainsi que la première, dans son entier, manquent absolument; 2° Il y a sept corps vertébraux cervicaux. Les derniers paraissent peu élevés. Ils ont environ 6 millimètres. La colonne cervicale n'a que 4 centimètres de long, elle est rectiligne et regarde directement en avant. La colonne dorsale continue d'abord la même direction, mais, tout en regardant en avant, elle décrit un S dont la courbe supérieure est convexe à gauche. La courbe inférieure est beaucoup plus marquée. L'ensemble de la colonne dorsale est très raccourci (environ 3 centimètres et demi).

... Les corps vertébraux de la région dorsale sont peu élevés et assez larges. Les derniers n'ont guère que 4 millimètres de haut et même 2 millimètres et demi sur 12 millimètres de large. En tout, on ne peut compter dans la région dorsale que neuf corps et demi. V et VI portent sur la ligne médiane une crête cartilagineuse et au-dessous une sorte d'encoche osseuse; VI, VII et VIII sont incomplètement ossifiés, et ce sont les corps dont la hauteur est la moindre. Ces corps vertébraux semblent présenter deux centres d'ossification, un de chaque côté de la ligne médiane, parfaitement séparés. VIII est très oblique, puis vient seulement une demi-vertèbre, la neuvième; la dixième, qui suit, est complète, assez haute, et oblique en haut et à gauche... Si on examine les arcs postérieurs, on trouve qu'entre le sillon de la nuque et le commencement de la fissure sacro-lombaire, il y a tout au plus une distance de 4 centimètres, dans laquelle on ne peut compter que huit apophyses épineuses. Déjà, dans la région cervicale, mais surtout dans la région dorsale, on trouve plusieurs séries d'arcs postérieurs festonnés. De plus, on trouve deux fissures, portant sur la moitié gauche des arcs postérieurs et mesurant, la supérieure 17 millimètres, et l'inférieure 6 millimètres. La première commence juste au-dessous de la première apophyse; elle est en partie obturée par un fragment osseux de 1 centimètre de long, qui a un peu la forme d'une côte et s'articule en haut avec l'angle supérieur de l'omoplate restée cartilagineuse, son extrémité libre se dirige en dedans et couvre incomplètement la fissure dont le reste est obturé par une membrane blanchâtre, recouverte de pelotons adipeux, et qui paraît être la dure-mère. Dans la deuxième lacune s'élèvent les pédicules de deux arcs postérieurs dont les autres parties ainsi que les apophyses épineuses correspondantes manquent.

On voit donc que, dans les myélocystocèles, si la fissure osseuse, ainsi que nous l'avons vu, est parfois peu étendue et porte principalement sur la moitié latérale des arcs postérieurs intéressés, les corps, également, prennent part à la malformation, et cela, non seulement au niveau même de la fissure, mais aussi dans son voisinage, et même plus ou moins loin de celle-ci. Mais Recklinghausen, au moment même où son mémoire était à l'impression, a trouvé, presque par hasard, une lésion spéciale des corps vertébraux, non seulement dans les vertèbres prenant part à la fissure, mais encore dans les vertèbres voisines, et ensuite, en examinant de nouveau, après coup, les différentes pièces de myélocystocèles dont nous venons de parler, il a pu s'assurer que cette altération était fréquente et se retrouvait notamment dans les pièces des observations XIV, XV, XVIII, XIX. Il s'agit de l'observation XXIV, dont nous avons déjà rapporté diverses particularités. Je traduis ici tout ce qui a trait aux vertèbres (p. 406).

OBSERVATION 14 (RECKLINGHAUSEN, XXIV).

La fissure commence à l'arc de la troisième lombaire et se prolonge jusqu'à la terminaison de la colonne. Au début, elle est tout à fait unilatérale, la partie gauche des arcs manquant seule, pour les troisième et quatrième vertèbres lombaires (il n'y a que quatre vertèbres lombaires), et la première sacrée. Le rachis paraît, même si on ne tient pas compte de ses courbures, de très petites dimensions. Il compte sept vertèbres cervicales, et ensuite, seulement vingt pièces vertébrales distinctes. Il y a, correspondant aux onze côtes, onze vertèbres dorsales, puis seulement quatre lombaires, et enfin le sacrum est complet, quoique sa dernière pièce ossifiée n'atteigne pas jusqu'au coccyx. Toutes ces vertèbres paraissent assez larges, mais peu élevées. Si on fait une coupe antéro-postérieure de la colonne vertébrale, on trouve, en outre, une particularité curieuse sur les corps des dixième, onzième dorsales, des quatre lombaires et de la première sacrée. Quand le corps vertébral est ouvert juste sur la ligne médiane, on voit dans chaque moitié un demi-coin qui tranche, par sa couleur plus blanche et sa grande consistance, avec le tissu osseux spongieux rougeâtre qui l'entoure. Ce coin compact constitue une pyramide dont les angles seraient émoussés et arrondis, et dont la hauteur serait de 2 à 3 millimètres, pour un corps vertébral ayant un diamètre antéro-postérieur de 6 millimètres. Sa base est à peu près égale à sa hauteur. Son diamètre transversal est peut-être un peu plus grand que son diamètre longitudinal. La base de cette pyramide correspond exactement à la surface postérieure du corps vertébral, tandis que sa pointe correspond à peu près au point médian de ce corps. Le sillon de séparation entre ce coin et le tissu avoisinant est extrêmement mince; cependant on peut reconnaître à la surface du coin une couche extrêmement mince d'un tissu intermédiaire, cartilagineux ou connectif. Comme la base de ce coin compact siège exactement au milieu de la face postérieure du corps vertébral, il est probable qu'il doit y avoir quelque rapport entre la présence de ce coin et le *foramen emissarium*. En effet, on voit sur la coupe qu'un canal vasculaire assez volumineux court dans l'axe de la pyramide, et parfois se divise dans chaque moitié du coin, mais en suivant toujours un trajet horizontal. Le parcours et les ramifications de ce canal permettent de le rapporter à la veine basi-vertébrale. Sur les autres vertèbres sacrées on ne trouve que la fossette plate que nous connaissons déjà, et pour toutes les autres vertèbres, tant dorsales que cervicales, on ne trouve absolument rien de semblable. Dans les autres cas de myélocystocèles que j'ai pu examiner, ajoute enfin Recklinghausen (p. 407), il n'y avait de ces pièces cunéiformes de tissu osseux compact que dans les corps vertébraux qui se trouvaient au niveau ou dans le voisinage immédiat du spina bifida. Dans d'autres colonnes que j'ai examinées, notamment dans des cas de myéloméningocèles, je n'ai trouvé dans les corps vertébraux qu'une sorte d'entonnoir aplati, mais jamais un coin solide.

Recklinghausen ne donne de ces pièces cunéiformes de tissu osseux compact aucune interprétation satisfaisante. Je considère ces pyramides comme d'une grande importance au point de vue de l'origine du spina bifida. J'y reviendrai au chapitre de la pathogénie, quand j'examinerai l'origine possible du spina bifida.

Donc, en dehors du développement de ces pièces cunéiformes de tissu osseux compact dans l'épaisseur des corps vertébraux, on trouve fréquemment dans les myélocystocèles, non seulement dans les vertèbres intéressées par le spina bifida et les vertèbres voisines, mais aussi dans les vertèbres composant le reste de la colonne vertébrale, des malformations portant surtout sur les corps vertébraux, tantôt l'asymétrie des deux moitiés de ces corps, l'absence d'une des deux moitiés pour une ou plusieurs vertèbres, enfin l'absence totale dans une, plusieurs ou toutes les régions rachidiennes d'un ou plusieurs corps vertébraux. De plus, et Recklinghausen insiste sur ce point, les corps vertébraux sont généralement peu développés surtout en hauteur. Il y a donc, en dehors des courbures auxquelles les asymétries donnent lieu, un raccourcissement général de la colonne vertébrale, par suite de l'absence d'un certain nombre de corps vertébraux, et de la moindre hauteur des autres. Nous verrons, au chapitre de la pathogénie, les conclusions que Recklinghausen a cru pouvoir tirer de ce fait.

Mais ce n'est pas seulement sur les pièces osseuses du rachis, voire même sur le squelette en général, c'est aussi sur les parties molles que, chez les sujets atteints de myélocystocèle, on trouve des malformations. Je ne fais que signaler les altérations des os du crâne, qui ne sont pas très fréquentes, les pieds bots, les luxations congénitales des hanches, etc. Mais il est une malformation des parties molles abdominales sur la fréquence de laquelle Recklinghausen a tout particulièrement insisté dans la troisième conclusion qu'il donne comme le résumé de son étude sur les myélocystocèles (p. 403) :

« Fréquemment, neuf fois sur dix, il y a en même temps que la myélocystocèle une *fissure entéro-cysto-abdominale* (Bauchblasendarmspalt), de telle sorte qu'en raison de cette fréquence on est bien forcé d'admettre entre ces deux malformations, la myélocystocèle sacro-lombaire et la fissure entéro-cysto-abdominale, un rapport génétique. Au contraire, dans dix cas de fissure abdominale supérieure, même avec éventration, mes recherches sur la coïncidence d'une myélocystocèle sont restées négatives.

Geoffroy-Saint-Hilaire [1] avait déjà remarqué cette coïncidence fréquente du spina bifida lombaire « avec l'extroversion de la vessie, avec l'exomphale, et généralement avec toutes les anomalies par déplacement qui peuvent affecter les organes placés à la face ventrale du corps au niveau des lombes ». Et, plus loin [2], il remarque encore que fréquemment, comme l'avait déjà

---

1. Isidore GEOFFROY-SAINT-HILAIRE. — *Histoire gén. et part. des anom. de l'organisation chez l'homme et les animaux.* Paris, 1830, t. I, p. 610.

2. *Ibid.*, t. II, p. 290.

montré son père, il y a, avec une fissure des vertèbres lombaires, des monstruosités célosomiques et surtout des agénosomies. (La célosomie est caractérisée par une éventration plus ou moins étendue et toujours compliquée de diverses anomalies des membres, des organes génitaux urinaires ou du tronc dans son ensemble. L'agénosomie, un des genres de la célosomie, est constituée par une éventration latérale ou médiane, occupant la portion inférieure de l'abdomen, avec des organes génitaux et urinaires nuls ou très rudimentaires.) Geoffroy-Saint-Hilaire, en décrivant l'agénosomie, insiste sur le raccourcissement du tronc. Chez les célosomes, le raccourcissement du tronc est encore plus marqué.

Avant de rechercher si Recklinghausen n'a pas été amené à s'exagérer la fréquence de cette combinaison et si la fissure entéro-cysto-abdominale doit être considérée comme la complication nécessaire, presque constante, de la myélocystocèle sacro-lombaire, décrivons en quelques lignes cette malformation, d'après les observations mêmes de Recklinghausen. Sur le fœtus A II 4 qui fait le sujet de l'observation XIV de Recklinghausen, « la peau du ventre, dans toute sa moitié inférieure et jusqu'au niveau de l'ombilic, est remplacée par une membrane transparente, à l'extrémité inférieure de laquelle on voit adhérer la paroi vésicale avec les orifices des uretères, et au-dessus se trouve une ouverture d'environ 5 millimètres, la fissure intestinale, au nivede la uaquelle l'iléon se continue avec le côlon. L'orifice génital ainsi que l'anus et le rectum et la portion voisine du gros intestin manquent, mais sous la paroi abdominale on voit les deux testicules, et un corps plus volumineux, qui rappellerait le pénis, proémine au milieu du champ de la fissure; ce corps contient un fin canal dans lequel on peut introduire une sonde à une profondeur de 7 millimètres; c'est un rudiment du rectum » (p. 375-376).

Dans l'observation XXIV du même auteur (p. 404), on trouve « une large éventration, dont le revêtement séreux a subi plusieurs déchirures, de telle sorte que le foie déplacé et les circonvolutions intestinales plus ou moins adhérentes font saillie au dehors. Des deux côtés, il ne reste plus que de petits fragments intacts de la paroi. A la partie inférieure du gros sac herniaire, la paroi séreuse se continue en un champ, sur lequel on peut reconnaître de chaque côté une moitié de paroi vésicale, et au milieu un bourrelet qui représente le gros intestin exstrophié. A l'extrémité supérieure de ce bourrelet, on distingue trois ouvertures situées très près les unes des autres; la moyenne est pourvue d'une valvule de Bauhin parfaitement reconnaissable; elle donne accès dans l'iléon, qui s'attache en ce point. Les deux ouvertures latérales sont plus petites et constituent les ouvertures de deux appendices vermiformes, longs chacun d'un centimètre et situés l'un à droite et l'autre à gauche de l'iléon, dans la cavité abdominale. A l'extrémité inférieure de ce bourrelet se trouve une grande ouverture qui laisse échapper une manière de gelée blanche assez abondante, analogue à de la colle d'amidon, et par cette ouverture on peut suivre un gros intestin, bien reconnaissable, qui remonte dans la cavité abdominale sur une longueur d'environ 4 centimètres. Il n'y a pas d'anus visible, mais au pôle inférieur du champ médian que nous avons décrit, on voit une petite fossette borgne, avec à côté un petit bourgeon, le tout représentant bien une moitié de pénis. Les deux testicules sont un peu plus haut dans la cavité abdominale. La rate est grosse, et le rein droit est plus gros que le gauche. »

Ces deux descriptions suffisent pour se faire une idée de ce que l'on entend par la fissure entéro-cysto-abdominale. Mais si cette malformation, ainsi que les diverses altérations osseuses que nous avons décrites, avait la constance que leur attribue Recklinghausen, la myélocystocèle serait incompatible avec la vie, et ne constituerait guère qu'une trouvaille d'autopsie sur des fœtus nés morts à une époque plus ou moins rapprochée du terme. Il n'en est pas ainsi. Hildebrand[1], en 1893, trouve un pourcentage de myélocystocèles combinées avec des fissures entéro-cysto-abdominales beaucoup moins élevé que Reckling-

---

1. HILDEBRAND. — D. Zeitschrift f. Chirurgie, 1893, p. 172.

hausen. En réunissant les cas qu'il a publiés dans le corps de son travail et ceux donnés dans l'appendice, on arrive à un total de 11 myélocystocèles. Quatre fois seulement, il y avait une véritable fissure entéro-cysto-abdominale. Dans les autres cas, la complication abdominale se réduisait à une simple hernie ombilicale ou même à un simple écartement, plus ou moins grand, une simple « diastase » des muscles grands droits de l'abdomen. En 1894, Muscatello[1] termine son étude de la myélocystocèle dans les termes suivants : « Il faut remarquer que souvent, outre la myélocystocèle, il y a des troubles plus ou moins étendus, *mais qui peuvent manquer ou ne pas être reconnaissables cliniquement.* Citons surtout les courbures anormales du rachis. D'abord viennent les courbures latérales, puis plus rarement les courbures antéro-postérieures, surtout la lordose. Dans bien des cas, on n'en trouve aucune trace. En seconde ligne viennent les fissures abdominales, qui vont depuis l'éventration totale jusqu'à la simple hernie ombilicale ou la diastase des muscles droits. Les pieds bots sont relativement fréquents; par contre, la paralysie des sphincters de la vessie et du rectum est assez rare dans cette forme du spina bifida. » Dans son second travail, beaucoup plus récent[2], il écrit : « Dans l'article que j'ai cité plus haut, Marchand avance que de toutes les formes du spina bifida la plus rare est certainement la myélocystocèle; c'est là une assertion que les faits ultérieurs n'ont pas confirmée : nous savons que, sur les 32 cas qu'il a étudiés, Recklinghausen a trouvé 11 myélocystocèles. Hildebrand, sur 24 cas, en trouva 11; comme je l'ai déjà écrit, trois des cas qu'il donne comme des méningocèles, doivent, selon toute vraisemblance, être considérés comme des myélocystocèles. Et dans les publications postérieures, où le diagnostic clinique a été confirmé par le diagnostic anatomique, ce qui, malheureusement, ainsi que je l'ai déjà dit, est trop rare, les myélocystocèles constituent une grande partie des cas. J'en ai moi-même observé 7, plus ou moins combinés avec des méningocèles. Et ce n'est pas seulement dans les cas

1. MUSCATELLO. — *Arch. f. klin. Chir.*, 1894, XLVII, p. 238.
2. MUSCATELLO. — *Arch. f. klin. Chir.*, 1904, LXVIII, n° 1, p. 270.

qui sont examinés pathologiquement, mais parmi ceux qui sont soumis à l'examen du chirurgien qu'on reconnaît cette fréquence. Les myélocystocèles constituent de beaucoup la plus grande part des cas soumis à des tentatives chirurgicales. » Et, à la suite de ces lignes, il rapporte 3 observations dont 2 ont donné lieu à une opération, toutes les trois sans aucune modification de la paroi abdominale.

Dans l'observation XVI de son premier mémoire (p. 231), il s'agit d'une enfant ayant vécu trois ans, morte à la clinique infantile de l'université de Strasbourg, et porteur d'une myélocystocèle lombo-sacrée. La fissure occupait la cinquième lombaire et les trois premières sacrées, et était constituée par l'absence des arcs postérieurs en entier. Sauf qu'ils ne sont pas très hauts, les corps vertébraux sont normalement constitués. Le myélocyste est assez complexe, mais ce que je tiens à noter ici, c'est que « il y a diastase des muscles droits (largeur de la ligne blanche au-dessous de l'appendice xiphoïde, 6 millimètres; entre celui-ci et l'ombilic, 10 millimètres, et au-dessous de l'ombilic, 8 millimètres). L'appendice xiphoïde, large de 15 millimètres, porte en son milieu un orifice. L'ombilic, assez large, est éversé en dehors. Une hernie inguinale droite contient la trompe droite, l'ovaire droit et la corne droite de l'utérus fortement attiré en haut. Rien à noter sur l'état des autres viscères. »

Il faut remarquer que, dans cette observation, en dehors de la fissure lombaire et du raccourcissement, modéré d'ailleurs, des corps vertébraux, la colonne vertébrale ne présentait aucune altération notable. Mais, en même temps que la malformation vertébrale, on trouvait des signes certains d'un trouble dans le développement de la paroi abdominale antérieure. La présence d'un orifice dans l'épaisseur de l'appendice xiphoïde, la diastase des muscles droits, la largeur de l'ombilic, la présence dans une hernie inguinale d'une corne utérine avec les annexes du même côté, tout cela, bien que la malformation n'eût pas atteint ici un degré bien prononcé, suffit pour nous montrer que les segments primordiaux ont été atteints dans leur développement, aussi bien dans leur portion antérieure que dans leur portion postérieure.

D'après Bockenheimer (p. 715), la fissure entéro-cysto-abdominale n'est pas compatible avec la vie. Quand l'enfant est né viable, il peut y avoir diastase des muscles droits, ou, parfois, paralysie unilatérale des muscles de la paroi abdominale. Cette paralysie proviendrait de ce que l'innervation des muscles de la paroi abdominale se fait par des racines sortant de la moelle entre les septième et douzième vertèbres dorsales. Aussi ne rencontrerait-on cette paralysie que dans les formes élevées, thoraciques ou cervicales, de la myélocystocèle. Les hernies ombilicales sont rares : de plus, comme nous le verrons, en étudiant la partie clinique, les enfants atteints de cette forme de spina bifida, quand ils vivent, ce qui est le cas le plus fréquent, offrent une force vitale de résistance plus grande que les sujets, par exemple, atteints de myéloméningocèles. On voit donc que la coïncidence de la myélocystocèle avec la fissure entéro-cysto-abdominale doit être considérée comme beaucoup moins constante que ne le croyait Recklinghausen et, en l'absence de cette complication, la myélocystocèle est parfaitement compatible avec la vie. Nous verrons même, quand nous étudierons le spina bifida occulta, que certaines formes de myélocystocèles sont susceptibles, au moins jusqu'à un certain point, de guérir spontanément.

CHAPITRE IV

Myélocystoméningocèle.

———

Une collection liquide peut se faire dans les espaces sous-arachnoïdien et sous-dural, et se juxtaposer à un myélocyste. Cette
collection peut se trouver soit en avant, soit en arrière d'un
myélocyste avec area antérieure ou postérieure. Variétés sous-
arachnoïdienne et sous-durale.
Myélocystoméningocèle postérieure avec myélocyste à area :
  a) ventrale; *b)* dorsale.
Myélocystoméningocèle antérieure avec myélocyste à area :
  a) ventrale; *b)* dorsale.
Adhérence cutanée du myélocyste total.
Myélocystoméningocèle avec myélocyste aréal. — Lame épithéllo-
séreuse; ses caractères. Par suite de la disparition ou de la
non-formation de la lame épithéllo-séreuse, le myélocyste aréal
peut être libre dans la cavité de la méningocèle ou adhérer
directement à la peau. Les cas regardés autrefois comme des
déflexions de la moelle se faisant dans une méningocèle ou
des tumeurs de nature nerveuse ayant leur origine dans la
moelle au niveau d'un spina bifida paraissent appartenir à une
de ces deux catégories.
La myélocystocèle est une modification évolutive de la myéloméningocèle.

La myéloméningocèle sous-cutanée de Neumann est une myélocystoméningocèle.

En étudiant la structure de la paroi des mélocystocèles, nous
avons vu que cette paroi propre paraissait constituée par une
double couche conjonctive, les deux couches tantôt étant fusionnées, et tantôt, au contraire, au moins sur certains points, restant
distinctes. Ces deux couches peuvent être considérées comme
formées, l'extérieure par l'arachnoïde, l'intérieure par la pie-mère.

Lorsqu'elles restent distinctes, l'espace sous-arachnoïdien, avec son cloisonnement trabéculaire, formera des cavités aréolaires, que la distension de la paroi aura pu rendre virtuelles, mais qui n'en existeront pas moins. En outre, à la face ventrale du myélocyste, non seulement nous trouverons la même disposition de la paroi propre, mais encore, cette paroi repose sur la dure-mère dont elle n'est séparée que par un espace virtuel, le *cavum subdurale*. Aussi bien dans les espaces arachnoïdiens que dans cet espace sous-dural, il peut se faire des accumulations de sérosité. Le plus souvent, cette accumulation de liquide se fera dans les espaces sous-arachnoïdiens sus-jacents à la portion dorsale du myélocyste. Le liquide ainsi épanché repoussera l'arachnoïde dorsale, et lui fera faire une saillie qui viendra s'ajouter à celle du myélocyste à travers la fissure osseuse et dure-mérienne. En somme, une véritable méningocèle se sera superposée à la myélocystocèle, donnant ainsi lieu à une tumeur complexe, que nous appellerons *myélocystoméningocèle postérieure*. D'ailleurs, nous verrons que, dans le myélocyste en arrière duquel cette méningocèle postérieure se sera développée, l'area pourra être aussi bien ventrale que dorsale. Cette différence peut amener de grandes modifications aussi bien dans les conditions anatomiques que dans l'aspect clinique de la tumeur. Il sera facile de signaler la variété en indiquant la situation de l'area dans le myélocyste.

Mais dans d'autres cas, où les modifications en question seront beaucoup plus radicales encore, on constatera que la collection liquide, la méningocèle, en un mot, au lieu de se trouver à la partie postérieure du myélocyste, se sera faite en avant de lui, entre sa paroi antérieure et les corps vertébraux, soit dans l'espace sous-arachnoïdien ventral, soit dans ce qui reste de l'espace subdural. Dans les deux cas nous aurons affaire à une *myélocystoméningocèle antérieure*. Mais, en outre, nous pourrons rencontrer ici plusieurs variétés. Tout d'abord, avec une myélocystocèle ordinaire, à area ventrale (la forme que Muscatello désigne sous le nom de « myélocyste dorsal », parce que la cavité est formée par la dilatation, l'extension de la partie dorsale de la moelle),

on peut trouver une accumulation de liquide entre la face postérieure des corps vertébraux et la face antérieure de la moelle.
C'est à cette variété que Muscatello a donné le nom de *myélocystoméningocèle dorso-ventrale*. Notons en passant qu'il pourra
s'en trouver deux sous-variétés, suivant que la collection liquide
siègera dans l'espace sous-arachnoïdien ou dans l'espace
subdural, du moins dans ce qui reste de l'espace subdural
(variété sous-arachnoïdienne ou subdurale). Dans l'une ou
l'autre de ces deux formes, nous serons en présence d'une
méningocèle qui repoussera le myélocyste en arrière, et accentuera sa saillie à travers la fissure osseuse, assez large en pareil
cas. Enfin, dans la troisième variété de Muscatello, il s'agira
de la combinaison d'un myélocyste ventral à area dorsale
avec une accumulation de liquide dans les méninges ventrales, tandis que la paroi dorsale du myélocyste sera en rapport par sa face externe avec les enveloppes extérieures de la
tumeur, et portera sur sa face interne, regardant dans la cavité,
l'area médullo-vasculaire. Muscatello désigne cette variété sous
le nom de *myélocystoméningocèle ventrale*. Je crois qu'il sera
plus simple, comme pour la forme précédente, d'employer dans
tous ces cas la dénomination de « myélocystoméningocèle antérieure », en précisant la situation de l'area. Nous dirons donc
myélocystoméningocèle antérieure (variété sous-arachnoïdienne
ou subdurale), *avec myélocyste à area dorsale*, ou *avec myélocyste à area ventrale*. Ces dénominations sont plus longues que
celles proposées par Muscatello, mais elles ne peuvent donner
lieu à aucune difficulté d'interprétation.

Enfin, nous avons vu, quand nous avons étudié les myélocystocèles, que, dans une variété que nous avons qualifiée de
myélocyste aréal, la soudure postérieure amenant la transformation en tube de la nappe médullaire s'effectuait au niveau
des bords externes de l'area médullaire, et que, dans ces conditions, on pouvait se trouver en présence de deux hypothèses
possibles : ou bien cette nappe médullaire est restée en continuité exacte par ses bords externes avec les bords du feuillet
ectodermique, et, par conséquent, il n'y aura pas eu formation

d'une zone épithélio-séreuse; ou bien la zone épithélio-séreuse s'est formée comme dans les autres cas de myélocystocèle, mais la soudure postérieure se sera faite néanmoins au niveau des bords externes de l'area médullaire, représentant les crêtes médullaires, et la zone épithélio-séreuse sera restée en dehors de la soudure.

Dans les deux cas, ce sera surtout le myélocyste qui offrira des caractères spéciaux, dont les principaux seront sa petitesse, son inextensibilité relative, la répartition de la substance médullaire sur toute la surface interne du kyste, mais avec une tendance marquée à l'atrophie des éléments nerveux et à la transformation conjonctive, et peut-être, dans certains cas, à la rétractilité. Dans les faits où la zone épithélio-séreuse existante sera restée en dehors de la soudure, on trouvera sur la paroi dorsale du myélocyste des cavités annexes, dues à des occlusions irrégulières de cette portion épithélio-séreuse. Ce caractère pathognomonique manquera évidemment dans les autres cas. Mais, quoi qu'il en soit, cette manière de voir nous permettra d'expliquer facilement certains faits dont l'interprétation jusqu'ici avait paru difficile.

Nous donnerons à cette variété, dans son ensemble, le nom de *myélocystoméningocèle à myélocyste aréal*. Dans cette forme, il ne peut être évidemment question de scinder les myélocystes en antérieurs ou postérieurs. Quant à la collection méningée, ou aux collections méningées, elles peuvent être situées en avant ou en arrière du myélocyste; de plus, elles peuvent se faire non seulement dans l'espace sous-arachnoïdien, ou dans l'espace subdural, mais encore dans l'épaisseur même de la lame épithélio-séreuse.

Avant le mémoire de Recklinghausen, il n'a rien été dit de bien important sur la nature et l'origine des myélocystoméningocèles. Pour les auteurs anciens, il y avait combinaison de l'hydrorachis interne et de l'hydrorachis externe. Dans les cas simples, dit Bévalet[1], la moelle ne pénètre pas dans la cavité

---

1. L. BÉVALET — *Du spina bifida.* Thèse de Paris, 1857, n° 127.

du spina bifida, et il n'existe qu'une méningocèle. Mais souvent la moelle pénètre dans la poche kystique, s'y infléchit, y contracte des adhérences, puis rentre dans le canal vertébral. « Quelquefois, dit Giraldès[1], il y a deux spina bifida inclus pour ainsi dire l'un dans l'autre. Simpson a vu un cas où les deux sacs offraient cette conformation singulière : l'extérieur avait pour paroi l'enveloppe rachidienne, et l'intérieur l'enveloppe spinale. Ces deux tumeurs rappelaient, par leur situation respective, la disposition de l'anse intestinale par rapport au sac herniaire qui la renferme. » Cette citation, qui brille plus par le pittoresque que par la précision, montre bien qu'en 1860 et 1870 on considérait la méningocèle comme préformée, et la hernie de la moelle dilatée par un hydrorachis interne comme secondaire. Prescott Hewett[2] était même allé plus loin, et, suivant lui, c'est le siège anatomique du liquide dans la méningocèle qui impose à la moelle et aux méninges leur disposition par rapport au sac du spina bifida. Lorsque le liquide est contenu dans la cavité de l'arachnoïde, il s'oppose à la formation d'adhérences entre la moelle et le canal, et s'accumule au point offrant la moindre résistance, c'est-à-dire au niveau de l'ouverture du spina bifida. La moelle se trouve alors refoulée en avant, dans l'intérieur du canal. Mais si l'accumulation de liquide se fait, non plus dans la cavité de l'arachnoïde, mais dans l'espace sous-arachnoïdien, il peut alors se faire dans une étendue plus ou moins grande des adhérences, entre la moelle, la pie-mère, l'arachnoïde et les enveloppes extérieures; la moelle et les nerfs sont alors refoulés dans l'intérieur du sac. Holmes[3], en rapportant cette opinion, y adhère complètement, et ajoute : « Il est si ordinaire de rencontrer le liquide plutôt dans l'espace sous-arachnoïdien que dans la cavité même de l'arachnoïde, que l'explication précédente est parfaitement d'accord avec ce que M. Hewett a observé; en effet, sur vingt tumeurs de la région lombaire qu'il a eu l'occasion d'examiner,

1. GIRALDÈS. — *Leçons sur les mal. chir. des enfants.* Paris, 1869, p. 27.
2. PRESCOTT HEWETT. — *Med. Gazette,* t. XXIV, p. 401.
3. HOLMES. — *Thérapeutique des mal. chir. des enfants.* Trad. franç., p. 101.

il n'y en eut qu'une seule dans laquelle la moelle ou les nerfs ne fussent pas dans le sac.

Au contraire, Förster et Rokitansky font dériver toutes les formes de spina bifida avec participation de la moelle d'une hydromyélie originelle; la méningocèle serait secondaire. Elle serait primitive, au contraire, pour W. Koch.

Recklinghausen n'a pas insisté sur les différenciations anatomiques de la myélocystoméningocèle, qui, cependant, comme nous le verrons plus loin, ont une réelle importance au double point de vue clinique et thérapeutique. Il dit simplement, en commentant son observation XVIII (p. 391): « C'est seulement du côté dorsal que le tissu médullaire a subsisté et a constitué là une area... Avec cette disposition, l'espace sous-arachnoïdien dorsal s'est élargi d'une façon tellement considérable qu'il en est résulté une combinaison de la myélocystocèle avec une méningocèle, analogue à l'union si fréquente de la méningocèle avec l'hydrencéphalocèle. » Et plus loin (p. 398), à propos de l'observation XX, il ajoute : « Les examens macroscopique et microscopique montrent d'une façon certaine que la grande cavité, si souvent interrompue, est constituée au-dessous de l'arachnoïde, et que, outre cela, il y a bien réellement un myélocyste, on pourrait dire aussi une « hydromyélocèle », et en somme la même combinaison que dans l'observation XVIII, c'est-à-dire une *myélocystoméningocèle*. »

Hildebrand (*loc. cit.*, p. 457) n'a pas ajouté grand'chose à ce qu'avait déjà écrit Recklinghausen. Dans tous les cas qu'il a observés, la myélocystocèle n'existait pas à l'état pur; mais, en dehors du sac constitué par la moelle elle-même, on en trouve un second dont la paroi est faite par les méninges. L'accumulation de sérosité se fait ordinairement entre l'arachnoïde et la pie-mère, à la partie postérieure de la tumeur, en arrière de la myélocystocèle, mais elle peut aussi avoir lieu à la face ventrale, entre la dure-mère et l'arachnoïde.

C'est surtout Muscatello, ainsi que nous l'avons déjà dit plus haut, qui, par ses recherches faites en partie dans le laboratoire de Recklinghausen, a contribué à faire la description des myélocystoméningocèles. C'est donc principalement son travail que nous prendrons pour guide dans cette étude, mais en y faisant cependant les modifications que l'étude des observations nous fera estimer nécessaires.

La forme la plus élémentaire est, comme nous l'avons vu plus haut, la *myélocystoméningocèle postérieure* ou *dorsale*. Nous savons déjà qu'elle est formée par l'accumulation de liquide dans l'espace sous-arachnoïdien, à la partie postérieure du myélocyste, entre celui-ci et les enveloppes extérieures. En voici un exemple typique, donné par Muscatello dans son observation XVII (*Arch. f. kl. Ch.*, 1894, p. 233). Il s'agit d'une myélocystoméningocèle postérieure, avec myélocyste à area ventrale.

OBSERVATION 15 (MUSCATELLO, XVII).
Myélocystoméningocèle postérieure.

Constantina Maso, âgée de vingt-deux jours, porte sur le dos, au niveau de la première vertèbre dorsale, une tumeur qui n'a pas cessé de s'accroître depuis sa naissance et a atteint maintenant le volume à peu près d'un œuf de poule Cette tumeur a environ 13 centimètres et demi de tour, et sa base est sessile. La peau qui la recouvre est, au voisinage de cette base, d'aspect normal et d'une coloration rosée. A mesure qu'on se rapproche du sommet de la tumeur, la peau devient plus mince, bleuâtre, très vascularisée, et, au niveau de sa partie centrale, elle présente une petite ulcération recouverte d'une mince croûte. Partout, cette tumeur est translucide. Elle est molle, élastique, très fluctuante. Son volume augmente quand l'enfant fait des efforts. Si on exerce sur elle une pression soutenue, son volume diminue. Il n'est pas possible par la palpation de sentir au niveau de sa base les bords de la fissure osseuse. En dehors de cette tumeur, l'enfant est bien bâtie; elle est suffisamment grasse, et ses organes en général paraissent sains et bien constitués. Le pourtour du crâne mesure 36 centimètres. Au dire de la mère, une des quatre sœurs de la petite malade est venue au monde avec une hydrocéphalie qui n'a jamais cessé de s'accroître, et a amené la mort de l'enfant dans le courant de sa deuxième année.

Opération le 26 mai 1892. Incision elliptique, mise à nu du pédicule assez mince, qui s'enfonce dans une fissure médiane, siégeant probablement dans l'arc postérieur de la quatrième vertèbre dorsale. La cavité kystique est ouverte par une incision longitudinale, par laquelle il s'écoule quelques centimètres cubes d'un liquide trouble. On voit alors que cette cavité est parcourue de la profondeur vers la superficie par de nombreux cordons d'apparence cellulaire, très vasculaires. Ces cordons convergent dans la direction de l'ouverture profonde vertébrale et s'unissent à une petite masse arrondie, pédiculée, formée d'un tissu blanchâtre, très vasculaire, qui fait saillie à travers cet orifice vertébral dans la cavité de la tumeur, et présente extérieurement toutes les apparences du tissu médullaire. Tous ces cordons sont sectionnés à leur point d'attache à cette masse, puis la masse, libérée aussi exactement que possible, est repoussée dans le canal vertébral. Le sac est alors excisé au niveau de son pédicule. L'orifice osseux laisse à peine passer l'extrémité de l'index. Suture profonde fermant le sac, puis suture superficielle au catgut. Aucun trouble ni de la motilité ni de la sensibilité, après l'opération. Quatre mois plus tard, l'enfant est mort du typhus. L'autopsie n'a pu être faite.

Examen anatomique. — La pièce enlevée constitue un sac avec des parois épaisses au moins d'un centimètre, et formées par un tissu mou, œdémateux. La surface postérieure de la pièce est formée par la peau, tandis que la surface antérieure, constituant la paroi interne de la cavité, est lisse, nacrée, et porte çà et là des petites éminences qui ne sont autre chose que les cordons sus-mentionnés, sectionnés pendant l'opération.

Examen microscopique de cette pièce. — La paroi se compose de trois couches : 1° la peau extérieure, très mince, comme atrophique, néammoins très vascularisée, privée d'épiderme à sa partie centrale et revêtue en ce point d'une croûte mince fibrino-sanguinolente. 2° Le tissu cellulaire sous-cutané, privé d'éléments adipeux, avec de nombreuses cellules rondes, des vaisseaux et des espaces lymphatiques très dilatés. Dans la paroi des vaisseaux, on voit de nombreuses cellules, petites, infiltrées. Puis vient, sans ligne de délimitation bien nette, une couche de tissu d'une autre espèce, plus lâche, formée de fibrilles minces et contenant de nombreux vaisseaux sanguins et lymphatiques, qui peut être regardée comme représentant l'arachnoïde. C'est de la surface interne de cette couche que partent les cordons sus-mentionnés, qui peuvent être considérés comme des tractus arachnoïdiens, contenant des vaisseaux arachnoïdiens.

La masse médullaire herniée est recouverte par la pie-mère légèrement épaissie et est formée par du tissu névroglique, dont les fibres, fines, ondulées, courant en long ou transversalement, constituent un réseau contenant des cellules névrogliques à gros noyau. Il n'y a pas de cellules ganglionnaires, et, en employant les procédés de coloration de Weigert ou de Pal, je n'ai pu trouver aucune fibre nerveuse. En somme, il s'agit de tissu médullaire en voie d'atrophie avancée. Nulle part il ne m'a été possible de trouver une trace de revêtement épithélial.

Et Muscatello ajoute à cette observation : « Bien qu'ici la présence d'un myélocyste n'ait pas été établie en fait du moins par l'examen macroscopique, et bien qu'il n'ait pas été possible microscopiquement de trouver un revêtement épithélial de la paroi interne du myélocyste, paroi correspondant à la dilatation du canal central médullaire, cependant je n'hésiterais pas le moins du monde à admettre l'existence dans ce cas d'une myélocystocèle. Les raisons pour lesquelles je m'attacherais à cette interprétation, de préférence à toute autre, par exemple à l'idée d'une simple courbure, d'une saillie de la moelle coudée, sont fondées principalement sur l'aspect de la masse qui faisait saillie ; elle ressemblait à une petite masse sphérique pédiculée, et d'autre part son tissu était en état de forte atrophie, comme il est si fréquent de le voir dans les myélocystocèles. D'ailleurs, à l'encontre de l'hypothèse d'une couduro de la moelle vient l'étroitesse de la fissure osseuse, car on ne pourrait guère comprendre comment à travers un orifice si étroit une hernie par courbure de la moelle aurait pu se faire, de même que l'état d'atrophie avancée du tissu médullaire ne s'accorde guère avec l'hypothèse d'une simple coudure. Je m'en tiens donc à l'idée qu'il s'agissait d'une myélocystocèle, provenant de la distension de la paroi dorsale médullaire, et qu'en outre il y avait une collection liquide dans l'espace sous-arachnoïdien. Il y avait donc à la fois myélocystocèle postérieure et méningocèle postérieure. Nous pouvons donc donner à cette forme le nom de *myélocystoméningocèle postérieure*. (Nous ajouterions avec myélocyste à area ventrale.)

L'observation XIX de Recklinghausen (p. 393), que nous avons eu déjà l'occasion de signaler, me paraît être un exemple de myélocystoméningocèle postérieure avec myélocyste à area postérieure. Voici la partie de cette observation relative à la myélocystoméningocèle :

... La fissure commence au niveau de la cinquième vertèbre lombaire pour s'étendre à tout le sacrum. Les pédicules s'élèvent perpendiculairement à la face postérieure des corps, de telle sorte que l'arc ne peut se fermer en arrière. De plus, les trous intervertébraux sont très larges, surtout à droite... Sur la fesse gauche se trouve maintenant, tout à fait cachée sous le tissu cellulaire sous-cutané, entre les couches musculaires qui vont à la rencontre les unes des autres, une cavité à parois presque lisses, remplie complètement par une tumeur kystique, qui vient du fond de la gouttière sacrée et ressemble d'une façon générale à une cornue; la partie renflée de cette cornue offrirait à sa partie la plus postérieure une sorte d'éminence rougeâtre, haute de 5 millimètres. La surface de cette éminence est lisse, tandis que toute la paroi extérieure de la tumeur kystique, en dehors de cette éminence, est recouverte de nombreux flocons graisseux. A l'incision, la tumeur se présente comme un kyste, ayant 13 millimètres de diamètre, arrondie à sa partie postérieure, mais se rétrécissant en avant pour former un canal long de 18 millimètres, sur 4 de large, et dont la paroi, surtout à son point de départ, est plus épaisse (presque un millimètre) et plus rigide que la paroi du fond. Ce collet, tout à fait en avant, se divise, de telle sorte que le bout supérieur se continue avec la moelle, tandis que le bout inférieur se dirige en bas et repose sur la gouttière sacrée; là, il s'effile et présente l'aspect d'un *conus medullaris*. En somme, cette tumeur représente une sorte de bouteille siégeant latéralement sur la moelle et se rattachant à elle par son goulot recourbé. Sa paroi interne est lisse; surtout en dedans du col, on voit sur cette paroi des masses rougeâtres, qui, au microscope, se reconnaissent comme étant du tissu médullaire ramolli, analogue au tissu du reste de la moelle lombaire, qui est également ramolli. Sur la paroi, épaisse, fibreuse, on ne voit pas de revêtement épithélial. Mais que le kyste, malgré cela, provienne de la moelle, c'est ce que démontrent surabondamment la disposition et l'origine des racines nerveuses. Les racines postérieures partent du fond de la partie arrondie du kyste, et ont, avant de traverser la dure-mère, un trajet d'environ 25 millimètres. Les racines antérieures partent du point où le collet de la tumeur se divise. Les racines postérieures cheminent le long des parois latérales de la tumeur et, en haut, traversent la cavité d'un deuxième kyste, également en forme de bouteille, qui enveloppe l'extrémité supérieure du myélocyste, mais laisse libre son extrémité inférieure. Cette poche superficielle se prolonge dans l'intérieur de la colonne vertébrale, où sa cavité paraît se continuer avec l'espace subdural. Sa paroi supérieure, en fait, se continue avec la dure-mère. Quant à l'extrémité inférieure de la tumeur médullaire kystique, on voit qu'elle est recouverte par du tissu conjonctif, à fibres ondulées, évidemment la pie-mère, qui, là, paraît sclérosée, et quant à la dure-mère, elle se perd au niveau du collet, dans l'épaisse couche de tissu adipeux à laquelle le collet adhère fortement.

Recklinghausen ajoute : « L'état des kystes, léur situation réciproque, la disposition des méninges,... tout nous permet de donner à ce cas le nom de myélocystoméningocèle. Cependant nous n'avons pas trouvé sur la paroi interne du kyste intérieur de revêtement épithélial cylindrique. Il est vrai que le fœtus m'était arrivé dans un état de décomposition avancée. De plus, il y avait des lésions inflammatoires secondaires, telles que des plaques d'infiltration cellulaire ou d'infiltration sanguine dans la paroi du myélocyste. Mais on ne peut conserver aucun doute sur la nature myélocystique de la tumeur interne, quand on l'a vue faire saillie hors de la moelle, à travers la fissure de la paroi postérieure du sacrum et la solution de continuité de la dure-mère » (p. 394).

Il ne me paraît pas difficile de préciser la détermination anatomique de ce dernier cas. Avec Recklinghausen, on ne peut mettre en doute la qualification de la tumeur profonde comme myélocyste. L'autre tumeur qui coiffait l'extrémité supérieure de la première, ne peut être qu'une méningocèle dorsale. Quant au myélocyste, une circonstance me permet d'affirmer que l'area était bien postérieure, c'est la disposition des racines nerveuses et leur origine. C'est tout à fait sur le fond du kyste, tout près de sa portion la plus saillante, que les racines postérieures prennent leur point d'insertion, et de là elles descendent le long des parois du myélocyste, pour aller traverser la dure-mère. Ce fait correspond exactement à la description que nous avons donnée plus haut de la disposition des racines nerveuses dans les myélocystes à area postérieure. Quant à la méningocèle, elle était double, et outre la collection liquide, qui tout autour du myélocyste avait dû s'accumuler dans la partie dorsale de l'espace sous-arachnoïdien, il y avait encore en avant, coiffant l'extrémité supérieure du myélocyste, une deuxième cavité, celle-là se continuant avec l'espace subdural, et qui évidemment ne pouvait pas remonter bien haut, puisque la dure-mère, comme dans tous les cas de myélocystocèles que nous avons étudiés, s'arrêtait à la base de la tumeur, et Recklinghausen, dans ce cas, spécifie qu'il en était bien ainsi.

Nous avons vu déjà que la méningocèle, au lieu de se faire à la partie postérieure, en arrière du myélocyste, pouvait se constituer en avant de celui-ci, entre sa paroi antérieure et la face postérieure des corps vertébraux, soit dans l'espace sous-arachnoïdien ventral, soit dans l'espace subdural. En outre, le myélocyste ainsi repoussé en arrière par cette méningocèle ventrale peut être soit un myélocyste développé aux dépens de la partie postérieure de la moelle, un myélocyste postérieur avec area ventrale, soit un myélocyste antérieur avec area dorsale. Muscatello appelle les cas du premier genre (myélocyste dorsal avec méningocèle ventrale) *myélocystoméningocèle dorso-ventrale*. Quant aux autres (myélocyste ventral et méningocèle ventrale), il les appelle *myélocystoméningocèle ventrale*. J'ai dit ailleurs que je préférais désigner les deux variétés sous le nom de *myélocystoméningocèle ventrale* ou *antérieure*, et préciser la variété en ajoutant *avec myélocyste à area ventrale* ou *avec myélocyste à area dorsale*.

Voici l'observation que donne Muscatello d'une *myélocystoméningocèle dorso-ventrale*, que j'appellerai *antérieure*, avec *myélocyste à area ventrale*. (Observation XVIII, p. 235, *Arch. J. klin. Chir.*, 1894.)

OBSERVATION 10 (MUSCATELLO, XVIII).

Myélocystoméningocèle dorso-ventrale, avec fissure
abdomino-pelvienne.

Fœtus à terme, envoyé par le professeur Aubenas à l'Institut pathologique de Strasbourg. Le crâne est bien constitué, quoique légèrement dolicocéphale (102/72 millimètres). L'ossification est complète, bien que les os soient un peu mous. La face est normale, les paupières sont ouvertes. Le cou, relativement à sa circonférence, est un peu court. *Caput obstipum* marqué vers le côté gauche. Les membres supérieurs sont normaux, la jambe droite est dans l'extension, mais le membre inférieur gauche est fléchi à angle droit sur l'abdomen. La paroi antérieure de l'abdomen est formée dans toute son étendue par une membrane mince, convexe, constituant une sorte de sac, dans lequel les viscères abdominaux font hernie. L'insertion du cordon se fait en haut et à gauche sur cette paroi; le cordon ne contient qu'un seul vaisseau, probablement la veine ombilicale, qui va vers le foie et se loge dans un sillon de celui-ci. En bas et à gauche, on remarque un autre cordon saillant, formé par un seul vaisseau assez large, qui paraît être une artère ombilicale. Les reins ne sont pas dans l'éventration : ils sont restés assez haut dans la cavité abdominale. A la base de l'éventration, près de son bord gauche, en un point revêtu de peau, il y a une petite saillie en forme d'olive, longue de 8 millimètres, large de 2, qui représente peut-être un rudiment des organes génitaux externes. Plus haut, et un peu plus en arrière, il y a encore une fossette qui se termine en un cul-de-sac profond de 3 millimètres, et qui peut être est un rudiment de l'anus.

Le dos est très court : il ne mesure que 11 centimètres et demi, des épaules à l'extrémité du coccyx. Forte cypho-scoliose gauche, qui commence au cou et atteint son maximum dans la région dorsale, tandis que dans la région lombaire il y a une forte lordose. La région lombaire est occupée par une tumeur arrondie, formant une assez vaste cavité, qui paraît mesurer, bien que son contenu ait été évacué et qu'il soit nécessaire de tenir compte également de l'action de l'alcool, 8 centimètres et demi de longueur, sur 6 de largeur, et 5 centimètres et demi de profondeur. Cette cavité se rétrécit pour former un pédicule, qui ne mesure que 5 cent. et demi de long sur 5 de large.

La peau qui recouvre cette tumeur a un aspect normal, sauf à son sommet, où se trouve un point de coloration grisâtre et d'aspect cicatriciel. Nulle part on ne constate d'hypertrichose ; toute la tumeur est recouverte d'un duvet fin, comme tout le reste du corps. En incisant les tissus à la base de la tumeur, on remarque que le tissu cellulaire sous-cutané est épaissi ; au-dessous, le fascia, aminci, se fusionne avec la paroi de la tumeur ; celle-ci, plus bas, s'amincit pour former un pédicule assez large, qui pénètre dans une large fissure osseuse et vient se continuer avec la moelle. La tumeur est ouverte par une incision longitudinale, et on voit qu'elle constitue un vaste sac, dont les parois épaissies sont infiltrées d'extravasats sanguins. Sa surface interne est colorée en rouge brun et présente de nombreuses éminences aplaties en forme de réseau. Dans la profondeur du sac, du côté du rachis, on voit deux crêtes longitudinales, longues de 2 centimètres, larges de 5 à 7 millimètres, et hautes de 5 millimètres. Ces crêtes limitent entre elles une gouttière profonde de 3 millimètres, qui va en s'effilant à ses deux extrémités, et forme là deux petites fossettes en forme d'entonnoir, tout à fait semblables aux fossettes polaires d'une area médullo-vasculaire dans une myéloméningocèle. De ces deux fossettes, la supérieure se dirige en haut, l'inférieure en bas, et toutes les deux se continuent avec le canal central de la moelle. Les deux crêtes longitudinales paraissent formées par du tissu plus mou que les parois du sac; latéralement, elles se perdent dans le tissu de la paroi.

Sur une coupe antéro-postérieure, faite à travers tout le corps du fœtus, en suivant les courbures de la colonne vertébrale, on remarque les faits suivants : 1° la base du crâne est normalement constituée; 2° la partie supérieure du rachis fait à peine présager la courbe scoliotique; la courbure s'accentue à partir de la quatrième dorsale, et alors il vient s'y joindre une cyphose moyenne qui se continue jusqu'à la dixième dorsale. A partir de ce point, à la cyphose se substitue une lordose de compensation, qui se joint à   scoliose et se poursuit jusqu'à l'extrémité du coccyx. Le nombre des vertèbres cervicales est de sept ; celui des vertèbres dorsales, de onze. Les corps vertébraux sont en grande partie ossifiés, mais ils sont généralement raccourcis et mesurent à peine 3 à 4 millimètres de hauteur pour les vertèbres cervicales, 4 à 5 et très rarement jusqu'à 5 millim. et demi pour les vertèbres dorsales. Les diamètres transverse et antéro-postérieur ne paraissent pas altérés. Dans leur hauteur, les deux moitiés de chaque corps ne sont pas toujours symétriques; si la moitié droite est la plus haute, la gauche peut être tellement raccourcie que de ce côté les deux vertèbres sus et sous-jacentes paraissent venir au contact l'une de l'autre par leurs bords gauches, tandis que la vertèbre intermédiaire paraît déviée à droite... L'arc postérieur de la dernière vertèbre dorsale n'est pas complètement fermé, mais est représenté par deux prolongements cartilagineux, dont le droit se recourbe en arrière vers la ligne médiane, tandis que le gauche est à peine indiqué. Le nombre des côtes est de onze de chaque côté, mais à gauche les côtes fusionnent, formant une sorte de plaque osseuse.

La colonne lombaire est formée par quatre corps vertébraux, peu élevés, irréguliers comme forme, et offrant au plus haut degré les malformations signalées plus haut. Les arcs postérieurs, entièrement ouverts, ne sont guère représentés de chaque côté que par des petites saillies cartilagineuses, à peine indiquées pour la plupart.

La partie sacrée du rachis est très déformée. Elle présente cinq corps, les deux supérieurs semblant normaux. Les trois autres sont très petits, irréguliers de forme et presque entièrement cartilagineux. Ils ne sont pas régulièrement rangés les uns au-dessous des autres de manière à former une série continue, mais ils constituent une sorte de triangle, deux d'entre eux étant presque à la même hauteur, le troisième étant au-dessous. Les ailerons du sacrum sont courts (5 millimètres), et s'unissent aux os iliaques, dont la plus grande hauteur est de 42 millimètres, et la largeur 21 millimètres. Les os iliaques sont très tournés en dehors et en arrière, si bien qu'un plan qu'on ferait passer par les deux épines iliaques antéro-supérieures raserait en même temps la face antérieure du sacrum. Les deux pubis ne viennent pas l'un vers l'autre pour former la symphyse pubienne comme à l'état normal. Au contraire, ils s'écartent et forment de chaque côté une sorte de prolongement cartilagineux mousse, dirigé en avant et en dehors, et laissent entre eux, en avant, une large fissure par laquelle passe la hernie viscérale dont il a été question plus haut.

La paroi dorsale du sacrum manque complètement et n'est indiquée que par deux crêtes cartilagineuses latérales. Dans la moitié inférieure du sacrum, la cavité sacrée est fermée en arrière par une membrane fibreuse assez épaisse et résistante. Le coccyx est formé par trois pièces, qui ne sont pas régulièrement superposées, et dont la première seule offre un commencement d'ossification.

Le diamètre antéro-postérieur du canal rachidien mesure dans la région cervicale 8 millimètres, dans la région dorsale 7 millimètres et demi, jusqu'à la huitième dorsale, mais à partir de ce point il s'élargit progressivement, et à la hauteur de la dixième dorsale, où la fissure commence, il atteint 13 millimètres.

3° La moelle, avec la pie-mère, l'arachnoïde et la dure-mère, remplit la partie supérieure du canal rachidien, comme à l'état normal; les racines nerveuses dans la région cervicale courent perpendiculairement à la moelle jusqu'à leurs orifices de sortie. Dans la région dorsale, jusqu'au neuvième orifice intervertébral, ils se dirigent avec une légère obliquité de haut en bas, à peu près comme à l'état normal. Mais là les rapports changent : les racines des dixième et onzième paires nerveuses courent, la première presque et la deuxième tout à fait horizontalement, pour passer toutes les deux par le dixième trou intervertébral dorsal. Quant à la douzième racine, elle se dirige vers le onzième trou en suivant un trajet récurrent, de bas en haut. En ce point, la fissure commence. La moelle s'incurve en arrière, devient presque horizontale, et passe dans le sac herniaire, où elle subit les modifications que nous avons décrites ou que nous allons décrire.

La dure-mère s'arrête subitement, au niveau même du bord de la fissure, où elle constitue un rebord tranchant; la partie ventrale de la dure-mère reste appliquée sur la face des corps vertébraux, qu'elle tapisse à la manière d'un ruban. La méninge molle enveloppe toute la moelle, qui, au moment où elle franchit la fissure osseuse, subit une dilatation considérable, surtout au niveau de sa partie postérieure qui forme la paroi du kyste. La paroi antérieure de la cavité porte les deux crêtes ci-dessus décrites et la gouttière, aux deux extrémités de laquelle se trouvent les fossettes polaires dont nous avons parlé, et qui, en haut et en bas, s'abouchent avec le canal médullaire. A l'extrémité inférieure du kyste, la moelle s'incline de nouveau en avant, passe sous le bord supérieur de la membrane fibreuse qui, nous l'avons vu, forme en bas la paroi postérieure du canal sacré, et se poursuit jusque dans le canal coccygien, où elle adhère aux parties molles qui l'entourent, méninges et périoste vertébral.

Par suite de cette courbure convexe en arrière de la moelle, la face antérieure de la moelle s'écarte de la face postérieure des corps vertébraux, dans les régions lombaire et sacrée. L'espace ainsi délimité forme un kyste borné par l'arachnoïde épaissie, et dans ce kyste cheminent les racines nerveuses lombaires et sacrées correspondantes, dont les unes, les moins nombreuses, traversent directement la cavité, tandis que les autres suivent leur chemin en restant appliquées à la paroi, jusqu'à leur orifice de sortie. De ces racines, les unes, les antérieures, sortent directement de la paroi ventrale de la moelle, tandis que les autres (postérieures) sortent un centimètre environ plus haut, plus loin de la ligne médiane, et cheminent entre la pie-mère et l'arachnoïde, circonstance que nous avons eu l'occasion de mentionner à propos des myéloméningocèles.

Au microscope, on voit la paroi du sac en rapport avec la peau, très mince, le tissu cellulaire sous cutané, dans lequel se trouvent des groupes de cellules adipeuses; puis vient une couche également cellulaire, constituée par la réunion de la pie-mère et de l'arachnoïde soudées l'une à l'autre, et formée par des faisceaux de fibres fines, disposées en réseau, laissant entre elles de vastes espaces lymphatiques, avec des vaisseaux lymphatiques et de nombreux vaisseaux sanguins. Cette couche est parsemée de nombreux caillots hémorragiques et porte sur sa surface libre un revêtement formé en partie par de l'épithélium cubique, et en partie par de l'épithélium cylindrique. Par endroits, ce revêtement manque. Nulle part, dans la paroi, on ne trouve de traces de la dure-mère. La moitié ventrale de la moelle, celle qui forme les deux bourrelets et la gouttière (en un mot, l'area), est formée de tissu nerveux normal. Les vaisseaux élargis, quelquefois rompus, parviennent jusqu'au dessous de la surface libre, revêtue de l'épithélium cylindrique peu élevé caractéristique, comme dans les areas médullo-vasculaires des myéloméningocèles.

Ces faits, ajoute Muscatello, montrent très nettement que nous avons eu affaire à la combinaison d'une myélocystocèle développée aux dépens de la paroi postérieure de la moelle, et d'une méningocèle antérieure. Cette méningocèle a été formée par l'accumulation de liquide dans un espace sous-arachnoïdien ou plusieurs espaces voisins fusionnés, ainsi que nous avons eu déjà l'occasion de l'observer. Il faut noter la façon dont se fait l'origine des racines. Les malformations du squelette méritent aussi une mention spéciale.

Hildebrand, dans l'appendice à son mémoire du *Deutsche Zeitschrift für Chirurgie* (*loc. cit.*, 1893, p. 479), donne une observation, malheureusement très résumée, et qui me paraît devoir être rangée dans la même catégorie que la précédente.

OBSERVATION 17 (HILDEBRAND).

Spina bifida. Fissure de la dernière vertèbre lombaire et du sacrum.

Le sac est revêtu de peau normale, et au-dessous on trouve une couche épaisse de tissu cellulaire. Puis vient un sac ténu, évidemment formé par les méninges molles. Dans la profondeur du sac on trouve des restes de substance médullaire, tandis que tout le reste du sac en est dépourvu. La cavité du sac se continue directement avec le canal central de la moelle, dans lequel on peut pénétrer, aussi bien vers le haut que vers le bas. La paroi ventrale de la moelle est recouverte par la pie-mère et l'arachnoïde. Par suite du poids du sac postérieur, cette paroi ventrale se trouve entraînée vers le côté dorsal, et la moelle est tiraillée en arrière. De la paroi ventrale on voit partir une série de racines nerveuses, allant directement vers la dure-mère. Du côté dorsal, la dure-mère s'engage dans la fissure osseuse, aux bords de laquelle elle adhère, et là elle forme avec l'arachnoïde un petit sac latéral. Il s'agit là d'une myélocystocèle, combinée avec une méningocèle durale.

Il semble bien, en effet, que dans ce cas il s'agit d'une myélocystoméningocèle antérieure, avec myélocyste postérieur et area ventrale. En outre, ce cas paraît appartenir à la variété subdurale.

Voici encore une observation de Recklinghausen (obs. XX, p. 395), qui va nous présenter une particularité nouvelle : l'adhérence à la peau du myélocyste soulevé par une ménigocèle ventrale.

OBSERVATION 18 (RECKLINGHAUSEN, XX).

Myélocystoméningocèle avec adhérence méningée.

Pièce de la collection A II 93. Enfant du sexe féminin, par ailleurs bien conformée, âgée de vingt-trois jours, à qui, à la clinique chirurgicale, deux jours avant sa mort, on avait enlevé la partie

saillante de la tumeur. Mort par méningite purulente et broncho-
pneumonie. Des deux côtés, pied bot varus accentué, et, à droite,
ankylose presque complète du genou. Ventricules latéraux dilatés,
contenant 40 centimètres cubes de liquide purulent; l'épendyme est
très épaissi, et difficile à séparer des tissus sous-jacents. Dans les
parties de la moelle qui ne prennent pas part au spina bifida, le
canal sur les pièces colorées était très visible, et au microscope
on lui trouvait un revêtement épithélial. Sa largeur n'excédait pas
2 millimètres.

La tumeur, grosse comme une pomme, un peu allongée, siège
dans la région lombaire; l'apophyse épineuse de la deuxième lombaire est fissurée; les arcs des vertèbres lombaires suivantes, ainsi que
des vertèbres sacrées, manquent, sauf un rudiment isolé des pédicules
sur la troisième lombaire et la deuxième sacrée. Sur les corps vertébraux, on ne trouve aucune anomalie, sauf une petite excroissance
osseuse aplatie sur la face antérieure de la deuxième vertèbre lombaire. La tumeur, avant l'opération et même à l'autopsie, présentait
une certaine consistance. Elle avait contenu environ 50 centimètres
cubes de liquide et mesurait 7 centimètres de longueur sur 6 de
largeur, tandis que sa saillie au-dessus du plan dorsal pouvait être
estimée à 3 centimètres. Sa base avait environ 5 centimètres de
largeur. Les parties périphériques de la tumeur étaient revêtues de
peau normale, qui, ici, comme dans tout le reste du corps, offrait une
pilosité assez accentuée. Par contre, sur le sommet de la tumeur, et
notamment sur cette partie qui avait été enlevée au moment de
l'opération, la surface est en très grande partie luisante, et la paroi est
translucide, et cela sur un espace long de 5 centimètres et large de 4.
D'ailleurs, la paroi n'est pas extraordinairement mince, puisqu'elle
a 2 à 3 millimètres d'épaisseur, sauf sur une petite place d'environ
5 millimètres de largeur, où elle est si mince qu'elle fait saillie à
l'extérieur, et à ce niveau elle est très lisse et luisante. L'intérieur
n'est pas une cavité unique, mais parcourue par de nombreux
tractus, voire même par des cloisons qui vont de la moelle vers les
parois.

Bien que les nombreuses mailles ainsi formées aient été vidées de
leur contenu, on reconnaît que la cavité du sac se rétrécit en allant
vers le canal vertébral, dont la paroi postérieure porte une solution
de continuité longue de 25 millimètres. Cette solution de continuité
n'est pas béante, mais elle est remplie par la moelle qui s'élève dans
la cavité du sac, à la manière d'une colonne allant de la profondeur
vers la paroi postérieure du sac, sur une hauteur de 15 millimètres.
A l'extrémité libre de cette colonne, on voit à l'autopsie une
ouverture allongée verticalement, et on peut constater que cette

ouverture mène dans la cavité centrale de la moelle. Mais sur la pièce conservée, quand on a replacé la partie enlevée pendant l'opération, on arrive à rétablir comme suit l'état du sac. Cette petite place saillante que nous avons décrite sur le sommet de la tumeur, sur la partie enlevée, forme la voûte dorsale de la cavité médullaire, cavité complètement indépendante de celle du sac. De plus, vers la face profonde, cette cavité médullaire peut être suivie dans deux directions différentes et paraît contenue dans deux colonnes médullaires qui s'élèvent l'une à côté de l'autre, dans le sac, et qui, sur leur paroi extérieure, se trouvent recouvertes par les racines, très fortes, qui en sortent et courent les unes à côté des autres. Et, en dernière analyse, on reconnaît que ces deux colonnes médullaires, après être montées parallèlement l'une à l'autre sous le sommet de la tumeur, se continuent l'une avec l'autre par l'orifice mis à jour en enlevant ce sommet. La moelle forme donc ainsi, dans l'intérieur du sac, une anse, dont la partie afférente est formée par le segment supérieur de la moelle et la partie efférente par le segment inférieur de cette même moelle, avec le *conus medullaris*. Les deux montants de cette anse, très rapprochés l'un de l'autre, sont un peu déjetés en dehors. Tandis que ces montants sont constitués par des portions de la moelle en bon état et offrant une consistance normale, à l'endroit où l'anse se recourbe, la moelle, dans toute son épaisseur, forme un kyste, dont les parois, transparentes, se trouvent pour la plus grande partie constituées par la méninge molle, portant en dedans, du côté ventral, des traînées de substance médullaire. Les racines nerveuses peuvent être à droite et à gauche suivies jusqu'au point où a porté la section opératoire, et on les retrouve en partie dans le segment excisé de la paroi dorsale. Mais la plupart des racines partent du montant supérieur de l'anse; le segment inférieur ne donne naissance qu'à de très rares racines. Les racines récurrentes qui viennent de l'intérieur du sac, vont former les troisième, quatrième et cinquième nerfs lombaires, tandis que les nerfs sacrés proviennent des racines venant du segment inférieur. Une de ces racines sacrées est pourvue d'un ganglion bien développé, épais de 2 millimètres et long de 4.

L'examen microscopique, par suite d'un trop long séjour dans l'alcool, ne pouvait pas être bien complet. Il a montré cependant que sur toute l'étendue du sommet de la tumeur existait une couche ininterrompue d'épiderme et un réseau de Malpighi comportant de dix à douze couches de cellules, mais qu'aussitôt que la surface, au sommet, devenait mince et luisante, les papilles, les follicules cutanés et le tissu cellulaire sous cutané manquaient complètement et apparaissaient soudainement dès que commençaient les parties latérales en pente de la tumeur. Dans cette partie centrale du sommet, le réseau de Malpighi repose directement sur une couche de tissu cellulaire pur, offrant en général une stucture lamellaire, et plus rarement présentant un entrelacement des faisceaux. Extrêmement mince, à peine aussi épais que la couche épidermique, ce tissu lamellaire, dans le petit couvercle excisé de la tumeur, se trouve en dedans en contiguïté immédiate avec une mince couche d'un tissu impossible à méconnaître. Sur la surface libre de ce tissu on voit une couche d'épithélium cylindrique peu élevé et bien reconnaissable. C'est une couche de tissu médullaire, que viennent segmenter des tractus fibreux et des vaisseaux sanguins partis de la couche lamellaire sous-jacente.

... Dans ce tissu lamellaire se trouvent de nombreuses fibres élastiques extrêmement fines... En dehors du couvercle, cette couche conjonctive qui supporte le revêtement épidermique offre exactement la même constitution avec les mêmes fibres connectives translucides entremêlées d'un réseau de fibres élastiques, souvent très abondantes; en outre, il se fait entre les fibres des espaces vides et tout le tissu, notamment dans les couches profondes, devient de plus en plus lâche et se remplit de cellules rondes très nombreuses, évidemment des globules de pus. Les vaisseaux, surtout les capillaires, sont très peu nombreux dans ce tissu fibreux. Mais dans ses couches les plus profondes on voit des artérioles et des veinules plus volumineuses. Les filaments connectifs qui, venant de la moelle, se rendent à la paroi du sac à travers la grande cavité, sont identiques à tous les points de vue aux fibres qui entrent dans la constitution de cette paroi. Et cette circonstance nous donne le droit d'identifier cette partie de la paroi, qui est située au sommet de la tumeur et qui est lisse et luisante, avec une membrane séreuse épaissie et condensée, et de la comparer en somme à la zone épithélio-séreuse d'une myéloméningocèle. Juste en dehors de cette zone, quand la paroi augmente subitement d'épaisseur, et plus bas dans le pédicule, on trouve la peau réelle, mais épaissie et indurée, et, sous cette peau, du tissu cellulaire sous-cutané, segmenté dans ses couches les plus profondes par des lamelles fibreuses que je crois devoir tenir pour le fascia. Ensuite, vient une deuxième couche fibreuse, la dure-mère, mais qui bientôt, sous la zone dermatique même, disparaît comme le fascia.

Un des faits les plus intéressants de cette observation est l'adhérence qui unissait la myélocystocèle à son pôle dorsal avec l'enveloppe extérieure. La constitution du revêtement cutané à ce niveau mérite également d'être remarqué. Nous reviendrons plus loin sur ces différents points.

Muscatello admet une autre variété de myéloméningocèle
antérieure, dans laquelle le myélocyste est formé par la paroi
ventrale de la moelle, et par conséquent l'area est postérieure,
et ce myélocyste antérieur est entouré d'une méningocèle siégeant entre lui et la face postérieure des corps vertébraux,
tandis que l'area postérieure est en rapport avec les enveloppes
extérieures de la tumeur. C'est le cas dans son observation XIX
(loc. cit., p. 240).

OBSERVATION 10 (MUSCATELLO, XIX).

Myélocystoméningocèle ventrale. (Nous dirions : *Myélocystoméningocèle
antérieure avec myélocyste à area dorsale.*)

Maria Br... Trois jours. Dans la région lombo-sacrée, tumeur
grosse comme une pomme, qui commence au niveau de la dernière vertèbre lombaire et repose par une large base sur la région
sacrée. A son sommet, on remarque un orifice irrégulièrement
arrondi, par lequel on peut pénétrer jusque dans l'intérieur de la
tumeur; cet orifice est dû à la rupture de la tumeur, rupture qui
s'est produite peu après la naissance. Le doigt peut être introduit
dans l'orifice et sent alors dans la profondeur une fissure osseuse
qui mesure environ 3 centimètres de long sur 1 centimètre et demi
de large.

Une incision ovalaire déterminant deux lambeaux latéraux permet
d'arriver sur la tumeur et de l'exciser à sa base. Suture profonde et
superficielle des parties molles. Réunion par première intention.
L'enfant cependant est mort au bout de deux semaines. Il n'y a aucun
détail des suites de l'opération, ni sur les troubles de la sensibilité ou
de la motilité qui auraient pu exister avant ou se produire après
l'opération.

La pièce constitue un sac, gros comme la moitié d'une orange,
largement ouvert au niveau de son implantation sur le sacrum. Sur
le sommet de la pièce se trouve l'orifice arrondi, large d'environ un
demi-centimètre, dont nous avons déjà parlé et qui conduit dans la
cavité. Les bords de cet orifice sont formés en dehors par la peau,
coupée nettement et profondément par une membrane cellulaire
mince, frangée, évidemment rompue après la naissance. Au-dessous
de cet orifice se trouve, sur la paroi de la tumeur, une deuxième perte
de substance de la peau, de forme rayonnée et dont le fond consiste
en une mince couche de tissu cellulaire, portant une eschare très
adhérente, mêlée d'éléments sanguins. Ce fait parle en faveur de

l'hypothèse d'un défaut cutané d'origine plus ancienne, et c'est sans doute un défaut semblable qui, plus haut, s'est compliqué de la déchirure des parties molles plus profondément situées.

La surface de la cavité, lisse, luisante, est pourvue d'un riche réseau vasculaire. Cette cavité renferme un fragment assez considérable de tissu médullaire, dont la partie libre montre une surface fraîchement sectionnée, tandis que son extrémité opposée adhère à la paroi du kyste, au niveau du sommet de la tumeur. Si on fait une coupe à travers ce fragment médullaire, près de son extrémité libre, on voit qu'il n'est recouvert que par la pie-mère et qu'il offre une légère asymétrie en faveur de sa moitié droite. Le canal central dilaté peut être reconnu à l'œil nu. La substance grise des deux côtés est parsemée d'un piqueté hémorragique. Sur la paroi interne du kyste, on trouve de nombreux filets nerveux, de grosseur variable, qui sortent de chaque côté du sommet de la tumeur, au point où elle adhère à la paroi du sac. Ce sont les racines postérieures, qui suivent le long de la paroi un trajet plus ou moins long, et viennent, les unes, s'enfoncer dans la paroi même du sac, et les autres gagner directement l'orifice qui donne passage dans l'intérieur du canal vertébral. Un peu avant que la moelle s'attache au sommet du kyste, le canal central se dilate et forme une gouttière large et profonde, dont le fond est uni à la paroi du kyste. Sur les parois de cette gouttière, on voit deux crêtes saillantes, élevées, puis s'aplatissant de plus en plus, pour finir par se perdre dans les parois latérales et inférieures. C'est sur le bord extérieur de ces crêtes qu'on voit, sur la paroi externe de la tumeur, partir des filets nerveux, qui sont évidemment les racines antérieures, courent le long de la paroi kystique et se comportent exactement comme les racines postérieures. Entre les deux crêtes se trouve une dépression qui se termine par une fossette en forme d'entonnoir, la fossette polaire supérieure; quant à la fossette polaire inférieure et au filum terminale, il n'est pas possible de les retrouver. Ils ont sans doute été enlevés par l'opération.

Sur des coupes faites à travers la paroi du sac, on voit que la peau est atrophiée et abondamment pourvue de vaisseaux dilatés et gorgés de sang. Au-dessous vient une mince couche de tissu cellulaire, à faisceaux courant transversalement, qui est évidemment le tissu cellulaire sous-cutané. Puis vient une autre couche de tissu conjonctif, plus lâche, dont les faisceaux forment un réseau à mailles larges, extraordinairement riche en vaisseaux sanguins, ainsi qu'en vaisseaux et espaces lymphatiques. Il contient de nombreux petits foyers hémorragiques et, dans la paroi des vaisseaux, des infiltrations de petites cellules. Cette couche est évidemment formée par l'arachnoïde;

sur sa surface libre on voit bien de nombreux extravasats sanguins, mais nulle part il n'y a de revêtement épithélial.

Sur des coupes transversales, faites à travers la partie supérieure de la hernie médullaire et colorées suivant le procédé de Pal, on reconnaît d'abord en dehors le revêtement pie-mérien et les racines nerveuses. Au centre, la substance grise est pauvre en fibres nerveuses, mais elle contient de nombreuses cellules nerveuses, normales pour la plupart, mais souvent assez petites, très pigmentées et pourvues d'un noyau à peine visible. Les vaisseaux sont dilatés et entourés d'extravasats sanguins. Dans la substance blanche, les cordons antérieurs paraissent bien conservés, les cordons latéraux, très atrophiés, les cordons postérieurs, enfin, médiocrement atrophiés (simple diminution du nombre des faisceaux nerveux). Le canal central est dilaté et recouvert d'un épithélium cylindrique à deux ou trois couches. Dans l'intérieur du cordon postérieur gauche, on voit une cavité ovalaire, allongée, revêtue d'un épithélium cylindrique et qui paraît être une sorte de diverticulum dû à une courbure du canal central. Dans les racines nerveuses, on trouve une augmentation des noyaux dans le périnèvre et l'endonèvre, et parmi les fibres nerveuses les unes sont bien conservées, les autres se colorent peu ou mal par le procédé de Pal.

Les coupes faites un peu plus loin, au niveau de la dilatation du canal central, à 3 millimètres de son ouverture, montrent les détails suivants. La surface interne de cette dilatation, dans sa partie moyenne, est tapissée d'épithélium cylindrique. Sur les parties latérales, l'épithélium est absent. La substance médullaire, siégeant immédiatement au-dessous de l'épithélium, est constituée presque exclusivement par du tissu névroglique, avec très peu de fibres nerveuses très pâles et presque pas de cellules nerveuses. La couche médullaire la plus postérieure contient, au contraire, de nombreuses fibres nerveuses, restes des cordons postéro-latéraux. Dans la couche intermédiaire, on trouve de nombreuses cellules nerveuses, les unes bien conservées, les autres offrant de l'atrophie pigmentaire. Ces diverses couches sont très riches en vaisseaux sanguins dilatés et offrent de nombreux extravasats sanguins. Les nerfs, issus de la paroi postérieure de la tumeur médullaire et formant deux séries, une médiane représentant les racines postérieures, et l'autre plus latérale pour les racines antérieures, montrent les mêmes altérations que ci-dessus. La partie caudale de la dilatation, large et aplatie, un peu au delà de son point d'attache à la paroi kystique, est par places, et sur des espaces assez étendus, privée de son revêtement épithélial. A ce niveau, la substance médullaire constitue une couche mince, adhérente, rubanée, dans laquelle les cellules et les fibres nerveuses manquent presque complètement. A leur place, on voit de nombreux vaisseaux sanguins dilatés, courant pour la plupart dans une direction transversale et quelquefois formant une anse sur la surface libre. Ces vaisseaux proviennent des nombreux vaisseaux dilatés situés dans la pie-mère, qui revêt la paroi dorsale de la couche médullaire et lui est intimement unie. Nous avons ici l'image exacte d'une area médullo-vasculaire, formée par la paroi dorsale de la moelle et ayant en conséquence sa face libre tournée vers le côté ventral.

Les coupes à travers la paroi, dans le point où il y a une perte de substance, montrent que là l'enveloppe est formée seulement par les méninges molles, recouverte d'une croûte fibro-sanguine.

On reconnaît sans peine, ajoute Muscatello, qu'il s'agit ici d'un myélocyste rompu, entouré d'une méningocèle en avant, et dont la paroi dorsale est adhérente au sommet de la tumeur. Malheureusement, dans ce cas, il a été impossible d'étudier les malformations osseuses. Nous savons seulement que la fissure vertébrale était assez vaste et qu'elle intéressait la dernière vertèbre lombaire et les vertèbres sacrées. Mais nous ne savons pas s'il y avait d'autres malformations osseuses ou des lésions des organes internes. Dans tous les cas, et c'est ici le point qui nous importe, on ne peut guère mettre en doute, d'une part, la présence de la méningocèle à la paroi ventrale de la moelle, et, d'autre part, celle de l'area à la paroi dorsale de la myélocystocèle.

Enfin, nous avons admis une dernière variété de myélocysto-méningocèles, que nous avons appelées « à myélocyste aréal ». Supposons que la gouttière médullaire, comme dans une myélo-méningocèle, ne s'est pas refermée en tube et s'est développée avec une area au centre et, à la périphérie, une zone épithélio-séreuse. Si le travail de fermeture reprend alors, et que la soudure postérieure, transformant cette nappe étalée en myélo-cyste, au lieu de se faire au niveau des bords externes de la zone épithélio-séreuse, se fasse au niveau des bords de l'area, la zone épithélio-séreuse restera en dehors de la soudure : ses deux parties latérales s'accoleront, formant ce que nous avons appelé la *lame épithélio-séreuse*. Mais cet accolement pourra se faire d'une manière irrégulière. Il se formera ainsi des cavités kystiques annexes, offrant des caractères un peu particuliers :

1° ces cavités n'auront qu'un volume restreint et ne présenteront qu'une tendance minime à la dilatation; 2° elles pourront êtres multiples; 3° elles siégeront toujours au niveau de la ligne de soudure postérieure du myélocyste, c'est-à-dire non seulement sur la portion franchement postérieure, dorsale, de celui-ci, mais encore au niveau de ses extrémités supérieure ou inférieure (craniale ou caudale); 4° enfin, et ce sera là leur caractère essentiel, pathognomonique, leur paroi présentera une structure analogue à celle de la zone épithéllo-séreuse, c'est-à-dire qu'on y trouvera un revêtement épithélial qui pourra d'abord ne pas être continu, et ensuite être de nature variable; surtout on pourra rencontrer des îlots plus ou moins étendus de substance médullaire à la surface interne de ces cavités. Les observations suivantes, dont nous allons relater les principaux passages, me paraissent présenter ces particularités.

L'observation XVIII de Recklinghausen (p. 389), que nous avons déjà eu l'occasion de signaler (p. 115), ressemble assez à une myélocystoméningocèle avec myélocyste aréal. J'appelle l'attention sur les dernières lignes de cette observation :

Et cependant on trouve aussi dans ces kystes des traînées de substance médullaire, comme dans les myélocystes, et souvent on voit, au microscope, sur ces traînées un revêtement d'épithélium cylindrique...

Ces traînées de substance médullaire et ce revêtement épithélial ne semblent-ils pas indiquer qu'entre les aréoles dilatés de l'espace sous-arachnoïdien, se trouvent des restes de la zone épithéllo-séreuse exclue de la soudure par suite de laquelle s'est constitué le myélocyste, c'est-à-dire le kyste caudal? L'observation XVI de Muscatello me paraît appartenir à la catégorie que nous étudions [1].

Observation 20 (Muscatello, XVI).

Myélocystoméningocèle lombo-sacrée.

Enfant de trois ans, mort à la clinique infantile de l'Université de Strasbourg (professeur Kohts). Je joins au protocole de l'autopsie, faite

---

1. MUSCATELLO. — *Arch. f. kl. Chir.*, 1894, XLVII, p. 231.

par le professeur Recklinghausen, quelques résultats de mes recherches personnelles.

Longueur totale, 54 centimètres; longueur du sinciput à l'anus, 36. Double pied bot très marqué, légère contracture des deux genoux. Le crâne mesure 12 et 10 centimètres et demi. La grande fontanelle, 65 sur 45 millimètres. Légère hydropisie ventriculaire; un peu d'accumulation de sérosité à la base.

Dans la région lombo-sacrée, on trouve une tumeur de 65 millimètres de long sur 45 de large, faisant une saillie de 1 centimètre de hauteur. Cette tumeur a son bord gauche à 3 centimètres, et son bord droit à un demi-centimètre de la ligne médiane. Son extrémité inférieure est à 3 centimètres au-dessus de l'anus. A 2 centimètres au-dessus de l'anus se trouve une *fovea coccygea*, très marquée. Sur le côté droit de la tumeur, l'épiderme est arraché, sans qu'il y ait là de rougeur particulière; sur toute la face postérieure, il y a d'ailleurs de nombreuses places au niveau desquelles l'épiderme manque. Le revêtement cutané est ridé, le tissu cellulaire sous-cutané au niveau de la tumeur est très mince. Il est plus développé au niveau de la nuque, du siège et des hanches. Profondément, la tumeur s'engage dans un orifice qui conduit dans le canal vertébral. Autour de cet orifice, le fascia se replie et s'unit à la paroi de la tumeur et au tissu cellulaire sous-cutané. La fissure vertébrale mesure en long 3 centimètres et en largeur 1 centimètre et demi... Le pédicule du sac passe sous le bord cranial de cette fissure. Le rachis est légèrement recourbé en arrière et mesure de la base du crâne jusqu'à la pointe du coccyx 25 centimètres. Sur toute sa longueur, les apophyses épineuses paraissent bien développées; peut-être sont-elles un peu larges dans la région lombaire. La fissure est formée par l'absence des arcs postérieurs de la cinquième vertèbre lombaire et des trois premières pièces sacrées. Les corps des vertèbres lombaires, surtout celui de la cinquième, sont larges, et le bassin paraît très incliné, de sorte que la face antérieure du sacrum fait, avec la face antérieure des vertèbres lombaires, un angle de 60°. Il n'y a aucune fissure des corps vertébraux lombaires ou sacrés. Les corps vertébraux, sans être très hauts, paraissent normalement constitués. Leur hauteur ne dépasse pas, dans la région cervicale, 5 millimètres, dans la région dorsale, 7 millimètres, et 9 dans la région lombaire.

Les arcs postérieurs ayant été sectionnés de chaque côté de la ligne médiane, on reconnaît que la dure-mère est attachée fortement à la paroi du sac. La peau est unie à la paroi du sac, mais il y a entre les deux une couche de tissu adipeux. Dans ce tissu adipeux sous-cutané on arrive, vers l'extrémité inférieure, à un sac borgne, dont la paroi est blanche et brillante. Mais il ne constitue qu'une petite partie de la tumeur. Car en haut on trouve deux sacs semblables que l'insufflation montre communiquant l'un avec l'autre. Quand on a ouvert le sac inférieur, on reconnaît aussi qu'il est en relations avec les autres. Le pédicule de la tumeur est attaché à la moelle sur une longueur de 18 millimètres.

A droite, les racines nerveuses cheminent le long de la paroi du sac, tandis qu'à gauche, elles se rendent directement aux orifices sacrés. L'extrémité inférieure de la moelle va jusqu'à la hauteur de la troisième vertèbre sacrée. Les racines nerveuses partent perpendiculairement à la moelle et se rendent directement à leurs orifices intervertébraux.

Au microscope, on constate que la dure-mère se perd à la base de la tumeur. La paroi de la tumeur se compose de la peau, dont les éléments sont légèrement atrophiés, du tissu sous-cutané très graisseux et de la méninge molle très épaissie. *La paroi des petits sacs montre en certains points des restes de substance médullaire, sans cellules ganglionnaires, avec un revêtement d'épithélium cylindrique vibratile. En d'autres points, la couche épithéliale repose directement sur la pie-mère...*

Enfin, Muscatello signale la diastase des muscles droits antérieurs, un orifice dans l'appendice xiphoïde, l'éversion de l'ombilic et la hernie inguinale contenant une corne utérine, la trompe et l'ovaire correspondants, dont nous avons déjà parlé ailleurs. Il ajoute enfin : « Ce qui est surtout remarquable, c'est la présence de ces trois petits kystes, situés les uns derrière les autres, leur attache à la moelle, leur revêtement interne d'épithélium cylindrique vibratile, la présence de tissu nerveux dans leur paroi ; aussi ne peut-on hésiter à les reconnaître comme étant des myélocystes. Tous sont enfermés dans une enveloppe formée par la méninge molle, dont les deux parties, l'arachnoïde et la pie-mère, sont par places absolument confondues, tandis que sur d'autres points il est possible de les séparer. »

L'observation ne dit pas si la cavité de ces kystes communiquait avec le canal médullaire. Il ne semble pas non plus que des racines nerveuses aient leur orifice sur la paroi même des kystes. Il est dit seulement que les racines cheminent sur la paroi des kystes. De plus, il est difficile de savoir si un des sacs constituait un véritable myélocyste. Il est probable qu'il y avait, à l'extrémité inférieure de la moelle beaucoup plus longue qu'à l'état normal, un myélocyste aréal terminal, peut-être rétracté, et que les petits kystes décrits par Muscatello n'étaient autre chose que des cavités annexes dues à l'occlusion irrégulière de la lame épithélio-séreuse. C'est d'ailleurs ce que semble indiquer clairement la structure assignée aux parois des kystes.

Lorsque, en l'absence de restes médullaires et de revêtement épithélial cylindrique, le signe pathognomonique, sur lequel nous venons d'insister, manque, il devient plus difficile d'affirmer que le myélocyste faisant saillie dans la méningocèle est bien un myélocyste aréal. Tel est le cas notamment toutes les fois que la zone épithélio-séreuse pourra être considérée comme absente. Il nous restera alors, comme critérium, les autres caractères dont nous avons parlé : la petitesse du myélocyste, l'épaisseur relativement considérable de ses parois, les dimensions restreintes et l'inextensibilité de la cavité myélocystique, enfin, comme nous l'avons déjà dit, la tendance qu'offrent les parois à l'atrophie des éléments nerveux, à la transformation fibreuse et à la rétractilité. En s'appuyant sur ces caractères, nous pourrons classer certains cas dont l'interprétation avait paru jusqu'ici des plus douteuses, ou qui avait donné lieu à des interprétations successives très différentes. A mon avis, les cas qu'on donnait naguère comme des hernies de la moelle se faisant dans une méningocèle préformée, à peu près comme une hernie intestinale pourrait s'effectuer dans un sac péritonéal préformé, et qu'on a longtemps désignés sous le nom de « myéloméningocèles », les cas, encore, qu'on donnait comme des « déflexions de la moelle » se faisant dans la cavité d'une méningocèle, ou, comme on disait alors, d'un hydrorachis externe, beaucoup des cas, aussi, qu'on a analysés comme des tumeurs gliomateuses, cylindriques ou conoïdes, développées aux dépens de la partie postérieure de la moelle, lorsque du moins on trouve dans ces soi-disant gliomes une cavité en continuité avec le canal central de la moelle, ne seraient pas autre chose que des myélocystoméningocèles postérieures à myélocyste aréal. Malheureusement, la plupart de ces cas sont anciens et étudiés au point de vue histologique d'une façon fort insuffisante. Néanmoins, peut-être nous sera-t-il possible de trouver en eux des arguments pour appuyer notre opinion sur ce point.

Voici, par exemple, le résumé d'une observation publiée par von Bärensprung[1] et considérée par lui comme une « guérison spontanée d'un hydrorachis local avec spina bifida » :

OBSERVATION 21 (BÆRENSPRUNG).

Il s'agit d'un enfant mort à l'âge de vingt-sept semaines, par suite d'un coryza pseudo-membraneux, et qui portait à sa naissance, à la partie supérieure de la région dorsale, une tumeur arrondie, ayant un diamètre d'environ deux doigts et un pédicule plus étroit, d'un doigt environ, le tout recouvert de peau d'apparence tout à fait normale. A l'âge de cinq mois, l'enfant eut une entérite et la peau du sac s'enflamma, s'ulcéra; il se fit une eschare qui tomba, et l'ulcération se cicatrisa en partie. Aussi, à l'endroit le plus saillant de la tumeur, il y avait une petite ulcération, au fond d'une dépression d'aspect cicatriciel, autour de laquelle rayonnaient des plis. Le sac, froncé et lâche, ne contenait pas de liquide, et cette ulcération ne laissait sourdre qu'une sécrétion purulente et nauséabonde. L'autopsie fut faite par Meckel, qui constata dans l'épaisseur de la paroi cutanée, immédiatement au-dessous de l'ulcération dont il vient d'être question, un noyau fibreux, en forme de disque arrondi, ayant deux doigts de diamètre sur un demi-doigt d'épaisseur. La face postérieure de ce disque avait été mise à nu par l'ulcération. Sa face profonde se prolongeait sous forme d'une sorte de sac membraneux, traversant une couche épaisse de tissu cellulo-adipeux qu'on rencontrait au niveau du pédicule, pour se continuer dans la fissure vertébrale avec les méninges. La fissure osseuse, assez étroite, occupait la place de l'apophyse épineuse de la troisième vertèbre dorsale. Le sac creux qui traversait cette fissure, puis la couche épaisse de tissu cellulo-adipeux du pédicule, avait ses parois formées par la hernie, facilement constatable, des méninges tant dure que molle. D'ailleurs, les méninges, dans cette paroi, se confondaient immédiatement entre elles, et aussi, plus haut, avec les couches fibreuses de la tumeur, imbriquées à la manière d'un oignon. Même dans le pédicule, les méninges ne pouvaient pas être séparées comme des membranes distinctes. Mais, dans la cavité qu'elles délimitaient, on voyait faire

---

1. Von Bärensprung. — Journ. f. Kinderkrank., 1847, VIII, p. 337.

saillie un cône mousse, dont le sommet atteignait le niveau même de la fissure osseuse et dont la base partait de la paroi postérieure de la moelle. Ce prolongement conoïde était essentiellement constitué par un accroissement sur place de la substance grise, mais offrait une consistance plus molle que cette substance grise proprement dite. Les cordons postérieurs paraissaient comme déviés sur les parois latérales de cette grosseur, sur lesquelles ils étaient comme étalés, tandis que la substance grise transparaissait entre leurs faisceaux étalés. Les cordons antérieurs avaient leurs dimensions et leur apparence normales, et ne paraissaient prendre aucune part à la constitution de la tumeur. La moelle, partout ailleurs, et les racines étaient normales. Dans le sac arachnoïdien se trouvait une certaine quantité de sérosité.

D'après la description de Bärensprung, il y aurait eu une méningocèle, dans les parois de laquelle les méninges, fusionnées, ne seraient plus reconnaissables. Dans la cavité de la méningocèle, il y avait un peu de liquide. En outre, on voyait, faisant saillie dans la méningocèle, une petite tumeur venant de la moelle, que Bärensprung dit venir de l'accroissement sur place de la substance grise de la moelle. Il est un point qui ne paraît pas suffisamment élucidé, c'est si cette tumeur contenait une cavité, voire même un rudiment de cavité, une dilatation locale du canal central. Bärensprung qualifie cette tumeur de « hernia medullo-spinalis », et croit qu'il s'agit dans ce cas d'un processus de guérison spontanée, mais surtout de la méningocèle. Recklinghausen (p. 267) émet des doutes sur la nature de la tumeur, qui lui paraît être un segment « hyperplasique » des cordons postéro-latéraux, mais, plus loin (p. 268), il ajoute que « ce cas, comme quelques autres que nous allons rapporter, ne peut être qu'une méningocèle, à côté de laquelle il y avait une myélocystocèle, qui a rétrogradé avec la méningocèle et s'est transformée en la tumeur ». Hildebrand (loc. cit., p. 500) croit plutôt qu'il s'agit d'un gliome, mais les raisons qu'il donne en faveur de ce diagnostic ne sont guère convaincantes, et la comparaison avec d'autres cas analogues, non moins que l'opinion de Recklinghausen, me feraient admettre ici l'idée d'une myélocystoméningocèle; j'ajouterais seulement : à myélocyste aréal.

Sandifort[1] avait décrit un cas analogue et en avait donné un dessin, mais l'examen de la tumeur est encore plus incomplet, plus sommaire. En voici le résumé :

OBSERVATION 22 (SANDIFORT, I).

Garçon vu pour la première fois à l'âge de six ans, porteur, à la partie médiane et inférieure de la nuque, d'une tumeur molle, qui s'était développée peu à peu. Cette tumeur, recouverte par la peau, présentait à son sommet une cicatrice due à une suppuration ancienne et à ce moment guérie. La base de la tumeur était large, et il n'y avait pas de pédicule appréciable. L'enfant avait le bras droit atrophié, paralysé, et les doigts de la main droite étaient difformes. Il mourut de faiblesse à l'âge de treize ans. On trouva dans l'arc postérieur de la deuxième vertèbre cervicale une fissure, due à l'absence de l'apophyse épineuse et formant une sorte d'orifice arrondi. Par cet orifice une partie de la moelle faisait saillie.

Cette observation est vraiment trop sommaire pour qu'il soit possible d'en tirer un enseignement, mais un deuxième cas du même auteur est un peu plus circonstancié.

OBSERVATION 23 (SANDIFORT, II).

Un jeune garçon, quelque peu hydrocéphale, présentait, à la nuque, une tumeur molle à pédicule mince, recouverte de peau normale; cette tumeur fut excisée par un chirurgien. Pendant l'opération et immédiatement après, il s'écoula une assez grande quantité de liquide; l'enfant tomba dans le collapsus et mourut. La fissure était formée par l'absence des apophyses épineuses des troisième et quatrième vertèbres cervicales. Par cet orifice se faisait une hernie à la fois des méninges et de la moelle. Les méninges se herniaient à travers l'orifice, formant un sac absolument comparable à un sac herniaire. Dans le collet du sac pénétrait un prolongement cylindrique de la moelle, qui avait été sectionné en travers pendant l'opération, et au milieu de la coupe on voyait s'ouvrir un petit pertuis, par lequel, pendant l'opération, avait suinté la sérosité. Si on regarde dans l'intérieur de la moelle, on voit qu'elle contient *un canal conique* dont l'extrémité la plus large est en haut et dont la

---

1. SANDIFORT. — *Museum anatomicum Acad.* Lugd. Batav., 1835, t. IV, pl. LXVI (reproduit dans VROLIK, *Tabulae ad illustrandam embryogenesim*, 1849, Tab. XXXIV, fig. II).

partie la plus effilée se prolonge en arrière, dans la base de la portion médullaire que l'opération a enlevée.

Il est bien évident que dans ce deuxième cas il ne peut s'agir que d'un myélocyste. Je l'ai rangé ici, quoique les détails manquent sur la partie supérieure du myélocyste et qu'il soit impossible de dire si cette extrémité était libre dans la cavité de la méningocèle, ou si elle adhérait à la paroi de cette dernière.

Le cas suivant, que Debout[1] a décrit d'après une pièce du musée Dupuytren et fait représenter dans une figure, me paraît appartenir à cette même catégorie de myélocystoméningocèles à myélocyste areal. Seulement il y a ici une différence remarquable : non seulement le myélocyste fait saillie dans une méningocèle postérieure, mais encore, la figure le montre clairement, il y a une méningocèle antérieure.

OBSERVATION 21 (DEBOUT).

Une pièce du musée Dupuytren, inscrite sous le n° 19, offre le cas très rare d'un spina bifida de la région dorsale. La moitié du crâne qui a été conservée montre que l'enfant avait atteint l'âge de sept ou huit ans lorsqu'il a succombé, et l'état d'intégrité de la tumeur prouve qu'il n'est pas mort des suites d'une tentative de traitement de son vice de conformation. La fissure porte sur les lames postérieures de la septième vertèbre dorsale. L'examen de cette pièce nous offre à considérer : A, le tronçon du corps des dernières vertèbres de la région dorsale, légèrement incurvées en avant ; cette projection en arc, qui existe toujours, est d'autant plus prononcée que la fissure vertébrale est plus étendue ; B, la dure-mère rachidienne qui va doubler l'enveloppe cutanée de la tumeur F ; cette membrane forme au niveau de l'hiatus vertébral une sorte de repli, de diaphragme D, qui rétrécit cette ouverture ; la moelle épinière C se détachant du corps des vertèbres pour se porter vers la fissure E ; la peau H ne présentant par exception aucun point aminci ; une couche de tissu cellulaire G la sépare de l'enveloppe fibreuse. Celle-ci est doublée par le feuillet pariétal de l'enveloppe arachnoïdienne. Cette enveloppe séreuse est trop ténue pour figurer dans la coupe.

Cette pièce, dont la description anatomique est, on le voit, des plus sommaires, offre, à ne considérer que la figure, des

1. Debout. — *Bull. de thérapeutique*, 1858, t. LIV, p. 304.

difficultés d'interprétation assez grandes. J'ai cependant tenu à reproduire ici le texte de Debout, à cause de la présence de la méningocèle ventrale et de la déviation en arrière de la paroi antérieure de la moelle, en même temps que de la paroi postérieure. Nous voyons, en effet, dans la tumeur saillante une grande cavité kystique, tellement régulière, tellement lisse, tellement dépourvue de tout tractus, de tout cloisonnement même incomplet, qu'au premier abord on pourrait croire à une vaste myélocystocèle postérieure. Mais sur le dessin cette cavité paraît parfaitement indépendante de la moelle. Debout dit bien dans le texte que la dure-mère va doubler l'enveloppe cutanée et est elle-même doublée par l'arachnoïde pariétale; or, d'une part, nous savons que la dure-mère ne s'élève guère au-dessus de la fissure osseuse; et, d'autre part, cette cavité si lisse ne donne pas l'impression de s'être développée dans l'espace sous-arachnoïdien. Mais il est bien probable que la lame fibreuse décrite par Debout comme étant la dure-mère n'est autre que le fascia. Et quel que soit le siège exact de la méningocèle, ce qui nous importe le plus ici, c'est la condition de la moelle. Nous la voyons entièrement déviée en arrière dans son ensemble. Au niveau du disque intermédiaire à la sixième et à la septième vertèbre dorsale, la face antérieure de la moelle commence à s'éloigner du plan antérieur contre lequel elle reposait jusque-là. Il se forme ainsi, entre la moelle et la dure-mère ventrale, une cavité que les racines traversent directement. Puis, la moelle, décrivant une courbe, revient en avant vers la dure-mère tapissant la face postérieure des corps vertébraux, et se retrouve en contact avec elle vers le milieu de la neuvième vertèbre dorsale.

Deux points nous paraissent mériter ici une considération spéciale. C'est d'abord la disposition des racines. Les racines de la cinquième paire se dirigent horizontalement en avant vers leur orifice de sortie. Au contraire, la sixième et surtout la septième paire font un trajet ascendant, tandis que la huitième, qui part du sommet de la courbe, est très allongée, mais a un trajet parfaitement horizontal, et que la neuvième a un trajet descendant.

D'autre part, la face antérieure de la moelle décrit une courbe
allongée. Sa face postérieure, au contraire, se recourbe suivant
un angle très aigu. On peut admettre qu'en ce point c'est la
partie postérieure de la moelle qui fait une saillie plus ou moins
conique, se portant dans l'ouverture de la fissure vertébrale.
D'un autre côté, la disposition des racines fait bien voir qu'il y a
eu un allongement du segment médullaire sur lequel porte la
couduro. Enfin, il faut noter que nulle part on ne voit la partie
saillante de la moelle maintenue par une adhérence soit à la
paroi du sac, soit au collet de ce même sac. Je conclus donc
qu'il a dû se former à ce niveau un myélocyste, qu'à cause de ses
petites dimensions je crois aréal, mais qui a amené des modifications des parois tant ventrale que dorsale de la moelle. C'est
ainsi que la moelle a pu se plisser, laisser entre sa paroi antérieure et la dure-mère un espace pour la méningocèle antérieure et venir en arrière faire saillie dans la fissure vertébrale.
La présence de la méningocèle antérieure distingue ce cas des
précédents.

Un autre cas, qui présente des points d'analogie avec le précédent, dont la description anatomique est également très incomplète et qu'il nous faut interpréter d'après une planche, nous est
donné dans le *Report of the Committee on Spina bifida*[1], sous
le n° 3 dans la liste des pièces examinées. Cette pièce se trouve
à l'Infirmerie royale de Glasgow, où elle porte au musée le
n° 145. Le Dr Newmann la décrit ainsi :

Spina bifida et hydrorachis *interne* vers le milieu de la région
dorsale. Cette pièce est reproduite en section dans la planche XIII
du rapport. Le canal central dilaté (a) occupe presque toute l'épaisseur de la moelle. Cependant, on le voit traversé par des bandes
horizontales de tissu nerveux formant des cloisons incomplètes.
L'hydrorachis interne cessait à environ un centimètre au-dessus du
sac, et ne communiquait pas avec lui. Un orifice étroit faisait communiquer la cavité du sac avec la cavité méningée rachidienne.
Un examen très soigneux nous permet d'affirmer qu'il n'y avait pas
de tissu nerveux dans la paroi du sac.

1. *Trans. of the Clin. Soc.*, 1885, XVIII, p. 305.

Plus loin, dans la légende annexée à la planche XIII, je trouve les détails que voici :

Section verticale d'un spina bifida de la région dorsale moyenne; la plus grande partie du sac a été enlevée.

a) Canal central dilaté dans la partie de la moelle située au-dessus de la protrusion.

b) Cloisons incomplètes traversant le canal dilaté.

c) Restes de la paroi du sac.

On remarque un léger prolapsus de la moelle dans le collet du sac.

L'examen de cette planche XIII nous permet d'ajouter quelques détails à la description et de comparer la pièce aux cas précédents. La pièce étant donnée en section médiane antéro-postérieure, la première chose qui frappe, c'est l'énorme dilatation du canal médullaire au-dessus du sac. En effet, le canal dilaté occupe presque toute l'épaisseur de la moelle. Plus bas, au niveau du sac même, on ne voit absolument aucune cavité dans la substance médullaire, aucune trace de canal central. Mais on peut aussi remarquer que dans une coupe antéro-postérieure, il se peut parfaitement que la coupe n'ait pas atteint le canal central, d'autant plus que sur le segment inférieur de la moelle, au-dessous du sac, on ne voit le canal central que sur un espace des plus restreints. Ici encore, la fissure ne paraît porter sur l'arc postérieur que d'une seule vertèbre dorsale. Il y a un sac méningé, qui, d'après ce qu'on en voit, devait être assez vaste. L'orifice dont nous venons de parler met en communication la cavité du sac avec la cavité méningée, mais cet orifice n'est pas complètement béant : il est obstrué dans sa plus grande partie par la saillie médullaire. Celle-ci paraît adhérer en bas au collet du sac. Au contraire, au-dessus de la saillie médullaire, on voit un orifice, entre cette saillie et la circonférence supérieure du collet, qui conduit directement de la cavité méningée dans un espace qui, à en juger par les cloisons qu'on y voit, doit être l'espace sous-arachnoïdien.

Quant à la moelle et aux racines, au niveau de la fissure, elles offrent des dispositions qui paraissent identiques à ce que nous avons vu dans le cas de Debout, et que la section nous permet de préciser. Ici aussi, la moelle présente à sa partie postérieure une saillie conoïde qui s'engage dans le collet du sac, et de plus sa paroi antérieure, comme dans le cas précédent, décrit une courbe plus allongée, qui l'éloigne de la paroi ventrale du canal et laisse la place nécessaire pour l'établissement d'une méningocèle antérieure, qui paraît occuper l'espace sous-arachnoïdien. Comme dans le cas de Debout, les racines situées le plus près de l'angle de déflexion antérieur ont un trajet presque horizontal. Au contraire, les racines situées plus haut ont un trajet ascendant, tandis que celles qui sont au-dessous ont un trajet descendant.

Il semble bien qu'on puisse appliquer à ce cas la même interprétation qu'au cas précédent, et qu'il s'agisse d'un myélocyste impliquant aussi bien la partie antérieure que la partie postérieure de la moelle, ce qui a donné lieu non seulement à la saillie de la paroi postérieure, mais encore à la déflexion de la paroi antérieure et à la formation de la méningocèle antérieure.

Une série de cas assez analogues aux précédents, mais présentant une particularité distinctive, l'adhérence de l'extrémité saillante du myélocyste à la paroi de la méningocèle, mérite une étude à part. Dans cette catégorie, nous trouvons d'abord un cas de Natorp, où l'étude anatomique de la pièce est encore bien insuffisante[1].

Observation 25 (Natorp).

Il s'agit d'une tumeur ayant presque le volume du poing et qui occupait la partie inférieure de la région lombaire et la région sacrée. L'arc postérieur de la quatrième vertèbre lombaire était fissuré, mais la fissure, à ce niveau, était obturée par une membrane fibro-cartilagineuse. La dernière vertèbre lombaire présentait une fissure de son arc postérieur due à l'absence de sa moitié droite. Enfin, partant de là, la fissure s'étendait à presque toute la paroi postérieure du sacrum. Au-dessous de la membrane fibro-cartilagineuse fermant la fissure de la quatrième vertèbre lombaire, les méninges faisaient

---

1. Natorp. — *De Spina bifida* (Inaug. Diss., Berlin, 1838). Le cas est reproduit dans Fronier, *Chirurgie Kupfertafeln*. Taf. LXVI, fig. 4.

hernie. Dans le sac ainsi formé (Natorp dit que le sac était formé par la dure-mère), la moelle fait saillie, recouverte par la pie-mère et par l'arachnoïde. Cette saillie médullaire, mince, allongée, remonte dans le sac et, quand elle en a atteint le point le plus proéminent, elle adhère à la paroi du sac (Natorp dit à la dure-mère) par l'intermédiaire de l'arachnoïde. Immédiatement au-dessous de cette adhérence, la saillie médullaire présente un gonflement (Natorp emploie le mot latin « bulbus »). Cette adhérence du bulbe médullaire au sac méningé est très solide. Au-dessous partent les racines nerveuses qui se dirigent vers en bas. Entre la dure-mère qui forme le sac et l'arachnoïde qui revêt la saillie médullaire, il y a du liquide épanché. Entre la dure-mère et la peau, il y avait une couche de tissu adipeux assez épaisse qui, au niveau du collet, se continuait avec la couche graisseuse intra-rachidienne.

Mais le texte de l'auteur ne nous donne absolument aucun renseignement sur la structure de cette saillie médullaire. La tumeur était-elle solide ou kystique? Si elle contenait une cavité, celle-ci était-elle en communication avec le canal? Le canal médullaire était-il dilaté? Toutes ces questions restent sans aucune réponse. Néanmoins, en comparant ce cas à ceux que nous avons déjà rapportés ou à ceux que nous passerons en revue, il semble bien qu'on puisse en faire un cas de myélocystoméningocèle postérieure, avec myélocyste aréal, adhérant par son extrémité à la paroi de la méningocèle. A coup sûr, ce n'était pas la dure-mère qui formait la paroi du sac méningé: tout ce que nous savons de l'anatomie pathologique du spina bifida nous permet de repousser cette idée. La dure-mère devait se perdre à la base de la tumeur, et la paroi du sac était sans doute formée par l'arachnoïde condensée, doublée probablement par le fascia, et le liquide se trouvait épanché dans l'espace sous-arachnoïdien. La saillie médullaire devait être recouverte par la pie-mère, et cette forme bulbeuse même et la consistance des parois permettent de penser qu'elle devait contenir une dilatation du canal médullaire et constituer un myélocyste aréal. Comme dans les cas suivants, on a voulu admettre que l'adhérence de la saillie médullaire à la paroi de la méningocèle avait été un facteur de cette saillie. On a voulu aussi qu'elle fût la trace de la non-séparation du feuillet ectodermique et de la nappe médullaire, hypothèse d'ailleurs beaucoup plus plausible. Mais alors on a pensé que le développement de la méningocèle avait dû exercer une pression sur la myélocystocèle et en amener la rétraction. A mesure que nous avancerons dans cette étude, nous verrons ce qu'on peut penser de ce dernier point de vue; il semblera beaucoup plus probable d'admettre ou que la méningocèle s'est développée autour d'un myélocysto peu porté à se distendre, ou encore que la rétraction progressive de ce myélocysto à parois subissant une transformation fibreuse a pu aider à la formation de la méningocèle.

Voici maintenant un cas de Förster[1], d'autant plus intéressant que Hildebrand a pu compléter l'examen de la pièce. Je résume d'abord la communication de Förster.

OBSERVATION 20 (FÖRSTER-HILDEBRAND).

Sac d'hydrorachis se faisant jour entre les arcs postérieurs des quatrième et cinquième vertèbres cervicales, sans qu'il y ait à proprement parler de fissure vertébrale. Le sac est constitué par la dure-mère et l'arachnoïde qui, au-dessus du sac, abandonne la paroi postérieure de la moelle pour se porter en arrière vers la dure-mère, se souder à elle et pénétrer avec elle dans le sac. Au niveau de l'ouverture de ce sac, la moelle, à sa partie postérieure, se soulève, entraînant avec elle les racines postérieures correspondantes et formant une sorte d'excroissance conique, qui se prolonge dans l'intérieur du sac, s'épanouit en une sorte de renflement fusiforme et s'attache à la paroi du sac par une adhérence solide. Cette remarquable saillie du côté postérieur de la moelle dans le sac était revêtue par la pie-mère, d'abord fort mince, puis s'épaississant quand elle atteint le renflement fusiforme, et constituant alors un trousseau fibreux par l'intermédiaire duquel se faisait l'adhérence de la saillie provenant de la moelle à la paroi du sac. A l'extrémité du renflement médullaire, la pie-mère formait une cavité fusiforme, remplie de liquide et indépendante de la grande cavité du sac. La masse du prolongement médullaire était solide et formée par de la substance nerveuse grise, dans laquelle, cependant, la substance granuleuse fondamentale prédominait, tandis que les cellules nerveuses étaient très rares. Cette masse partait des parois du canal médullaire et

---

1. FÖRSTER. — *Würzburg. physik. medic. Gesell. Sitzungsb.*, 1859, X, 5 janvier; et *Die Missbildungen d. Menschen*, 1861, 44-78, Taf. XIV-XV.

s'insinuait entre les cordons blancs postérieurs, qui s'élevaient un peu, en s'aplatissant sur les parois du cône, mais la substance blanche ne prenait pas part à la formation de la saillie conoïde. Celle-ci peut donc être considérée comme une véritable hernie de la substance grise centrale, repoussant la substance blanche. Quant au sac, sa paroi était fort épaisse, très consistante, et la dure-mère se confondait d'une façon si intime avec les tissus sous-jacents qu'il était impossible de l'en séparer.

A ce résumé de la description de Förster, je joins la traduction *in extenso* des réflexions qu'a suggérées à Hildebrand [1] l'examen de la pièce.

Le sac est épais de plus d'un demi-centimètre. Il est revêtu en dehors de peau normale, portant des poils normaux. En aucun point on ne voit de peau amincie, lisse, mais partout le revêtement cutané est épais et repose sur un tissu cellulo-adipeux d'une épaisseur normale. Le cordon qui unit l'extrémité de la saillie médullaire au sac est formé, comme il est facile de le voir, par la réunion de nombreuses lamelles de tissu cellulaire, placées longitudinalement et se perdant dans le tissu cellulaire sous-cutané. Ce cordon cellulaire est revêtu par une membrane qui, elle, se continue directement avec la paroi interne du sac. On peut suivre cette membrane qui revêt le cordon, en remontant jusqu'au collet du sac, où on la voit se continuer avec la membrane qui recouvre la pie-mère sur la moelle, c'est-à-dire avec l'arachnoïde. A l'extrémité du cordon, en se rapprochant de la paroi du sac, on voit entre les lamelles conjonctives le petit kyste mentionné par Förster, tandis que de l'autre côté, en se rapprochant du rachis, on trouve la substance grise. Au niveau du collet, à droite, l'arachnoïde établit une soudure entre la saillie médullaire et la paroi du canal. Plus loin, on voit de minces fibrilles allant de la paroi du sac vers le cordon. Mais la plus grande partie du trajet est libre. La dure-mère se laisse facilement suivre depuis le canal rachidien, à travers la fissure, jusque sur la paroi du sac. Mais, à un centimètre et demi, on ne peut plus l'isoler, et elle se perd dans le tissu fibreux dense sous-jacent, tandis que l'arachnoïde est facile encore à reconnaître comme formant le revêtement interne de la paroi du sac.

Examen microscopique de la paroi du sac au point où se fait l'adhérence avec l'extrémité libre du cordon. La paroi interne du sac est revêtue en dedans par une membrane composée de tissu cellulaire dense, dans les fibres duquel de nombreuses cellules rondes

1. HILDEBRAND. — *Deutsche Zeitschr. f. Chir.*, 1893, p. 454.

se trouvent infiltrées. Cette membrane se prolonge sur le pilier qui traverse la cavité du sac. Les faisceaux qui la forment ont une direction prédominante longitudinale de haut en bas. Sous cette membrane, dans le pilier, vient une couche très mince de faisceaux cellulaires lâches, minces, entrelacés. Puis vient une autre couche de tissu cellulaire, riche en vaisseaux, *avec des traînées de substance nerveuse.* Dans la paroi du sac, on trouve, sous la membrane interne, dense, une couche de tissu conjonctif lâche, puis, plus près encore de la peau, une couche plus épaisse de tissu plus dense, plus compact. Superficiellement, la peau est normale, sans tissu adipeux, mais avec glandes sébacées, de nombreuses glandes sudoripares, et des poils partant de la couche de tissu conjonctif dense. Mais, près de la base de la tumeur, au niveau du collet du sac, la paroi conjonctive du sac est infiltrée de nombreuses cellules rondes, et les faisceaux fibreux ne sont pas si denses, tandis qu'en dedans on peut reconnaître la dure-mère formée de faisceaux compacts, épais, à direction régulière.

Ce cas de Förster a été très diversement interprété. Tandis que Förster, en le décrivant, le regardait comme constitué par une hernie méningée, une saillie aussi bien de la dure-mère que de l'arachnoïde, Recklinghausen l'a interprété d'une manière toute différente : il le regardait comme une myélocysto-méningocèle. L'interprétation que propose Hildebrand (p. 456) est beaucoup plus complexe, quoiqu'il admette, comme Recklinghausen, qu'il s'agit bien d'une myélocystoméningocèle. Les diverses couches qu'il a trouvées dans la constitution du revêtement membraneux du pilier central, l'induisent à penser que la dure-mère prend part à la constitution de ce revêtement membraneux. «On peut, dit-il, admettre ceci : il y a eu une fissure de la dure-mère. A ce niveau, l'arachnoïde, la pie-mère et la moelle étaient intactes. Il s'est produit alors une myélocystocèle, de telle sorte que la moelle, en se dilatant, s'est portée, en repoussant avec elle l'arachnoïde et la pie-mère, vers la solution de continuité de la dure-mère. Mais, à ce niveau, l'arachnoïde a arrêté son mouvement de progression et, en même temps que la dure-mère, s'est réfléchie, suivant un trajet rétrograde tout autour de la myélocystocèle. Cette double réflexion du bord de la fissure durale et de l'arachnoïde a formé une méningocèle. Si on adopte cette interprétation, on devra, en allant de la périphérie vers le centre, trouver d'abord dans la paroi du sac la dure-mère, puis l'arachnoïde, et ensuite, dans le pilier central, l'arachnoïde, la dure-mère, l'arachnoïde encore, puis la pie-mère et la substance médullaire. Le kyste médullaire serait devenu un cordon plein. » Hildebrand croit que son interprétation est conforme à celle de Recklinghausen, « autant qu'on puisse en conclure de sa courte interprétation. » Dans le texte de Recklinghausen, il n'y a rien qui puisse autoriser cette opinion.

Pour ma part, je suis disposé à voir dans ce cas, comme Recklinghausen, une myélocystoméningocèle avec un prolongement méningé établissant une union entre l'extrémité du myélocyste et la paroi du sac. Mais le myélocyste me paraît offrir ici une particularité : c'est d'être un myélocyste aréal. Et cette qualification peut d'autant moins lui être refusée, que nous trouvons ici justement le caractère pathognomonique sur lequel nous avons insisté plus haut. Förster a signalé la présence dans le cordon, entre l'extrémité qui adhère à la paroi du sac et celle qui part du myélocyste, d'une petite cavité kystique; or, à ce niveau même, Hildebrand a vu dans les couches conjonctives profondes du cordon, celles qui doivent par conséquent correspondre à la paroi de cette cavité kystique, des traces de substance médullaire. Ne pouvons-nous penser dès lors que cette cavité kystique, correspondant à la face dorsale du myélocyste, n'est pas autre chose qu'une de ces cavités secondaires formées par la zone épithélio-séreuse exclue de la soudure qui unit les bords de l'area? Dès lors tout s'explique facilement : dans la paroi du sac, la dure-mère remonte plus ou moins haut, puis se perd et se confond avec le fascia sous-jacent, et c'est l'arachnoïde qui forme la paroi interne du sac. La présence de ces minces filaments qui unissent la tumeur centrale, en certains points, à la paroi du sac, montre d'ailleurs que la cavité méningée s'est produite au niveau de l'espace sous-arachnoïdien. Au centre, faisant saillie hors du canal médullaire, se trouve un myélocyste, à parois épaisses, revêtu par une mince couche pie-mérienne, et si, plus loin, lorsque le

cordon ne contient plus que des traînées de substance nerveuse,
cette membrane pie-mérienne paraît s'épaissir et contenir un
kyste, c'est que cette portion est formée par l'occlusion irrégulière de la lame épithélio-séreuse; cette lame, à son extrémité
distale, ne s'est pas séparée du feuillet ectodermique, qui s'est
refermé à ce niveau.

Schultze a étudié un cas assez analogue, dont la description
a été donnée par Henry J. Wolf dans sa thèse[1]. En voici le
résumé :

OBSERVATION 27 (SCHULTZE-WOLF).

Enfant de trois mois, avec hydrocéphalie et tumeur du plancher
du quatrième ventricule. Spina bifida cervical, avec un sac, formé par
la peau et la dure-mère et rempli de liquide. Dans la cavité de ce sac,
on voyait faire saillie un deuxième sac arachnoïdien, que quelques
adhérences unissaient au premier. Dans ce sac arachnoïdien, on trouve
une sorte de prolongement en forme de cordon, qui présente un
diamètre d'environ 6 millimètres, et d'un côté part de la moelle en
arrière, pour aller à son autre extrémité, dans le fond du sac, adhérer
à la paroi de celui-ci. Dans l'intérieur du sac méningé, sur ses parois,
on reconnaît, mais pas très nettement, des fibres nerveuses. Ce prolongement en forme de cordon de la moelle se trouve revêtu directement par la pie-mère et le sac arachnoïdien. A ce niveau, le canal
médullaire est fortement élargi. Au-dessus du prolongement, on
trouve une mince et étroite fissure, qui repousse également de chaque côté les cordons postérieurs, et fait qu'en ce point la moelle paraît
offrir une solution de continuité comparable à celle qu'offre au-dessus la paroi osseuse du rachis. A travers cette fissure, on voit s'élever
le prolongement en forme de cordon de substance nerveuse qui, sur
les côtés, est séparé des cordons postérieurs avoisinants par de minces
septa fibreux. Mais ce prolongement n'est pas séparé complètement
de la substance médullaire proprement dite : au contraire, sa base
paraît se continuer directement avec les cordons postéro-latéraux,
dont elle semble être certainement un segment hyperplasique. Le
volume de cette masse, à son point maximum, est de trois fois le
volume du renflement cervical. Au-dessus, dans la partie supérieure
de la moelle cervicale, on trouve aussi une très mince fissure, qui va
depuis le canal central jusqu'à la pie-mère, et en bas se continue avec
la fissure mentionnée plus haut. Dans la masse formant le prolonge-

<hr>

1. H. J. WOLF. — *Beitrag zur Casuistik der Spina bifida* (Inaug. Diss., Heidelberg, 1884).

ment postérieur en forme de cordon qui partait de la moelle, les cellules nerveuses médullaires manquaient complètement; son tissu était uniquement constitué par des fibres conjonctives et des fibres nerveuses sans myéline.

Recklinghausen range ce cas, comme le précédent, parmi les myélocystoméningocèles. La dilatation du canal médullaire au niveau de la saillie du prolongement médullaire, l'existence même de ces fissures allant ouvrir le canal central de la moelle, tout semble d'accord avec cette hypothèse. Ici encore, le myélocyste paraît bien présenter les caractères d'un myélocyste aréal; ce prolongement postérieur, dans lequel les cellules nerveuses manquent complètement, et dont le tissu est uniquement constitué par des fibres conjonctives et des fibres nerveuses sans myéline, fait penser à ce que nous avons appelé la lame épithélio-séreuse.

On a souvent cité le cas suivant de Marchand, que je reproduis intégralement[1] :

OBSERVATION 28 (MARCHAND, 1).

J'ai moi-même, il y a quelque temps, dans une trouvaille fortuite d'autopsie, vu les restes indubitables d'un spina bifida cervical, chez une vieille femme. Il y avait un cordon mince, formé par la dure-mère, étendu de la paroi postérieure de la moelle à la paroi postérieure du canal vertébral. En même temps, à ce niveau, la moelle offrait une forme irrégulière et bourrelée.

Ce dernier détail, dit Hildebrand (p. 500), induit à penser à la présence d'un gliome. Cette conclusion est loin de me paraître absolument nécessaire. Pour ma part, ce détail me ferait plutôt croire à un myélocyste aréal, analogue à ceux des cas précédents, mais ayant subi une rétraction complète; l'âge de la malade autorise cette dernière supposition. Mais les détails donnés par Marchand sont vraiment trop sommaires pour qu'il soit possible d'en tirer sérieusement une conclusion valable. Je trouve beaucoup plus intéressante l'observation suivante, que Marchand

1. MARCHAND. — Art. *Spina bifida*, in *Real-Encyclopädie der gesammten Heilkunde*, 3° éd. (1894-1901), Bd. XVIII, p. 443.

donne un peu plus loin (p. 444-445), et que ne mentionne aucun des travaux subséquents.

OBSERVATION 29 (MARCHAND, II).

Dans un cas que j'ai eu récemment l'occasion d'étudier, celui d'une fillette de vingt semaines, morte à la suite d'une injection iodo-glycérinée, la moelle se comportait d'une manière tout à fait analogue à ce que rapporte Recklinghausen (dans son observation XX, voir plus haut, p. 169). Il y avait une fissure des arcs postérieurs allant de la quatrième lombaire à la deuxième pièce sacrée, et par cette fissure on voyait en haut la moelle lombaire faisant saillie hors du canal vertébral, tandis que, en bas, le *conus medullaris* y rentrait, les deux parties décrivant une courbe continue, ou pour mieux dire une anse. La partie de la moelle placée hors du canal était notablement gonflée et sa texture était fort altérée. Par sa partie postérieure, cette partie renflée adhérait à la paroi du sac, tandis que de chaque côté il y avait un espace vide entre la moelle et la paroi. Dans ce renflement que présentait la moelle au sommet de la courbure, se trouvait une cavité à parois lisses, ayant à peu près le volume d'une cerise. La peau et le tissu cellulaire qui recouvraient la tumeur étaient normaux.

Voilà un cas qui me paraît absolument typique d'une myélocystoméningocèle antérieure avec myélocyste aréal. Il est regrettable que Marchand ne nous ait pas donné un examen microscopique détaillé de cette pièce.

Dans une thèse assez récente de Montpellier, Mattei [1] a publié une observation de spina bifida cervical prise dans le service du professeur Forgue, avec un examen histologique du professeur Vialleton.

OBSERVATION 30 (FORGUE-MATTEI).

Fillette de quatre ans, entrée dans le service de M. le Prof. Forgue. Cette enfant présente depuis sa naissance, dans la région de la nuque, au niveau des dernières vertèbres cervicales et des deux premières dorsales, sur la ligne médiane, une tumeur cylindro-conique légèrement évasée à sa base, presque érigée en l'air, comme une demi-banane, et débordant de 6 centimètres le plan de la nuque.

1. MATTEI. — *Un cas de spina bifida cervical, avec examen histologique.* Thèse de Montpellier, 1904, n° 89.

Cette tumeur a peu à peu grossi depuis la naissance, elle n'a jamais été réductible. Sa circonférence à la base est de 13 centimètres. A ce niveau, la peau est normale ; vers la partie moyenne de la tumeur, il y a une toute petite couronne d'hypertrichose. Au contraire, le sommet conique de la tumeur est recouvert par un très mince épiderme avec une riche vascularisation, dont la teinte rouge foncé s'accentue quand l'enfant crie. Impossible de sentir aucune fissure osseuse. La colonne vertébrale a une direction normale. L'enfant est en bon état : pas d'hydrocéphalie, pas de phénomènes paralytiques ; intelligence normale. Le diagnostic porté est celui de spina bifida cervical, et le professeur Forgue se décide à intervenir. Opération le 10 décembre 1903. Incision ovalaire en dehors de la base de la tumeur, puis dissection de la base du sac. La poche est ouverte et le liquide céphalo-rachidien s'écoule. Incision plus large, qui permet de voir dans la poche un cordon cylindrique allant du pédicule de la tumeur jusqu'au pôle opposé, d'apparence nerveuse, du volume d'une plume d'oie, relié par quelques fins tractus filiformes à la face interne de la cavité. Transfixion du pédicule à la base, ligature double au catgut et excision du sac. Suture des parties molles au catgut et de la peau au crin de Florence. Malgré l'écoulement de liquide céphalo-rachidien par la plaie et des accidents d'intoxication iodo-formique, l'enfant guérit.

Examen de la pièce par le professeur Vialleton. La tige, située au centre de la poche kystique, est formée de deux parties, une enveloppe fibreuse et une partie nerveuse centrale. L'enveloppe fibreuse est formée par une série de lames emboîtées d'une grande régularité. En dedans de cette gaine se trouve la partie nerveuse qu'on peut appeler le *cône médullaire*. Ce cône n'est pas régulier. Il est découpé à son pourtour par du tissu fibreux, qui pénètre plus ou moins loin dans son épaisseur. Cette pénétration par du tissu fibreux est surtout marquée à la base du cône, et, à la partie moyenne, le cône forme une masse continue sans pénétration fibreuse. Le cône médullaire est accompagné latéralement par une grosse artère longitudinale et une veine correspondante, qui le suivent dans toute sa longueur et émettent des branches qui, après s'être fréquemment divisées, pénètrent dans la substance nerveuse.

... La structure du cône médullaire mérite d'attirer l'attention. Il est formé d'une masse de substance névroglique, sensiblement uniforme dans toute son étendue, et qui renferme trois sortes de formations : 1° des fibres à myéline ; 2° des cellules nerveuses ; 3° des cordons ou des cylindres épithéliaux, qui représentent vraisemblablement l'épendyme ; enfin, des cellules nerveuses du type de celles des ganglions spinaux sont annexées au cône médullaire.

La masse névroglique est uniforme et présente partout la même structure fondamentale. C'est un réseau de fibres névrogliques, parsemé de noyaux de cellules de la névroglie et qui présente une homogénéité parfaite. Partout ses mailles sont dirigées suivant la longueur du cône médullaire, de sorte que sur les coupes longitudinales il paraît formé de fibres principalement longitudinales; sur les coupes transversales, il apparaît irrégulier, à mailles petites, à peu près quadrilatérales. Ce réseau ne présente aucune différenciation en ses parties diverses, correspondant par exemple à la substance grise et à la substance blanche de la moelle. Tout est absolument uniforme, et il est impossible de décrire rien qui rappelle, même de loin, les différents aspects de la névroglie dans un centre nerveux ordinaire.

Au centre de ce tissu névroglique, on aperçoit çà et là des fibres nerveuses à myéline disséminées dans toute l'épaisseur du cône médullaire. Ces fibres sont pour la plupart longitudinales, parallèles à l'axe du cône. Toutefois, à la périphérie du cône, ces fibres sont légèrement courbées en anses vers leur partie distale, et les anses que forment les fibres d'un côté s'entre-croisent sur la ligne médiane avec celles que forment les anses appartenant aux fibres situées de l'autre côté du cône médullaire. Ces fibres sont de volume très variable, leur contour est irrégulier et variqueux, comme celui des fibres nerveuses des centres qui ne possèdent pas de gaines de Schwann, mais ici cette varicosité est encore exagérée. On rencontre ces fibres à myéline dans toute la hauteur du cône central et même quelques-unes d'entre elles le dépassent à son extrémité distale et forment un petit fascicule nerveux au sein de l'axe fibreux de la tige centrale. On trouve également dans le cône médullaire un certain nombre de cellules nerveuses qui sont situées principalement vers sa partie distale. Ces cellules sont volumineuses et toutes de même forme. Elles sont régulièrement ovoïdes et bipolaires, jamais étoilées ou multipolaires. Leur nombre est assez petit, et il faut remarquer qu'elles diffèrent tout à fait des cellules habituelles de la moelle, parmi lesquelles on ne rencontre pas de bipolaires ayant une taille aussi développée. A côté de ces belles cellules nerveuses pourvues de tous leurs attributs caractéristiques, on peut en trouver en plus grand nombre de plus petites, difficiles à distinguer des cellules épendymaires dont nous parlerons plus loin.

Dans la plupart des coupes, on voit des cellules épithéliales soit rangées en un tube régulier de petit diamètre, soit isolées, plus ou moins disséminées. Étant donnés la nature épithéliale de ces cellules et leur fréquent arrangement en tube creux, il paraît indubitable qu'elles représentent l'épendyme. Mais ce dernier est dans des conditions très anormales, ainsi qu'on va le voir. En effet, il ne forme pas un tube régulier, situé au centre du cône et rectiligne dans toute son étendue, mais, au contraire, un tube excentrique, très irrégulier, et fréquemment contourné en S, sur lui-même; aussi peut-il arriver de rencontrer dans une même coupe deux ou trois et même quatre sections transversales de ce tube épendimaire, à peu de distance les unes des autres. A cause de ces inflexions multiples, l'épendyme est coupé en travers aussi bien sur les coupes longitudinales que sur les coupes transversales. Il est formé de cellules cylindriques régulières, dont la couche la plus interne limite la lumière du canal épendymaire, et dont les autres sont situées en dehors d'elle, formant des couches plus ou moins épaisses autour de ce dernier, et essaiment pour ainsi dire dans la névroglie, où on peut les rencontrer sous forme d'îlots plus ou moins irréguliers autour du tube épendymaire. La lumière du canal épendymaire est très irrégulière, tantôt large et bien développée, tantôt, au contraire, à peine visible même avec les plus forts grossissements. Le tube épendymaire ainsi constitué n'est pas absolument continu et il peut manquer sur une longueur plus ou moins grande de la pièce.

Il n'a pas été vu de cils vibratiles dans le canal de l'épendyme, mais on sait que la fixation par la liqueur de Flemming ne conserve pas toujours ces éléments délicats.

Au-dessous de l'enveloppe aponévrotique, entre celle-ci et le cône médullaire, on aperçoit une formation nerveuse particulière, qui consiste en cellules nerveuses et en fibres. Les cellules nerveuses sont rondes ou ovales, de belle taille; elles sont munies d'une gaine endothéliale, dont on voit bien les noyaux sur les coupes. Ce sont donc des cellules du système nerveux périphérique, si on comprend dans celui-ci les ganglions spinaux. A côté de ces cellules ou entremêlées avec elles, on voit des fibres à myéline en nombre variable. Cette petite formation nerveuse, accolée au cône médullaire, ne peut être considérée que comme un ganglion spinal ou un ganglion du système sympathique. Plusieurs raisons portent à éliminer cette dernière hypothèse. Les fibres à myéline sont volumineuses et nombreuses, ce qui fait pencher en faveur d'un ganglion spinal. La situation de ce ganglion près du cône médullaire, vestige incontestable d'une moelle ou d'une partie de moelle, parle aussi en faveur de la nature spinale de ce ganglion, qui, d'autre part, est trop éloigné de l'artère principale pour pouvoir être un ganglion sympathique.

Structure des parois de la tumeur. Peau du sommet de la corne cervicale. — Épiderme ordinaire, mais mince; pas de papilles ni de follicules pileux, ni de glandes sébacées ou sudoripares. L'épiderme repose sur une couche feutrée de tissu connectif assez épaisse et mesurant environ le tiers de l'épaisseur totale de l'épiderme. Dans celte couche, les faisceaux connectifs très rapprochés forment comme une masse continue, qui, à un fort grossissement, n'est pas homogène et se trouve constituée en réalité par des faisceaux connectifs très rapprochés, peut-être soudés entre eux par une substance fondamentale et par de rares noyaux. Au-dessous de cette couche, le derme présente une grande régularité; il est formé par des strates successifs de faisceaux connectifs croisés à angle droit. On compte environ cinq strates de fibres transversales, interposées à autant de couches de fibres longitudinales. Les strates à fibres transversales sont plus épais que ceux à fibres longitudinales. Mais les uns comme les autres sont constitués par des fibres connectives puissantes, toutes parallèles entre elles, entremêlées de cellules fixes de tissu conjonctif. Comme ces fibres ne sont pas réunies les unes aux autres par une substance fondamentale, elles laissent entre elles des espaces clairs, et sur les coupes, les couches qu'elles forment sont claires, transparentes et beaucoup moins colorées que la couche sous-épidermique dont il a été question ci-dessus. Dans ce derme, on observe des artérioles avec une paroi très épaisse, et dans les couches profondes on voit des faisceaux de fibres musculaires, lisses, irrégulièrement disposés. Ces bandes de tissu musculaire se trouvent surtout dans le voisinage des vaisseaux et sont, en somme, assez peu importantes.

Ce derme singulier se continue en dedans avec une formation fibreuse de grande épaisseur et d'un développement magnifique, qui forme la paroi interne de la poche de la tumeur (sac fibreux). Cette partie est constituée par des faisceaux fibreux disposés avec une régularité absolue, à la manière d'une aponévrose typique, en deux plans principaux. Le plan le plus externe est formé de fibres toutes parallèles entre elles et de direction transversale. Le plan le plus interne est formé de fibres longitudinales. La disposition si régulière de ce derme fait penser à la structure régulière du derme de certains animaux inférieurs, les cyclostomes. Elle est bien évidemment liée à la simplicité de structure de cette membrane, simplicité qui n'est troublée ni par le développement des glandes ni par celui des poils.

Au point où l'extrémité de la tige centrale vient s'insérer sur le sac fibreux, la gaine fibreuse qui forme l'enveloppe de cette tige, et qui offre des caractères très semblables à ceux du tissu du sac, se continue régulièrement avec ce dernier. Les lames les plus externes de la gaine aponévrotique se poursuivent dans les lames les plus profondes du sac, avec lesquelles elles se continuent sans aucune différence de structure, d'épaisseur ni de colorabilité. Le tissu fibreux qui occupe la partie centrale de la tige se continue aussi avec le tissu fibreux du sac, en présentant une position tourbillonnaire assez marquée de ses faisceaux connectifs. Les filaments qui rattachent la tige centrale aux parois du sac sont de nature fibreuse et tout à fait semblable au tissu enveloppant cette tige.

Peau de la zone moyenne de la corne. — Elle diffère complètement de la précédente, en ce qu'elle est absolument normale.

En résumé, la tige centrale située dans la tumeur est formée par une gaine aponévrotique et par un cône médullaire, entre lesquels sont placés quelques éléments d'un ganglion spinal. M. le Prof. Vialleton propose au sujet de cette pièce l'hypothèse suivante : il est possible que la tumeur implantée sur le cou de cette malade représente un monstre parasite réduit à son tégument externe et à sa moelle, très rudimentaire elle-même. Ce petit monstre parasitaire rentrerait dans la catégorie des monstres *anidiens*, et la malade serait en réalité un monstre double ; cette explication indique simplement que quelques malformations jusqu'ici rapportées au spina bifida ne sont autre chose que des cas de monstre double.

L'interprétation que je propose diffère essentiellement de celle de M. Vialleton. A mon avis, il s'agissait là d'un myélocyste qui n'a pas été intéressé par l'opération et qui était relié à la peau par sa lame épithélio-séreuse. Pendant l'opération, on n'a trouvé dans la poche qu'un cordon du volume d'une plume d'oie, allant du pédicule de la tumeur jusqu'au pôle opposé. Or, à l'examen microscopique des parois de la tumeur, la structure de la peau au sommet de la tumeur, c'est-à-dire au niveau de l'insertion de ce cordon, est intéressante. Je ne crois pas du tout, comme le suggère Vialleton, qu'il s'agisse là d'un derme simplifié, analogue à celui des cyclostomes. La lame épithélio-séreuse ne s'est pas détachée du feuillet ectodermique, et, à ce niveau, l'épiderme repose directement sur la condensation de l'arachnoïde et de la pie-mère qui, un peu plus bas, sont séparées par la collection liquide, l'arachnoïde s'accolant à la paroi du sac, tandis que la pie-mère seule forme probablement la lame épithélio-séreuse. Ce qui semble bien prouver qu'il en est ainsi, c'est que la cavité du sac est parcourue par de fins tractus celluleux : il est donc probable que la collection liquide siégeait dans l'espace sous-arachnoïdien ; enfin, nous voyons le « derme singulier » qui double l'épiderme au niveau du pôle du sac, se continuer sur les parties latérales avec la paroi interne de la poche de la tumeur (sac fibreux). De plus, « au point où l'extrémité de la tige centrale vient s'insérer sur le sac fibreux, la gaine fibreuse qui forme l'enveloppe de cette tige, et qui offre des caractères très semblables à ceux du tissu du sac, se continue régulièrement avec ce dernier, sans différence de structure, d'épaisseur ni de colorabilité. »

La structure même de cette tige centrale prouve l'exactitude de mon interprétation. Ce cône médullaire, découpé en lobes et en presqu'îles, limité à sa base par une couche discontinue de tissu connectif, qui, du côté de la surface de section, sépare le tissu médullaire de son insertion profonde, l'analogie de ce tissu fibreux avec de la névroglie, et surtout la présence de cavités tapissées de cellules cylindriques, tous ces détails sont en faveur de l'identification de ce cordon avec la lame épithélio-séreuse. Si dans chaque coupe on trouve de nombreuses sections tubulaires tapissées par de l'épithélium stratifié, ce n'est pas parce que le tube épendymaire flexueux a été recoupé en différents points, c'est parce qu'on est tombé sur des cavités multiples tapissées d'épithélium. Il n'est pas jusqu'aux îlots de cellules cylindriques, essaimés dans l'épaisseur de la névroglie, qui, avec l'interprétation que je propose, ne s'expliquent tout naturellement par les irrégularités de la soudure dans la lame épithélio-séreuse. J'ajoute que l'absence de racines sur toute la surface de cette tige centrale et les suites de l'opération sont encore des arguments en faveur de mon interprétation.

Nous pourrions citer encore bien des observations. Il en est une surtout, avec toutes celles qui lui ressemblent, que je pourrais donner ici ; je veux parler de l'observation qui a servi de point de départ aux belles recherches de Recklinghausen. Mais il s'agissait d'un cas de spina bifida occulta ; en deuxième lieu, s'il y avait myélocystoméningocèle, le myélocyste était presque complètement rétracté ; enfin, si ce myélocyste adhérait à la paroi du sac méningé, c'était par l'intermédiaire d'une masse qui s'était développée autour du myélocyste, dont la structure histologique était des plus complexes, et que Recklinghausen range parmi les néoplasmes pouvant compliquer un spina bifida. Je compte étudier plus loin ces pseudo-néoplasmes, et montrer que leur présence dans le voisinage du myélocyste ne change que peu de chose à la structure, et surtout ne change rien ni à la forme anatomique ni à l'embryogénie de la myélocystoméningocèle. Je réserverai donc ce cas célèbre pour l'étudier plus tard.

Si, maintenant, nous voulons résumer ce que nous a appris l'étude des myélocystocèles et des myélocystoméningocèles, nous arriverons aux conclusions suivantes :

On pourrait considérer la myélocystocèle comme une modification évolutive de la myéloméningocèle, par fermeture secondaire de la nappe médullaire. Cette fermeture peut avoir lieu par la soudure des bords extérieurs de la myéloméningocèle et comprendre, par conséquent, non seulement l'area médullo-vasculaire, mais encore la zone épithélioséreuse. Ce sera le *myélocyste total*, que distingueront sa cavité plus vaste, sa paroi conjonctive portant en un point donné, sur sa face dorsale ou sa paroi ventrale, peu importe, une area plus ou moins distincte, tournée vers l'intérieur de la cavité kystique, son extensibilité et sa tendance nulle à la rétraction. Dans presque toutes les myélocystocèles proprement dites, on trouvera cette variété de myélocyste. On la trouvera aussi dans les cas de myélocystoméningocèles, s'associant à une accumulation de liquide, soit dans l'espace sous-arachnoïdien dorsal, soit dans le même espèce ventral, ou dans ce qui reste, toujours en avant, du *cavum subdurale*. Ici encore, le myélocyste total conservera à peu près les mêmes caractères, sa cavité sera vaste, son extensibilité lui donnera une tendance à s'accroître d'une façon continue, et sa structure sera celle que nous avons indiquée plus haut, avec une area dorsale ou ventrale. Mais, à côté de ces cas, nous pourrons trouver des myélocystoméningocèles dans lesquelles le myélocyste se fera remarquer par son petit volume, sa consistance toujours plus grande et égale dans toute son étendue, sa structure analogue à celle de la substance nerveuse en voie de dégénérescence atrophique, le peu de dilatation du canal central, dont la lumière pourra même être effacée, et la tendance que présentera son tissu à l'atrophie et la disparition des cellules ainsi que des fibres nerveuses, à la transformation fibreuse et à la rétractilité. Nous avons dénommé cette forme de myélocyste le *myélocyste aréal*. Il se présente souvent comme un simple prolongement conique, issu des parties postérieures de la moelle et faisant dans une méningocèle postérieure une saillie très peu considérable par rapport à celle-ci. Les parois de ce myélocyste seront épaisses, parfois même il représentera une masse pleine. Dans d'autres cas, quand l'altération, au lieu d'affecter plus spécialement la région postérieure de la moelle, englobera aussi sa paroi antérieure, celle-ci pourra subir un mouvement de déflexion, et il se formera entre la paroi antérieure de la moelle et la paroi antérieure du rachis une méningocèle antérieure. Dans ces cas, le myélocyste aréal pourra représenter macroscopiquement une simple courbure de la moelle, et la partie la plus saillante de cette courbure viendra au niveau de la fissure osseuse. Dans cette forme, mais surtout dans la variété avec méningocèle purement postérieure, la rétraction du myélocyste pourra amener sa disparition presque complète.

Au point de vue des rapports possibles du myélocyste aréal avec les téguments, on peut reconnaître les variétés suivantes : 1° Ou bien, le myélocyste une fois refermé, la séparation se fera, comme à l'état normal, entre la ligne de soudure postérieure de ce myélocyste et le feuillet ectodermique. Le derme et les tissus sous-jacents se rejoindront alors sur la ligne médiane, et le myélocyste sera libre sous la peau. S'il se développe une collection liquide dans l'espace sous-arachnoïdien, nous trouverons une myélocystoméningocèle, dans laquelle la cavité méningée aura l'arachnoïde comme paroi externe et la pie-mère comme paroi interne, le myélocyste revêtu de la pie-mère paraissant faire saillie dans la cavité méningée. — 2° Ou bien, si une zone épithélio-séreuse s'est formée entre l'area et le feuillet ectodermique, après la fermeture du myélocyste par soudure des bords de l'area, les deux parties opposées de la zone épithélio-séreuse s'accoleront pour former la *lame épithélio-séreuse*, qui ira à son extrémité distale s'attacher à la peau. Au niveau de cette adhérence, il n'y aura pas de derme, et l'épiderme reposera directement sur le tissu conjonctif, formé par la condensation des tissus arachnoïdien et pie-mérien. Dans l'épaisseur de cette lame, on pourra trouver soit une cavité plus ou moins vaste, formée par l'accumulation du liquide entre la pie-mère et l'arachnoïde, soit des cavités plus petites, tapissées soit d'épithélium cylindrique, soit d'épithélium stratifié, et aussi des traînées de tissu médullaire plus ou moins transformé, le tout provenant de l'accolement plus ou moins irrégulier des deux parties opposées de la zone épithélio-séreuse.

APPENDICE AU CHAPITRE IV

En terminant l'étude des myéloméningocèles, j'ai dit que le professeur Neumann, de Königsberg, avait décrit récemment[1] une forme de spina bifida qu'il croyait fréquente et qu'il avait appelée la « myéloméningocèle sous-cutanée ». Je m'étais réservé d'analyser son travail et d'en discuter les conclusions, après avoir fait l'étude des myélocystocèles et des myélocystoméningocèles. Le moment me semble venu de faire cette analyse et cette critique.

Après avoir passé en revue ce que Recklinghausen et, après lui, Muscatello ont écrit sur la myéloméningocèle, Neumann fait remarquer que souvent, en clinique, on trouve des cas de myéloméningocèle qui n'offrent pas les caractères que Recklinghausen considère comme pathognomoniques, notamment la présence de l'area médullovasculaire et des fossettes polaires. On a invoqué l'action du liquide amniotique, mais, ainsi que Neumann l'a fait ressortir dans un travail antérieur, tant que le tissu de l'area conserve sa vitalité normale, il se trouve à l'abri de cette action macérante. Dans tant de cas, on voit l'area persister malgré la présence du liquide amniotique, qu'on ne peut croire que la disparition de l'area dans un certain nombre de cas soit due à cette cause unique.

Mais, à côté de cette forme spéciale, où des phénomènes de nécrose

1. NEUMANN. — *Arch. f. path. Anat.*, 1904, t. CLXXVI, p. 427.

pourraient expliquer cette disparition de l'area, il existerait encore une autre forme dans laquelle la myéloméningocèle se recouvrirait d'un revêtement cutané. Recklinghausen (p. 448) a bien parlé de la possibilité d'une cutanisation (Ueberhäutung), de l'établissement d'un revêtement épithélial sur ce qui reste de la pie-mère, complètement nettoyée des tractus de substance médullaire. Il s'est même demandé si ce tissu pie-mérien pourrait ultérieurement se garnir de papilles, de follicules cutanés, en un mot se dermatiser ou seulement avoir la structure d'une cicatrice cutanée; ce sont là des questions que des recherches ultérieures pourraient seules résoudre.

Neumann fait alors remarquer que dans la littérature on trouve de nombreux cas de ce genre. Tels seraient les cas de Virchow, dans son *Traité des tumeurs* (I, p. 180, 181, fig. 23 et 24, et un peu plus loin fig. 25), où on voit dans des sacs de spina bifida la moelle faire saillie, s'élargir et s'attacher sous la peau. Il note aussi le cas de Cruveilhier (liv. XVI, pl. IV, fig. 4), où on voit sur la coupe le cordon médullaire très volumineux, qui va se perdre dans les parois de la tumeur, ces parois paraissant très épaisses, et étant recouvertes par une peau normale. Les cas de Förster, de Natorp, lui semblent appartenir à la même catégorie. Dans trois cas de Ranke (*Jahrb. d. Kinderh.*, 1868, XII), le sac est recouvert de peau normale, déchirée et gangrenée, il est vrai, dans deux cas; mais il reste tout au moins un cas où l'inser-tion de la moelle et les rapports des nerfs avec la paroi ne permettent pas de douter qu'il n'y ait eu là un bel exemple de myéloméningocèle sous-cutanée. Koch paraît également admettre que dans certains cas tout à fait analogues à la méningocèle il puisse se trouver un recou-vrement cutané. Mais dans tous ces cas, comme dans celui de Marchand, manque un examen microscopique. Hofmokl (*Wiener med. Jahrb.*, 1878, pl. XVI, fig. 11) donne le dessin d'une coupe microscopique montrant l'attache de la moelle à la peau. On y reconnaît un derme constitué normalement avec des papilles, un épiderme, un tissu sous-cutané lâche, vasculaire, puis encore au-dessous une nouvelle couche assez épaisse de tissu conjonctif avec de nombreux vaisseaux et une infiltration de petites cellules; Hofmokl prend cette couche pour la dure-mère transformée (?), puis, plus profondément, il trouve la moelle dont les faisceaux isolés sont recouverts d'une couche conjonctive qu'on peut reconnaître comme étant l'arachnoïde. Le cas n'est pas rapporté en détail, mais il est spécifié qu'il s'agit d'une myéloméningocèle. Puis Neumann analyse un cas de Tourneux et Martin (*Journ. de l'Anat.*, 1881, XVII, p. 9), que nous croyons devoir rapporter ici:

« Sur un fœtus d'environ sept mois, atteint de spina bifida et con-servé dans des conditions favorables, nous trouvons cette membrane (la peau) au niveau de la poche, absolument distincte de ce qu'elle est sur le restant du corps de l'embryon. Le derme est remplacé par une lame fibreuse épaisse, formée de faisceaux lamineux, entre lesquels se trouvent interposés de nombreux éléments cellulaires (corps fibro-plastiques, cellules rondes). Cette lame est entièrement dépourvue de fibres élastiques, sa surface est lisse, sans élevures papillaires, son épaisseur varie de 1 à 2 millimètres. L'épiderme possède ses deux couches caractéristiques, mais il ne donne naissance à aucune involution glandulaire ou pileuse, alors que les glandes sudoripares et les follicules pileux abondent, au contraire, dans les parties qui avoisinent le bourrelet. Notre description concorde entièrement avec celle qu'a donnée récemment M. Chambard d'un cas de *spina bifida* observé sur une petite fille de dix ans (*Progrès médical*, 17 juillet 1880). Le bourrelet, dit-il, ne présente qu'un épaississement déjà notable du derme, qui renferme un nombre assez considérable de grosses glandes sudoripares dont les ampoules et les canaux excréteurs n'offrent d'ailleurs aucune altération. Cet épaississement du derme devient considérable dans la troisième portion qui constitue les parois de la tumeur rachidienne ; celles-ci sont, en effet, formées d'une membrane conjonctive épaisse, recouverte d'une couche épidermique complète ; à ce niveau le tissu cellulo-adipeux a complètement disparu. L'épaisseur de cette lame conjonctive est au moins sept ou huit fois plus considérable que celle du derme de la peau environnante... » Sur le fœtus de Tourneux et Martin, au-dessous de la lame fibreuse cutanée, on rencontre une couche de substance nerveuse qui prolonge en quelque sorte la moelle épinière dans l'épaisseur des parois de la poche. Cette couche n'est pas disposée en nappe continue et régulière, mais elle est traversée de distance en distance par des cordons lamineux qui accompagnent les vaisseaux sanguins. Son épaisseur est du reste essentiellement variable d'un point à un autre. Elle est formée par une substance finement réticulée offrant les caractères optiques de la névroglie, et se colorant comme cette dernière en jaune sous l'influence du picrocarminate. Cette substance renferme de nombreux myélocytes, facilement reconnaissables à leur forme ovoïde ou sphérique, et à l'absence de tout corps cellulaire nettement apparent. On y trouve en plus quelques cellules nerveuses en voie de développement.

La limite de cette couche médullaire du côté de la lame dermique est parfois absolument tranchée ; ailleurs, les deux tissus se pénètrent réciproquement, se fusionnent, et l'on passe par une transition graduelle de la coloration jaune du tissu nerveux à la teinte rosée des faisceaux lamineux du derme. Profondément, cette nappe médullaire repose sur la dure-mère, dont la sépare une couche de tissu cellulo-vasculaire analogue à celui de la pie-mère.

Puis Tourneux et Martin citent un cas de la thèse de Morillon (Paris, 1865), deux pièces appartenant au Dr Hamy, qu'ils ont eu l'occasion d'examiner, et dans lesquelles « le canal central de la moelle venait s'ouvrir librement à l'extérieur. Seulement le mauvais état de conservation des parois de la poche n'a pas permis d'en faire l'examen histologique. » Ils rappellent que Virchow a figuré une disposition analogue (*Traité des Tumeurs*, p. 186). Neuman insiste sur cette disposition qui rappellerait, suivant lui, la fossette polaire dans la description de Recklinghausen, et sur le fait que les auteurs français ont vu, sous la couche médullaire étalée à plat, non seulement les méninges molles, mais encore la dure-mère, sur la face dorsale de laquelle la moelle s'étale, ce qui, dit-il, « ne fait qu'accentuer la ressemblance entre cette moelle étalée et l'area de Recklinghausen dans la myéloméningocèle ordinaire. » Il croit que réellement la myéloméningocèle peut être sous-cutanée.

Il donne sur ce point l'observation d'un enfant de huit mois, peu développé, ayant une pointe de hernie ombilicale et, sur le dos, dans la région sacro-lombaire, une tumeur arrondie, à pédicule large, molle, mais se tendant dans les efforts, fluctuante, translucide, recouverte par de la peau normale, et grosse comme une tête d'enfant. Cet enfant meurt d'une entérite avec broncho-pneumonie peu de temps après son entrée à l'hôpital. Je donne ici le protocole de l'autopsie et l'examen microscopique de la pièce :

« Enfant mal nourri, avec les pieds en équin léger. Grande fontanelle ayant un centimètre de diamètre dans tous les sens; les os du crâne sont bien développés; le crâne est dolichocéphale, légèrement oxycéphale.

» Sur le dos, tumeur cystique du volume d'une tête d'enfant : cette tumeur s'est développée vers la partie inférieure dans la région sacro-lombaire. La tumeur se termine à environ 4 centimètres au-dessus de l'orifice anal. De chaque côté, elle remonte dans la région lombaire. Si on relève la tumeur, on voit que son extrémité supérieure atteint à 2 centimètres au-dessous des pointes des omoplates, en se rapprochant un peu du côté droit. La tumeur est recouverte de peau intacte. Elle est tendue et assez consistante. La fluctuation est très nette. Tout le rachis est mis à nu jusqu'au niveau de la tumeur, tout autour de laquelle est continuée l'incision. Les muscles fessiers, atrophiés, sont d'une teinte gris rosé, minces et infiltrés de graisse. Il est facile de constater que le rachis, jusqu'à la quatrième vertèbre lombaire, ne présente aucune altération. Mais on ne sent pas l'apophyse épineuse de la cinquième lombaire, qui paraît manquer sous la tumeur. En ce point, le canal vertébral s'élargit, et les bords de la fissure osseuse s'éloignent l'un de l'autre.

» ... La pièce, placée dans une solution de formol, n'est examinée plus en détail que quelques jours plus tard. La moelle et ses enveloppes paraissent normales jusqu'au commencement de la tumeur. A partir de la cinquième lombaire, la paroi postérieure du rachis est fissurée. A ce niveau, la dure-mère se prolonge sur la surface de la tumeur. La tumeur, incisée en arrière, laisse écouler environ un demi-litre de liquide clair, à peine citrin. La paroi interne du sac est blanche, lisse, et ne laisse pas transparaître les tissus sous-jacents. Dans la cavité, on voit des nerfs de diverses grosseurs qui vont, de la paroi postérieure des corps vertébraux, s'insérer sur la paroi du sac en haut et en arrière. Quelques-uns de ces nerfs s'anastomosent les uns avec les autres. La paroi externe du sac montre sous la peau extérieure un feuillet fibreux épais, qui est séparé de la paroi fibreuse interne du kyste par une couche de tissu ayant par places un millimètre d'épaisseur; cette couche est délicate; sa couleur est gris rosé. Au microscope, on reconnaît qu'elle est formée de substance nerveuse centrale (avec beaucoup de névroglie et quelques fibres à myéline variqueuses). A la limite supérieure, au point où la moelle passe dans le kyste, le revêtement dure-mérien postérieur se termine dans la peau du segment kystique supérieur, tandis que *le cylindre médullaire s'aplatit en un feuillet blanchâtre, qui s'insinue dans la paroi postérieure du kyste.* Le tissu rosé dont nous avons parlé correspond à la prolongation dans la paroi de la moelle, et l'espace kystique à l'agrandissement kystique du cavum interméningé à la face antérieure de la moelle .. Sphacèle de décubitus sur le grand trochanter droit... »

Neumann ajoute au protocole ci-dessus que la moelle, normale jusqu'au-dessous de la quatrième vertèbre lombaire, sortait alors du canal rachidien, perdait sa forme cylindrique, s'aplatissait et s'élargissait, de sorte que, quand elle s'élevait dans la paroi, elle représentait une bande plate, épaisse d'environ 1 millimètre, offrant à examiner deux faces, l'une antérieure et l'autre postérieure. Tout en s'aplatissant, la moelle forme un angle obtus, puis se dirige en arrière et en bas sur un espace d'environ 2 centimètres, et s'élargit peu à peu, puis s'unit, sur une longueur de 1 centimètre, à la paroi interne du sac. La substance médullaire se continue nettement dans la paroi du sac, et y forme une couche qui s'épanouit sur les parois postérieures et latérales du kyste, plus épaisse au niveau de son insertion supérieure, où elle atteint 1 millimètre et demi d'épaisseur, tandis qu'en se prolongeant du côté caudal, elle va toujours en s'amincissant. La moelle, dans son trajet dans le sac, est enveloppée par un prolongement de la pie-mère et de l'arachnoïde, un peu épaissies et tout à fait confondues. Quant à la dure-mère, elle ne se laisse poursuivre, comme couche interne de la paroi du sac, que jusqu'au point où la moelle s'attache à la paroi; on trouve une adhérence lâche de la dure-mère avec les méninges molles au niveau de la quatrième vertèbre lombaire; mais, pour tout le reste, l'espace sous-dural se continue librement et directement avec la cavité kystique, qui peut être regardée comme formée par la dilatation de cet espace. Le fond de cette cavité est formé par la face postérieure des corps vertébraux, creusée légèrement en gouttière, et recouverte elle-même par un prolongement de la dure-mère qui lui adhère lâchement, se continue dans les parois latérales et inférieures du sac et, en arrière, se perd sans limite bien nette dans la paroi du sac formée par les méninges molles. A la pointe du sacrum, où le sac se fixe, la dure-mère forme un petit recessus en forme d'entonnoir, dirigé en bas sur la ligne médiane, les vertèbres coccygiennes restant en dehors du sac. Les points de sortie des racines nerveuses dans le sac sont répartis sur une assez grande étendue et ne présentent pas une disposition bien régulièrement symétrique; cependant on peut distinguer de chaque côté de la ligne médiane deux séries de racines, une à 7 ou 8 millimètres de la ligne médiane, et une plus latérale. Les racines de la première rangée, qui constituent les racines antérieures des nerfs sacrés, traversent directement, sous forme de cordons, la cavité pour aller à leurs orifices de sortie respectifs. Les racines de la deuxième série, qui sont les racines postérieures, suivent la paroi à laquelle elles adhèrent, pour gagner la paroi antérieure du sacrum. Le champ total sur lequel les émergences des racines des deux ordres se trouvent réparties, mesure au moins 10 centimètres d'avant en arrière et 15 centimètres en travers, et on remarquera que ces mesures sont très supérieures à celles que l'on trouve ordinairement pour les myéloméningocèles non sous-cutanées. Neumann n'a pas pu trouver le filum terminale dans le recessus inférieur de la dure-mère.

Pour ce qui concerne la paroi externe du sac, elle était constituée par une peau tout à fait normale, bien épaisse, fortement pigmentée recouvrant une couche suffisamment épaisse de tissu cellulo-adipeux, qui certainement s'accroissait dans les parties latérales. Au sommet de la tumeur, sous cette couche, on trouvait une lame fibreuse, peut-être un prolongement du fascia lombo-dorsal, puis venait la couche lâche de substance nerveuse et, enfin, la couche limitante interne.

Examen microscopique. — Premier fragment enlevé au sommet du sac, sur la ligne médiane. Peau normale, avec ses couches habituelles d'épiderme et ses cellules les plus profondes, dans le réseau de Malpighi, pigmentées en brun; papilles normales; follicules pileux, glandes sébacées et sudoripares normaux. Le derme est constitué normalement avec des faisceaux conjonctifs brillants, des fibres élastiques et des fibres musculaires, des *arrectores pilorum*, bien développées. Puis vient un panicule adipeux, séparé en plusieurs étages par une couche horizontale de tissu conjonctif, et enfin une dernière couche conjonctive contenant, comme les précédentes, de nombreux éléments cellulaires fusiformes, formant autour des vaisseaux des foyers d'infiltration. Cette couche profonde fibreuse n'est pas séparée régulièrement de la couche nerveuse sous-jacente; les deux couches se pénètrent, si bien qu'on voit, comme perdus dans la substance conjonctive et séparés par des faisceaux longitudinaux plus ou moins épais, des îlots de substance névroglique, avec de petits noyaux arrondis. Ces îlots ont des formes très irrégulières. Souvent ces masses paraissent perdues dans les fentes qui séparent les faisceaux conjonctifs; très souvent aussi on voit des vaisseaux rapprochés les uns des autres, offrant des parois épaisses, hyalines, et entourés de substance médullaire, qui paraît réduite à de minces travées, formant entre les vaisseaux une sorte de réseau. Nulle part on ne trouve une couche de substance nerveuse plus épaisse ni mieux constituée. On rencontre des traînées d'épithélium du canal central, les unes dans la profondeur, les autres plus superficielles, traînées généralement horizontales, formant soit une ligne droite, soit une courbe, bordant tantôt la limite supérieure et tantôt la limite inférieure de minces fentes, ou se portant obliquement, comme une sorte de pont, d'un bord à l'autre. Cet épithélium est constitué par des cellules cylindriques assez hautes, avec des noyaux ovales qui ne paraissent pas être tous à la même hauteur, mais se disposent en plusieurs séries. Les espaces entre les traînées épithéliales sont occupés par les fibres conjonctives, qui interrompent la substance nerveuse. La situation de ces traînées épithéliales et des fentes qu'elles bordent est telle que les espaces se trouvent dans l'axe d'une traînée de substance nerveuse, ou bien qu'ils se rapprochent très près de la couche conjonctive de recouvrement et n'en sont séparés que par une très mince couche de substance nerveuse, qui est elle-même interrompue. Quelquefois même, la fente se trouve exactement entre la substance nerveuse et le tissu conjonctif, et *l'épithélium adhère directement au bord formé par le tissu conjonctif*. Sur la substance médullaire qui, dans la profondeur, se termine par une ligne nette, se trouve enfin, constituant la surface interne de la paroi, une couche conjonctive assez épaisse, formée par les méninges médullaires. Entre deux couches plus consistantes s'en trouve une troisième, plus lâche, avec des vaisseaux plus volumineux et béants. La couche la plus interne est formée par des lamelles de faisceaux parallèles, qui, sur les coupes, forment des plis onduleux et se distinguent nettement du lacis aréolaire de la couche moyenne. Ces trois couches représentent évidemment la pie-mère, le tissu sous-arachnoïdien et l'arachnoïde.

Deuxième fragment enlevé sur les parties latérales de la tumeur, à égale distance de la base et du sommet. La paroi est formée des mêmes couches que dans le fragment n° 1. Particulièrement, on trouve ici une couche de substance médullaire bien nette, fissurée en nombreuses traînées irrégulières, entre lesquelles s'insinue du tissu conjonctif dense, correspondant à ce fascia ferme qu'on voyait sur la coupe. Il est à noter que sur ces points de l'insertion médullaire plus éloignés de la ligne médiane on trouve encore de l'épithélium du canal central, étalé à plat, formant des traînées éparses, et en rapport certain avec une fente étroite qui se trouve soit dans l'épaisseur de la substance nerveuse, soit sur le bord de celle-ci, entre elle et la couche conjonctive sus-jacente. Ces restes épithéliaux paraissent s'étendre plus à droite qu'à gauche. Les méninges sont disposées comme il a été dit plus haut.

Troisième fragment, pris à la partie inférieure de la paroi du sac, au-dessus du sacrum. La structure générale est la même, mais le tissu médullaire n'est plus aussi nettement reconnaissable. A sa place, il y a une couche discontinue, formée de fibrilles serrées en réseaux et de vaisseaux paraissant oblitérés, ce qui fait penser à un produit de dégénération, à de la névroglie dégénérée.

Quatrième fragment, pris au point où les cordons médullaires aplatis se continuent dans la paroi du sac. Coupes longitudinales de la moelle s'attachant à la paroi du sac. Dans la moelle on reconnaît le canal central, avec l'épithélium qui le tapisse : cet épithélium forme deux traînées allongées en face l'une de l'autre, séparées l'une de l'autre par un espace formant la lumière d'un canal assez large. Ce canal est très peu aplati, relativement à la forme rubanée de la moelle. Les coupes obliques le font bien voir. Au moment où il s'attache à la paroi, ce ruban mince s'étale encore en largeur, de telle sorte que sa plus grande épaisseur ne dépasse guère 1 millimètre et demi. Cette substance médullaire présente une ligne de démarcation nette avec les méninges sous-jacentes, qui ont la structure ci-dessus décrite; mais la ligne de démarcation avec la peau est moins nette, et les deux couches se pénètrent irrégulièrement. On peut suivre sans difficulté comment le tissu conjonctif et les vaisseaux se substituent peu à peu à la substance médullaire, qui se raréfie de plus en plus. La part la plus importante dans ce processus de disparition appartient aux vaisseaux de la substance médullaire qui s'entourent d'une gaine conjonctive de plus en plus épaisse et amènent peu à peu l'atrophie de la substance nerveuse placée entre eux. Pour ce qui concerne l'état de l'épithélium du canal central à ce point de passage, voici ce que j'ai pu constater sur quelques coupes particulièrement heureuses. Le revêtement épithélial régulier s'arrête soudain, et des deux rangées épithéliales opposées, on voit l'une cesser, tandis que l'autre s'étale sur la portion de la moelle qui va en s'élargissant.

Il faut noter *que c'est la rangée dorsale, celle qui est en connexion avec la peau, qui se continue, de telle sorte que, selon toute apparence, l'épithélium forme une gouttière ouverte en avant, vers la paroi ventrale.* (Les coupes transversales qui auraient pu témoigner de cette disposition n'ont pas pu être faites après coup.) Aussi loin que va ce prolongement unilatéral de l'épithélium, on voit se continuer la lumière du canal central sous la forme d'une mince fente. Plus loin, sur le prolongement du canal central, on trouve encore sous forme de lignes, soit droites, soit courbes, en forme de fer à cheval, des traînées épithéliales qui ne paraissent présenter aucune communication ni avec le canal central ni les unes avec les autres. Elles tapissent des fentes interrompues, que l'on trouve surtout dans la partie dorsale de la substance médullaire, celle que le tissu conjonctif a le plus envahi, de sorte que c'est au-dessous de cet épithélium que s'épanouit la majeure partie de la masse médullaire.

J'ai, en outre, recherché comment la peau qui recouvrait la substance médullaire s'unissait à la paroi du sac. Comme je l'ai dit plus haut, on pouvait à l'œil nu reconnaître que la dure-mère cessait au point où la moelle s'infléchissait en arrière, à angle obtus, pour aller s'attacher à la paroi postérieure du sac. Au microscope, on voyait très bien que les faisceaux de la dure-mère, au sommet de cet angle, se continuaient avec ceux de la pie-mère et de l'arachnoïde; mais, comme leur disposition caractéristique n'existait plus, on peut dire que la dure-mère cessait à ce niveau et ne prenait aucune part à la formation des parois du sac.

En résumé, une collection liquide a pu se faire sous la paroi ventrale du segment inférieur de la moelle, soulever celui-ci, l'éloigner de la surface postérieure des corps vertébraux; ce segment s'est étalé sur la paroi convexe du sac et a donné naissance à des racines nerveuses, qui tantôt traversent la cavité du sac et tantôt rampent le long de la paroi à laquelle elles adhèrent, pour gagner les trous sacrés. La pie-mère et l'arachnoïde recouvrent la moelle et les nerfs, et forment ainsi la surface interne de la moitié postérieure des parois du sac, tandis que la paroi antérieure du sac est tapissée par la dure-mère... Et Neumann conclut que son cas, comme celui de Tourneux et Martin, «est bien *une myéloméningocèle due à la non-fermeture de la plaque médullaire embryonnaire, et par-dessus l'area, que cela ne modifie en rien, la peau s'est refermée normalement jusqu'à la ligne médiane.* » Et il ne prévoit qu'une seule objection : « Pourquoi l'épithélium forme-t-il des traînées plus ou moins étendues, mais qui, pour la plupart, sont incluses dans l'épaisseur même de la substance nerveuse? Cette circonstance ne serait-elle pas de nature, ajoute-t-il, à jeter un doute sur notre interprétation? » Voici en quels termes Neumann se tire de cette difficulté, dont il a bien senti toute l'importance : « Au temps où le mésoderme s'est étendu par-dessus l'area, cette dernière, très vraisemblablement, devait être recouverte par une couche continue d'épithélium. Cet épithélium, comme cela se passe dans bien d'autres cas analogues, a dû s'opposer à l'union de la substance médullaire avec le revêtement connectif. Il y a donc eu au début, entre le derme et la substance médullaire, un espace fissuraire aplati dans lequel le canal central venait déboucher et sur la paroi inférieure duquel l'épithélium se continuait. Plus tard, l'épithélium a pu tomber par places, et l'adhérence s'est faite en ces points dépourvus d'épithélium. L'espace fissuraire s'est donc réduit de plus en plus, à mesure que les soudures dues à la chute de l'épithélium se multipliaient, et n'a plus consisté qu'en fentes ayant persisté aux points où l'épithélium n'était pas tombé et ne communiquant pas les unes avec les autres. Et dans le fait, nous avons trouvé l'épithélium persistant seulement dans de petites fentes.

« Nous aurions dû nous attendre, d'après la description que nous venons de faire, à ce que cet épithélium siégeât exclusivement sur le bord profond de ces fentes, et que le bord supérieur fût toujours formé de tissu conjonctif. Or, il n'en était rien dans notre cas, et nous avons vu que l'épithélium, souvent, était enfermé dans l'épaisseur de la substance médullaire. Il nous faut donc chercher une autre explication, et je crois qu'on la peut trouver dans l'état embryonnaire de cet épithélium. On ne peut mettre en doute, dans les processus pathologiques sa tendance à proliférer, et son énergie vitale se manifestant dans la direction que lui prescrira le processus physiologique de son développement. C'est ainsi que cet épithélium, provenant soit de la surface de l'area, soit de l'orifice d'ouverture du canal central, pourra proliférer et s'étendre sur le toit de l'espace fissuraire, et là, finalement, procéder à la constitution de véritable substance médullaire, ce qui n'a rien d'extraordinaire, puisque, après tout, l'épithélium en question est la véritable matrice normale de ce tissu médullaire... Je laisse aux chercheurs qui me suivront le soin de démontrer que le processus que je viens d'étudier est bien le processus véritable donnant lieu à l'établissement des myéloméningocèles sous-cutanées. »

Je crains que les chercheurs en question n'aient bien de la peine à établir la réalité de ce processus. A mon avis, la myélocèle sous-cutanée du professeur Neumann n'est pas autre chose qu'une myélocystoméningocèle. Et d'abord, les cas qu'il rapproche du sien sont des myélo-cystoméningocèles, à coup sûr. Je n'en veux pour preuve que les cas de Natorp, de Förster, longuement analysés ci-dessus. Quant au cas de Tourneux et Martin, ni la description, un peu courte, donnée par les auteurs, ni les dessins joints au texte ne permettent de lui donner une autre interprétation. Il s'agit évidemment d'une myélocysto-méningocèle antérieure, à myélocysto terminal, probablement aréal, adhérent à la paroi du sac ou, si on le préfère, ne s'étant pas séparé du feuillet ectodermique. Et il suffirait d'examiner dans leur mémoire la figure 8 de la planche II, pour reconnaître la nature aréale du myélocyste.

Enfin, l'observation même de Neumann ne peut guère s'expliquer, si on essaie de lui donner une autre interprétation. Comme dans les myélocystoméningocèles antérieures, la moelle se recourbe en arrière pour pénétrer dans le sac : elle va adhérer à la paroi postérieure du sac. Les origines des racines nerveuses sur la paroi antérieure du myélo-cyste sont absolument caractéristiques et font bien voir que l'area est ventrale, mais distendue dans le sens traversal, ou plutôt qu'il s'agit encore ici d'un myélocyste aréal, avec ses petites dimensions habi-tuelles, le peu de dilatation et l'irrégularité du canal central, sans parler des traînées de substance médullaire, et d'épithélium cylindri-que que l'on trouve dans le tissu conjonctif reposant sur le bord pos-térieur du myélocyste. Et alors, on s'explique très facilement qu'il y ait, au delà des segments du canal central trouvés dans les coupes, entre la paroi postérieure de ces segments et le revêtement cutané, de la substance médullaire. N'est-ce pas là la preuve que la gouttière médullaire s'est refermée, comme s'est refermée la couche ectoder-mique et, sous elle, la couche mésodermique, sans que néanmoins l'adhérence entre le tube médullaire refermé et le feuillet ectodermi-que ait été complètement rompue ? Et cette explication ne rend-elle pas un compte bien plus simple des faits que cette double hypothèse de la prolifération de l'épithélium du canal central, et de la sécrétion secondaire, par cet épithélium proliféré, de la substance médullaire, si malencontreusement placée au-dessus de la soi-disant myéloménin-gocèle, entre celle-ci et la peau ?

CHAPITRE V

Diastématomyélocèle et Diastématomyélioméningocèle.

Division en : 1° diastématomyélocèle (diastématomyélie dans le spina bifida aperta), et 2° diastématomyélioméningocèle (*id.* dans le spina bifida cystica).
Diastématomyélocèle : *a)* rachischisis total avec division de l'ébauche médullaire en deux moitiés latérales. Cette division peut être partielle ; *b)* division dans le rachischisis partiel et la myéloméningocèle. La division peut porter sur l'area, comme aussi sur les segments médullaires afférent et efférent.
Diastématomyélioméningocèle : I. Diastématomyélie incomplète (ou mieux décomplétée) : *a)* rubanée ; *b)* bitubulaire. — II. Diastématomyélie complète simple. — III. Diastématomyélie complexe avec interposition de tissu ; *a)* conjonctif, fibreux ou adipeux ; *b)* cartilagineux ou osseux ; *c)* mixte, formé par le mélange d'éléments histologiques divers, tous d'origine mésoblastique. — Étude de la substance grise dans la diastématomyélie : sa topographie. — Étude de la substance blanche. — Situation des racines et des ganglions rachidiens.

Le mot *diastématomyélie* a été créé par Ollivier[1] (de διάστημα, interstice, et μυελός, moelle) pour désigner « la division plus ou moins étendue de la moelle épinière en deux moitiés latérales ». La coexistence de la diastématomyélie et du spina bifida peut se manifester dans deux conditions toutes différentes. Quand nous avons étudié les myéloméningocèles, nous avons vu que, dans certains cas, la substance médullaire, constituant l'area, était disposée en deux colonnes latérales, plus ou moins séparées, et

---

1. OLLIVIER. — *Traité des mal. de la moelle épin.*, 1837, I, p. 189.

situées de chaque côté de la ligne médiane. Nous désignerons cette première forme sous le nom de *diastématomyélocèle*. Dans d'autres cas, le spina bifida aura extérieurement toutes les apparences d'une méningocèle, c'est-à-dire formera une tumeur plus ou moins saillante, mais avec un revêtement cutané complet. Sous la fissure osseuse, au lieu de la moelle normalement constituée que nous devrions, par définition, rencontrer dans une méningocèle, nous trouverons la moelle localement divisée en deux colonnes longitudinales, qui se séparent au-dessus de la lésion, se réunissent au-dessous, et sont tantôt simplement accolées l'une à l'autre, sans interposition d'aucun autre tissu que, parfois, un simple prolongement pie-mérien, tantôt, au contraire, séparées par une masse d'apparence néoplasique, ou du moins hyperplasique, ou par une épine cartilagineuse, ostéo-cartilagineuse ou même osseuse. Nous réservons à cette forme de spina bifida cystica avec diastématomyélie l'appellation de *diastématomyélioméningocèle*.

Il est d'usage, quand on parle de la division de la moelle épinière dans le spina bifida, de citer une des premières observations de spina bifida, une de celles de Tulpius, où il semble que non seulement la moelle, mais encore les corps vertébraux étaient divisés (spina bifida antérieur). Tulpius[1] dit : « Cette épine viciée était partagée en deux parties égales depuis la dernière vertèbre du dos jusque sur les côtés de l'os innominé, et le péritoine recouvrait cette fente. » Le dessin qui accompagne cette observation n'est pas très explicite. D'ailleurs, la division de la moelle n'est pas indiquée. Morgagni, relatant ce cas[2], ajoute : « En faisant ses recherches avec beaucoup de soin, Tulpius est tombé sur le cas le plus rare, si on compare ses observations avec celles des autres auteurs, surtout avec celles de Ruysch[3], qui a vu cette maladie beaucoup plus souvent, et qui dit n'avoir jamais rien observé de semblable. »

Cependant Ruysch parle d'auteurs (il est vrai qu'il ne les

1. TULPIUS. — *Obs. med.*, 1, 3, c. 30.
2. MORGAGNI. — *De sed. et causis morb.*, Ep. 12, n° 11.
3. RUYSCH. — *Obs. anat. chir.*, n° 34.

nomme point) qui « ont prétendu que dans cette affection les
vertèbres et même la moelle étaient bifurquées, et se trouvaient
entièrement partagées en deux parties, *de la même manière que
les bouchers ont coutume de les diviser* ». Cette comparaison
n'est-elle pas absolument caractéristique?

Ollivier cite un certain nombre d'observations antérieures à
son ouvrage. Zacchias[1], le premier, dit avoir vu, en 1624, un
fœtus féminin, au sujet auquel il s'exprime ainsi : « ... *totus
pilis obsitus erat, præsertim secundum superiores partes...
Caput, a postica parte, carne seu pelle erat detectum, qua etiam
spinalis medulla erat denudata, quæ duplex conspiciebatur.* »

La deuxième observation, due à Manget, est analogue[2]. Il
s'agit d'un fœtus anencéphale, qui avait eu des mouvements
intra-utérins assez vifs. Manget croit qu'il faut rechercher le
point de départ de ces mouvements dans la moelle, «*quæ
propterea et amplior multo quam in aliis fœtibus et bifida ab
ossis usque sacri limina conspiciebatur.* »

Enfin, Hull[3] a vu également la moelle épinière sous la forme de
deux cordons blancs, qui donnaient chacun naissance aux nerfs.

A côté de ces trois observations de diastématomyélie complète,
Ollivier en cite quatre autres de division moins complète de la
moelle ; chose curieuse, aucun de ces quatre cas n'a été relevé
dans la thèse, pourtant très détaillée, de Steiner[4], et Recklinghausen n'a mentionné que l'observation de Grashuy, parmi ces
quatre. Ce sont les observations de Mohrenheim[5], qui rapporte
un cas dans lequel le quatrième ventricule était fendu assez bas
et la portion lombaire de la même moelle était bifurquée ; celle
de Grashuy[6], qui, chez un embryon de trois mois, trouva la
moelle fendue vis-à-vis de la deuxième vertèbre sacrée ; Ollivier
fait remarquer que cette division est analogue à celle que

---

1. ZACCHIAS. — *Quest. med. leg.*, 1630, lib. VII, quest. 9, sect. 4, p. 501.
2. MANGET. — *Theatr. Anatom.*, t. I, lib. I, p. 173.
3. HULL. — *Mem. of the Soc. of Manchester*, t. V, part. 2, p. 495.
4. STEINER. — *Ueber Verdoppelung des Rückenmarcks.* Inaug. Diss. Königsberg, 1895.
5. MOHRENHEIM. — *Beobachtungen verschiedener Chir. Vorfälle*, 1780-83, t. I
sect. 17, p. 172.
6. GRASHUY. — *Neue Samml. f. Wundaerzte*, 1780, st. 10, p. 180.

présente la moelle spinale des oiseaux dans cette région ; c'est aussi, ajoute-t-il, dans cette région que l'on aperçoit le plus longtemps la fente postérieure. Puis vient le fait de Malacarne[1], où la moelle allongée était divisée par une lame osseuse qui faisait saillie dans le trou occipital, tandis que le reste de la moelle était simple, mais profondément sillonnée. Enfin, dans la XVIe observation de Dugès[2], la moelle était bifurquée dans sa portion supérieure.

L'observation d'Ollivier est des plus remarquables. Nous la donnerons plus loin, et nous dirons seulement ici qu'elle offre quelques particularités : le spina bifida ou, si on le préfère, la fissure osseuse, s'étendait à toute la longueur du rachis, mais le rachischisis n'en occupait que la partie inférieure, à partir de la quatrième vertèbre dorsale. Sur toute la hauteur du rachischisis, la moelle était divisée en deux petits filets contigus l'un à l'autre, fort étroits et présentant dans leur ensemble le volume d'une plume de corbeau.

Et Ollivier insiste sur ce fait que « la peau se continuait sans interruption d'un côté à l'autre de la région dorsale jusqu'à la hauteur de la quatrième vertèbre dorsale, malgré l'existence d'un spina bifida complet, cas où l'on trouve le plus souvent les téguments interrompus dans une étendue égale à celle de l'écartement des os ». Il est regrettable que l'observation d'Ollivier ne donne pas de détails plus circonstanciés sur l'état de la moelle dans cette portion du spina bifida que recouvrait une peau normale; mais nous verrons plus loin que la diastématomyélie n'est nullement incompatible avec un revêtement cutané complet.

On trouve ensuite dans la littérature médicale un certain nombre d'observations éparses de spina bifida avec division de la moelle, que nous passerons tout à l'heure en revue. Mais il faut arriver jusqu'au remarquable travail de Lereboullet[3] sur les

<hr>

1. MALACARNE. — *Mem. della Soc. ital.*, 1806, vol. LXIII, p. 173, pl. II.

2. DUGÈS. — Mém. sur les altérations intra-utérines de l'encéphale et de ses enveloppes (obs. XVI) (*Éphémérides méd. de Montpellier*, 1826).

3. LEREBOULLET. — Recherches sur les monstruosités du brochet (*Ann. des Sc. naturelles*, 1863, série 4, *Zoologie*, t. XX, p. 177).

monstruosités du brochet, qui n'a cependant que des rapports bien lointains avec les diastématomyélies et le spina bifida, pour trouver des idées générales susceptibles de jeter quelque lumière sur le sujet qui nous occupe. A propos de l'embryogénie du spina bifida, nous reviendrons sur ce mémoire, ainsi que sur celui d'Oellacher[1] sur les « Terata mesodidyma » chez les embryons de Salmo salvelius.

Les recherches de Rauber[2] sur les poissons osseux, de Klaussner[3] sur la Salamandra maculata, de Richter[4] sur le poulet, et surtout de O. Hertwig[5], sur la grenouille, ont complété ces études expérimentales et permettent aujourd'hui, si on rapproche les faits qu'ils ont obtenus de ceux que l'anatomie pathologique a révélés dans le spina bifida humain, d'en tirer des conclusions intéressantes.

Mais, au point de vue anatomo-pathologique, il faut arriver jusqu'au livre de W. Koch[6], que nous avons cité déjà si souvent, pour trouver sur ces faits une vue d'ensemble. Koch passe en revue les divers cas publiés, tant de rachischisis plus ou moins étendu, voire même total, avec ébauches médullaires rudimentaires doubles, droite et gauche, séparées l'une de l'autre, que de spina bifida proprement dits, avec un sac contenant un segment de moelle double. Il admet, quant à l'origine de cette malformation, que la moelle est restée dans son état embryonnaire primitif, alors que les deux moitiés symétriques, droite et gauche, de la plaque médullaire n'ont pas encore fusionné. Dès lors, chacune des divisions de la moelle diastématomyélique étant formée par une des moitiés de la plaque médullaire pri-

---

1. OELLACHER. — Terata mesodidyma von Salmo salvelinus (*Sitzb. d. Wiener Acad. d. Wissensch.*, 1873, p. 299).

2. RAUBER. — Die Theorien der excessiven Monstra (*Virchow's Arch.*, 1877, LXVI, p. 133 et 1878; LXXIV, p. 66 et 551). — Formbildung und Formstörung, in der Entwickelung von Wirbelthieren (*Morph. Jahrb.*, 1879, Bd. V, p. 11, et 1880, Bd. VI).

3. KLAUSSNER. — *Merfachbildungen bei Wirbelthieren.* Munich, 1890.

4. RICHTER. — *Ueber die exp. Darstellung d. S. B.* (*Verhandl. d. anat. Gesellsch.*, 1888, et *Anat. Anz.*, Iena, 1888, III, p. 686).

5. O. HERTWIG. — Urmund und Spina bifida (*Arch. f. mikr. Anat.*, 1892, XXXIX, p. 353).

6. W. KOCH. — *Loc. cit.* (*Beiträge z. Lehre v. S. B.*, p. 23).

mitive, Koch (note de la page 22) nie qu'on puisse trouver chez l'homme, dans une colonne vertébrale unique, une moelle double, c'est-à-dire présentant pour chaque division une organisation complète avec un canal central. Nous verrons si cette affirmation que Recklinghausen qualifie d'exclusive, est d'accord avec les faits.

La même année, Lebedeff [1] rattache toutes les anomalies que peut présenter le développement de la plaque médullaire à des causes d'ordre purement mécanique, aux courbures diverses de l'embryon. Au sommet de la convexité, l'énergie de croissance (Wachstumsenergie) qui se manifestera dans la plaque médullaire, ne s'emploiera pas à la formation des crêtes médullaires et à leur soudure, mais passera d'abord à l'élargissement de la gouttière intermédiaire, qui peu à peu formera des plis plus ou moins profonds. Et si, au moment où se produit la courbure de l'embryon, le tube médullaire est déjà refermé, au point où la courbure atteint son maximum, il s'aplatira. Les parois dorsale et ventrale, mises ainsi en contact, se souderont sur la ligne médiane, et la moelle se trouvera divisée en deux moitiés latérales plus ou moins symétriques.

L'année suivante, Leo Gerlach [2] revenait à une opinion plus conforme aux idées actuellement admises. Chez des embryons de poulets, dont l'incubation avait été troublée par des moyens mécaniques ou physiques, il obtint des bifurcations de l'axe embryonnaire, et il considéra comme le protoype de ces faits de duplicité les cas dans lesquels la moelle seule ou une portion de la moelle était divisée en deux parties latérales.

Mais c'est encore dans le mémoire de Recklinghausen que, sur ce point spécial, comme sur toutes les questions afférentes au spina bifida, nous allons trouver, avec la critique la plus judicieuse des faits publiés et avec de nouvelles observations anatomo-pathologiques, les idées les plus fécondes sur le rap-

1. LEBEDEFF. — Ueber die Entstehung der Anencephalie und der Spina bifida bei Vögeln und Menschen (*Virchow's Arch.*, 1881, LXXXVI, p. 263).

2. Leo GERLACH. — *Die Entstehungsweise d. Doppelmissbildungen bei den hohe Wirbelthieren*, 1882.

port à envisager entre la division de la moelle et le spina bifida. Pour Recklinghausen, la diastématomyélie est bien l'expression de l'ébauche médullaire primitivement bilatérale et symétrique. Le trouble qui a empêché les deux parties symétriques de cette ébauche bilatérale de fusionner ne peut remonter qu'au temps de cette primitive ébauche. Or, la coexistence de la diastématomyélie avec le rachischisis est si fréquente qu'il faut également faire remonter le début du rachischisis à cette même époque primitive. De plus, cette coexistence ne se montre pas seulement avec les rachischisis, mais aussi avec les spina bifida proprement dits, et cela plus fréquemment encore, peut-être, qu'on ne le croit. Recklinghausen arrive ainsi à admettre un processus unique, avec un début identique pour ces diverses variétés, que différencient seulement des conditions différentes de ce processus unique, pouvant se produire à des degrés différents et à des époques variables du développement embryonnaire. Nous verrons plus tard combien cette opinion est importante au point de vue génétique.

Marchand et Fischer[1] reviennent à la théorie de Lebedeff, à laquelle ils font subir cependant quelques modifications. La lésion correspondrait toujours au sommet d'une courbure, et, en ce point, par suite du déplacement et de l'irritation du corps vertébral culminant, il se ferait dans le canal vertébral une saillie cartilagineuse ou ostéo-cartilagineuse, et ce serait de chaque côté de cette saillie que se ferait la division de la moelle. Quant au siège de la courbure, il semble à peu près fixe et son sommet se trouve en face de l'ombilic : c'est l'insertion du canal omphalo-mésentérique qui, exerçant une traction sur le corps à ce niveau, cause la courbure et, secondairement, la division médullaire.

Il ne me reste à citer ici, comme travaux d'ensemble, que les dissertations inaugurales de Siegfried Rosemberg[2] et de

1. Fischer. — Ueber die lumbo-dorsale Rachischisis, mit Knickung d. Wirbelsaüle (*Ziegler's Beiträge*, 1889, V, p. 159), et Inaug. Diss. Iéna, 1889-90.
2. S. Rosemberg. — *Ueber S. B. und Diastematomyelie.* Inaug. Diss. Freiburg 1890.

Steiner[1], et les travaux de Sulzer[2], J. Arnold[3], Theodor[4], Wieting[5], etc. J'ai dit plus haut quelle importance j'attribuais au travail de O. Hertwig : *Urmund und Spina bifida (loc. cit.)*, et j'en aurais terminé avec cette revue historique, s'il ne me restait à signaler les opinions imprévues de E. D. Bondurant[6], pour qui la division de la moelle est un simple accident d'autopsie, et de Van Gieson[7], qui pense que le dédoublement de la moelle n'est qu'apparent, et dû à l'enlèvement brutal de la moelle, ainsi qu'à son traitement ultérieur (?).

Au point de vue anatomique, nous distinguerons, dans les cas de spina bifida avec division de la moelle, les deux catégories suivantes :

1° Les spina bifida aperta, rachischisis ou myéloméningocèles, dans lesquels l'area médullo-vasculaire se montre divisée en deux parties plus ou moins symétriques, de chaque côté de la ligne médiane. C'est à ces variétés que nous avons proposé de donner le nom de *diastématomyélocèles*.

2° Les spina bifida cystica (avec fermeture complète du revêtement cutané), où la diastématomyélie pourra présenter plusieurs variétés :

a) La *diastématomyélie incomplète;*

b) La *diastématomyélie complète, simple,* c'est-à-dire dans laquelle les deux parties de la moelle divisée seront accolées, ou séparées seulement par un prolongement de la pie-mère.

c) La *diastématomyélie complexe,* dans laquelle les deux parties de la moelle divisée seront séparées l'une de l'autre par une production particulière de tissu, qui ne sera ni un prolongement méningé, comme dans la variété précédente, ni de la substance médullaire. Nous verrons, quand nous ferons la revue

1. Steiner. — U. Verdoppelung d. Rückenmarks. Inaug. Diss. Königsb., 1895.

2. Sulzer. — Ziegler's Beiträge z. path. Anat., 1893, XII, p. 566.

3. J. Arnold. — Myelocyste, Transposition von Gewebskeimen und Sympodie (Ziegler's Beiträge; 1893, XVI).

4. Theodor. — Arch. f. Kinderheilk., 1898, XXIV, p. 344.

5. J. Wieting. — Brun's Beiträge z. kl. Ch., 1899, XXV, 1, p. 40.

6. Bondurant. — Duplication of the spinal cord, a result of post mortem injury (Med. News, 1894, May).

7. Van Gieson. — New York med. Journ., 1894, Juin.

des observations publiées, que ce tissu interposé est tantôt de nature conjonctive ou fibreuse, tantôt de nature cartilagineuse ou osseuse, ou encore ostéo-cartilagineuse, tantôt, enfin, cette production aura une structure mixte et sera formée simultanément par des éléments connectifs, cartilagineux, osseux, vasculaires, musculaires, etc. La seule remarque à ajouter ici est que tous ces éléments, aussi bien dans les formes simples que dans les formes composées, sont d'origine mésoblastique.

I. Diastématomyélocèle. — *a)* RACHISCHISIS TOTAL AVEC DIVISION DE L'ÉBAUCHE MÉDULLAIRE EN DEUX MOITIÉS LATÉRALES. —

Le rachischisis total paraît assez fréquemment compliqué de diastématomyélie. Tantôt les restes de la substance médullaire forment deux colonnes, situées l'une à droite et l'autre à gauche de la ligne médiane, plus ou moins symétriques et séparées par un espace plus ou moins large, mais nettement reconnaissable, de tissu connectif ou pie-mérien, sans superposition de substance médullaire. Tantôt cette disposition n'est que partielle et limitée à une région plus ou moins étendue de la moelle. Tantôt, enfin, les deux colonnes latérales que nous venons de décrire paraissent se réunir sur la ligne médiane, et la diastématomyélie ne se signale que par l'existence de deux fossettes polaires supérieures et de deux fossettes polaires inférieures. « Pour reconnaître bien nettement la séparation, dit Recklinghausen (p. 414), il faut s'orienter d'après la disposition qu'affectent les parties constituantes de l'area médullo-vasculaire, et notamment reconnaître, sur la membrane qui recouvre la gouttière vertébrale, le long de la ligne médiane, une traînée fibreuse, portant un rameau vasculaire volumineux longitudinal, l'artère spinale antérieure, puis, de chaque côté, les ligaments denticulés et les accumulations de substance médullo-vasculaire, formant soit des bandelettes longitudinales, soit des séries également longitudinales de houppes, enfin, étudier la disposition des fossettes polaires et les rapports particuliers de ces divers éléments entre eux. »

Recklinghausen décrit ensuite plusieurs pièces présentant des signes très nets de division médullaire.

OBSERVATION 31 (RECKLINGHAUSEN, XXVII).

Dans un cas correspondant à un degré peu avancé du développement, un dérencéphale, dont la longueur de la tête au coccyx atteignait 17 centimètres, offrait une area formée de trois bandelettes longitudinales, rectilignes, qui s'étendaient parallèlement sur un parcours d'environ 5 centimètres. Sur les deux ou trois derniers millimètres seulement, les bandelettes latérales convergeaient, se rapprochant de la bandelette médiane. Or, ces bandelettes latérales, seules, portaient à leur surface des masses de tissu médullo-vasculaire. Le dédoublement était surtout reconnaissable au niveau des pôles, les bords des fossettes polaires se manifestant par une double courbe. A l'extrémité caudale, la moitié droite descendait plus bas que la gauche.

L'observation XXVIII du même auteur *(ibid.)*, qui comporte la description de la pièce A II 76 du Musée anatomo-pathologique de Strasbourg, nous montre la division de l'area existant sur toute sa longueur, mais ne devenant apparente qu'à sa partie inférieure. En haut, sans la présence des deux fossettes polaires supérieures, la division pourrait être mise en doute.

OBSERVATION 32 (RECKLINGHAUSEN, XXVIII).

C'est encore un dérencéphale dont la tête et le tronc mesurent 12 centimètres et demi de long. Sous un rudiment de cerveau, on voit se cacher deux fossettes polaires supérieures, éloignées l'une de l'autre de 10 millimètres et formant chacune une sorte de tunnel. Deux fossettes polaires inférieures, également éloignées l'une de l'autre de 10 millimètres, mais moins profondes, se trouvent à la partie inférieure de l'area, dont la longueur totale est de 45 centimètres. Au-desssous on voit encore une zone séreuse de 15 millimètres, qui laisse transparaître deux queues de cheval, bien distinctes, et termine en bas le rachischisis. La partie caudale de l'area offre une division en deux parties latérales; à gauche, le ligament denticulé et la traînée de substance médullo-vasculaire se dévient en dehors, pour aller, en s'éloignant de la ligne médiane, aboutir à la fossette gauche située plus en dehors et plus profondément que la droite.

L'observation XXIX *(ibid.)* offrirait une disposition analogue si, entre les deux bandes séparées de substance médullo-vasculaire, ne s'élevait une sorte d'épine osseuse de disposition assez particulière. Nous y reviendrons en étudiant les diastématomyélies avec interposition d'une épine ostéo-cartilagineuse.

Voici le résumé d'une observation due à Dugès [1], dans laquelle la bifurcation n'atteignait que la partie supérieure de la moelle.

OBSERVATION 33 (DUGÈS, XVI).

Enfant mâle, né à huit mois. Vu dans son intégrité, il semblait avoir la tête confondue avec le thorax et renversée de telle sorte que l'occiput paraissait perdu entre les épaules. La partie antérieure du cou était de niveau avec le menton et le sternum. Sur le dos, qui semblait fort court, se voyait une tumeur fongueuse de la grosseur d'une noix, et, derrière elle, la membrane mince et rouge dont elle était couverte se continuait jusqu'à la région sacrée. Cet enfant donna quelques signes de vie; il ne respira pourtant pas.

L'examen du squelette a été fait par M. Chaussier... L'occipital supérieur ou proral (pièce supérieure de l'occipital), formé de deux pièces réunies par une suture médiane, est plat, dirigé parallèlement à la base du crâne, échancré profondément derrière le trou occipital. De cette échancrure et de l'espace ordinairement destiné à ce trou, agrandi par l'écartement considérable des occipitaux latéraux (pièces condyloïdiennes de l'occipital), résulte une vaste ouverture qui établit une communication entre le crâne et le rachis, et dont les bords sont, dans la majeure partie de leur étendue, articulés avec les lames écartées des vertèbres du dos; de sorte que la gouttière due à l'écartement de ces lames semble faire partie de la base du crâne. Le rachis est en effet ouvert dans toute sa partie postérieure jusqu'au sacrum, les lames des vertèbres déjetées, à droite et à gauche, constituant une gouttière large et peu profonde.

En outre : 1° la région cervicale, repoussée en avant et ployée sous l'os basilaire, diminuée dans sa hauteur, accrue dans sa largeur, est divisée, bifurquée, même dans le corps des vertèbres. Elle forme ainsi deux séries de sept tubercules osseux, soudés l'un à l'autre et articulés en haut avec l'extrémité antérieure de l'un des condyloïdiens ou occipitaux latéraux. De cette disposition, il résulte une sorte de caverne placée sous l'os basilaire et dont le fond, tourné en avant, n'est formé que par un appareil ligamenteux peu épais, qui se trouve entre les deux branches de la bifurcation ;

2° La région dorsale a une direction parallèle à la base du crâne et

<hr>

[1]. DUGÈS. — Des altérations intra-utérines de l'encéphale et de ses enveloppes (*Éphémérides méd. de Montpellier*, 1826, t. II, p. 289).

articule ses lames avec les bords de l'ouverture occipito-vertébrale ci-dessus décrite ; les côtes, serrées l'une contre l'autre, ont une direction presque verticale ;

3° Enfin, la région lombaire est parallèle à l'axe du corps ; elle seule constituait la partie apparente du dos du fœtus...

L'encéphale était composé : 1° du cerveau, qui occupait seul la cavité du crâne et n'offrait entre ses hémisphères qu'une légère scissure sans faux méningienne ;

2° D'une partie de la moelle allongée, dont les pédoncules supérieurs (bras) passaient à travers l'ouverture occipito-vertébrale ; le reste était perdu dans la masse fongueuse qui se voyait derrière la tête et dans la gouttière des vertèbres lombaires. Cette masse avait la grosseur de la moitié du pouce. Le cervelet semblait également dégénéré, confondu dans la même masse ;

3° A cette même fongosité adhérait aussi, mais sans continuité de tissu, la moelle épinière ; cependant elle était entière, prolongée dans toute la longueur du canal vertébral *et terminée en haut par une extrémité bifurquée,* logée dans la caverne des vertèbres cervicales et n'ayant de rapport de continuité qu'avec les nerfs cervicaux, dorsaux, etc., tous très blancs et très sains. Les nerfs de la tête naissaient pour la plupart de la masse fongueuse déjà mentionnée, et entraient dans le crâne le long des pédoncules cérébraux.

Ce fait paraît bien être un rachischisis total, avec bifurcation seulement de l'extrémité supérieure de la moelle, et ce qui donne à cette hypothèse un fondement certain, c'est la présence dans la région cervicale, et dans cette région seulement, d'une fissure des corps vertébraux.

Il serait facile de multiplier ces exemples ; les trois que nous venons de rapporter nous paraissent typiques et démontrent bien les apparences diverses que la division médullaire peut revêtir dans le rachischisis total : séparation complète en deux bandelettes latérales, situées de chaque côté de la ligne médiane ; séparation partielle ne se révélant que dans une partie limitée du rachischisis ; enfin, les deux bandelettes étant réunies sur la ligne médiane, la division médullaire ne se révèle que par l'existence, soit aux deux extrémités, soit à une des extrémités, de deux fossettes polaires.

b) Rachischisis partiel et myéloméningocèle. — Dans les cas de rachischisis partiel, comme dans ceux de myéloméningocèle, la division médullaire peut donner lieu aux mêmes apparences que dans le rachischisis total. C'est-à-dire que l'area peut paraître divisée en deux bandelettes latérales, soit sur toute son étendue, soit seulement sur une partie limitée, ou bien la division peut ne pas être apparente, les deux moitiés étant réunies sur la ligne médiane, et ne se révéler que par la duplicité d'une ou des deux fossettes polaires. Mais, ici, en outre, l'area étant simple ou étant elle-même divisée, la division peut porter sur ce que nous avons appelé les *segments médullaires* supérieur ou inférieur, c'est-à-dire ces parties de la moelle surtout apparentes dans les myéloméningocèles qui, abandonnant la gouttière vertébrale, vont s'attacher au revêtement externe et s'y épanouissent pour former l'area.

Le cas de division complète dans un rachischisis partiel le plus caractéristique est certainement celui d'Ollivier[1]. Comme le fait observer Recklinghausen, il n'existe encore aucun autre cas qui puisse lui être comparé. Je reproduis ici les parties principales de cette observation.

OBSERVATION 34 (OLLIVIER).

Fœtus de sept à huit mois environ, anencéphale : ... la base du crâne était recouverte d'une sorte de capuchon pendant le long du dos et formé par une membrane molle, très mince, d'un rouge vif, dont les lavages répétés ne détruisaient pas la couleur. Cette enveloppe, très analogue à la pie-mère, contenait une substance pulpeuse sanguinolente. En soulevant cette poche, on voyait les téguments du dos sans aucune solution de continuité jusqu'à la hauteur de la quatrième vertèbre dorsale, de sorte qu'il n'existait aucune apparence extérieure qui pût faire soupçonner l'existence d'un spina bifida complet. (Le rachis est bifida sur toute son étendue, de manière que les lames des vertèbres forment avec le corps une surface plane.) A la hauteur de la quatrième vertèbre dorsale, les téguments se terminaient brusquement en formant un bord arrondi, et la membrane de la poche se continuait au-dessous de la peau, en s'enfonçant entre elle et le rachis, aux apophyses transverses duquel elle adhérait, de sorte qu'elle semblait former sur les côtés une série de denticules.

<hr>

1. OLLIVIER. — *Traité des maladies de la moelle épinière*. Paris, 1837, t. I, p. 191.

De cette manière, elle complétait postérieurement un canal aplati en s'étendant jusqu'à l'extrémité inférieure du sacrum, où elle se terminait en cul-de-sac; elle était recouverte par les téguments. Cette membrane, qui avait l'apparence de la pie-mère, semblait se continuer avec celle qui tapissait le corps des vertèbres. Ce canal demi-osseux et demi-membraneux renfermait la moelle épinière, qui présentait la disposition suivante :

Elle consistait en deux petits filets blancs assez solides, un peu arrondis postérieurement, aplatis antérieurement, contigus l'un à l'autre, fort étroits et présentant dans leur ensemble le volume d'une plume de corbeau. En haut, ils se confondaient avec la substance pulpeuse sanguinolente qui remplissait la poche de la base du crâne; inférieurement, ils se terminaient à la hauteur des premières vertèbres lombaires par un grand nombre de petits filets, dont la ·réunion formait ce qu'on appelle improprement la *queue de cheval*.

La substance nerveuse de ces deux filets médullaires était d'autant moins consistante qu'on l'observait plus inférieurement. Il naissait des parties latérales de chacun de ces filets un grand nombre de nerfs, qui ne semblaient pas formés de fibrilles nerveuses isolées à leur origine, et qui n'offraient point de ganglion près du trou de conjugaison; ils partaient de chaque filet médullaire de la moelle et se rendaient sans changer de volume au trou intervertébral, qui était en partie fermé par la membrane dont nous avons parlé, laquelle ne laissait qu'un passage très juste au nerf sur lequel elle semblait se réfléchir. Tous les nerfs étaient d'autant plus rapprochés les uns des autres qu'ils naissaient plus haut; dans la partie la plus élevée, ils s'en séparaient en formant un angle droit; ils étaient tous très blancs et très gros.

Les nerfs grand hypoglosse, glosso-pharyngien et pneumo-gastrique étaient très développés au cou; ils se distribuaient d'ailleurs comme dans l'état naturel; il fut impossible de reconnaître s'ils s'inséraient à la moelle, parce que cette dernière, qui suivait les inflexions de la colonne vertébrale, s'enfonçait dans une courbure profonde qui existait à la région cervicale et se confondait avec le tissu pulpeux et mollasse qui tapissait la base du crâne. Les organes du thorax et de l'abdomen étaient dans leur état naturel... Ce fœtus avait vécu jusqu'au moment de l'accouchement.

Un des points les plus remarquables de cette observation est la coexistence des deux formes que peut affecter le spina bifida accompagné de diastématomyélie. Dans les régions cervicale et dorsale supérieure, le spina bifida est recouvert par le tégument cutané qui ne présente aucune altération visible; plus bas, le spina bifida est *aperta*.

Mais le cas d'Ollivier est un cas tout à fait exceptionnel, et le plus souvent le rachischisis avec diastématomyélie se présentera sous la forme indiquée par Recklinghausen (p. 3oo) comme la plus ordinaire : « Dans certains cas, sur la membrane séreuse, on voit deux rubans blanchâtres de substance nerveuse, qui peuvent faire penser chacun à une moelle rudimentaire et qui sont nettement séparés l'un de l'autre par un espace intermédiaire, donnant lieu à une division de la moelle, une diastématomyélie d'Ollivier. »

Dans le cas d'une myéloméningocèle avec division complète de la moelle, l'aspect extérieur est assez analogue à celui que nous venons d'indiquer, mais la saillie plus ou moins sphérique que la collection liquide sous-jacente détermine dans la membrane revêtant extérieurement la tumeur fait que les masses de substance nerveuse réparties à sa surface peuvent présenter une disposition un peu spéciale. Nous avons déjà, en parlant de la myéloméningocèle en général, signalé des arrangements analogues. Au lieu de former de chaque côté de la ligne médiane une rangée à peu près rectiligne, la bandelette représentant la moitié de l'area décrira de chaque côté une aire courbe, un arc à concavité regardant la ligne médiane, « parce que la pie-mère et les restes de substance médullaire qu'elle supporte ont été soulevés au-dessus de la gouttière vertébrale par une force qui s'est exercée surtout dans le sens transversal et a constitué une tumeur sphéroïde » (Recklinghausen, p. 3a7-3a8). Cette force, nous le savons, est surtout la pression exercée par le liquide qui s'accumule dans les espaces méningés.

Cette disposition des deux parties de l'area était bien visible dans l'observation suivante.

OBSERVATION 35 *(personnelle)*.

Jeanne P..., âgée de trois jours, m'est amenée le 17 avril 1901, à l'hôpital protestant. D'après les renseignements qui me sont donnés par la grand'mère paternelle de l'enfant, le père jouirait d'une bonne santé, mais la mère, âgée de vingt-neuf ans, aurait depuis deux ans une bronchite tenace. Cette enfant serait la troisième; les deux aînés sont bien portants et ne présentent aucune difformité. Les trois accouchements ont été normaux, mais la troisième grossesse a été assez pénible, et l'abdomen s'est montré très volumineux.

L'enfant a de l'hydrocéphalie assez prononcée; la circonférence de la tête mesure 48 centimètres; les fontanelles sont très larges. Double pied bot en varus pur à droite, en varus légèrement équin à gauche. Les muscles droits de l'abdomen sont assez écartés pour qu'au-dessous de l'ombilic on puisse mettre entre les deux l'extrémité de l'index et du médius. Petite hernie ombilicale.

Sur la région sacrée et lombaire inférieure, on trouve une petite tumeur, un peu saillante, ovalaire, symétrique par rapport à la ligne médiane verticale, parfaitement sessile. La circonférence totale de la tumeur mesure 16 centimètres et demi. Son diamètre longitudinal est de 6 centimètres et sa largeur maximum de 4 centimètres et demi. La saillie qu'elle fait au-dessus du niveau du plan dorsal est de 2 à 2 centimètres et demi.

La partie périphérique de la tumeur est constituée par de la peau normale portant un duvet fin assez abondant, et se termine en dedans par un bourrelet peu marqué, à limite interne assez régulière. Cette zone, depuis le moment où elle se soulève au-dessus du plan dorsal jusqu'à sa limite interne, ne mesure guère plus de trois quarts de centimètre. La zone épithélio-séreuse qui lui fait suite, d'aspect lisse et luisant, a environ un demi-centimètre de large, jusqu'au bord de l'area. Celle-ci offre une disposition tout à fait particulière. Elle est divisée en deux parties très nettement séparées, du moins à la partie supérieure, et parfaitement symétriques. Ces deux moitiés sont constituées chacune par une bande, large d'environ 1 centimètre, et décrivent une courbe dont la concavité regarde vers la ligne médiane. Chacune de ces bandes se termine en haut par une extrémité mousse séparée de l'extrémité de la bande opposée par un espace de 6 à 7 millimètres. En bas, au contraire, les deux bandes convergent et se réunissent sur la ligne médiane, en formant un V à pointe inférieure. Ces bandes ont l'aspect rougeâtre et velvétique caractéristique de l'area médullo-vasculaire. Leur limite externe forme un rebord très net ; il n'en est pas de même de leur bord interne, qui paraît irré-gulier, comme si des îlots de la substance rougeâtre de l'area la conti-nuaient encore en dedans. A leur partie moyenne, les deux bandes sont éloignées l'une de l'autre de 12 à 14 millimètres. L'espace inter-médiaire est occupé par une membrane qui ressemble absolument à la zone épithélio-séreuse, avec laquelle elle se continue en haut à travers l'écartement des deux moitiés de l'area. A 4 millimètres au-dessous du bord supérieur de la bande droite, on voit une petite dépression en forme d'entonnoir, un peu transversale et qui paraît être une fossette polaire. Sur l'extrémité supérieure de la bande gauche, qui est d'ailleurs envahie par la suppuration, on ne distingue rien de pareil. De même, à la partie inférieure, on ne voit pas non plus de fossette polaire. La tumeur ne paraît guère réductible, cependant elle se tend quand l'enfant crie. En déprimant les téguments avoisinant l'extrémité supérieure de la tumeur, on sent très nettement les trois premières apophyses épineuses lombaires, mais il est impossible de sentir la quatrième et la cinquième. On trouve là une brèche osseuse, assez large, dont les deux bords se sentent assez facilement et qui se continue sur le sacrum.

La famille, se refusant à laisser l'enfant à l'hôpital, l'a emportée. J'ai su depuis qu'elle était morte au bout de trois semaines.

Les cas dans lesquels le rapprochement des deux moitiés dissimule la division paraissent relativement fréquents. Les diverses observations que nous avons signalées, et dans lesquelles l'area avait la forme d'un cœur de carte à jouer, appartiennent, tout au moins pour la pointe de l'area, à cette catégorie.

Il est bien évident que toutes les fois qu'on trouvera, à l'une des extrémités de l'area ou aux deux extémités en même temps, au lieu d'une seule fossette polaire, deux fossettes, séparées par un intervalle plus ou moins grand, dans le rachischisis comme dans la myéloméningocèle, mais surtout dans ce dernier cas, où la membrane supportant les colonnes formées par la substance médullaire, au lieu de reposer sur la gouttière vertébrale, en est plus ou moins éloignée, nécessairement, les segments médullaires, soit afférent, soit efférent, seront divisés. Pour qu'il en soit ainsi, d'ailleurs, la multiplicité des fossettes polaires n'est pas nécessaire. Elle indique seulement que le segment est divisé et que chacune des divisions s'est refermée et contient un canal central; nous reviendrons sur ces faits en étudiant les diastématomyélioméningocèles proprement dites. Mais, dans le cas où les parties divisées du segment ne contiendraient pas de canal central, la séparation en deux parties de l'area pourra se faire sans présenter de fossette polaire au point où la moitié du

segment médullaire viendra s'attacher à la partie correspondante de l'area. Voici un cas de diastématomyélocèle avec division du segment médullaire afférent, qui a été présenté par
Sestier à la Société anatomique et relaté par Cruveilhier[1] :

OBSERVATION 30 (SESTIER-CRUVEILHIER).

Enfant atteint de spina bifida, qui a succombé, à l'âge de douze
jours, à une entéro-colite aiguë. Tumeur lombaire au niveau de la
douzième vertèbre dorsale et des cinq vertèbres lombaires. La tumeur
mesurait verticalement 2 pouces, et transversalement 21 lignes.
Téguments amincis et violacés, excoriés au centre de la tumeur.
L'incision de la tumeur donne issue à une sérosité abondante, trouble
et jaunâtre. Au niveau de la tumeur, la moelle est divisée en deux
cordons latéraux parfaitement distincts. Chaque cordon donne naissance aux nerfs de son côté par une double rangée de racines. Une
avance osseuse en forme d'épine conoïde, née de la face postérieure
du corps de la douzième vertèbre dorsale, établissait la ligne de démarcation. Au-dessus de la tumeur, les deux cordons étaient réunis, mais
ils étaient remarquables par l'absence complète de substance grise,
en sorte que chaque cordon latéral était converti en un canal médullaire, disposition qui n'est pas rare chez les enfants nouveau-nés
retardés dans leur développement. La substance grise ne commençait
à paraître qu'au niveau du bulbe rachidien... Les vertèbres dorsales
et lombaires, vues antérieurement (fig. 3), présentent de bas en haut :
1° une seule pièce pour le corps de la cinquième et quatrième lombaire ; 2° deux pièces, une de chaque côté de la ligne médiane pour
les corps des troisième, deuxième, première vertèbres lombaires et
douzième vertèbre dorsale; 3° pour les onzième à septième vertèbres
dorsales, les deux moitiés de chaque vertèbre étaient réunies en un
seul corps. Si on regarde les vertèbres par derrière (fig. 4), on voit
une seule pièce pour le corps de la cinquième lombaire, deux pièces
pour les quatrième et troisième, trois pour la deuxième, deux pour
la première, deux pour les douzième et onzième dorsales, une substance cartilagineuse remplissait l'intervalle. La comparaison entre les
figures 3 et 4 paraît à Cruveilhier de nature à établir que le développement des vertèbres est plus rapide du côté antérieur que du côté
postérieur de leur corps.

Il s'agit évidemment ici d'une myéloméningocèle avec diastématomyélie et division du segment médullaire afférent. Entre les

---

1. CRUVEILHIER. — *Anat. path. du corps humain*, t. I, liv. VI, fig. 3 et 4, p. 2.

deux parties de ce segment, une épine osseuse fait saillie. Nous verrons plus loin que les diastématomyélioméningocèles avec saillie d'une pièce osseuse entre les deux parties de la division médullaire ne sont pas rares. Mais dans les diastématomyélocèles la présence de cette pièce osseuse ou ostéo-cartilagineuse de séparation est également assez fréquente. Le rapport de la Commission nommée par la Société clinique de Londres pour l'étude du spina bifida contient un exemple analogue (*loc. cit.*, p. 369).

OBSERVATION 37 (*Soc. clin. de Londres*, XX. Univers. College. N° 5,195).

Spina bifida dorso-lombo-sacré.

... Dans la partie supérieure du sac, la moelle est libre pendant environ 6 millimètres. Plus loin, elle s'attache à la paroi postérieure de la tumeur et en fait partie. A son entrée dans le sac, la moelle est bifide, et une pièce osseuse mesurant 16 millimètres d'avant en arrière, croisant le canal rachidien un centimètre au-dessus du sac, s'élève entre les deux moitiés de la moelle à ce niveau. La bifurcation de la moelle débute juste au-dessous de la septième vertèbre dorsale (pl. XVII du rapport).

M. Topham a donné au professeur Humphry [1] quelques renseignements supplémentaires sur ce même cas ; je crois intéressant de les rapporter ici :

Dans la pièce n° 5,195 d'University College, dont il a été question ci-dessus, la dissection de M. Topham a montré que le spina bifida commençait à la onzième vertèbre dorsale; les corps des vertèbres, sur toute la longueur du rachis, sont normaux comme nombre et comme superposition, mais les corps des vertèbres, de la cinquième à la neuvième dorsale, inclusivement, sont petits, quelques-uns même sont plus petits que les autres, et que derrière ces corps, en contact immédiat avec eux, et les répétant en petit, il y a une deuxième série de corps supplémentaires, ou tout au moins de pièces ressemblant à des corps. Ces pièces sont séparées les unes des autres, et, en avant, des corps proprement dits, par une couche mince de substance intervertébrale. En outre, sur la face postérieure, il y a encore trois pièces osseuses, qui ressemblent aussi à des corps vertébraux et

1. HUMPHRY. — Six specimens of S. B. with bony projections of the bodies of the vertebrae (*Journ. of anat.*, 1886, XX, p. 589).

se projettent dans l'intérieur du canal vertébral. La moelle partagée passe de chaque côté de ces dernières pièces.

Le mémoire de Humphry, outre le cas précédent, déjà étudié dans le rapport à la Société clinique, donne deux autres observations inédites de diastématomyélocèles avec division limitée au segment médullaire afférent. L'une d'elles, le cas n° 6 de son mémoire, lui a été fournie par le Dr Battcham, chirurgien à l'hôpital de Wolverhampton (p. 590).

OBSERVATION 38 (HUMPHRY, VI).

Enfant de seize jours. La pièce est très altérée. Fissure postérieure de toutes les vertèbres lombaires. Une épine osseuse dure part de l'espace entre la troisième et la quatrième lombaire et, à son extrémité postérieure, s'élargit, pour former une sorte de T, en une plaque transversale, plate, qui des deux côtés rencontre l'extrémité des lames de la troisième lombaire, et complète ainsi l'arc postérieur. Une pièce analogue, ostéo-cartilagineuse, part des première et deuxième vertèbres sacrées, s'élargit, puis, s'inclinant à droite, vient s'unir à la lame droite de la cinquième lombaire, formant ainsi une sorte de pont sur la moitié droite de la gouttière vertébrale. La moelle divisée passe de chaque côté de ces épines osseuses. La partie droite de la moelle passe sous le pont que forme l'épine inférieure et ensuite va se perdre dans la paroi inférieure du sac. La division médullaire du côté gauche a été coupée, et, de ce côté, il ne reste plus rien de la paroi du sac, mais il est probable qu'à droite comme à gauche, la moelle allait se confondre avec la paroi postérieure du sac.

D'après ces dernières lignes, il se serait agi d'une diastématomyélocèle avec division du segment médullaire afférent. Mais ce qui reste de la pièce était tellement altéré, et la description qui en est donnée est si imprécise, qu'il nous paraît difficile de classer cette pièce, et que nous nous bornerons à retenir la présence des deux épines osseuses et la forme en pont de l'épine inférieure s'unissant à la lame droite de la cinquième lombaire.

Le mémoire du professeur Humphry contient encore une autre observation du même genre, qui lui est personnelle et a servi de point de départ à son travail. Je reproduis ici intégralement

les principales parties de cette observation, n'en résumant que
les points secondaires (*loc. cit.*, p. 586).

OBSERVATION 39 (HUMPHRY, I).

Enfant mort quelques jours après sa naissance. Le sac, très mince,
s'était rompu, et on pouvait sentir en son milieu une éminence
osseuse.

Le canal rachidien présente une fissure à partir de la deuxième
lombaire, les lames des quatre dernières lombaires et de toutes les
vertèbres sacrées étant horizontales et se dirigeant directement en
dehors. Les arcs postérieurs des onzième et douzième dorsales ont
leur direction normale, mais sont incomplets. Le canal, à ce niveau,
est largement ouvert. L'arc postérieur est complété par du cartilage, et une pièce osseuse courbe part de la face postérieure de la
deuxième lombaire ou plutôt, comme le montre la coupe, du cartilage unissant les première et deuxième lombaires, et s'élève à travers
le canal rachidien, qu'il partage en deux parties égales, pour aller
s'unir au bord inférieur du cartilage complétant l'arc postérieur de la
première lombaire. De la face postérieure des corps de la troisième et
de la quatrième lombaire, s'élève une deuxième pièce ostéo-cartilagineuse, plus volumineuse que la première, qui va, à sa base, d'un de
ces deux corps à l'autre, et les unit, et par son extrémité dépasse de
beaucoup le niveau des arcs postérieurs dorsaux et lombaires. Cette
pièce, à sa base, n'est formée que par une masse unique, mais à son
extrémité libre elle est partiellement bifide. Elle est oblique en haut
et surplombe le corps de la deuxième lombaire. Les première et
deuxième vertèbres sacrées paraissent normales, sauf la direction de
leurs arcs, mais plus bas les pièces du sacrum sont irrégulières, plus
ou moins confondues et déjetées à gauche. Le coccyx n'est représenté
que par un nodule cartilagineux. Les vertèbres dorsales au-dessus de
la onzième sont normales, sauf une courbure gauche.

La coupe médiane antéro-postérieure fait reconnaître que la série
des corps vertébraux est régulière jusqu'à la troisième lombaire, qui
est très petite et ne dépasse guère la moitié de ses dimensions
normales. Le corps de la quatrième lombaire est également petit.
Derrière ces deux corps, séparées d'eux, et l'une de l'autre, par du
cartilage analogue à celui qui se trouve dans l'intervalle des vertèbres,
se voient deux masses sphéroïdales de tissu osseux spongieux, qui
ressemblent à des corps vertébraux. Ces deux masses forment comme
la base de cette épine osseuse qui fait saillie à travers la fissure du
spina bifida; se reliant à son extrémité postérieure par du cartilage, se
trouvent deux projections osseuses un peu plus denses, laissant entre

elles des ouvertures qui ne donnent passage à aucun élément nerveux ;
ces projections, qui font penser à des arcs postérieurs rudimentaires, forment comme l'extrémité des masses précédentes. Les
plaques de cartilage qui séparent ces productions osseuses entre elles
et aussi des corps vertébraux voisins, ressemblent, nous l'avons vu, à
des disques intervertébraux, en ce sens que chacune des parties de
ces cartilages est formée de deux lames adjacentes chacune à une des
formations osseuses et séparées l'une de l'autre par une lame plus
molle. En réalité, la coupe de chacune de ces masses fait immédiatement penser à des corps vertébraux supplémentaires développés
derrière les corps des troisième et quatrième lombaires et faisant
saillie dans le canal rachidien. L'autre pièce osseuse, située plus haut,
part du cartilage unissant les corps des première et deuxième lombaires, et est bien en état de continuité avec les cartilages revêtant la
face postérieure de ces deux corps.

La moelle et les méninges sont normales jusqu'au niveau de la première lombaire et ne font aucune saillie par les fissures situées plus
haut. Sous l'arc de la première lombaire, la moelle se divise et passe
sur les côtés de la pièce osseuse médiane, puis vient s'attacher à la
paroi postérieure du sac, où elle s'épanouit, comme il est d'usage dans
les cas de spina bifida. La moelle et la paroi à laquelle elle est attachée
sont parfaitement indépendantes des saillies osseuses inférieures qui
sont mousses et recouvertes par la dure-mère et les parties constituantes du sac.

.˙. On connaît des exemples d'épines osseuses, analogues à la pièce
supérieure, divisant la moelle, mais, dans ce cas, il y avait, en outre,
cette seconde masse ostéo-cartilagineuse complexe, dont la saillie
était recouverte par la paroi antérieure du sac, et qui paraissait
formée par les corps et les arcs postérieurs de deux vertèbres supplémentaires, placées derrière les corps de deux des vertèbres lombaires,
et s'unissant à celles-ci exactement comme les vertèbres normales se
trouvent unies entre elles au moment de la naissance.

Cette tumeur, dont la paroi postérieure s'est rompue bien que
la moelle vienne s'attacher à elle et s'épanouir à son niveau,
indique bien, avec la terminologie du temps, qu'il s'agit d'une
myéloméningocèle. Nous ignorons si, dans cette myéloméningocèle, l'area était divisée, mais il est évident que le segment
médullaire supérieur était partagé en deux parties latérales, et
qu'entre ces deux parties s'élevait une pièce ostéo-cartilagineuse, faisant suite au cartilage intervertébral intermédiaire aux

première et deuxième lombaires. Quant à la pièce ostéo-cartilagineuse inférieure, beaucoup plus complexe, on peut néanmoins
l'interpréter assez facilement, en regardant la figure 3 de la
planche XVIII. C'est simplement une masse cartilagineuse, qui
recouvre les faces postérieures des troisième et quatrième lombaires, contient dans son épaisseur deux masses sphéroïdales de
tissu osseux spongieux, puis se termine en arrière par deux
épines terminales de tissu osseux plus dense. Et il faut beaucoup de bonne volonté pour voir dans tout cela des corps vertébraux supplémentaires, avec leurs arcs anormalement placés
et très atrophiés. Mais le point véritablement intéressant dans
cette observation, c'est l'existence, au-dessous de l'épine osseuse
qui se trouve entre les deux moitiés du segment médullaire
supérieur, de cette masse ostéo-cartilagineuse qui part de la
face postérieure des corps vertébraux et soulève la dure-mère
sans arriver, à travers cette dure-mère, jusqu'à la myéloméningocèle proprement dite.

La dissertation inaugurale de Fischer, faite sous l'inspiration
du professeur Marchand [1], contient deux observations qui peuvent être rapprochées de la précédente.

OBSERVATION 40 (FISCHER, I).

A partir de la septième vertèbre dorsale, il y a une soudure des
corps vertébraux des septième et huitième dorsales, et scoliose gauche.
Cette scoliose donne une courbure très marquée de la série des corps
à partir de la dixième dorsale. Cette courbure atteint son maximum
au niveau de la deuxième lombaire, puis la ligne des corps revient
vers la ligne médiane jusqu'au promontoire. Les arcs postérieurs
manquent depuis la septième dorsale jusqu'à la fin du rachis. Le
corps de la dixième dorsale est très petit et, à la coupe, on trouve sa
forme très irrégulière. Le corps suivant est irrégulièrement triangulaire. En arrière de ces deux corps part une pièce cartilagineuse triangulaire, dont la pointe est dirigée en avant. Les corps suivants, en
dehors de leur courbure scoliotique, n'offrent aucune altération.
Pour ce qui concerne l'état de la moelle, elle se rétrécit un peu au-

1. FISCHER. — *Ueber die lumbodors. Rachischisis mit Knickung der Wirbels.*
Inaug. Diss., Iena, 1889, et *Beiträge f. path. Anat. u. allg. Path.*, 1889, V,
p. 159.

dessous du point où commence la fissure rachidienne. Si on l'examine
de plus près, on constate qu'elle se divise en deux cordons plats, qui
se continuent, en même temps que la pie-mère qui les engaine, sans
limite bien précise, dans le tissu occupant la gouttière vertébrale.

OBSERVATION 41 (FISCHER, II).

Aucune modification à signaler dans le rachis ni dans la moelle
jusqu'au niveau de la huitième dorsale. A partir de ce point, la série
des corps vertébraux décrit un angle mousse saillant en arrière et
constitue une cyphose lombaire. C'est également à partir de cette
huitième dorsale que, jusqu'à la fin du rachis, les arcs postérieurs des
vertèbres manquent complètement. Le sommet de la cyphose correspond au niveau de la quatrième lombaire. Le promontoire est à peine
marqué, et on pourrait croire que le rachis lombaire et le sacrum
forment une ligne droite. Au niveau de la courbure dorsale, il y a
des modifications dans l'état et aussi dans la position des vertèbres
dorsales.

Les corps des dixième et onzième dorsales sont soudés ensemble par
une masse osseuse, de la surface postérieure de laquelle on voit partir
une pièce cartilagineuse rectangulaire, qui correspond au corps assez
nettement conformé, mais repoussé en arrière de la neuvième vertèbre
dorsale. Ce corps est surmonté en arrière d'une sorte d'épine osseuse
qui atteint la paroi postérieure du canal rachidien. Immédiatement
au-dessus de cette épine, la moelle se partage en deux moitiés, formées
par deux cordons ronds un peu aplatis, qui passent de chaque côté
de ce prolongement. Après un demi-centimètre de parcours, ils se
perdent sans délimitation bien précise dans la membrane recouvrant
la gouttière vertébrale ouverte.

Malgré l'absence de la neuvième dorsale, qui d'ailleurs n'est
pas autrement démontrée, il est évident que la pièce décrite
dans cette observation est susceptible de recevoir la même interprétation que la pièce du professeur Humphry. Ici, cependant,
je trouve un détail particulier : ce n'est pas d'une masse cartilagineuse unissant les deux vertèbres sous-jacentes que part
l'épine osseuse; les deux vertèbres sont unies par une masse
osseuse, et c'est de cette masse osseuse que part la pièce que
Fischer compare à un corps et qui, comme dans le cas d'Humphry, est surmontée par une épine osseuse.

Voici, enfin, une observation de Chiari[1], avec division du
segment médullaire afférent. L'examen histologique de la pièce
a été fait.

OBSERVATION 42 (CHIARI).

Enfant de six mois, entrée dans le service du D' Bayer, où elle est
morte au bout de trente-six heures et a été autopsiée le 17 novembre 1890. Paralysie complète des deux extrémités inférieures, de la
vessie et du rectum.

Nombreuses malformations du système nerveux central : hydrocéphalie considérable; le crâne avait une circonférence de 45 centimètres; ses sutures étaient fort élargies, ainsi que les fontanelles.
La dilatation portait surtout sur les ventricules latéraux, mais le
ventricule moyen était également distendu. Dans les ventricules,
sérosité claire, épaississement marqué de l'épendyme. Dans l'épendyme épaissi des ventricules latéraux, on trouva plusieurs noyaux,
dont le volume allait jusqu'à celui d'une fève, constitués par une
hétérotopie de la substance grise, avec de nombreuses cellules
nerveuses, volumineuses, et très peu de fibres nerveuses à myéline.

Amincissement de la substance cérébrale blanche, l'écorce, au
contraire, étant suffisamment épaisse, avec des circonvolutions bien
nettes. Les noyaux centraux sont aplatis. La tente du cervelet est
beaucoup moins saillante qu'à l'état normal, et la surface supérieure
du cervelet est aplatie. Mais les altérations de la protubérance, de la
moelle allongée et de la partie inférieure du cervelet sont beaucoup
plus remarquables. La protubérance, longue de 24 millimètres, reposait, dans l'intérieur de la boîte cranienne, sur la surface dorsale du
sphénoïde, et envoyait son prolongement inférieur jusque dans le
canal rachidien, sur une longueur de 6 millimètres. Entre les deux
parties cranienne et rachidienne, on voyait un sillon profond, répondant au pourtour du trou occipital et à l'extrémité supérieure de
l'apophyse odontoïde. La moelle allongée, tout entière dans le canal
rachidien très élargi, mesurait 19 millimètres de longueur, et descendait jusqu'au milieu du corps de la troisième vertèbre cervicale. Elle
paraissait aplatie et asymétrique. A la limite entre la moelle allongée
et la moelle, on sentait une tuméfaction découpée en échelons, formant à la face dorsale une saillie grosse comme un haricot, beaucoup
moins sensible à la face antérieure, qui occupait les 9 millimètres

1. CHIARI. — Ueber Veranderungen des Kleinhirns in folge v. Hydrocephalie
des Grosshirns (64 *Versamml. d. Gesellsch. d. Naturf. und Aerzte*, in Halle
a. S, 1891, 22 sept., et *Deutsche med. Wochenschr.*, 1891, 13 oct., XVII, p. 1173).

supérieurs de la moelle et descendait jusque vers le bord supérieur de la cinquième vertèbre cervicale.

A la face dorsale de la partie intra-rachidienne de la protubérance et de toute la moelle allongée, on voyait se prolonger, en forme de poche, le quatrième ventricule, qui descendait jusqu'au disque intervertébral situé entre la quatrième et la cinquième vertèbre cervicale. Une partie des plexus choroïdes et du vermis inférieure descendait avec le quatrième ventricule. La moelle cervicale mesurait 24 millimètres de longueur, et allait du bord inférieur du corps de la troisième cervicale jusqu'au milieu du corps de la septième. Racines nerveuses très serrées, les supérieures partant, au-dessous de la limite entre la moelle allongée et la moelle, de la tuméfaction ci-dessus mentionnée.

La moelle dorsale s'amincissait rapidement et contenait, depuis le bord inférieur de la première dorsale jusqu'au niveau de la septième, une cavité cylindrique, large de 6 millimètres, pleine de sérosité claire. Une deuxième cavité analogue, large de 4 millimètres, se trouvait au niveau des onzième et douzième dorsales. Juste à l'extrémité supérieure de sa portion lombaire, la moelle se divise en deux colonnes latérales, qui restent séparées jusqu'au niveau de la sortie de la cinquième paire lombaire, et, dans cet intervalle, par une fissure occupant les arcs postérieurs vertébraux, entre la douzième vertèbre dorsale et la troisième vertèbre lombaire, se dirigent obliquement en arrière, s'attachent à la paroi postérieure du sac, et constituent une myéloméningocèle (dans le sens de Recklinghausen), grosse comme un œuf de poule, recouverte à sa périphérie de peau normale, puis présentant une zone épithélio-séreuse. A partir du cinquième segment médullaire lombaire, les deux colonnes se réunissent de nouveau, forment une colonne unique qui, dans le canal vertébral refermé, se termine par un cône médullaire à la hauteur de la première vertèbre sacrée. Les racines nerveuses sont en nombre normal. Le nombre des vertèbres est normal. Légère cyphose dans les régions dorsale inférieure et lombaire supérieure. Le canal rachidien est très élargi, surtout au niveau de la région cervicale supérieure, le trou occipital mesurant 4 centimètres d'avant en arrière sur 3 de largeur.

Dans la protubérance et dans la moelle allongée, épaississement de l'épendyme.

Dans la moelle cervicale, le canal central est dilaté et ses parois sont sclérosées. Dans la moelle dorsale, on trouve des cavités cylindriques, allongées, situées dans la moitié postérieure de la moelle. La cavité supérieure va du premier au septième segment dorsal; à ses deux extrémités, comme à l'extrémité supérieure de la cavité inférieure, on peut constater que ces deux cavités sont en continuité directe avec le canal central et peuvent même être considérées comme formées par une évagination de la paroi de ce canal; elles paraissent en somme provenir de l'ébauche même du canal central. Sur certaines coupes, ces cavités sont séparées du canal central par leur revêtement épithélial, sur certaines même par l'interposition d'une partie des cordons postérieurs. Par places, le canal central paraît multiple, et on en voit jusqu'à trois. Les parois de ces cavités sont formées par du tissu finement fibrillaire. A leur niveau, la substance grise est incomplètement développée et ne contient que quelques cellules rudimentaires.

Au niveau du spina bifida, les deux moitiés médullaires étaient constituées par une masse finement granuleuse, contenant des groupes de cellules multipolaires et donnant naissance à des racines pourvues de fibres à myéline. Dans cette région, il n'existait aucune trace de canal central.

Au-dessous du spina bifida, les coupes faisaient voir un redoublement partiel et atteignant surtout les parties postérieures de la substance médullaire. On trouvait deux cornes antérieures seulement et quatre cornes postérieures; toutes ces cornes étaient bien développées et donnaient naissance aux racines correspondantes. Ici, dans toutes les coupes, le canal central paraissait double et formait de chaque côté de la ligne médiane une sorte de fente ovalaire placée obliquement et tapissée d'épithélium cylindrique.

Dans le cas III de Recklinghausen (p. 307), nous trouvons la disposition inverse, c'est-à-dire que la division de la moelle avec interposition d'un coin osseux intéresse non plus le segment médullaire afférent, mais le segment médullaire efférent ou inférieur.

OBSERVATION 43 (RECKLINGHAUSEN, III).

Rachischisis lombo-sacré.

Dans le cas III, il y a au-dessous du pôle inférieur de l'area médullo-vasculaire, pôle qui, ici, est indiqué par un petit orifice, une longueur de moelle de 3 centimètres, mais sur 2 centimètres et demi elle est complètement divisée par une fissure en deux moitiés droite et gauche. Ces deux moelles sont entièrement recouvertes par la zone épithélio-séreuse, puis, en suivant vers le sacrum, par la zone dermatique, recouverte de poils très abondants; elles cheminent là dans un espace à parois lisses, situé entre la dure-mère et la pie-mère, sur la gouttière vertébrale lombaire, recouverte elle-même par

la dure-mère, et forment deux colonnes, épaisses environ de 3 millimètres, contiguës, mais nettement distinctes, et, finalement, elles se
réunissent de nouveau, pour former un cône médullaire unique,
petit, qui envoie dans la partie sacrée de la gouttière vertébrale un
filum terminale, unique également. La réunion des deux parties
séparées de la moelle a lieu au-dessous d'une sorte d'appendice
conique, osseux à l'intérieur, recouvert extérieurement par la dure-
mère, qui paraît prendre naissance par sa base assez large dans les
couches sous-cutanées de la zone dermatique, sans union aucune
avec les vertèbres, puis va en s'amincissant rapidement, se dirige
d'arrière en avant, se recourbant légèrement plutôt en haut qu'en
bas, et se termine en avant par une pointe effilée. Sa base se prolonge
en avant du cône médullaire unique reconstitué par la fusion des
deux moitiés de la moelle, tandis que sa pointe constitue une sorte
de borne qui diviserait et séparerait l'une de l'autre les deux moitiés
médullaires.

Cette pointe de l'appendice dépasse le niveau de la dure-mère revêtant les corps vertébraux et s'insère sur la face dorsale du corps non
fissuré de la troisième vertèbre lombaire, par un cordon fibreux permettant une certaine mobilité, ne contenant aucune particule osseuse
et représentant peut-être une pseudarthrose. Les deux colonnes formées par la division du segment médullaire sont aplaties, et par leur
bord latéral elles donnent naissance à des racines nerveuses longues
et fortes, qui se rendent aux trous intervertébraux lombaires et sacrés,
en cheminant parallèlement, de façon à constituer dans la gouttière
sacrée une véritable queue de cheval. Le cône médullaire repose sur
le corps normalement constitué de la quatrième vertèbre lombaire ;
il s'est bien élevé au-dessus du canal sacré, mais il a été arrêté dans
son ascension par l'appendice osseux, qui l'a empêché d'atteindre
sa place normale, au niveau du corps de la deuxième ou troisième
vertèbre lombaire. Le corps de la cinquième lombaire forme un
coin dirigé de gauche à droite, dont la base est à gauche et dont la
crête regarde vers la droite. En conséquence, l'axe de cette vertèbre,
d'ailleurs normalement constituée, est dirigé vers la droite. La
fissure des arcs vertébraux postérieurs va de la dernière vertèbre
dorsale jusqu'au coccyx, de la façon ordinaire...

Nous voyons dans ce fait que la division n'atteignait nullement l'area, dont le pôle inférieur présentait une fossette polaire
unique et dont le segment médullaire efférent, sur une longueur
d'un demi-centimètre, restait unique. Ce n'est que la partie terminale du segment inférieur que l'on trouvait divisée sur une

longueur de 2 centimètres et demi. Entre les deux moitiés se trouvait interposé un appendice osseux conoïde, à pointe dirigée en avant.

Dans l'observation suivante de Sträussler [1], il semble que la division atteignait et l'area et le segment efférent.

OBSERVATION 44 (STRÆUSSLER).

... Il y a en outre un rachischisis, où la moelle forme une plaque étalée et échancrée sur la ligne médiane; dans cette échancrure faisait saillie une sorte de crête cellulo-vasculaire repoussant de chaque côté les moitiés de l'area; celles-ci, constituant comme des gouttières latérales, portent un revêtement épendymaire. Elles se terminent à leur extrémité inférieure par des orifices aboutissant dans deux canaux centraux. A la coupe, on voit que le redoublement des canaux va avec une division de la moelle.

En outre, Sträussler dit avoir trouvé le cervelet comme dissocié et inclus dans toute la longueur du canal médullaire (?). Il y avait de nombreuses hétérotopies.

Dans une observation de Wieting [2], l'area ne paraissait nullement divisée, tout au moins à la surface; mais les deux segments médullaires, afférent et efférent, présentaient chacun une division différente. Nous reviendrons sur cette observation, en étudiant les divisions complexes.

Nous verrons plus tard quelle interprétation il convient d'attribuer à ces faits; il nous suffira actuellement d'en conclure que dans le rachischisis partiel ou la myéloméningocèle, comme dans le rachischisis total, la division de la moelle étalée en nappe est loin d'être rare, et de plus que, dans la myéloméningocèle surtout, la division peut atteindre en même temps l'un des segments médullaires ou les deux segments, et parfois être exclusivement limitée à ces segments. Souvent enfin, entre les deux moitiés du segment divisé, on voit faire saillie une pièce

1. STRÆUSSLER. — Ueber eine eigenartige Missbildung des Centralnervensyst. (*Jahrb. f. Psych. und Neurol.*, 1905, t. XXV, p. 1).

2. WIETING. — Anatomie et pathologie du spina bifida, et division de la moelle (*Brun's Beiträge z. kl. Chir.*, 1899, XXV, I, p. 40).

cartilagineuse ou osseuse qui part de la face postérieure du ou des corps vertébraux correspondants et se projette dans l'intérieur du canal vertébral.

II. Diastématomyélloméningocèle. — Dans cette seconde catégorie de spina bifida, s'accompagnant de division de la moelle, nous n'avons plus affaire à des spina bifida aperta, et la division médullaire ne sera plus reconnaissable par le simple examen visuel. La fermeture du feuillet ectodermique se sera effectuée, comme dans les cas de myélocystocèle, et le spina bifida sera recouvert par un tégument cutané, d'aspect et de constitution plus ou moins normaux. Le plus souvent, il y aura une tumeur, faisant saillie en arrière. A l'incision des parois, on tombera dans une cavité due à l'accumulation d'une collection liquide dans un espace ou dans les espaces inter-méningés ; la paroi interne de cette cavité kystique sera formée par une sorte de membrane, qui se prolongera profondément à travers l'orifice créé par la fissuration des arcs vertébraux postérieurs et se continuera avec les méninges intra-rachidiennes. En somme, et jusqu'ici, nous aurons la représentation exacte de cette forme de spina bifida à laquelle les auteurs donnent le nom de *méningocèle,* et dont nous n'avons pas encore eu l'occasion de parler. Mais, par définition, pour qu'on puisse parler de méningocèle, il faudrait qu'au-dessous de la fissure osseuse et de la hernie méningée à laquelle cette fissure donne passage, la moelle fût parfaitement normale. Ici, sous la fissure osseuse donnant passage à la méningocèle, nous trouverons la moelle elle-même fissurée. De même que nous ne pouvons ranger parmi les méningocèles les cas où, sous la fissure donnant issue à la méningocèle, nous trouvons un myélocyste, même de très petites dimensions, et que nous classons ces cas parmi les myélocystoméningocèles, de même il m'a semblé indispensable de créer une classe spéciale pour ces cas où, sous la méningocèle, la moelle présente cette altération si particulière, la *diastématomyélie.*

Nous avons vu plus haut que, sous la méningocèle, cette diastématomyélie pouvait revêtir différents aspects. Elle peut être incomplète, complète ou, enfin, complexe, lorsqu'entre les deux parties latérales de la moelle divisée s'interposera une production de tissu non médullaire, tantôt de nature conjonctive, tantôt osseuse ou cartilagineuse, tantôt, enfin mixte, et présentant des éléments à la fois connectifs, cartilagineux, osseux, vasculaires, musculaires, etc.

Pour bien comprendre l'évolution et l'importance de ces différentes variétés, il faut revenir aux notions embryologiques que nous avons résumées plus haut. Nous avons vu qu'avant la soudure du prostome, sur chacune de ses lèvres se différenciait une demi-ébauche médullaire, que la fermeture du prostome unit à celle du côté opposé pour constituer la gouttière médullaire. A ce moment, la gouttière médullaire est par ses bords externes en continuité avec le feuillet ectodermique, dont ses éléments dérivent d'ailleurs. Les lignes au niveau desquelles s'établit cette continuité se souderont à leur tour en arrière, pour transformer la gouttière médullaire en tube, et assurer la continuité du feuillet ectodermique sur la ligne médiane. Le raphé qui unit encore le tube médullaire et le feuillet ectodermique refermés disparaît vite, et une couche mésodermique provenant des protovertèbres vient s'insinuer entre l'ectoderme et le tube médullaire (*membrana reuniens superior* de Rathke). Le tube médullaire est donc formé par deux soudures successives sur la ligne médiane : la première, la fermeture du prostome, réunit les deux demi-ébauches primitives en une gouttière unique, et constituera la commissure grise antérieure. Que cette première soudure n'ait pas lieu sur toute la longueur ou sur une partie de l'ébauche médullaire, et nous aurons une diastématomyélie. Mais deux cas pourront se produire : ou bien chacune des deux demi-ébauches non réunies sur la ligne médiane restera étalée et en continuité par son bord externe avec le feuillet cutané non refermé, et nous aurons une diastématomyélocèle; ou bien ce feuillet ectodermique se fermera, comme il se fermerait par-dessus une myélocystocèle, et alors il se produira une diastématomyéli020méningocèle.

Considérons tout d'abord comment cette fermeture du feuillet

ectodermique pourra s'effectuer. Les deux demi-ébauches
médullaires, séparées, se sont développées à plat isolément, et,
en dehors de la demi-area proprement dite se sera développée,
une zone épithélio-séreuse plus ou moins large. Que la fermeture en tube se fasse par les bords extérieurs de cette zone
épithélio-séreuse, suivant un processus identique à celui que
nous avons admis pour la formation de la myélocystocèle totale,
nous trouverons au fond de la gouttière vertébrale deux demi-
areas, séparées par un espace plus ou moins considérable, ou,
si on le préfère, deux demi-ébauches médullaires, étalées à plat
sur la face dorsale de la pie-mère ventrale, qui, de chaque côté,
en dehors, se continuera pour former, au-dessus ou mieux en
arrière de la diastématomyélie, une méningocèle. Et, de même
que dans la myélocystocèle le sommet de la cavité kystique
pourra simplement être recouvert d'épiderme et, par conséquent, faire partie du tégument, ou il pourra en être indépendant, et sous l'épiderme il se fera un derme véritable, doublé
par du tissu cellulaire sous-cutané.

Mais si la partie aréale de la demi-ébauche médullaire est
suffisamment large, si le mouvement d'enroulement qui aboutit,
dans le processus normal de l'évolution médullaire, à la transformation en tube de la gouttière médullaire, est assez prononcé,
l'écartement des deux demi-areas pourra empêcher leurs bords
externes de se souder l'un à l'autre, mais chacun de ces bords
externes pourra se souder au bord interne de la même demi-
area. La moelle se refermera ainsi en deux tubes isolés, correspondant chacun à une moitié de la moelle, ou, si on le préfère,
chacun de ces tubes représentera un demi-myélocyste aréal.
Cette dernière comparaison est d'autant mieux admissible que la
constitution de la méningocèle rappellera ce que nous avons vu
pour le myélocyste aréal. De la soudure postérieure de chacun
de ces demi-myélocystes partira un feuillet épithélio-séreux, et
la fusion des bords externes de ces feuillets épithélio-séreux
pourra constituer une cavité méningée, susceptible de contenir
une collection liquide, et de servir de point de départ à la
méningocèle. Mais, d'autre part, chacun de ces tubes médul-

laires, en s'enroulant pour se refermer, entraînera dans son mouvement d'enroulement la méninge molle qui l'enveloppe, et le feuillet pie-mérien se trouvera doublé de l'arachnoïde. Nous pourrons donc, au lieu de la méningocèle épithélio-séreuse, dont je viens de parler, voir pour chaque tube un revêtement complet de méninge molle, et la méningocèle pourra être sous-arachnoïdienne, voire même extra-arachnoïdienne. Il pourrait même ne pas y avoir de méningocèle du tout, et la diastémato-myélie se trouvera simplement au fond d'un spina bifida occulta. Enfin, il peut se faire que, une fois le processus que j'ai tenté d'esquisser accompli, le processus normal de l'évolution rachidienne reprenne son cours, et la diastématomyélie pourra alors exister sans qu'il y ait de fissure rachidienne, sans spina bifida. Tel était le cas dans l'observation de Foa[1], que nous résumons ici.

OBSERVATION 45 (FOA).

Femme de soixante-seize ans, morte de tuberculose miliaire. Cyphose dorsale et scoliose lombaire; pérodactylie et pied bot à droite. Ulcération fongueuse au séant; atrophie des muscles de la jambe droite; altérations du nerf sciatique droit. Dans la région lombaire du rachis, qui par lui-même n'offrait absolument rien d'anormal et, notamment, ne présentait aucune fissure, la moelle se trouvait divisée par une fissure antéro-postérieure longue de 2 centimètres, en deux parties latérales: une droite, plus mince, l'autre gauche, plus large. En coupant la moelle au-dessus de la portion fissurée, on constate que le canal s'élargit d'abord, surtout en travers, puis se divise de telle sorte que le canal gauche s'éloigne du droit, auquel le relie une commissure très étendue. Puis la moelle se divise; chaque partie contient un canal central placé au milieu d'une sorte de commissure grise antéro-postérieure, unissant deux colonnes de substance grise, à peu près de même épaisseur. Si on rapproche les deux moitiés de la moelle, on retrouve la disposition normale de la substance grise en H. Dans la moitié droite, la moins volumineuse, il y a relativement moins de substance blanche que de substance grise. Puis les deux moitiés convergent et s'unissent de nouveau pour former le conus terminalis qui ne paraît pas divisé, mais dans lequel, à la

1. FOA. — Di un caso raro di sdoppiamento parziale del midollo sp. (*Riv. sperim. di freniatria e med. leg.*, 1878, IV, p. 29).

coupe, on trouve la substance grise formant un fer à cheval, concave en avant.

Il en était de même dans le cas de Fürstner et Zacher[1] ; je le résume également.

OBSERVATION 46 (FÜRSTNER et ZACHER).

Homme de cinquante ans, mort de paralysie générale progressive. Rachis parfaitement normal, sans aucune fissure. A l'ouverture du canal rachidien, les méninges paraissaient aussi normales. En effet, dans un sac méningé unique se trouvaient, dans la région lombaire, deux moelles parfaitement constituées. La moelle gauche semblait se détacher de la droite, qui peu à peu paraissait s'amincir et finissait par se confondre de nouveau avec la gauche, qui continuait seule, si bien qu'à la partie inférieure de la région lombaire, on ne trouvait plus qu'une seule moelle. Au niveau de la portion divisée, des coupes faisaient reconnaître que la substance grise constituait de chaque côté deux cornes antérieures et deux cornes postérieures. De chacune de ces quatre cornes sortaient des racines nerveuses.

Nous citerons plus loin un cas de Miura (de Tokio)[2], assez analogue aux précédents.

Telles seront les diverses modalités de la diastématomyélie complète simple. Mais, d'une part, nous savons que la diastématomyélie peut être incomplète. Si l'hypothèse que nous avons développée jusqu'ici est réelle, et nous espérons le démontrer quand nous étudierons le chapitre de l'embryogénie, il serait plus exact de substituer à cette appellation celle de « diastématomyélie décomplétée ». C'est, en effet, après que les processus que nous venons de résumer se seront effectués, et quand la diastématomyélie se sera produite, que les deux demi-ébauches se rapprocheront et subiront une fusion plus ou moins complète de leurs bords internes. Reprenons chacune des variétés que nous avons admises tout à l'heure. Dans la première, nous avons vu, au fond de la méningocèle, les deux demi-ébauches médullaires séparées par un espace plus ou moins considérable,

1. FÜRSTNER et ZACHER. — Über eine eigenthümliche Bildungsanomalie d Hirns und Rückenmarks (*Arch. f. Psychiatrie*, 1882, XII).
2. MIURA. — *Arch. f. path. Anat.*, 1889, t. CLXXVII, 2 sept., p. 435.

être étalés sur la face dorsale de la pie-mère ventrale. Que, sous l'influence du processus évolutif qui continue à s'exercer, ces deux demi-areas, tout en s'enroulant insuffisamment pour se souder en deux tubes, tendent à se rapprocher l'une de l'autre, que leurs bords internes viennent au contact, se soudent même dans une certaine mesure, et nous aurons une première forme de diastématomyélie incomplète. La moelle représentera un ruban plus ou moins plat, plus ou moins épais sur ses bords extérieurs, sans canal central, mais offrant sur la ligne médiane un sillon plus ou moins profond, plus ou moins large, parfois même interrompu par une ou plusieurs solutions de continuité (forme rubanée). Si, au contraire, les deux demi-ébauches, déjà enroulées en deux tubes distincts, se rapprochent et se soudent, nous verrons une moelle unique en apparence, mais divisée à sa surface par un sillon plus ou moins large et plus ou moins profond; et surtout cette moelle, à la coupe, présentera deux canaux centraux, plus ou moins éloignés l'un de l'autre, et, autour de chacun de ces canaux, la substance grise se disposera d'une façon spéciale, ainsi d'ailleurs que la substance blanche (forme bitubulaire).

D'autre part, enfin, lorsque la diastématomyélie sera complète, elle ne sera pas toujours simple, et on ne trouvera pas toujours les deux parties de la moelle accolées, ou simplement séparées par une cloison pie-mérienne. Souvent, entre les deux colonnes médullaires, s'interposera une manière d'appendice, de structure variable, tantôt de nature connective, tantôt osseux ou cartilagineux, tantôt de structure plus complexe et contenant, outre ces divers tissus et les vaisseaux nécessaires à leur nutrition, des éléments musculaires. En un mot, on pourra trouver dans ces appendices tous les éléments d'origine mésoblastique. Nous devrons dès lors penser qu'entre les deux demi-ébauches médullaires, d'origine ectoblastique, aura pu s'interposer un fragment provenant du feuillet moyen du blastoderme, dont l'évolution ultérieure, variable, pourra aboutir à la constitution des divers tissus ou des éléments anatomiques variables que nous avons énumérés.

Les diverses hypothèses que nous venons de passer en revue ne sont pas de simples jeux de l'esprit. Comme nous allons le voir, les cas publiés de diastématomyélioméningocèles, si leur anatomie pathologique est suffisamment précise et qu'on l'étudie avec soin, pourront se classer dans une des catégories que nous avons admises, en prenant ces hypothèses pour point de départ. Nous étudierons donc successivement :

Les diastématomyélioméningocèles : 1° avec *diastématomyélie incomplète* à forme soit *a)* rubanée, soit *b)* bitubulaire ;

2° Avec *diastématomyélie complète simple*, soit avec accolement des deux moitiés médullaires, soit avec interposition entre ces deux moitiés d'une cloison pie-mérienne ;

3° Avec *diastématomyélie complexe* et interposition entre les deux divisions médullaires d'une masse :

a) Conjonctive ou fibreuse, ou lipomateuse, ou muqueuse ;

b) Cartilagineuse, osseuse ou ostéo-cartilagineuse ;

c) Mixte, formée par le mélange d'éléments divers, mais tous d'origine mésoblastique.

Enfin, nous aurons à étudier, dans ces différentes formes de diastématomyélie, la fissure osseuse qui existera à ce niveau, et la méningocèle à laquelle cette fissure osseuse livrera passage. Nous avons vu déjà que la fissure osseuse peut manquer. Nous pouvons dès maintenant dire que, lorsqu'elle existera, la méningocèle aura tous les caractères que nous avons reconnus aux méningocèles surmontant des myélocystes. Le principal de ces caractères sera l'absence absolue de la dure-mère postérieure dans toute l'étendue de la fissure osseuse. Toutes les fois, ainsi que l'a fait voir Recklinghausen, que le tissu osseux du canal vertébral ne se développe pas, la méninge dure ne se développe pas davantage, et les fissures de la paroi osseuse du canal rachidien et du fourreau dure-mérien coexistent et se superposent d'une façon constante. La dure-mère n'existera donc pas dans la paroi de la méningocèle, sauf tout à fait près de sa base. Nous reviendrons plus loin sur les détails de la constitution des parois. Nous verrons aussi que souvent la cavité du sac sera cloisonnée par des tractus plus ou moins complets, antéro-postérieurs. Ce que nous avons dit plus haut sur la disposition des feuillets de la zone épithélio-séreuse et des méninges molles expliquera facilement ces dispositions. Ce cloisonnement donnera à la tumeur formée par la méningocèle un aspect bosselé, qui se retrouve dans un certain nombre d'observations et qui existait très marqué dans un cas personnel que nous relaterons plus loin. Mais ce caractère relève plutôt de la séméiologie.

I. **Diastématomyélie incomplète.** — Les observations anciennes, très brèves, et souvent manquant de précision, sont quelquefois difficiles à classer d'une manière précise. Tel sera le cas, par exemple, pour l'observation de Sandifort[1], que Recklinghausen déclare ne pouvoir admettre sans réserves.

OBSERVATION 47 (SANDIFORT, résumée).

Sandifort, au fond d'une méningocèle lombaire, trouva sous la fissure osseuse la moelle fissurée ; mais cette fissure médullaire n'était pas complète. Il y avait seulement un sillon médian, longitudinal, et ce sillon était peu profond *(sulcus non admodum profundus)*.

S'agit-il ici d'une moelle rubanée et ne présentant pas par conséquent de canal central, ni simple ni double? Ou, au contraire, ce sillon médian indique-t-il la réunion incomplète de deux demi-moelles tubulées, contenant chacune une division du canal central? C'est ce que l'observation de Sandifort n'indique pas.

L'observation suivante, publiée dans la dissertation inaugurale de Siegfried Rosemberg[2], contient, au contraire, un bel exemple, très net et très précis, de *diastématomyélie incomplète à forme rubanée*.

OBSERVATION 48 (ROSEMBERG).

Enfant de trois ans, mort du croup; autopsie à l'Institut pathologique de Fribourg le 30 août 1889. Au-dessus du sacrum, et se con-

<hr>

1. SANDIFORT. — *Mus. anat. Acad. Lugd. Batav.*, 1793-1837, t. II, pl. 7.
2. S. ROSEMBERG. — *Ueber Spina bifida und Diastematomyelie.* Inaug. Diss. Fribourg, 1890, p. 22.

tinuant en partie sur cet os, se trouvait une tumeur grosse comme le poing, entièrement recouverte de peau. La peau montre en plusieurs points des amincissements tels, que sur ces points elle paraît réduite à un simple revêtement épidermique. A la périphérie de la tumeur, couronne de poils qui atteignent jusqu'à 2 centimètres. La tumeur est enlevée en totalité, avec la portion lombaire du rachis et le sacrum. La moelle cervicale et la moelle dorsale sont un peu aplaties; la partie supérieure de la moelle lombaire est peu volumineuse.

Incision longitudinale de la tumeur; on tombe sur du tissu d'apparence mucoïde, infiltré de sérosité. En continuant l'incision, on rencontre la moelle, adhérente à la paroi antérieure du sacrum, et on constate, en explorant avec la sonde cannelée le sac dural, que sur les parties latérales la dure-mère adhère à la peau et ne peut pas être suivie plus loin.

Le crâne est volumineux; hydrocéphalie.

Rien à noter pour nous, en dehors des lésions croupales, dans les organes thoraco-abdominaux.

La tumeur a une largeur maximum de 7 centimètres et demi. Sa hauteur atteint 8 centimètres et demi. Ses limites sont assez nettes. On peut, d'après son aspect extérieur, la diviser en deux parties : une centrale, où la peau amincie, plissée, ridée, a un aspect parcheminé; l'autre, périphérique, où la peau a conservé son épaisseur normale, et paraît même un peu plus épaisse que la peau normale. Cette partie périphérique de la peau est soulevée, à la manière d'un bourrelet, de sorte que la partie centrale paraît déprimée. C'est sur cette partie périphérique qu'on voit la couronne de poils fins dont nous avons parlé; ces poils blonds atteignent 2 centimètres et demi de longueur, ils n'existent ni sur la partie centrale de la tumeur ni à son extrémité inférieure.

Examen de la cavité ouverte pendant l'autopsie : fissure osseuse considérable, ayant à sa partie moyenne une largeur de 4 centimètres et demi. Cette fissure a la même longueur que la tumeur cutanée, 8 centimètres et demi. Il faut noter qu'en bas on ne trouve pas de limite osseuse nette à cette fissure; la cavité est simplement limitée par les parties molles, sans rebord osseux d'aucune sorte.

La peau, au centre, surtout en certains points, est très amincie et ne mesure pas plus d'un demi à un millimètre d'épaisseur. A la périphérie, son épaisseur va à 4 ou 5 millimètres, et ce n'est que là qu'on trouve un tissu cellulaire sous-cutané de 5 millimètres, qui manque au centre. Puis vient, mais alors sur toute l'étendue de la tumeur, aussi bien au centre qu'à la périphérie, un tissu grisâtre, fasciculé, en partie mucoïde, dans lequel on peut distinguer des tractus plus consistants qui font saillie. En dedans, ce tissu se condense en une sorte de membrane plus consistante et d'aspect plus fibroïde. *Quant à la dure-mère, dans toute l'étendue de la fissure osseuse, elle n'existe pas au-dessus de la moelle.* En haut, elle s'arrête brusquement au niveau du bord supérieur de la fissure osseuse et ne peut être suivie plus bas, notamment dans la paroi du sac.

La moelle repose dans le fond du sac, à la paroi antérieure duquel elle adhère. Cette paroi l'unit à la paroi osseuse sous-jacente. Elle constitue un cordon mince, qui diminue de largeur et finit par se perdre, dans le bas de la tumeur, dans le tissu conjonctif. La pie-mère lui est intimement unie, et comme, d'autre part, elle contracte des adhérences avec la paroi du sac, elle est difficile à différencier.

Rien d'analogue à une queue de cheval. En quelques points, on voit des filaments qui partent de la moelle et se dispersent dans le tissu connectif voisin. Mais il n'a pas été possible de dire sûrement si ces filaments représentaient réellement des fibres nerveuses ou s'il ne s'agissait pas de tractus pie-mériens.

À la coupe, la moelle cervicale paraît normale jusqu'à sa partie moyenne. Un peu plus bas, la moelle s'élargit et se creuse en une gouttière, à sa face antérieure. Puis elle devient moins symétrique, la moitié gauche de la moelle étant plus petite que la moitié droite. La commissure a conservé jusqu'ici sa forme normale.

1 centimètre plus bas, on est au commencement de la région dorsale. La moitié gauche de la moelle est de plus en plus la plus petite. La distance entre le canal central et le point le plus éloigné de la périphérie médullaire mesure 9 millimètres à droite et seulement 6 à gauche. Les cornes antérieures, dont les dimensions présentent des différences proportionnelles, sont plus volumineuses, relativement à la substance blanche, qu'elles ne le seraient dans une moelle normale. En revanche, la corne postérieure gauche paraît moins volumineuse que la droite.

À l'union du tiers supérieur avec le tiers moyen de la moelle dorsale, la moelle est constituée par deux cordons minces et plats, réunis au milieu par une commissure. En arrière, chacun de ces cordons présente un prolongement un peu moins long que la moitié de la largeur de la partie antérieure. Mesurées depuis le canal central, la moitié droite a 1 millimètre et demi, la gauche 9 millimètres. D'avant en arrière, la droite mesure 2 millimètres, la gauche 2 millimètres et demi. Les prolongements postérieurs, qui paraissent représenter les cordons postérieurs, ont 1 millimètre d'avant en arrière. Leur base a une largeur de 5 millimètres et demi à gauche et de 4 millimètres et demi à droite. La structure de la moelle sur la coupe est difficile à reconnaître : la plus grande partie de la région antérieure est formée

par une masse claire qui, des deux côtés, va presque jusqu'à la périphérie. Dans les prolongements postérieurs, il y a, au centre, une
tache claire peu distincte, qui paraît indiquer la place des cordons
postérieurs.

1 centimètre et demi plus bas, juste au milieu de la moelle dorsale,
la séparation de la moelle en deux parties s'accentue. A l'œil nu, on
reconnaît sur une coupe que le canal central est double et que le droit
est plus large que le gauche. Dans le droit, on peut faire pénétrer la
pointe d'une épingle pas trop grosse. A ce niveau, la moelle constitue
une gouttière complète, dont le fond va presque jusqu'au canal
central double et n'en est séparé que par une mince couche de substance grise. Quant au reste, on ne reconnaît plus rien de la structure
normale de la moelle : chaque moitié latérale de la gouttière forme un
cordon plat et mince qui mesure d'avant en arrière 2 millimètres. Au
centre de ce cordon se trouve une partie plus claire, qui correspond
sans doute à la substance grise. Il ne persiste plus des prolongements postérieurs que nous signalions plus haut qu'un vestige à
peine marqué.

2 centimètres et demi plus bas, à la partie supérieure de la moitié
inférieure de la moelle dorsale, *la moelle ne forme plus qu'un mince
ruban membraniforme, dans lequel on ne peut reconnaître aucun détail
de structure, pas même la présence d'un canal central*. L'épaisseur de
chacune des moitiés de la moelle mesurée d'avant en arrière est
d'environ 1 millimètre.

1 centimètre plus bas, la moelle redevient plus épaisse : 4 millimètres à droite, 3 à gauche, et les deux canaux centraux reparaissent,
plus éloignés, et occupant dans chaque partie latérale de la moelle
l'union du tiers externe avec le tiers moyen. Les deux parties latérales
ont les mêmes dimensions, et la ligne médiane tombe bien au fond de
la gouttière.

2 centimètres plus bas, c'est la partie gauche qui est la plus développée : les canaux centraux se rapprochent et se trouvent maintenant
à l'union du tiers moyen avec le tiers interne. L'épaisseur de chacune
des deux parties latérales est de 2,5 millimètres ; la distance entre le
canal et l'extrémité périphérique de la partie latérale est de 4 millimètres à droite et de 5 millimètres et demi à gauche. Il n'y a plus de
prolongement postérieur. La distinction entre les substances blanche
et grise n'est toujours pas reconnaissable.

Sur toute l'étendue de la moelle, la pie-mère est très épaissie sur
toute sa circonférence.

... En résumé, le sacrum présentait une fissure de sa paroi postérieure et une courbure lordotique prononcée. A ce niveau, il y avait
un myxofibrolipome en union intime avec les restes de la moelle et

les méninges. Depuis la région cervicale, la moelle présentait des altérations pathologiques. Dans toute son étendue, elle était aplatie, puis formait une gouttière avec de l'asymétrie des deux parties latérales. Dans la région dorsale supérieure, elle formait deux cordons aplatis réunis par une commissure. Plus bas la séparation était encore plus marquée.

Cette observation présente bien des points intéressants à relever. D'abord, au point de vue qui nous occupe, de la diastématomyélie incomplète, nous voyons sur cette même moelle successivement les deux états que nous avons indiqués, l'état rubané et l'état bitubulaire. Ensuite il est important de noter la grande étendue des altérations. Enfin, il est à remarquer que le maximum de la division médullaire ne coïncidait nullement avec le niveau de la fissure osseuse. Ceci n'est pas pour nous étonner, puisque nous savons que la diastématomyélie peut exister sans qu'il y ait en même temps de fissure osseuse. Mais cette succession de lésions et d'altérations diverses, se terminant, au niveau même de la fissure, par la présence contre la paroi antérieure du canal sacré d'une masse néoplasique mixte, comprenant du tissu conjonctif et du tissu adipeux, mérite aussi d'être retenue : je remarque, en passant, que dans la description de cette tumeur je ne vois rien qui légitime le nom de myxofibrolipome que lui donne l'auteur. Pour trouver l'élément myxomateux, il faut remonter à la description faite du tissu cellulo-adipeux sous-cutané au moment de l'incision première. Mais nous connaissons déjà cet état et son apparence myxomateuse ; nous avons vu que, lorsque la collection liquide intra-méningée siège dans l'espace sous-arachnoïdien, les nombreuses travées, les cloisons, les septa qui réunissent l'arachnoïde à la pie-mère, quand le liquide les infiltrant est peu abondant, représentent assez exactement un tissu lacunaire, et, comme l'a dit W. Koch (*loc. cit.*, p. 25), « la cavité contenant le liquide sera divisée en de nombreuses cellules closes contenant chacune de la sérosité. On aura alors l'impression d'un tissu gélatineux, mucoïde, ressemblant, suivant les cas, au tissu des polypes muqueux du nez, à la gélatine de Wharton ou aux

myxomes mous du chorion. » Comme dans le cas de Matthews
Duncan que nous avons cité plus haut, c'est cette infiltration
séreuse de l'espace sous-arachnoïdien qui contribuait à donner
à la tumeur l'aspect myxomateux. Mais nous aurons à revenir
plus loin sur la présence au niveau de la fissure osseuse de cette
masse formée de tissu adipeux et de tissu conjonctif.

Dans la forme que nous avons appelée *bitubulaire*, nous
citerons le cas de Gall [1], à cause surtout des discussions et même
des dénégations auxquelles il a donné lieu.

OBSERVATION 49 (GALL, résumée).

La moelle d'un fœtus affecté d'hydrorachis congénital contenait
un canal dans chacune des moitiés latérales de la moelle. Ces canaux
commençaient en bas dans la région lombaire, siège de l'hydrorachis,
remontaient tout le long de la moelle, traversaient la protubérance
cérébrale, passaient sous les tubercules quadrijumeaux, dans les
pédoncules du cerveau, et se prolongeaient jusqu'aux couches optiques, dans l'intérieur desquelles ils formaient des cavités de la forme
et des dimensions d'une amande.

Ollivier [2], qui rapporte ce cas, ajoute : « J'ai réussi sur plusieurs fœtus, à l'aide de l'insufflation, à former ainsi deux
canaux latéraux, mais ils étaient bien évidemment le produit de
ce moyen mécanique. Il suffit de souffler avec un tube effilé au
milieu de la substance grise de chaque moitié latérale de la
moelle, qui est alors presque diffluente, pour que l'air la
pénètre et s'insinue ainsi dans toute son étendue. » Mais, aujour-
d'hui, nous serions plus disposés à admettre la véracité de
l'observation de Gall et à considérer ce cas comme une diastématomyélie incomplète bitubulaire, se propageant de la manière
la plus conforme aux données embryologiques modernes jusque
dans l'épaisseur de la masse encéphalique.

Dans un cas de Jolyet [3], où il n'y avait pas, il est vrai, de
spina bifida, on trouvait dans l'épaisseur de la moelle tantôt un

1. GALL. — *Anat. et physiol. du syst. nerv.*, 1818, p. 51.
2. OLLIVIER. — *Traité des mal. de la moelle épinière*, I, p. 205.
3. JOLYET. — *C. R. de la Soc. de Biologie*, 1867, 4ª s., t. IV, p. 7.

et tantôt deux canaux, placés symétriquement de chaque côté de
la ligne médiane.

Dans l'observation I de Wieting [1], à laquelle nous avons déjà
fait allusion en étudiant les diastématomyélocèles, l'area paraissait unique superficiellement, mais les tissus sous-jacents
offraient des traces de division. Quant aux deux segments
médullaires, ils présentaient des divisions dont la forme, différente pour chacun des deux segments, pourrait aussi bien être
classée parmi les divisions incomplètes que nous étudions ici,
que parmi les divisions complètes simples.

OBSERVATION 50 (WIETING, I, résumée).

*Myéloméningocèle lombo-sacrée, avec division de la moelle
au-dessus et au-dessous.*

Enfant du sexe féminin, âgée de dix jours, née avec une myéloméningocèle classique dans la région sacrée. Légère hydrocéphalie :
la pression sur la tête ne fait pas augmenter la tumeur. Paralysie
des membres inférieurs et des sphincters, avec prolapsus rectal. Mort
de méningite suppurée.

Autopsie. — La peau sur la région sacrée laisse une solution de
continuité de 5 centimètres de long sur 4 de large, ovale, et dont
l'aspect velouté et rougeâtre est bien celui de l'area telle que la décrit
Recklinghausen. La tumeur est saillante en arrière. Pas d'ouvertures
polaires reconnaissables. Fissure des arcs postérieurs depuis la dernière dorsale jusqu'au coccyx. Cyphose lombo-sacrée, de telle sorte
qu'il n'y a pas de promontoire. Le sommet de la convexité répond
à peu près à la deuxième vertèbre sacrée. Pas de saillie osseuse dans
le canal vertébral ; pas de soudures des vertèbres...

La moelle est normale jusque vers la douzième vertèbre dorsale. Là,
elle est, avec les méninges qui l'entourent, repoussée loin de la face
postérieure des corps vertébraux par un énorme plexus veineux.
Vers la partie moyenne du corps vertébral, on voit se détacher un
cordon fibreux, épais, qui va à la dure-mère. Celle-ci forme un
anneau surtout épais en avant. Espace sous-dural contenant du liquide
seulement en avant. Aussi la moelle est fortement repoussée en
arrière. A partir de la douzième dorsale, les arcs postérieurs sont
incomplètement développés, et leurs rudiments sont comme engainés

<hr>

1. WIETING. — *Brun's Beiträge z. kl. Chir.,* 1899, XXV, I, p. 40.

dans une sorte de membrane cellulo-fibreuse, reste de la *membrana reuniens superior*.

Dans l'intérieur du fourreau méningé, à la partie inférieure de la région dorsale, on trouve dans la fissure longitudinale postérieure, au lieu du prolongement de la pie-mère, une couche de névroglie finement fibrillaire, qui vient jusqu'au niveau du canal central, d'arrière en avant. Bientôt la commissure contenant le canal central disparaît, et la pie-mère de la fissure longitudinale antérieure vient au contact de la névroglie, de sorte que la moelle se trouve divisée en deux cordons séparés sur la ligne médiane par une mince couche de névroglie. Or, dans aucun des deux cordons latéraux, on ne trouve de canal central, mais dans le tissu de la cloison intermédiaire on trouve quelques cellules épithéliales éparses. Dans les deux cordons, la distinction des substances blanche et grise est peu marquée. Par places infiltrats sanguins.

À la hauteur de la dernière vertèbre lombaire, les deux cordons se continuent dans l'area : tous les tissus conjonctifs, à l'exception de la pie-mère, c'est-à-dire l'arachnoïde, la dure-mère et les restes de la membrane unissante supérieure forment une couche unique où tous ces feuillets sont confondus. La pie-mère constitue une couche distincte, lâche, riche en noyaux. Sur sa face dorsale, on voit l'area, ayant la structure établie par Recklinghausen. Les tissus conjonctifs sous-jacents, formés par la fusion des autres feuillets, présentent là des traces évidentes de séparation. Les corps vertébraux sont creusés en gouttière, revêtus par la dure-mère et l'arachnoïde, qu'une collection liquide, accumulée dans l'espace sous-arachnoïdien, sépare de la pie-mère supportant les restes médullaires. La fusion des feuillets limite cet espace sur les côtés. Les racines nerveuses traversent cette cavité sur les côtés et en avant.

En bas de l'area, il n'y a aucune fossette polaire. On voit l'ébauche médullaire se continuer en un cordon aplati, que bientôt une cloison conjonctive placée de champ, d'avant en arrière, divise en deux moitiés latérales situées l'une auprès de l'autre. Mais, ici, chaque moitié a un canal central, en forme de fissure allongée transversalement, et dont la paroi interne est unie à celle du côté opposé par un mince pont névroglique. Puis la moelle redevient simple et va de nouveau s'accoler à la face postérieure des corps vertébraux, pour se terminer en un cordon entouré d'une gaine conjonctive, qui peut être suivi jusqu'au niveau du coccyx; même il doit aller plus bas, mais, malheureusement, son extrémité a été sectionnée quand la pièce a été enlevée. Dans l'épaisseur de ce cordon, on trouve des cellules épithéliales cylindriques éparses, qui paraissent appartenir à un canal central irrégulier.

On le voit, dans ce cas, les altérations de la moelle commençaient dans la moelle allongée. Puis dans la région cervico-dorsale, en apparence normale, on trouvait des infiltrations sanguines, dues à cette tendance hémorragique que K. et G. Petrén [1] ont signalée comme fréquente dans les troubles de développement des centres nerveux. C'est au niveau de la douzième dorsale que commencent les altérations diastématomyéliques proprement dites. La moelle se divise en deux cordons aplatis latéraux, qui ne présentent aucune trace de canal central et qui sont réunis entre eux par un pont névroglique. L'existence même de ce pont permet de ranger la division de ce segment médullaire afférent parmi les diastématomyélies incomplètes à forme rubanée.

Au contraire, dans le segment médullaire efférent, les deux moitiés latérales présentent chacune un canal central déformé, aplati transversalement, et les parois internes des deux canaux centraux sont réunis par un pont de névroglie. Ici encore, il doit s'agir d'une diastématématomyélie incomplète, mais cette fois appartenant à la forme bitubulaire. Enfin, si l'area proprement dite n'offre superficiellement aucune division, les tissus sous-jacents sont nettement partagés, et les corps vertébraux eux-mêmes, à leur face postérieure, montrent une dépression en gouttière, qui doit bien être un indice de séparation. Notons encore la présence, au niveau de la douzième dorsale, de ce cordon et de cette masse vasculaire interposés entre les corps vertébraux et la dure-mère, qu'ils repoussent en arrière.

II. Diastématomyélie complète simple. — Dans cette forme, au-dessous de la méningocèle et de la fissure osseuse, nous trouverons la moelle divisée en deux parties latérales complètement indépendantes, sur un espace plus ou moins considérable, mais ces deux parties seront accolées ou, tout au moins, ne seront séparées que par une cloison pie-mérienne. Dans cette catégorie, nous trouvons également quelques faits

1. R. et G. Petrén. — Beiträge z. Kentniss d. Nervensyst. und d. Netzhaut. bei Anencephalie und Amyelie (*Virchow's Arch. f. pathol. Anat.*, 1898, Bd. CLI).

relativement anciens, relatés avec des détails un peu trop succincts. Je citerai brièvement les quelques observations suivantes :

OBSERVATION 51 (GRASHUYS) [1].

Hydroméningocèle sacrée chez un fœtus de trois mois; fissure de tous les arcs postérieurs sacrés; au niveau de la deuxième vertèbre sacrée, la moelle était fendue et les deux moitiés étaient simplement repoussées de chaque côté.

D'après l'observation, il semble qu'entre les deux parties latérales de la moelle, il n'y avait rien d'interposé; c'est pourquoi je cite ici cette observation, qui vraiment est trop brève. Ollivier, qui la mentionne (t. I, p. 194), fait remarquer que « cette division est semblable à celle que présente la moelle des oiseaux, et que c'est aussi dans cette partie qu'on aperçoit le plus longtemps la fente postérieure ».

OBSERVATION 52 (NATORP [2], résumée par RECKLINGHAUSEN).

La fissure osseuse était à peine grosse comme un pois et constituée par le défaut des arcs postérieurs des septième cervicale et première dorsale; au-dessous, on trouvait la moelle fissurée, mais la fissure médullaire se prolongeait jusqu'au niveau de la cinquième dorsale (Sulzer, dans le résumé qu'il donne dans sa thèse, dit « jusqu'à la septième dorsale »), et il y avait, en outre, une hydroméningocèle, pas une hydromyélocèle, dans laquelle s'ouvrait le canal central dilaté.

Je regrette de n'avoir pu me procurer le texte de cette observation; la disposition des deux parties de la moelle, la dilatation du canal central et sa communication avec l'hydroméningocèle sont des détails qu'il aurait été intéressant de mieux connaître.

OBSERVATION 53
(V. LENHOSSEK [3], résumée dans la thèse de STEINER, p. 4).

Fœtus de six mois, mort né. Il y avait un deuxième renflement lombaire anormal. A la coupe, on le trouva constitué par l'accole-

---

1. GRASHUYS. — *Neue Samml. f. Wundärzte*, 1786, st. 10, p. 180.
2. NATORP. — *De spina bif.* Inaug. Diss. Berlin, 1838.
3. LENHOSSEK. — *Wochenbl. d. Zeitschrift d. Wiener Aerzte.* 1858, n° 52.

ment de deux moelles dont la gauche était complètement développée, tandis que la droite ne représentait que la moitié droite d'une moelle; au-dessus et au-dessous, la duplicité médullaire cessait presque immédiatement. Au niveau de la duplicité, il y avait trois racines antérieures et trois postérieures. Les deux racines de la moitié droite s'unissaient dans le canal osseux aux racines antérieure et postérieure droites de la moelle gauche. Il n'y avait aucune trace de duplicité des vertèbres.

J'ai tenu à relater le résumé de cette observation, bien que rien ne laisse présumer qu'en outre de la diastématomyélie, il y eût une fissure vertébrale. La constitution du dédoublement médullaire est trop brièvement décrite pour qu'il soit possible d'en tirer des conclusions nettes. Mais la présence des six racines, et la manière dont elles se disposent les unes relativement aux autres, est intéressante.

L'observation suivante, de Miura [1], que j'ai déjà signalée, se trouve dans un travail sur la genèse des cavités dans la substance médullaire. Je la résume, bien que la diastématomyélie ne s'accompagnât pas de fissure osseuse.

OBSERVATION 54 (MIURA, résumée).

Couvreur de cinquante-trois ans, mort à la suite d'un traumatisme. Il présentait dans la région dorsale une cavité kystique, en communication avec le canal central de la moelle. Au niveau de la deuxième vertèbre lombaire, le dédoublement de la moelle commençait. La cavité, tapissée d'épithélium, disparaissait, tandis que le canal central se bifurquait. Bientôt, on voyait en arrière, dans le voisinage de ces deux canaux centraux, se faire, de chaque côté, une deuxième paire de cornes postérieures, bien constituées. Plus bas, apparaissait de même une deuxième paire, de chaque côté, de cornes antérieures rudimentaires. La fissure antérieure était bifurquée. Les deux canaux centraux se réunissaient de nouveau pour former une nouvelle cavité kystique, tandis que disparaissaient les deux cornes postérieures internes.

Ce que je tiens à faire remarquer dans cette observation, c'est la suite de modifications que présente la moelle. Au-dessus et

---

1. MIURA. — *Virchow's Arch.*, 1889, t. CXVII.

au-dessous de la diastématomyélie se trouvaient deux myélo-cystes, qui paraissaient se transformer presque d'une façon directe pour former la diastématomyélie. Nous reparlerons de cette circonstance importante, quand nous étudierons l'embryogénie de ces diverses formes anatomiques du spina bifida.

L'observation suivante de Wieting [1] me paraît assez importante à divers points de vue pour que je croie utile de la donner ici presque intégralement.

OBSERVATION 55 (WIETING, IV).

Méningocèle sacrée. — Hydromyélie. — Division de la moelle. Syringomyélie.

R..., cinq jours, tout à fait sain, porte dans la région sacrée une tumeur ovale, grosse comme de la moitié d'un citron. Cette tumeur est sessile et fait saillie au-dessus de la peau, qui forme tout autour une sorte de bourrelet, large de près de 1 centimètre, puis se perd dans le recouvrement central de la tumeur qui, macroscopiquement, semble formé par une membrane translucide, sillonnée de vaisseaux. Les extrémités inférieures ne sont nullement paralysées; elles ne sont pas difformes. Les selles sont fréquentes et l'enfant paraît pouvoir pousser. La crainte de voir se rompre la tumeur fit hâter l'intervention opératoire, qui d'ailleurs était indiquée en l'absence de toute paralysie. Incision ovalaire de la paroi kystique de façon à passer sur tout le pourtour de la tumeur dans la partie saine de la peau. Il s'écoule de la sérosité claire, et sous le kyste ainsi ouvert, on en trouve un autre plus petit, qui est ouvert comme le premier et laisse aussi écouler une petite quantité de liquide séreux clair. Dans le fond de ce deuxième kyste, on voit la moelle. Ce qui reste des parois des deux kystes est réuni par-dessus la moelle et suturé au catgut fin. La suture de la peau est faite transversalement, de façon que la suture superficielle ne croise la suture profonde qu'en un seul point. Réunion par première intention. Pour éviter que la sérosité s'accumulât dans la plaie, on avait fait le pansement avec une bande de tricot caoutchouté. Au début, l'enfant va très bien; ses selles sont bonnes; puis, au bout de huit semaines, il meurt d'entérite avec broncho-pneumonie, comme le fit voir l'autopsie.

Autopsie. — Cicatrice opératoire en bon état. Au-dessous, il s'est formé une couche de tissu conjonctif assez épaisse, qui se continue en

---

1. WIETING. — *Ziegler's Beiträge z. kl. Chir.*, 1899, XXV, t. I, p. 40.

arrière avec la peau. Cette couche entoure la moelle en arrière et la moelle lui adhère.

La solution de continuité osseuse commence au niveau de la première vertèbre sacrée. Elle intéresse tout le sacrum. Ce n'est qu'au niveau de la dernière vertèbre sacrée que l'on trouve sur la ligne médiane une petite plaque cartilagineuse perdue dans l'épaisseur du revêtement conjonctif. Cette plaque est épaisse de 2 millimètres. Le coccyx est représenté par un petit noyau cartilagineux. Pas de courbure anormale, pas d'altération notable dans la structure ou l'arrangement des vertèbres.

Jusqu'à la partie inférieure de la région dorsale, la dure-mère est trois ou quatre fois plus épaisse que normalement. Le canal central est dilaté. Puis retour à l'état normal. Cependant, sur une coupe de la région dorsale inférieure où la dilatation du canal central est encore visible à l'œil nu, on trouve en arrière de ce canal central, dans la fissure longitudinale postérieure, qui est occupée par une masse de névroglie, juste sous la pie-mère, un petit canal arrondi tapissé de belles cellules cylindriques, et sur d'autres coupes, à peu près à la même hauteur, on voit des amas irréguliers de cellules cylindriques, le tout provenant évidemment d'un trouble évolutif de la ligne de fermeture postérieure.

A 2 centimètres au-dessus de la ligne opératoire, les rudiments des arcs sont unis par une plaque fibreuse à fibrilles épaisses. La dure-mère fait un anneau épais tout autour de la moelle et tout autour de la pie-mère. Le sac dural est très dilaté du côté antérieur. Le canal central est notablement dilaté et forme un triangle aux angles arrondis, un de ces angles se dirigeant vers le tissu névroglique qui garnit la fissure longitudinale postérieure. Sur le côté opposé, on voit la fissure antérieure s'élever perpendiculairement. A la hauteur indiquée, ce côté du triangle, formé par le canal central, mesure environ 3 millimètres. Le revêtement du canal consiste en une couche de belles cellules épithéliales cylindriques, et cette couche n'est interrompue qu'au niveau de l'angle postérieur, tout près de la fissure qu'occupe la masse de névroglie. Dans la substance blanche, les cordons antérieurs sont bien conformés, mais les cordons postérieurs sont purement ébauchés. Dans la substance grise, les cornes antérieures sont à peu près normales, tandis que les cornes postérieures, repoussées par la dilatation du canal central, se sont recourbées. Ces cornes postérieures sont parcourues longitudinalement par une bande de névroglie à larges mailles, pauvre en noyaux, dans laquelle on voit à droite une fissure allongée qui va jusque dans le voisinage de la *substantia Rolandi*, tandis qu'à gauche on ne voit que l'ébauche d'une semblable disposition. Ces dispositions vont se poursuivre sous la même forme, à gauche une bandelette claire, à droite une fissure allongée, depuis la région dorsale inférieure jusqu'au point où commencera la division de la moelle. On pourra même les poursuivre dans les deux parties de la moelle divisée.

1 centimètre plus bas, le canal central devient très irrégulier. Des fissures partant de son angle postérieur, revêtues par places de cellules épithéliales cylindriques, pénètrent dans l'épaisseur des cordons postérieurs. En même temps, la pie-mère se fait jour à travers la névroglie occupant la fissure postérieure, tandis que la commissure antérieure disparaît, et que la fissure longitudinale antérieure devient de plus en plus profonde et de plus en plus large. Finalement, les deux prolongements de pie-mère se rejoignent, et la moelle se trouve complètement divisée. La cloison, assez épaisse, portant de gros vaisseaux, est uniquement formée par la pie-mère. La dure-mère s'amincit en arrière. Elle s'unit intimement à la membrane qui ferme la fissure des arcs vertébraux et, sur les côtés, à la pie-mère. Chacune des parties latérales de la moelle divisée comporte un canal central, placé symétriquement tout près de la cloison pie-mérienne et représenté par des cellules cylindriques placées régulièrement, de façon à constituer un demi-arc.

Chaque moitié comprend une corne antérieure, un cordon antéro-latéral, une corne postérieure, avec la bande ou la fissure névroglique décrite ci-dessus, et une indication des cordons postérieurs. Plus bas, les rapports des différents tissus ont été tellement bouleversés par l'opération, que les rapports des méninges avec les téguments enlevés ne peuvent plus être bien déterminés. On voit bien que la dure-mère s'arrête dans le tissu du bourrelet, mais on ne peut dire si elle a été coupée pendant l'opération. La partie excisée du sac a été perdue. Je crois que la paroi postérieure du sac ne devait être formée que par une membrane connective fibrillaire portant de l'épiderme. Du sac méningé, nous ne savons qu'une chose, c'est qu'il était formé de plusieurs cavités, ce que Recklinghausen a déclaré possible.

Sur les coupes faites un peu plus bas vers la partie moyenne de la cicatrice, le dédoublement de la moelle avait déjà disparu. Ce dédoublement n'existe donc que sur une longueur au plus d'un demi-centimètre. Au milieu de la coupe, se trouve le canal central, avec ses fissures et aussi, comme reste de la cloison pie-mérienne, un gros vaisseau. La substance blanche présente ses dispositions normales, sommairement indiquées, et la substance grise offre de nombreuses fissures. Jusqu'à la partie inférieure du sacrum, la moelle peut être suivie, mais elle est très adhérente à ses enveloppes méningées. Les substances grise et blanche deviennent de moins en moins distinctes.

mais on trouve dans l'épaisseur de la moelle des traînées de cellules cylindriques et on en voit aussi dans le tissu pie-mérien.

Les racines nerveuses sont bien constituées, sauf dans les parties inférieures de la région sacrée, où elles paraissent pelotonnées. Elles contiennent de nombreuses fibres à myéline et un développement vraiment excessif du tissu conjonctif. Les ganglions spinaux sont normaux jusqu'en bas du sacrum.

Ici encore, nous pouvons noter que la diastématomyélie ne coïncide pas exactement avec le niveau de la fissure osseuse. De plus, au-dessus et même assez loin, le canal central présente des irrégularités et, immédiatement au-dessus de la division, il paraît dilaté. Quand la moelle se divise, ses deux parties ne sont séparées que par une cloison purement pie-mérienne. Puis la moelle se réunit de nouveau, et alors on trouve des traînées de cellules épithéliales cylindriques jusque dans le tissu conjonctif de la pie-mère. N'y a-t-il pas là un fait analogue à ce que nous avons constaté à propos des myélocystes aréaux dans les myélocystoméningocèles? C'est encore un point commun qui rapproche l'origine des deux formes fermées du spina bifida et qui méritait de ne pas être passé sous silence.

Enfin, je tiens à rapporter ici l'observation XXXI de Recklinghausen (p. 422), dans lequel une diastématomyélie se combine avec un spina bifida occulta et se trouve par conséquent derrière une fissure osseuse, sans qu'il y ait à proprement parler de méningocèle.

OBSERVATION 56 (RECKLINGHAUSEN, XXXI).

Dérencéphale mesurant 28 centimètres du sommet de la tête au coccyx. La pointe du cône médullaire arrive entre la quatrième et la cinquième vertèbre lombaire. De l'insertion droite du premier arc postérieur sacré part une épine osseuse qui se dirige en haut, sur une étendue de 3 millimètres, traverse la dure-mère et présente un sommet obliquement émoussé. Le renflement lombaire se trouve éloigné de 4 centimètres de cette épine; il a 7 millimètres de large et 12 millimètres de long. Sur toute sa longueur, sa paroi postérieure offre un sillon de séparation, en apparence peu profond. Mais les coupes transversales font voir que dans toute cette étendue la moelle est complètement divisée en deux moitiés, de telle façon que les prolongements antérieur et postérieur de la pie-mère se rejoignent et forment une cloison complète, sauf en un point où existe un pont correspondant à la commissure grise postérieure. En outre, le prolongement antérieur de la pie-mère, qui est le plus épais, envoie des prolongements secondaires qui vont directement aux deux canaux centraux, droit et gauche, tous les deux cylindriques, mais ouverts dans toute leur longueur. (Comparer à l'observation XXV, voir p. 262.) Ces deux canaux sont situés un peu en arrière, mais tout près de la cloison pie-mérienne, et sont éloignés l'un de l'autre de 1 millimètre et demi à 2 millimètres et demi. Au-dessus de ce renflement lombaire, la moelle diminue de volume, son diamètre transversal ne dépasse pas 3 à 4 millimètres; elle est unique et offre un canal central unique, bien médian, et aplati d'avant en arrière. La moelle supérieure, de même que le cerveau, n'est guère développée; la moelle dorsale, dans sa portion la plus élevée, est très atrophiée, de sorte qu'on ne peut pas dire que le renflement lombaire représente une formation par excès.

Je note dans cette observation quelques points importants; d'abord la présence d'une épine osseuse à la paroi antérieure du canal rachidien. Cette épine n'offrait aucun rapport direct avec la diastématomyélie. De plus, l'insertion de cette épine, au lieu d'être, comme dans la grande majorité des cas, sur la ligne médiane, était latérale et se trouvait reportée à droite du corps vertébral, dans l'angle formé par cette face postérieure du corps et l'insertion de la moitié droite de l'arc postérieur. Cette épine se dirige en haut et en dedans, traverse la dure-mère, et se termine après un parcours de 3 millimètres seulement, par une extrémité obliquement émoussée, qui n'arrive pas jusqu'à la substance médullaire. Et ce n'est que 4 centimètres plus haut que se trouve le renflement lombaire, siège de la diastématématomyélie. Celle-ci n'est pas complète dans toute son étendue. Dans la partie où elle est complète, elle peut être considérée comme représentant la diastématomyélie simple typique, avec interposition entre les deux moitiés d'une cloison formée uniquement par la méninge molle. Plus loin, elle se décomplète, par suite de la soudure sur la ligne médiane de la commissure grise postérieure; mais la commissure grise antérieure reste ouverte jusqu'à l'extrémité inférieure de la diastématomyélie. Et c'est cette commissure qui donne insertion à un prolongement pie-mérien venu de chaque côté de la cloison pie-mérienne. Il y a plus; au point où commence la diastématomyélie, le canal central de la moelle se divise, et chacune des moitiés de la moelle, séparées, présente son canal particulier. Mais ces deux canaux ne sont pas refermés complètement, et sur toute la longueur de la diastématomyélie, ils restent ouverts en dedans, entre la commissure grise postérieure en arrière, non réunie ou réunie, et, en avant, l'insertion, sur les lèvres non réunies de la commissure grise antérieure, d'un prolongement pie-mérien. Ne voit-on pas dès lors que les deux ébauches médullaires primitives, en ce point et sur toute l'étendue de la diastématomyélie, ne se sont pas réunies primitivement pour former la gouttière médullaire, et que, pendant toute la durée du développement, cette soudure, qui eût dû constituer la commissure antérieure, ne s'est pas effectuée? Les deux moitiés séparées de la gouttière médullaire n'en ont pas moins suivi, chacune de son côté, les phases du développement normal. Les crêtes médullaires latérales se sont produites et se sont accentuées. Le mouvement d'enroulement des bords externes de la gouttière, qui doit aboutir à la fermeture en tube de cette gouttière, s'est effectué, mais les deux moitiés de la gouttière étaient trop éloignées pour que les deux bords extérieurs pussent se rencontrer, ce qui aurait pu donner lieu à la production d'un myélocyste avec area postérieure. Dans ce mouvement d'enroulement, le bord extérieur de chaque demi-ébauche s'est rapproché du bord interne correspondant, mais la fermeture n'a pas été complète. Entre ces deux bords, il est resté un certain espace, et le canal, tout en ayant pris une forme cylindrique, n'en est pas moins resté ouvert sur toute la longueur du fragment médullaire diastématomyélique. Or, si nous revenons au schéma que nous avons toujours invoqué à titre de postulatum, il devient facile d'expliquer ces différentes circonstances. Entre les deux lèvres de la commissure grise antérieure, restées séparées, c'est la méninge molle qui est venue au contact, et qui forme la partie antérieure de la cloison pie-mérienne. En dehors, le bord externe de chacune des deux demi-ébauches latérales s'unit au feuillet épidermique propre-

ment dit par une zone épithélio-séreuse, et c'est cette zone
épithélio-séreuse qui, subissant le mouvement d'enroulement,
est venue au contact et de la commissure méningée antérieure et de la zone épithélio-séreuse enroulée, du côté
opposé. Ainsi se sera formée la cloison médiane postérieure,
continuant la partie antérieure de la cloison méningée, et le
prolongement qui paraît aller de cette cloison vers l'ouverture
de chacun des canaux restés ouverts par leur paroi interne.
Mais, plus bas, l'area étant plus large (il va de soi que je ne me
place ici qu'à un point de vue purement hypothétique), les
bords de l'area arrivent au contact l'un de l'autre, et peuvent se
souder directement. Dès lors, la diastématomyélie se décomplète,
la commissure grise antérieure forme un pont, en avant duquel
la partie antérieure de la cloison est formée par la commissure
méningée antérieure, tandis qu'en arrière les deux zones épithélio-
séreuses accolées forment au-dessus du pont la partie postérieure de la cloison. Et cette observation me paraît très propre
à montrer que ce schéma doit se rapprocher de la vérité. Ne
donne-t-il pas une explication très nette applicable à la constitution de la moelle ou plutôt du renflement lombaire en état de
diastématomyélie, et des deux moitiés de ce segment médullaire,
de leurs canaux centraux restés ouverts, de la cloison méningée
interposée, et de la succession de ces deux formes de la diastématomyélie d'abord complète, puis décomplétée?

III. **Diastématomyélie complexe.** — Nous avons désigné
sous ce nom les formes de diastématomyélie complète dans lesquelles les deux parties de la moelle divisée seront séparées par
une production particulière de tissu, qui ne sera ni un prolongement méningé, comme dans les cas précédents, ni de la substance médullaire. Nous avons vu que ce tissu, qui, dans toutes
les observations, est formé par des éléments d'origine mésoblastique, est tantôt de nature connective, ou osseux ou cartilagineux, et tantôt, enfin, de nature mixte et constitué par des
éléments connectifs, cartilagineux, osseux, vasculaires, musculaires, etc. Nous étudierons dans cette variété trois formes,

suivant que le tissu interposé sera *a)* conjonctif, fibreux ou adipeux, *b)* osseux ou cartilagineux, *c)* mixte. Mais de quelque façon qu'on considère ces formes diverses, la variété que leur ensemble constitue, la diastématomyélie complexe, ainsi que nous l'avons appelée, est de toutes les variétés de diastémato-myélie la plus intéressante et la plus importante, non pas seulement par le nombre très grand des observations, mais aussi par les conclusions précieuses que l'on en peut tirer pour la pathogénie du spina bifida.

a) DIASTÉMATOMYÉLIE COMPLEXE PAR INTERPOSITION DE TISSU CONJONCTIF OU FIBREUX. — Je résume ici, d'après Steiner, une observation de Bonome [1], que, malgré la présence dans la cloison fibreuse interposée d'un petit noyau cartilagineux, je crois devoir classer dans cette catégorie.

OBSERVATION 57 (BONOME).

Chez un enfant de deux ans, qui avait une malformation des deux pieds, la moelle se trouvait divisée au niveau du renflement lombaire. Au niveau de la partie inférieure de ce renflement, la dure-mère présentait une fissure pas tout à fait médiane; en ce point, la moelle même était divisée en deux parties par une couche intermé-diaire conjonctive, et dans cette sorte de septum conjonctif il y avait un petit noyau cartilagineux. La division commençait au niveau des cordons de Goll, où se constituait une deuxième paire de cornes postérieures; puis les autres parties de la moelle se constituaient peu à peu, de sorte que, finalement, les deux moelles étaient complètes et offraient leurs cornes antérieures regardant en dedans, vers la ligne médiane, et leurs cornes postérieures dirigées en dehors.

Steiner donne également (p. 9) le résumé d'une observation de Jacobsohn [2], qui paraîtrait devoir trouver ici sa place.

Mais, en consultant le texte même de Jacobsohn, j'ai pu cons-tater, d'abord, qu'il ne s'agissait pas dans ce fait d'un spina bifida, quant au rachis, et ensuite que, quant à l'altération de la

1. BONOME. — Di un caso raro di sdoppiamento parziale del midollo spinale (*Arch. per le scienze med.*, 1888).
2. Louis JACOBSOHN. — Ein Fall v. partieller Doppelbildung und Hetero-topie im Ruckenmark eines Paralytikers (*Neurol. Centralblatt*, 1891, X, p. 38).

moelle, ce n'était pas non plus une diastématomyélie. « Près de
la coupe parfaitement normale de la moelle lombaire, à gauche,
et partiellement unie au cordon latéral et à la corne postérieure
gauches, il y avait une sorte de prolongement, en forme de
sablier, formé pour la plus grande partie de substance blanche,
et pour une part, plus petite, de substance grise, qui en haut se
détachait de la corne postérieure. D'ailleurs la moelle avait été
le siège d'une myélite aiguë et se trouvait dans un état de
désintégration qui n'en permettait guère, du moins en certains
points, un examen bien approfondi. »

En somme, rien ne nous dit que dans le cas de Bonome, pas
plus que dans celui de Jacobsohn, les altérations médullaires
s'accompagnassent de spina bifida. Dans le cas de Bonome, il est
fait, il est vrai, mention d'une fissure de la dure-mère, mais
nullement d'une fissure osseuse.

Dans une observation de Rose, rapportée dans la dissertation
inaugurale de Reali[1], la disposition des parties, du moins quant
à la division de la moelle et à l'interposition d'un cordon
fibreux, se rapportait beaucoup plus directement à notre sujet.
Dans un spina bifida lombo-sacré, chez un garçon de quatre
ans, le sac était entièrement fermé, notamment du côté antérieur ; mais de cette paroi antérieure du sac partait un cordon
fibreux qui se dirigeait vers la paroi postérieure du sac, à
laquelle il s'attachait, et qui partageait la moelle en deux
parties latérales égales. Comme le fait observer Recklinghausen,
il est regrettable que la disposition et la structure de ce cordon
soient si incomplètement décrites.

L'observation suivante de Recklinghausen (XXV, p. 409),
avec ses deux figures 11 et 12, planche X, est beaucoup plus
intéressante.

Observation 58 (Recklinghausen, XXV).
Dédoublement de la moelle.

Chez une femme de trente et un ans, morte de pneumonie lobaire,
on trouva une déviation à droite de la colonne vertébrale, avec de la

1. REALI. — *Ueber die Behandl. d. angeborenen Schädel und Rückgratsbrüch.*
Inaug. Diss. Zürich, 1874.

carie sous-périostée de la dernière vertèbre lombaire et de la face antérieure du sacrum, suppuration du psoas iliaque gauche et irruption du pus dans la cavité rachidienne à travers les orifices intervertébraux correspondant aux troisième, quatrième et cinquième nerfs lombaires. Cette collection purulente et le tissu granuleux qui l'entoure viennent bien au contact de la paroi externe de la dure-mère, mais le tissu granuleux et la dure-mère n'ont contracté aucune adhérence, et la face interne de la dure-mère est à peine rouge. Sur les corps vertébraux, aussi bien que sur les arcs postérieurs, il n'y a aucune trace apparente de dédoublement, aucune exostose, et sur la peau des régions lombaire et sacrée, il n'y a rien de particulier qu'une cicatrice qui est due, on le sait, à une application de fer rouge.

A l'ouverture du sac dure-mérien, on constate qu'une pièce courte, rigide, de nature fibreuse, lisse à sa surface, large de 7 millimètres, dirigée d'avant en arrière (*fig.* 11, D), s'étend de la paroi antérieure à la paroi postérieure de ce sac. Cette pièce passe à travers l'extrémité inférieure de la moelle, juste au milieu, et la divise exactement en deux moitiés. Ces deux moitiés de la moelle sont réunies à la pièce, mais seulement en partie, par du tissu arachnoïdien lâche. Cette pièce forme comme la limite inférieure de la division, et, en remontant, on voit la division de la moelle se faire complètement, sur une étendue de 9 centimètres, dans la région lombaire, et jusque dans la région dorsale inférieure, exactement jusqu'au-dessus du point de départ des racines de la onzième paire dorsale; la moelle se trouve ainsi partagée en deux cordons cylindriques parfaitement distincts. Au point où, en haut, ces deux moitiés se réunissent, la fissuration est indiquée, aussi bien sur la face antérieure que sur la face postérieure, par des encoches qui ont une longueur de près de 1 centimètre et correspondent aux fissures longitudinales antérieure et postérieure. Chacune des moitiés de la moelle, parfaitement constituée, forme un cylindre un peu aplati et complètement entouré par la pie-mère ; ces deux cylindres reposent exactement à côté l'un de l'autre; mais on peut les écarter d'environ 5 millimètres, et on voit alors qu'ils sont reliés par une lame de tissu arachnoïdien, transparente, sans solution de continuité, mais assez rigide et d'aspect fibrillaire. Cette lame arachnoïdienne intermédiaire ne descend pas jusqu'au contact immédiat de la pièce fibreuse formée de tissu dure-mérien, dont nous avons parlé plus haut; elle en est séparée par un orifice (L). Au-dessous de la pièce D, les deux moitiés de la moelle se réunissent de nouveau et constituent un cône médullaire court (K), qui s'amincit très rapidement, devient tout à fait pointu, se prolonge sur une longueur de 4 centimètres et se continue avec le filum terminale. Tandis que les deux moitiés séparées de la moelle paraissent à peu près symétriques, le cône médullaire, au contraire, paraît asymétrique, en ce sens que la moitié gauche diminue de volume plus rapidement que la droite, mais, en revanche, elle paraît plus consistante. En comparant les deux faces antérieure et postérieure, on remarque que la lame arachnoïdienne interposée est située plus près de la face antérieure et que ses insertions sur chacune des deux moitiés se font aussi plus près de la face antérieure; en outre, on voit que les racines antérieures sortent plus près du plan médian que les postérieures, mais d'ailleurs les séries que forment de chaque côté les deux catégories de racines sont tout aussi régulières que celles que nous avons coutume de voir sur les moelles normales.

Les racines nerveuses ont un trajet oblique le long de la face antérieure et du bord latéral pour chacune des deux moitiés médullaires; de plus, sur la lame arachnoïdienne intermédiaire, on peut voir, courant en bas sur le cône médullaire, deux petits filets nerveux, qui n'ont même pas 1 millimètre d'épaisseur, qui partent de la moitié gauche, tout près des racines antérieures; leur structure, au microscope, est normale, et l'un d'eux, comme on peut le voir sur la figure, va rejoindre les racines venant de la moitié droite.

Sur la surface dorsale du cône se trouve une sorte de noyau induré, long de 3 millimètres; il est placé entre deux racines postérieures gauches, qui lui adhèrent et sont réunies par son intermédiaire; au microscope, on reconnaît que c'est un ganglion normalement constitué, en somme un ganglion aberrant, comme dans le cas XX.

La coupe transversale de la moelle non encore divisée, au-dessus du point où commence la division, ne donne rien à l'examen microscopique, si ce n'est une certaine dilatation du canal central. La coupe transversale des deux moitiés de la moelle, au-dessous de l'origine des racines de la douzième paire dorsale, montre que, d'une façon générale, les substances grise et blanche sont disposées comme sur une moelle normale; la substance grise est répartie en deux colonnes, dont la plus épaisse est déjetée en dehors et contient la majeure partie des cellules nerveuses; elle se divise en deux cornes, antérieure et postérieure, et émet des racines antérieures et postérieures. L'autre colonne de substance grise, plus petite, est dirigée en dedans et ne contient que de rares cellules ganglionnaires éparses, même dans les cornes antérieures assez mal dessinées, où ces cellules sont le plus nombreuses. On ne voit pas d'une façon évidente sortir de filaments nerveux de cette colonne grise interne, particulièrement vers celle de ses deux extrémités qui correspondrait à la corne postérieure, bien que celle-ci, entre les cordons de substance blanche, se prolonge jusqu'à la surface de la moelle. Par contre, dans l'intérieur de la colonne grise interne, on voit un groupe de cellules ganglionnaires, groupe petit, mais bien limité, surtout à gauche; entre les cellules, à gauche, passe un faisceau de fibres à myéline. C'est évidemment une colonne de Clarke secondaire, la colonne de Clarke principale se trouvant dans la colonne grise externe, juste en arrière et à côté du canal central, lequel se trouve déjeté un peu de côté dans la commissure unissant les deux colonnes grises de chaque côté. Au lieu de lumière, dans chacun des canaux centraux, on voit un groupe de cellules rondes, pressées dans un cercle de tissu translucide, présentant, en dehors surtout, des limites très précises, et correspondant à l'épendyme. Un vaisseau artériel assez volumineux traverse la substance blanche obliquement de dedans en dehors et d'avant en arrière, allant vers ce qui représente le canal central. Dans la plupart des coupes, on voit cette artère dans une fissure particulière que, l'on peut en conséquence considérer comme représentant la fissure longitudinale antérieure. En arrière, on voit dans certaines coupes, le long du bord externe de la colonne grise interne, un vaisseau analogue, assez volumineux, qui, dans le dessin, ne paraît que dans la moitié gauche. Comme ce vaisseau ne se montre pas régulièrement sur toutes les coupes, on ne peut pas affirmer qu'il corresponde à la fissure longitudinale postérieure.

Il n'a pas été fait de coupes du cône médullaire.

J'ai reproduit intégralement cette observation de Reckling-hausen à cause des nombreuses considérations auxquelles elle peut donner lieu. Si on envisage la pièce au point de vue de son aspect extérieur, macroscopique, on voit que la diastématomyélie est complète sur toute son étendue, mais que, comme constitution, elle présente deux parties très différentes. En haut, les deux moitiés séparées de la moelle sont unies par une lame de méninge molle; Recklinghausen dit que cette lame est formée de tissu arachnoïdien. Mais, comme ailleurs il stipule express-sément que ces deux moitiés médullaires sont complètement engainées par la pie-mère, il me paraît admissible que cette lame, placée entre les deux moitiés et qu'on ne tend qu'en écartant les deux parties de la moelle, représente bien, comme nous l'avons dit pour un des cas précédents, une commissure antérieure méningée, analogue à celle que l'on trouve en avant dans les myélocystes avec area postérieure. Plus bas, cette commissure méningée manque complètement; sa réunion sur la ligne médiane n'a pu se faire, et, entre les deux moitiés médullaires, nous trouvons une organisation nouvelle, une pièce fibreuse intermédiaire, qui mérite d'arrêter un moment notre attention. La légende de la figure 11 (p. 455) dit : « Dans l'orifice L passe la cloison durale D, dont l'insertion à la dure-mère dorsale a été sectionnée. Cette pièce a une forme conique et est placée au-dessus du conus medullaris. » Dans le texte, Recklinghausen nous dit : « En ouvrant le sac dure-mérien, on constate qu'une pièce courte, rigide, de nature fibreuse, lisse à sa surface, large de 7 millimètres, placée de champ d'avant en arrière, s'étend de la paroi ventrale à la paroi dorsale du sac. Cette pièce passe à travers l'extrémité inférieure de la moelle, juste au milieu, et la divise exactement en deux moitiés... Cette pièce est placée à la limite inférieure de la division médullaire. » Un peu plus loin, reparlant de cette pièce, il ajoute qu'elle est formée de tissu dure-mérien. En somme, les détails que nous donne Recklinghausen sur la structure de cette pièce intermédiaire sont un peu concis. Nous savons qu'elle est de nature fibreuse, et l'auteur, un peu plus loin, ajoutera qu'elle est formée de tissu dure-mérien. Peut-on la considérer comme une adhérence simple entre les deux parois du sac dure-mérien? C'est peu probable. Rien n'indique que ces deux parois se soient déprimées l'une vers l'autre, comme ce serait certainement le cas s'il s'agissait d'une adhérence, et, d'ailleurs, nous savons que cette pièce, qui mesure 7 millimètres de large, a une forme conique. La figure 11 (pl. X) nous fait voir que le corps de cette pièce est plus volumineux que sa surface d'insertion sur la dure-mère dorsale, surface qui a été coupée. Ce serait le contraire s'il s'agissait d'une adhérence étirée. Nous pouvons donc admettre qu'entre les deux parois du sac dure-mérien, la pièce fibreuse interposée représente bien une organisation à part et non pas une simple adhérence. Cette pièce fibreuse va simplement d'une des parois du fourreau dure-mérien à la paroi opposée, et nulle part il n'est dit qu'en avant, par exemple, elle dépasse la dure-mère pour se mettre en rapport avec la face postérieure du corps vertébral correspondant.

Passons maintenant à la structure de la moelle, au-dessus de la division, et de chacune des moitiés de la moelle, une fois la division effectuée. Au-dessus de la division, il est un point important que le simple examen à l'œil nu révèle, c'est la dilatation du canal central. Elle est visible sur la figure 11, et très notable. Nous avons déjà signalé des exemples analogues; au-dessus de la diastématomyélie, on trouve souvent un myélocyste, et cette coïncidence des deux formes fermées du spina bifida ne doit pas être passée sous silence.

Si, maintenant, nous abordons l'examen de la structure des deux moitiés médullaires, je dois avouer que sur ce point je ne suis plus du tout d'accord avec Recklinghausen pour l'interprétation de sa pièce. Nous avons pour nous guider, outre la description de Recklinghausen, les deux dessins de la figure 12, planche X, représentant les deux moitiés de la moelle, en coupe transversale, avec un grossissement de 7 diamètres; ces coupes ont été faites au niveau de l'issue des racines de la douzième paire dorsale, c'est-à-dire, si l'on se reporte à la figure 11, vers le milieu de la région où les deux moitiés médullaires sont réunies par une commissure méningée. Je note en passant que ces deux dessins de la figure 12 ont dû être renversés à l'impression; si, en effet, on les met le bord antérieur en haut, on constate que la moitié droite est à gauche, et la gauche à droite. Pour les rétablir dans leur position normale, il faut les regarder dans une glace ou, plus simplement, par transparence à travers le papier.

Prenons maintenant la figure 11, et au niveau de l'issue des racines de la douzième paire dorsale, à la hauteur du chiffre romain XII, par conséquent, essayons de nous représenter en imagination la double coupe de la figure 12. La figure 11 est une vue de la face postérieure de la diastématomyélie tout entière. Nous pouvons nous représenter le bord antérieur des deux coupes comme recouvert par la dure-mère, doublée elle-même de l'arachnoïde. Arrivant à la limite du bord antérieur, et au point où il se continue avec le bord latéral interne, c'est-à-dire à peu près au point p, à l'entrée du sillon que Recklinghausen considère comme la fissure longitudinale antérieure, nous savons que l'arachnoïde seule continue son chemin et forme la bande étendue d'une des deux moitiés latérales de la moelle à l'autre. Au contraire, la pie-mère se replie en arrière pour envelopper le bord interne de chaque moitié médullaire et lui constituer un fourreau complet. Il y a là une première différence avec ce que nous avons décrit pour les myélocystocèles à area postérieure : là, nous avons vu une commissure antérieure, qui pouvait être purement méningée, mais dans laquelle l'arachnoïde se trouvait surmontée de la pie-mère. Cependant il aurait pu se faire une accumulation de liquide dans l'espace sous-arachnoïdien, et, dans ce cas, la pie-mère se serait trouvée plus ou moins éloignée de l'arachnoïde. Dans le cas actuel, l'arachnoïde et la pie-mère se sont complètement séparées ; les deux demi-ébauches de l'arachnoïde se sont réunies sur la ligne médiane, comme s'étaient réunies celles de la dure-mère, celles des corps vertébraux, etc. La pie-mère, au contraire, a suivi l'évolution des demi-ébauches médullaires. Au point où ces deux demi-ébauches, réunies en avant par la commissure grise antérieure, se sont réunies en arrière par la fusion postérieure de leurs bords externes, pour former un tube unique, la pie-mère a formé à ce tube unique un fourreau unique. Mais quand, plus bas, les deux demi-ébauches ne se sont plus réunies sur la ligne médiane par la fusion de leurs bords internes, formant la commissure grise antérieure, et que chacune de ces demi-ébauches a dû subir un mouvement d'enroulement particulier sur elle-même, et former non plus un seul tube, mais deux tubes, la pie-mère a fait de même : comme les demi-ébauches médullaires, les demi-ébauches pie-mériennes ne se sont pas réunies sur la ligne médiane ; comme elles, elles se sont enroulées, pour former à chaque demi-ébauche médullaire refermée en tube complet un fourreau complet.

Nous revenons donc au schéma qui nous a servi tout le temps à expliquer l'évolution et la formation des anomalies médullaires. Nous savons qu'au début la gouttière médullaire, encore étalée en nappe, se forme par le rapprochement médian de deux moitiés latérales symétriques. Cette fusion médiane constitue la commissure grise antérieure. Puis les deux bords externes de la gouttière, qui se sont beaucoup épaissis pour former les crêtes médullaires, s'infléchissent en arrière, se rapprochent de plus en plus et se soudent enfin sur la ligne médiane, constituant la commissure grise postérieure et transformant la gouttière en tube médullaire. Mais supposons que, pour une cause quelconque, les deux moitiés latérales de la gouttière médullaire, encore étalée en nappe, n'aient pas pu se rapprocher, et que la fusion médiane constituant la commissure grise antérieure n'ait pas eu lieu. D'autre part, nous savons que la partie de cette demi-gouttière qui doit former la corne antérieure est la partie attenant au bord interne. Nous avons vu plus haut que ce bord interne devait former la commissure grise antérieure. De même, la partie de la demi-gouttière attenant au bord externe, qui doit, lui, former la commissure grise postérieure, est destinée à former la corne postérieure. Si donc chacune de ces demi-gouttières se développait à plat, sans avoir à aucun moment subi le mouvement d'enroulement, qui dans le processus d'évolution normale doit aboutir à la transformation de la gouttière en tube, la corne antérieure serait en dedans et la corne postérieure en dehors. Mais admettons maintenant que cette demi-gouttière, développée comme nous venons de le dire, avec sa corne antérieure en dedans et sa corne postérieure en dehors, subisse un mouvement d'enroulement qui, pour la transformer en tube, amène son bord externe au contact de son bord interne, la corne antérieure restera en dedans, mais la corne postérieure, suivant le mouvement d'enroulement du bord externe, s'infléchira en arrière pour venir se terminer en dehors et en arrière.

Et si, après ces explications, on regarde la double coupe, figure 12, de la pièce de Recklinghausen, on reconnaîtra sans aucune peine que, dans chaque coupe, la corne antérieure regarde en dedans, ou même a, elle aussi, subi un mouvement de déflexion en arrière, tandis que pour la corne postérieure sa partie initiale regarde en dehors, tandis que sa partie terminale se recourbe et se dirige en arrière. Il n'y a donc pas ici les deux colonnes de substance grise décrites par Recklinghausen, formant chacune une corne antérieure plus ou moins rudimentaire et une corne postérieure; il n'y a en tout, dans chaque coupe, que les deux cornes qui existent normalement dans chaque moitié de la moelle, simplement déformées par le mouvement d'enroulement, beaucoup plus prononcé, puisque chaque demi-ébauche doit former un tube particulier. En tenant compte de cette déformation, est-ce que chaque corne ne présente pas sa forme, son aspect et même ses attributs normaux? La tête de la corne antérieure obliquement dirigée et infléchie en dedans et en arrière, n'est-elle pas reconnaissable, avec ses deux groupes de cellules ganglionnaires, représentant les noyaux antéro-interne et antéro-externe? De même, la corne postérieure n'est-elle pas très nettement représentée, avec son extrémité effilée, coiffée par la substance gélatineuse de Rolando, et sa colonne vésiculaire de Clarke, près de son bord postérieur, qui, dans notre hypothèse, correspondrait précisément au bord interne. Et si, en avant de cette colonne vésiculaire de Clarke, on voit une saillie, avec un autre groupe cellulaire, que Recklinghausen veut considérer comme l'ébauche d'une corne antérieure, ne pourrait-on y voir un *tractus intermedio-lateralis*, avec son noyau postéro-externe, que le mouvement d'inflexion de la demi-gouttière aurait rejeté en dehors? En se refermant pour former un tube, la demi-gouttière aurait ménagé un tube central, visible de chaque côté.

Avec ce système, on peut se demander ce que représente la fissure *p*, dont Recklinghausen fait de chaque côté la fissure médiane antérieure. Au point de vue embryogénique, c'est bien en effet la fissure longitudinale antérieure, ou du moins un prolongement, le reste d'une bifurcation de cette fissure, qu'elle représente; mais, au point de vue anatomique, ses rapports sont tout autres. L'artère spinale antérieure a dû bifurquer, comme les moitiés latérales de la moelle, et ses rameaux ont pu déterminer la présence de cette fente, allant obliquement presque jusqu'au canal central de chaque demi-moelle. Mais en arrière, entre les deux cornes, nous devrions retrouver au moins la trace

de la ligne de fermeture formée par la soudure des deux bords
de la demi-gouttière. Et justement, la trace de cette ligne de
soudure nous apparaît, au moins sur la coupe de la moitié
gauche L, sous la forme de cette fente qui suit le bord de la
corne antérieure regardant en arrière.

Je résumerai cette longue discussion en disant simplement
qu'à mon avis, dans chaque coupe, ce que Recklinghausen
considère comme une colonne interne de substance grise n'est
autre chose que la corne antérieure, tandis que la colonne
externe représente la corne postérieure.

Cette interprétation, si opposée à celle de Recklinghausen,
peut paraître bien aventurée. Néanmoins, elle reçoit une confirmation réelle, si de l'observation de Recklinghausen on rapproche celle de Theodor[1]. Pas plus que Recklinghausen, Theodor
n'a entrevu l'interprétation que je propose, et pourtant, en lisant
avec soin son observation, il me semble impossible de ne pas
reconnaître que mon interprétation, dans son cas comme dans
celui de Recklinghausen, est la seule admissible. Theodor,
ayant, à l'autopsie d'un enfant mort à la suite d'une opération
d'un spina bifida, trouvé dans le sac de ce spina bifida une
diastématomyélie, a fait des coupes en série de toute la région
médullaire intéressée par la division. Il a ainsi obtenu 1,650 coupes, qui, colorées par le procédé de Weigert, ont été toutes
examinées : beaucoup ont été décrites dans le mémoire de
Theodor, que je regrette de ne pouvoir reproduire *in extenso,*
en raison de ses dimensions inusitées. Je ferai de mon mieux
pour le résumer, en ne laissant de côté aucune partie essentielle.

OBSERVATION 50 (THÉODOR).

Enfant de deux jours, avec, au niveau de la dernière lombaire, une
tumeur, grosse comme une pomme de terre, rouge, et présentant à
son sommet une petite plaque de sphacèle. Très fluctuante ; à travers
la paroi, on sent l'orifice osseux. Aucune autre malformation. L'enfant
pèse 2 kilos et demi, et mesure 40 centimètres de longueur. La tumeur

1. THÉODOR. — Ein Fall von S. B. mit Doppeltheilung des Rückenmarks
(Diastematomyelie) (*Arch. f. Kinderheilk.*, 1898, XXIV, p. 345).

a 11 centimètres de tour et 4 de hauteur. Ponction: le liquide contient 1,50 pour 1.000 d'albumine. Injection de sublimé en solution à 1/5.000, pour obtenir un coagulum d'albuminate de mercure. Ce procédé n'ayant donné aucun résultat, l'enfant est opérée par la méthode de Bayer, et meurt au bout de sept jours. L'autopsie fit voir qu'il s'agissait d'une méningocèle spinale, avec diastématomyélie et méningite suppurée remontant jusqu'à la base du crâne. « Le cylindre médullaire (au niveau du renflement lombaire) paraît divisé complètement en deux parties, qui sont à peu près de la même grosseur; la substance grise est également répartie dans ces deux parties. Dans ses parties supérieures, la moelle est molle, mais non divisée. Jusqu'au niveau de la troisième vertèbre lombaire, *le canal central, dans toute la moelle, est très dilaté* et paraît rempli de pus...» L'auteur ajoute : « Cette division de la moelle est assez étendue et assez complète pour attirer l'attention, même quand on connaît les divers exemples de division qui ont été rapportés. Déjà, à l'œil nu, on voit qu'à ce niveau la moelle est élargie et que le cylindre médullaire paraît fissuré en deux parties égales, si bien qu'on pourrait dire qu'à ce niveau, dans un seul canal rachidien, il y a deux moelles complètement constituées. Cette division commence au niveau de la troisième vertèbre lombaire, se complète ensuite graduellement par l'interposition d'une masse, sur la nature de laquelle j'aurai plus tard à revenir ; puis la moelle, d'une manière tout à fait graduelle et par une série de modifications insensibles, redevient unique. »

Voici les résultats donnés par l'examen des coupes en série :

La partie dorsale inférieure de la moelle ne présente d'autre malformation qu'une dilatation du canal central, qui est allongé transversalement, et un peu plus bas, offre un prolongement antérieur qui lui donne la forme d'une lancette. Le revêtement épithélial du canal, qui jusque-là était complet, présente une lacune au niveau de la paroi postérieure, ce qui permet à la névroglie bordant cette face postérieure de faire saillie dans la lumière du canal. Jusqu'ici, la substance grise et les racines sont normales. Dans la substance blanche, les cordons pyramidaux latéraux sont peu développés.

Un peu plus bas, les cordons postérieurs sont écartés de plus en plus par une cloison interposée, vasculaire, infiltrée de pus. Le coin qui occupe l'intervalle entre les cordons postérieurs, et repousse de chaque côté les vaisseaux du sillon longitudinal postérieur, paraît formé par de la substance névroglique contenant des vaisseaux et quelques fibres nerveuses à myéline. En avant, cette substance devient plus compacte et contient moins de vaisseaux; elle ne présente plus de fibres nerveuses à myéline et vient faire saillie dans le canal central par la lacune épithéliale ci-dessus mentionnée. Dans ce coin de subslance névroglique, les cellules nerveuses manquent complètement. La pie-mère se poursuit par-dessus la base de ce coin.

Il faut noter qu'à la limite, entre ce coin écartant les cordons postérieurs et un des cordons latéraux, on trouve, immédiatement au-dessous des méninges revêtant la moelle, un canal arrondi, tapissé de cellules épithéliales cylindriques et rempli, en partie, par une masse granuleuse homogène. Des filets nerveux suivent la base de cette masse cunéiforme ou traversent sa pointe. Puis, cette masse augmentant de volume, les cordons postérieurs sont de plus en plus écartés, et l'issue des racines postérieures, s'éloignant de plus en plus de la ligne médiane, se trouve reportée sur un plan transversal, plus sur les faces latérales que sur la face postérieure de la moelle. Puis, le canal central prend une forme rectangulaire transversale ; le grand côté antérieur est seul tapissé d'épithélium, tandis que le côté opposé laisse passer la substance gélatineuse de Rolando, qui fait dans la lumière du canal une saillie. Sur les coupes suivantes, cette saillie va presque au contact de la face opposée. Un peu plus loin, la masse névroglique forme un pont complet à travers le canal, qui se trouve divisé en deux parties latérales distinctes. Il y a désormais deux canaux centraux de petites dimensions, tapissés tous les deux d'épithélium cylindrique, mais offrant chacun une lacune épithéliale peu étendue qui regarde vers le prolongement de la masse névroglique primitivement interposée entre les cordons postérieurs. Cependant un tissu riche en cellules et en vaisseaux s'est insinué dans le sillon longitudinal antérieur et se prolonge, en l'interrompant, à travers la commissure-blanche antérieure qui unit les deux cordons antérieurs. Les canaux centraux mesurent respectivement 25 et 15 milli-mètres. Chacun d'eux est près du cordon postérieur correspondant, et l'espace intermédiaire s'élargit graduellement et s'emplit de cette substance gélatineuse riche en vaisseaux. Quelques coupes plus loin, le plus petit des deux canaux à gauche a un revêtement épithélial complet.

Dans les coupes suivantes, l'espace entre les deux cordons posté-rieurs augmente de plus en plus, et leur bord interne apparaît concave. Puis, la masse interposée repousse la commissure blanche, qui devient concave et oblique, de telle sorte qu'un des cordons antérieurs paraît plus long que l'autre. Un peu plus bas, tandis que l'espace entre les cordons postérieurs augmente toujours, ainsi que les dimensions du coin de substance névroglique qui occupe cet espace, on voit, à la base de cette masse, juste sous le revêtement pie-mérien, apparaître un petit canal tapissé d'épithélium cylindrique, ayant la forme d'un croissant, avec sa paroi concave du côté de la pie-mère. Bientôt, à côté de ce canal, on en voit apparaître un second, analogue, plus petit, plus près de la ligne médiane, puis, quelques coupes plus bas, un troisième, tout près de la base d'un des cordons postérieurs. Il y a donc sur ces coupes cinq canaux, les trois que nous venons de voir à la base du coin de substance névroglique, juste sous la pie-mère, et les deux canaux centraux (fig. 4). Bientôt, on verra apparaître un canal du même genre, tapissé d'épithélium cylindrique, entre la pointe du coin névroglique et la commissure blanche repoussée. Il y aura alors trois canaux en avant sous les cordons antérieurs, tandis que, deux des canaux de la base du coin ayant fusionné, il n'en reste plus que deux et, un peu plus loin, un en arrière, et ce dernier canal ne tarde pas à se dédoubler de nouveau. Tous ces canaux, dont le nombre et la disposition varient sans cesse dans les coupes suivantes, sont tapissés d'épithélium cylindrique. Cependant les cordons postérieurs, toujours séparés par le coin de tissu névroglique, sont de plus en plus séparés, et on ne voit plus sortir les racines que tout à fait sur les côtés et en avant.

Entre temps, une masse fibreuse, provenant de la pie-mère, s'insinue à travers la partie postérieure de la moelle, et va jusqu'à la commissure blanche, qui seule la sépare du sillon longitudinal antérieur. Dans les coupes suivantes, tandis que ce septum conjonctif postérieur ne progresse guère, le tissu conjonctif qui se trouve dans le sillon longitudinal antérieur augmente de largeur, et envoie à droite, puis un peu plus loin, à gauche, des prolongements qui séparent les cordons antérieurs de la commissure blanche. Ces prolongements conjonctifs vont presque jusqu'aux deux canaux centraux proprement dits, lesquels se trouvent, tous les deux, un peu en dehors de l'extrémité des prolongements conjonctifs correspondants, le droit formant une fente plus allongée obliquement que le gauche.

Ici, la moelle se divise complètement suivant le plan médian antéro-postérieur. Un septum de tissu conjonctif contenant de nombreuses petites artères s'est insinué entre les deux moitiés. Deux moelles nouvelles se sont ainsi constituées, et elles sont situées l'une vis-à-vis de l'autre, de telle sorte que leurs fissures antérieures sont toutes les deux presque dans le même plan transversal. Le cordon antérieur primitif de chaque moitié médullaire forme maintenant un des cordons antérieurs de chaque nouvelle moelle, tandis que l'autre cordon antérieur, dans chacune des moelles nouvelles, est formé des fibres nerveuses qui se sont séparées sur la ligne médiane du coin névroglique interposé entre les anciens cordons postérieurs. Dans chaque moelle nouvelle, la masse du cordon postérieur ne s'est pas divisée et est intégralement formée par l'ancien cordon postérieur non divisé. A droite et à gauche de ces cordons postérieurs, on trouve un champ pauvre en fibres nerveuses, qui paraissent correspondre aux cordons pyramidaux latéraux. Les masses représentant de chaque côté les cordons postérieurs, se trouvent bien à la partie postérieure de chaque moelle nouvelle, si on se rappelle que cette partie postérieure correspond à l'ancienne face latérale de la moelle unique primitive. *De plus, les racines qui sortaient en dehors des cordons postérieurs, sortent maintenant à la face postérieure de chaque moelle nouvelle, tandis que les racines antérieures partent de leur face latérale. Dans chaque moelle nouvelle, la substance grise forme une sorte d'H, mais c'est seulement dans la corne antérieure et la corne postérieure d'un seul côté de chaque moelle, qu'on retrouve les grosses cellules motrices de l'ancienne moelle unique.* (Les mots soulignés dans la traduction l'ont été par moi, et ne le sont pas dans l'original.)

De l'autre côté de chaque moelle nouvelle, dans les préparations colorées par le procédé de Weigert, on ne voit dans les cornes antérieure et postérieure aucune cellule motrice. Dans le tissu conjonctif qui sépare les deux moelles, on voit courir quelques filets nerveux, isolés, ou réunis en petits groupes. On y voit aussi des vaisseaux, tant artériels que veineux, qui envoient des branches dans les prolongements conjonctifs, occupant les nouveaux sillons longitudinaux antérieurs. Cependant les deux canaux centraux montrent les mêmes dispositions et les mêmes dimensions. L'espace qui sépare les deux moelles est de 1 millimètre.

Quelques coupes plus loin, la situation des deux moelles en face l'une de l'autre se trouve légèrement modifiée; les deux sillons antérieurs ne sont plus dans le même plan transversal, mais le droit est dirigé un peu plus en avant. Rien de nouveau pour les cordons, *mais dans chaque moelle, la corne antérieure dorsale offre quelques cellules ganglionnaires, plus petites et moins rapprochées que les grosses cellules motrices de la corne antérieure située du côté ventral.* Un peu plus bas, cette différence entre les cellules des cornes antérieures ventrales et celles des cornes antérieures dorsales persiste.

Sur chaque moelle on voit, comme précédemment, *l'origine des racines nerveuses postérieures se faire en dehors du cordon postérieur, tandis que les racines nerveuses antérieures sortent à la partie antéro-latérale de la périphérie médullaire.*

Puis, comme le cordon postérieur n'est pas divisé, *on ne voit ni sillon longitudinal postérieur ni septum postérieur pour chaque moelle.*

Les racines qui sortent des moitiés antérieures des deux moelles se voient beaucoup plus nettement que celles qui devraient sortir des moitiés postérieures, ou, pour mieux dire, sur chaque moelle les racines paraissent sortir seulement dans une région qui va *de la base du cordon postérieur au cordon antérieur ventral.* Cette région correspond à plus de la moitié du pourtour de chaque moelle.

Plus bas, un ganglion spinal est accolé à une des deux moelles, tout près de la sortie des racines postérieures. Son aspect est normal. Il n'y a pas de cloison dure-mérienne au-dessous du ganglion, et pour le reste la place du ganglion est bien à peu près ce que serait la place d'un ganglion auprès d'une moelle normale. *La différence entre les cellules des cornes antérieures ventrale et dorsale persiste toujours.*

Enfin, la réunion des deux moelles commence à s'effectuer (fig. 9). Les deux moelles, qui se sont peu à peu rapprochées, ont en même temps subi une sorte de mouvement de torsion tel que les cordons antérieurs ventraux se sont éloignés l'un de l'autre, tandis que les cordons antérieurs dorsaux tendent à se réunir. Le septum conjonctif entre ces deux cordons dorsaux disparaît et leur substance fusionne. Puis *les cornes antérieures dorsales* s'unissent et entre les deux moelles il se fait un pont formé, au centre, de substance grise et, en avant et en arrière, de substance blanche. Le septum intermédiaire se conduit exactement comme au-dessus de la division. Au-dessus et au-dessous du pont, on voit dans le tissu conjonctif de grosses coupes d'artères et de veinules. Puis le pont devient de plus en plus épais. Jusqu'ici, les deux canaux centraux sont toujours restés séparés et ils forment tous les deux une fissure plate, oblique en dehors et en arrière, dans la direction de l'ancien cordon postérieur, resté unique dans chaque moelle. *De la corne antérieure dorsale de la moelle droite, on peut suivre sans interruption une racine jusqu'à sa sortie en arrière.* La fusion des cordons antérieurs dorsaux se fait de plus en plus complète. *Leurs parties latérales limitent un système fibrillaire décrivant une légère courbe et donnant naissance à des racines.* Les tractus conjonctifs qui, pénétrant dans chaque moelle, y formaient les sillons longitudinaux antérieurs, disparaissent peu à peu (fig. 10 et 11).

Un peu plus loin, des cornes antérieures sort une grosse racine; les racines postérieures sortent toujours à côté des anciens cordons postérieurs, toujours déviés latéralement. *Au delà, on voit toujours des fibres décrivant une courbe angulaire et au niveau desquelles sort une racine postérieure plus interne.* Les canaux centraux forment toujours des fentes dirigées obliquement vers les anciens cordons postérieurs. *Mais entre ces cordons postérieurs originels, toujours déviés latéralement, se trouvent des masses de substance blanche dont la disposition est tout aussi régulière que celle des autres cordons.*

Puis, plus loin, on voit sur la ligne médiane, en arrière, la méninge molle envoyer un court prolongement dans l'épaisseur de la moelle, de sorte qu'on croirait, sur la coupe, voir les cordons postérieurs réels séparés par un sillon longitudinal postérieur.

Et peu à peu la réunion deviendrait tout à fait complète, si les deux canaux centraux isolés ne persistaient pas toujours et ne subissaient même des allongements considérables. Puis, sur une seule coupe, on voit la moelle partagée de nouveau par un tractus conjonctif qui la traverse de part en part. Immédiatement les deux parties latérales se réunissent de nouveau, le sillon antérieur restant un moment plus profond que le postérieur, et ce qui frappe le plus jusqu'à la terminaison de la moelle, c'est la forme des canaux qui, toujours séparés, se prolongent en de nombreux segments bifurqués occupant toute l'épaisseur de la moelle, et partout revêtus d'épithélium cylindrique à cils vibratiles.

Theodor a fait lui-même, à la fin de son mémoire, un résumé de son observation que je vais suivre, en indiquant les remarques que je croirai devoir faire, et les interprétations, souvent très différentes de celles de l'auteur, que je proposerai.

« La moelle ne présente jusque dans la région lombaire aucune modification essentielle, en dehors des lésions de la méningite aiguë. » Je signale cependant la dilatation du canal central, que nous avons déjà rencontrée fréquemment au-dessus de la diastématomyélie, dans les parties non divisées de la moelle. « Le premier phénomène à noter est l'introduction dans l'épaisseur de la moelle, dont il écarte les cordons postérieurs, d'un coin, formé surtout par du tissu névroglique. En même temps, le diamètre transversal du canal central s'élargit progressivement, et sa paroi postérieure offre une lacune persistante de son épithélium de revêtement. Au niveau de cette lacune, la substance gélatineuse vient faire saillie dans la lumière du canal. » C'est-à-dire, selon moi, que les premiers changements qu'on constate sont, ici, l'absence de soudure commissurale postérieure et le rejet en dehors des cordons et des cornes postérieures. Les bords de l'area, dans l'enroulement en tube de l'ébauche primitive, ne se sont pas soudés pour former la commissure grise postérieure; l'enroulement s'est effectué incomplètement, ainsi que le montrent le rejet en dehors des cornes postérieures et aussi celui des cordons postérieurs, et la réunion postérieure du tube médullaire n'a été assurée que par une lame de névroglie, qui, peut-être, mais je n'oserais l'affirmer, en l'absence de toute description histologique précise, représente la zone épithélio-séreuse.

« Dans le coin névroglique qui s'insinue entre les cordons

postérieurs, les fibres à myéline ont un parcours irrégulier et peuvent parfois former de petits faisceaux. Par places, on peut reconnaître que ces fibres proviennent de la substance blanche des cordons voisins. Les cordons postérieurs sont de plus en plus repoussés en dehors, et, par suite, les parties situées au-devant de ces cordons, c'est-à-dire les cornes postérieures et les cordons latéraux, se trouvent de plus en plus déviées en avant. Et, comme autre conséquence de cette disposition, l'issue des racines postérieures se fait sur les parties latérales. »

On ne peut trouver une description plus claire du schéma évolutif auquel je me rattache dans toute cette description de la diastématomyélie, comme je m'y suis rattaché dans la description de la myélocystocèle. A mesure qu'on avance, l'ébauche médullaire étalée en nappe a subi un mouvement d'enroulement de moins en moins complet, et si jusqu'ici les cornes antérieures ont conservé et leur forme et leur situation normales, en revanche, les cornes postérieures sont si bien restées étalées en dehors, que « les racines postérieures, au lieu de partir de la portion postérieure de la moelle, sortent de sa partie latérale, de chaque côté ».

« Cependant, le canal central dans lequel la substance gélatineuse a fait une saillie de plus en plus prononcée, s'est divisé en un tube double, dont chaque lumière est plus petite que la lumière du canal primitif et dont les parois portent un revêtement épithélial complet. » L'écartement des deux demi-ébauches médullaires a augmenté, et la commissure grise antérieure ne s'est pas plus faite que la postérieure. C'est-à-dire que les bords internes des deux demi-ébauches latérales de la moelle n'ont pas fusionné et que la soudure a uni isolément de chaque côté le bord externe et le bord interne de l'area.

« Le coin de substance névroglique (Theodor dit « nerveuse » dans son résumé, alors que dans le texte il a toujours parlé de substance névroglique, traversée, il est vrai, par des fibres nerveuses, plus ou moins nombreuses) s'étend entre les canaux centraux séparés ; on trouve à sa partie périphérique, sous forme d'îlots isolés, des prolongements des méninges molles. On trouve aussi, et la chose est remarquable, sur les parties périphériques de ce coin interposé, des coupes transversales, particulières, tapissées d'épithélium et semblables aux coupes des canaux centraux situés en avant. Ces canaux paraissent se multiplier irrégulièrement, mais les coupes en série font bien voir que cette multiplicité n'est qu'une illusion et que les canaux ne courent pas verticalement et ont pu être recoupés à différentes reprises. »

Mon interprétation de ces figures est toute différente. Ce ne sont pas des canaux qu'on trouve là, mais des fissures peu prolongées, et l'épithélium qui les tapisse me paraît fournir la preuve de l'hypothèse que j'émettais plus haut. Ce coin interposé, à mon avis, représente bien l'accolement de la zone épithélio-séreuse de chaque côté, et ces fissures, tapissées d'épithélium, sont là comme nous les avons vues se montrer à la périphérie dans les myélocystoméningocèles. On pourrait, à ce sujet, rapprocher la description qu'en donne Theodor de ce que Neumann a trouvé dans sa soi-disant myéloméningocèle sous-cutanée. L'aspect est identique.

« De même, en certains endroits, on dirait que les canaux antérieurs sont au nombre de trois, par suite de leur cours, qui n'est pas absolument direct. » Ceci ne paraît guère possible. Nulle part je ne vois décrit ou figuré un orifice ovalaire donnant assez l'impression d'une section oblique d'un des deux canaux centraux, pour qu'il soit admissible que, sur une même coupe, un de ces canaux ait pu être recoupé plusieurs fois. Il est plus plausible qu'ici, comme en arrière, le canal central est dû à l'accolement incomplet des zones épithélio-séreuses.

« Des deux côtés, coupes plus nombreuses de canaux tapissés d'épithélium cylindrique qui peuvent, en certains points, paraître parcourir une grande partie de la coupe transversale de la moelle. » Ici, il semble que cet allongement des canaux centraux témoigne du mode de soudure de l'area repliée sur elle-même. « Progressivement, le septum antérieur s'avance plus profondément d'avant en arrière dans la substance médullaire. Il devient plus large et envoie de chaque côté, presque à angle droit, un tractus conjonctif qui divise la substance blanche constituée par la fusion de ce qui était auparavant les cordons antérieurs. » Sur ce point, mon interprétation s'éloigne notablement de celle de Theodor. Si l'on regarde attentivement sur la figure ces tractus conjonctifs qui vont vers les canaux centraux et paraissent être, vu leur direction, la continuation de ces canaux centraux, on ne peut voir en eux que la fin même de la ligne de soudure des deux bords interne et externe de la demi-area enroulée sur elle-même. Alors, le cordon qui est en avant de cette fissure est bien le cordon antérieur, mais le cordon qui vient immédiatement en arrière sera, dans cette hypothèse, le cordon postérieur.

« Le septum s'avance toujours d'avant en arrière et finit par faire une division complète de la moelle en deux moitiés. » Je reviendrai plus loin sur ce septum, sa nature, sa forme et ses dispositions. Je n'envisagerai pour le moment que la constitution des deux demi-moelles. « Les mensurations des coupes font voir que le volume de chaque demi-moelle n'est pas de beaucoup inférieur à celui de la moelle quand elle était unique. » Ceci peut être attribué à deux causes : d'abord, le dédoublement a eu lieu au niveau du renflement lombaire; ensuite, cette augmentation relative du volume de chaque demi-moelle s'accorde parfaitement avec ce que nous avons vu déjà dans le développement des diverses formes du spina bifida. Toutes les formes ont un stade initial, le même pour toutes, pendant lequel l'ébauche médullaire reste étalée en nappe; pendant ce stade, la nappe médullaire étalée subit toujours une augmentation de volume, surtout dans le sens transversal. C'est ainsi que la myéloméningocèle atteint quelquefois une très grande largeur. C'est ainsi que la myélocystocèle offre dans certains cas une grande dilatation, indépendamment de toute distension secondaire. C'est ainsi, encore, que, dans la diastématomyélie, les demi-ébauches médullaires, s'étant accrues alors qu'elles sont étalées, constitueront, après qu'elles se seront enroulées et fermées en tubes distincts, des formations plus volumineuses relativement que la moitié de la moelle simple.

Theodor continue : « Voici pour chacune des moelles nouvelles les conditions anatomiques à noter. Du septum antéro-postérieur principal part de chaque côté un petit septum secondaire qui va dans l'épaisseur de chaque moelle nouvelle. Dans chacune, ce septum secondaire, large de 1 millimètre et contenant un prolongement de la pie-mère, se trouve dans un plan transversal, mais pas tout à fait dans le même plan que l'autre. Chaque septum secondaire se trouve ainsi logé dans une fissure qui correspond à la fissure longitudinale antérieure de chaque demi-moelle. Ce septum sépare donc de chaque côté les deux cornes antérieures qui se trouvent situées l'une en avant de l'autre. Les cornes antérieures ventrales proviennent des cornes antérieures de la moelle unique initiale. Elles contiennent les grosses cellules motrices caractéristiques. Les cornes antérieures dorsales paraissent venir plutôt du coin interposé originairement entre les cordons postérieurs, et ne présentent que des cellules plus rares et plus petites. *Les cellules nerveuses des deux cornes postérieures de chaque côté ne présentent pas de caractères différentiels bien nets avec les cellules des cornes antérieures correspondantes.* Au milieu de cette substance grise, le canal central forme une fente étendue s'allongeant dans une direction oblique. Pour ce qui concerne la substance blanche de chaque demi-moelle, les cordons antérieurs ventraux correspondant aux cordons antérieurs de la moelle unique originelle. Au contraire, les cordons antérieurs dorsaux paraissent provenir des fibres de substance blanche que contenait le coin névroglique interposé. Les cordons latéraux se distinguent par leur pauvreté en substance médullaire, en fibres à myéline. Chacune des demi-moelles n'a qu'un unique cordon postérieur, dans lequel, çà et là, pénètrent des cloisons vasculaires, venant de la pie-mère, sans qu'il y ait cependant de division complète en deux cordons postérieurs. En avant seulement, le septum pénètre profondément dans la substance blanche et forme une véritable fissure longitudinale avec, au fond, une commissure blanche. »

Je n'ai pas voulu scinder cette description de la constitution propre à chacune des deux demi-moelles. Mais je dois maintenant revenir sur chacun de ses points principaux. J'ai déjà dit ce que représentait pour moi le petit septum secondaire qui pénètre dans chaque demi-moelle, constituant pour Theodor une fissure longitudinale antérieure et, selon moi, la terminaison de la ligne de soudure qui unit les bords interne et externe de la demi-area se repliant sur elle-même pour se refermer en tube. Et si ce septum secondaire présente un prolongement de la pie-mère, c'est que, des bords aréaux rapprochés, part la portion membraneuse correspondant à la zone épithélio-séreuse. Dès lors, si les deux fissures en question ne se trouvent pas exactement dans le même plan transversal, cela n'a rien qui puisse nous étonner. Quant à la disposition des cornes, je me suis déjà expliqué sur l'interprétation que je leur donne. La substance grise, dans chaque demi-moelle, se trouve disposée en deux masses transversales, l'une située en avant, ventrale, l'autre, en arrière, dorsale. Entre ces deux masses et les unissant, se trouve une sorte de commissure, dans laquelle le canal central, ou du moins la fente qui le représente, est formé par une fissure plus ou moins allongée, s'étendant obliquement, à peu près dans la même direction que le septum secondaire. Pour moi, cette masse antérieure tout entière représente la corne antérieure, et rien que la corne antérieure. Ne trouve-t-on pas, aussi bien dans son prolongement interne que dans son prolongement externe, que Theodor considère comme représentant la corne postérieure ventrale, les cellules motrices caractéristiques? Theodor ne nous dit-il pas que, seule des deux cornes antérieures, la corne ventrale contient ces cellules, et que les cornes postérieures offrent des cellules identiques à celles de leur corne antérieure correspondante. Et, page 696, ne précise-t-il pas : « Dans chaque moelle nouvelle, la substance grise forme une sorte d'H, mais c'est seulement *dans la corne antérieure et la corne postérieure*, d'un seul côté de chaque moelle, qu'on retrouve les cellules motrices de l'ancienne moelle unique. » Est-il possible de dire plus nettement que les deux prolongements de la masse antérieure ont la structure des cornes antérieures? D'ailleurs, si l'on admet

notre schéma, il n'est nullement étonnant que la corne antérieure se soit développée transversalement, de dedans en dehors,
comme toute l'ébauche médullaire. Et si l'on se rappelle que les
deux cornes, dans chaque moitié de la moelle, ne se développent
pas normalement dans le même temps, que la corne antérieure
existe déjà chez l'embryon de 8 millimètres, tandis que les
cornes postérieures ne deviennent apparentes qu'au stade de
12 millimètres, on comprendra que, la demi-ébauche médullaire
ayant subi pour se refermer en tube un enroulement anormal,
les deux cornes ont pu se développer en deux masses séparées.
Et cette hypothèse devient encore plus plausible, si, après avoir
envisagé ainsi la masse antérieure comme constituant la corne
antérieure, on examine la masse grise postérieure. Son ensemble
correspond dans notre hypothèse à la corne postérieure.

Theodor insiste sur ce fait que le prolongement interne de
cette masse postérieure, qu'il considère comme formant la
corne antérieure dorsale, ne contient que des cellules plus
petites et plus rares que l'autre corne antérieure. Ce point déjà
serait caractéristique et ferait penser plutôt à une corne postérieure qu'à une corne antérieure. Mais il y a plus, et si ce
prolongement interne contient des cellules analogues à celles
du prolongement externe, mais un peu plus nombreuses, cela
ne tiendrait-il pas à la présence possible en ce point de la
colonne de Clarke? Et cette explication, toujours si l'on admet
notre schéma, n'est-elle pas infiniment plus simple que celle de
Théodor, qui fait provenir ses cornes antérieure et postérieure
supplémentaires de ce coin interposé de névroglie, véritable
réservoir providentiel de substance tant grise que blanche,
pouvant indifféremment se différencier en cellules motrices et
en fibres centrifuges, ou en cellules sensibles et en fibres centri-
pètes? De même pour les cordons de la substance blanche : de
chaque côté du septum secondaire nous devons trouver, en
avant, le cordon antérieur, et, en arrière, le cordon postérieur ; la
masse blanche que Theodor considère comme formant le cordon
antérieur ventral n'est donc, selon moi, que le cordon postérieur.
Et quant à la masse blanche placée à l'extrémité externe du plan

transversal, cette masse que Theodor prend pour le cordon postérieur *non divisé*, ce ne serait autre chose que le cordon latéral séparé du cordon antérieur par le développement transversal de la corne antérieure, l'exagération du tractus intermedio-lateralis. L'examen des racines nerveuses et des ganglions ne fera que nous confirmer dans cette manière de voir.

« Pour ce qui concerne les racines nerveuses, ajoute Theodor, sur les premières coupes, on voit les racines antérieures et les racines postérieures, ces dernières déplacées en avant (ventralwarts). » J'ai déjà dit combien ce déplacement en avant des racines postérieures fournissait un argument en faveur de la réalité de mon schéma. « Plus bas, on voit un plus grand nombre de fibres nerveuses qui, dans la partie postérieure du septum, sortent entre les deux demi-moelles. » Or, c'est là qu'à notre avis se trouvent le cordon postérieur et l'extrémité de la corne postérieure. Et si nous nous reportons au texte de l'observation (p. 698), nous voyons que, sur chaque moelle, les racines paraissent sortir seulement dans une région qui va de la base du cordon postérieur au cordon antérieur ventral. Et, plus loin (p. 700), que de la corne antérieure dorsale droite on peut suivre sans interruption une racine jusqu'à sa sortie en arrière dans le septum. N'est-ce pas la preuve que les racines se divisent en deux groupes, l'un sortant à la partie antérieure de chaque demi-moelle, depuis le cordon antérieur proprement dit jusqu'à la base du cordon latéral, et ce groupe représente les racines antérieures, tandis que le deuxième groupe, plus localisé, situé à la partie postérieure du septum, correspond aux racines postérieures?

« Les ganglions spinaux qui sont pourvus de belles cellules sont rencontrés tout près de la moelle, dont la dure-mère ne les sépare pas. » Dans le texte même, nous voyons que le siège des ganglions est à peu de chose près celui qu'ils occuperaient dans une moelle normale unique.

Theodor conclut enfin son résumé : « Puis, la fusion des cordons antérieurs et des cornes antérieures situés en arrière après que le septum est devenu de plus en plus mince, amène la confluence des deux moelles, mais cette confluence n'est d'abord que passagère. Le jeu recommence de nouveau, puis il se fait une commissure dorsale entre les deux moelles, dont la fusion définitive se fait ainsi. On voit persister longtemps l'élargissement du sillon médian antérieur, qui continue pendant quelque temps à envoyer un prolongement pie-mérien dans l'épaisseur de la moelle élargie. La substance blanche des cordons antérieurs dorsaux forme à la périphérie postérieure de la moelle un système de fibres blanches, tandis que les cordons postérieurs vrais restent éloignés l'un de l'autre et ne se rapprochent pas. »

Moins que jamais nous serions disposés à admettre que, l'unité de la moelle une fois reconstituée, à la place que devraient occuper les cordons postérieurs, ce serait des restes des cordons antérieurs qu'on trouverait, et que ces restes auraient pu passer par un processus non décrit de la région antérieure de la moelle qu'ils devraient normalement occuper, à sa région postérieure. En réalité, et la figure 12 de Theodor en fait foi, ce sont bien les cordons postérieurs qui se trouvent réunis de chaque côté de la ligne médiane, en arrière, et qui proviennent des cordons que Theodor a considérés comme les cordons antérieurs dorsaux, et qui ont toujours été pour nous les cordons postérieurs, tandis que les masses blanches rejetées plus en dehors seraient une partie des cordons latéraux, sans doute le faisceau pyramidal croisé, isolé par le développement du tractus intermedio-lateralis. La figure 12 est à ce point de vue parfaitement démonstrative.

« Les deux canaux centraux qui pendant tout le cours de la division médullaire n'avaient guère subi de modifications, restent séparés quand la moelle s'est de nouveau réunie. A la partie la plus inférieure de la moelle, les deux moitiés ne contiennent presque plus de fibres à myéline, mais ce qui appelle le plus l'attention, c'est l'état des canaux centraux. Ceux-ci forment toujours une fissure allongée placée obliquement, et l'un d'eux se prolonge même tellement en arrière, qu'il vient, obliquement toujours, jusqu'à la pie-mère, qui paraît le limiter. Puis ce canal fait des replis latéraux, qui font qu'on trouve dans les

coupes de nombreuses sections de canaux principaux ou secondaires. Enfin, les deux canaux centraux se terminent après s'être
réunis en un seul, en se partageant en un système de canalicules,
qui occupe toute l'épaisseur de la moelle. Tous ces canaux
sont revêtus d'épithélium cylindrique qui même, par places,
porte des cils vibratiles. »

Je crois simplement que toute la portion de la moelle située
au-dessous de la diastématomyélie complète nous fournit un
exemple de diastématomyélie incomplète à forme bitubulaire, et
l'état des canaux centraux, se partageant en d'innombrables
canalicules secondaires, serait dû à une irrégularité de la ligne
de soudure. En réalité, il n'y aurait ni dichotomie de ces canaux
ni flexuosités latérales permettant plusieurs coupes du même
canal, mais, ainsi que nous l'avons vu plus haut, il y aurait des
fissures plus au moins nombreuses, plus ou moins étendues, au
niveau desquelles la fusion, la soudure de la surface de l'area
ne se serait pas effectuée, et où, par conséquent, les parois de la
fissure seraient revêtues d'épithélium cylindrique pouvant par
places porter des cils vibratiles.

Que d'autres détails je pourrais recueillir dans cette observation à l'appui de mon hypothèse. Je me suis contenté de les
souligner à mesure que je reproduisais l'examen histologique
de l'auteur, et je me borne à faire remarquer ici que tous les
passages soulignés sont, non pas résumés, mais reproduits
intégralement.

Enfin, il est nécessaire que j'ajoute encore un mot sur la
forme et la constitution de la cloison conjonctive qui séparait
les deux moitiés médullaires. En haut, quand la séparation
commence à se faire, il est facile de voir que, pas plus que dans
le cas de Recklinghausen, il n'existe aucune trace encore de
cette cloison conjonctive. La séparation commence donc ici
aussi sans l'interposition d'aucun obstacle, et elle paraît se
manifester tout d'abord par la transformation des cornes et des
cordons postérieurs en une masse de tissu névroglique, dans
laquelle il semble que la différenciation et même le développement des substances grise et blanche n'aient été que rudimen-

taires. Un peu plus loin et à mesure que ce développement et cette différenciation se complètent, on voit du côté antérieur de la moelle apparaître et s'élargir graduellement la cloison conjonctive. Bientôt elle se montre aussi de l'autre côté de la moelle, à sa face postérieure, où elle forme une masse plus étalée, et ne pénétrant dans le sillon postérieur pour aller à la rencontre de la masse antérieure que peu à peu. Enfin, les deux masses antérieure et postérieure se rencontrent et la cloison, se complète. Plus bas, la cloison cesse de se continuer d'une face à l'autre de la moelle, et elle n'est plus représentée que par deux masses : l'une antérieure, l'autre postérieure, cette dernière plus importante et durant plus longtemps. On peut donc assigner à l'ensemble de cette production la forme générale d'une enclume, dont le pied plus volumineux, placé en avant, s'effilant en haut et en bas, dépasserait dans les deux sens le niveau auquel atteindraient les extrémités de l'autre masse, plus courte, plus effilée encore et placée en arrière. La tige réunissant les deux masses de l'enclume correspondrait à la cloison proprement dite, s'élevant entre les deux moitiés séparées de la moelle. Cette cloison ainsi conformée est constituée par du tissu conjonctif comprenant de nombreux vaisseaux, et de chaque côté est bordée par du tissu pie-mérien, reste sans doute de la zone épithélio-séreuse, faisant suite à la soudure des bords de l'area. Il semble que cette masse conjonctive et vasculaire soit tout entière située dans l'intérieur du fourreau dure-mérien, du moins rien dans le texte de l'auteur ne permet de croire qu'il en soit autrement.

Il me semble que cette observation de Theodor, précieuse par le luxe de détails qu'elle nous apporte, vient éclairer d'une lumière encore plus vive les enseignements que nous avait déjà fournis le cas de Recklinghausen. Toutes deux, elles semblent bien nous démontrer l'exactitude du schéma évolutif auquel je me suis rattaché et la vérité de ma théorie sur la disposition dans les demi-moelles de la substance grise. Dès à présent, je crois qu'on peut affirmer que la substance grise de chaque demi-moelle ne comporte pas deux cornes antérieures et deux cornes postérieures, mais bien deux masses, l'une antérieure ou antéro-interne qui, avec ses deux prolongements latéraux, forme, de dedans en dehors, la corne antérieure, et rien que la corne antérieure, et l'autre postérieure ou postéro-interne, qui constitue, de dehors en dedans, la corne postérieure.

Dans ces dernières observations, le cordon fibreux interposé entre les deux moitiés de la moelle avait un trajet purement intra-dure-mérien. Il allait de la paroi antérieure du fourreau constitué par la dure-mère à la paroi postérieure opposée, et rien dans les observations ne laisse croire que ce cordon se prolongeât hors de la dure-mère, qu'il prît par exemple insertion sur la paroi osseuse antérieure du canal rachidien, c'est-à-dire sur la face postérieure des corps vertébraux. Dans l'observation I de Wieting [1], dont nous ne résumons ici que les parties relatives à ce point, il s'agissait d'une myéloméningocèle lombo-sacrée; au niveau de chacun des segments médullaires, tant afférent qu'efférent, on trouve une division avec production d'un cordon fibreux, dans des conditions différentes pour chacun des deux segments.

OBSERVATION 60 (WIETING, I).

Enfant du sexe féminin, âgée de dix jours : myéloméningocèle lombo-sacrée. (Il n'est pas dit dans le texte si l'area avait subi une division.) Paralysie des membres inférieurs, avec prolapsus rectal, et paralysie des sphincters. Mort de méningite suppurée.

Myéloméningocèle, avec area sans fossettes polaires reconnaissables. Fissure osseuse depuis la dernière vertèbre dorsale jusqu'au coccyx. Cyphose lombo-sacrée. Pas de saillie osseuse dans le canal...

« Les troubles les plus importants commencent au niveau de la douzième dorsale. La moelle, avec ses méninges, est repoussée loin de la face postérieure du corps vertébral par un énorme plexus veineux; du *périchondre, vers la partie moyenne du corps, part un cordon épais qui va jusqu'à la dure-mère.* Celle-ci, à ce niveau, forme un anneau, moins fort en arrière, et, en avant, elle est séparée de l'arachnoïde par un espace assez vaste que limite sur les côtés l'arachnoïde revenant s'accoler à la dure-mère. De cette manière, la collection liquide n'a pu s'accumuler qu'en avant. La moelle se trouve ainsi repoussée en

1. WIETING. — *Brun's Beiträge z. kl. Chir.*, 1899, XXV, n° 1, p. 40.

arrière. Tout à fait à la partie postérieure, la pie-mère, l'arachnoïde
et la dure-mère, qui là s'amincit, sont intimement accolées, mais il
est possible de les différencier. Puis vient une épaisse couche fibrillaire qui unit les portions latérales de l'arc vertébral fissuré, séparée
de la dure-mère par une couche de tissu cellulaire lâche. C'est la *membrana reuniens superior* avec l'ébauche imcomplètement différenciée
des arcs postérieurs. A l'intérieur des méninges, la moelle est divisée
en deux parties... par une cloison pie-mérienne... à la hauteur de la
dernière vertèbre lombaire, les deux cordons médullaires se continuent
dans l'area..... Au pôle distal de l'area, où l'on ne trouve aucun
orifice polaire, l'ébauche médullaire part de l'area sous la forme d'un
cordon unique, aplati, qui de nouveau est divisé en deux moitiés par
un septum conjonctif, placé d'avant en arrière. Là, chaque moitié
a un canal central, en forme de fissure allongée transversale, dont
les parois médianes ne sont séparées que par la cloison fibreuse, unie
de chaque côté à un mince pont névroglique... »

Donc, pour le segment médullaire supérieur, nous trouvons
un cordon fibreux qui part du périchondre recouvrant la face
postérieure du corps vertébral, et va jusqu'à la dure-mère,
entouré d'une sorte de néoplasie vasculaire, sur laquelle nous
aurons à revenir. Ici, nous ne voulons signaler que ce point :
dans les observations précédentes, le cordon fibreux n'existait
que dans l'intérieur du fourreau dure-mérien ; dans le cas présent,
le cordon ne pénètre pas dans la dure-mère, et va du corps
vertébral jusqu'à la dure-mère.

Pour le segment inférieur, au contraire, il y a une cloison
conjonctive, placée de champ, d'avant en arrière, séparant les
deux moitiés du segment divisé. Cette cloison est évidemment
dans l'intérieur de la dure-mère, mais les détails sur ses points
d'insertion manquent malheureusement.

Voici une observation de de Ruyter[1] dans laquelle la substance interposée entre les deux cordons médullaires est du tissu
adipeux ; on trouve, en arrière de la diastématomyélie, entre la
moelle divisée et la paroi postérieure du kyste méningé (et je
note en passant que cette observation est rangée par de Ruyter
parmi les méningocèles), on trouve une tumeur lipomateuse ;

1. De Ruyter. — *Arch. f. kl. Chir.*, 1890, t. XL, p. 86.

de cette tumeur se détache, en avant, un prolongement qui pénètre entre les deux moitiés de la moelle.

OBSERVATION 61 (DE RUYTER).

K..., un an. Depuis sa naissance on a remarqué la présence dans la région sacrée d'une tumeur, qui s'est notablement accrue depuis; l'enfant est bien développé, avec un pied bot varus à gauche. Sur la ligne médiane, à la région sacrée, il présente une tumeur arrondie. grosse comme une poire, recouverte par une peau normale, de consistance molle et élastique.

1/11, 88. *Opération*. Incision transversale : on tombe sur un lipome, qui est libéré en partie à la sonde cannelée, en partie au moyen de l'instrument tranchant. Sans qu'on ait à aucun moment aperçu la paroi kystique, le liquide soudain s'écoule en abondance. L'orifice qui lui donne passage est fermé par une suture, puis le lipome est partiellement excisé et la peau est enfin suturée.

2/9, l'enfant est bien; 3/9, temp. S. : 38,9; 4/9, M. : 39,6. Pansement: la plaie en partie n'est pas réunie. Il s'écoule du liquide céphalo-rachidien. Compression. 5/9, la température est retombée à 36,8. La plaie va bien; il ne s'en écoule que peu de liquide. 6/9, même état. 7/9, gastro-entérite. Le 8, les forces diminuent, sans qu'il y ait de fièvre. Mort le 9.

A l'autopsie, on trouve de l'entérite folliculeuse. La plaie est en bon état. Le liquide céphalo-rachidien n'est pas trouble. Sur une coupe médiane antéro-postérieure, intéressant le rachis, la moelle et la tumeur, on voit que le lipome remonte dans le canal rachidien jusqu'au niveau de la région dorsale, en s'insinuant entre l'arachnoïde et la dure-mère; mais, de plus, il envoie une sorte de prolongement conique, qui pénètre entre les deux moitiés latérales de la moelle divisée à ce niveau. Les deux cordons médullaires sont englobés dans la tumeur, mais tous les nerfs qui en sortent sont normaux comme aspect extérieur. Au microscope, on a pu constater que le lipome était simplement contigu à deux cordons médullaires qu'enveloppait une couche conjonctive.

Jusqu'ici, le cordon fibreux, que son trajet fût dans l'intérieur ou en dehors du fourreau méningé, paraissait toujours être placé dans le plan médian sagittal et avoir une direction antéro-postérieure. Mais il peut arriver que ce trajet soit oblique et que le cordon fibreux, partant de la face postérieure d'un corps vertébral, à sa partie moyenne. se dévie ensuite à droite

ou à gauche et aille rejoindre l'extrémité d'un des demi-arcs
postérieurs, plus ou moins rudimentaires, bordant la fissure.
On trouve cette disposition indiquée dans l'observation XXX
de Recklinghausen (p. 416), rédigée malheureusement d'une
manière un peu succincte.

OBSERVATION 62 (RECKLINGHAUSEN, XXX).

Je puis encore décrire une autre pièce comportant une malformation du même genre, une fissure de la paroi postérieure du canal
rachidien. Il y a un pont jeté sur une des moitiés de la gouttière vertébrale, mais ce pont ne contient aucune particule de tissu osseux et
est tout entier de nature fibreuse. C'est un ruban, long de 5 millimètres, large de 4, avec des bords tranchants, que j'ai trouvé dans
mon cas n° XXX, un rachischisis partiel lombo-sacré, dont la fissure
osseuse commence au niveau de la dernière vertèbre dorsale et qui
présente, vers sa partie moyenne, une forte courbure cyphotique.
Il s'agit d'un fœtus à terme (A, II, 91) avec une forte hydrocéphalie
et un cerveau rudimentaire. Le ruban, en forme de pont, n'est pas
constitué par des débris, des lambeaux de méninges molles, qui
auraient été déchirées dans la gouttière vertébrale; en effet, au-dessous
de lui, on trouve la membrane séreuse parfaitement intacte. D'ailleurs, sa forme et sa direction sont tellement régulières, qu'on ne peut
que le comparer aux épines osseuses que nous avons décrites plus
haut. Il n'y avait sur la membrane séreuse aucun reste médullaire,
les racines nerveuses étaient fort irrégulières, le pôle caudal n'était
pas nettement reconnaissable, et tout cela empêchait d'affirmer si,
dans ce cas, une moitié de l'ébauche médullaire s'avançait sous le
pont fibreux.

Il est regrettable que l'auteur n'est pas exactement indiqué
les points d'insertion de ce ruban-fibreux. Nous devons, en
conséquence, chercher une interprétation de cette description un
peu courte. Du moment qu'il est question d'un pont fibreux,
sous lequel on aurait pu admettre qu'une des moitiés de
l'ébauche médullaire aurait pu passer, et qu'immédiatement
après cette observation, Recklinghausen ajoute : « Maintenant
que nous avons vu comment les rudiments des arcs postérieurs
peuvent constituer des ponts par-dessus la gouttière vertébrale..., » il devient évident que dans l'observation XXX le pont

devait être formé en dedans par le ruban fibreux, en dehors par
le rudiment du demi-arc postérieur. « Et, ajoute immédiatement
Recklinghausen, si nous nous souvenons de ce bourgeon
osseux que, dans notre cas n° III (voir p. 563), nous avons vu
s'avancer entre les deux moitiés de la moelle, de l'exostose qui,
dans le cas n° XXVI et dans l'observation de Sestier-Cruveilhier
(voir p. 557), jouait la même rôle, nous arriverons à reconnaître
que ces pièces n'étaient autre chose que des débris des métamères rachidiens... On ne peut donc que repousser l'hypothèse
qui ferait de ces pièces des adhérences consécutives à un
processus inflammatoire. »

b) Diastématomyélie complexe, avec interposition du tissu
osseux ou cartilagineux. — Les observations de diastématomyélie dans lesquelles on trouve, entre les deux moitiés
séparées de la moelle, une pièce interposée, formée de tissus cartilagineux ou osseux, sont relativement nombreuses. Nous avons
déjà reproduit, à propos des diastématomyélocèles, l'observation
de Sestier-Cruveilhier dans laquelle un prolongement osseux,
en forme d'épine conoïde, né de la face postérieure du corps
de la douzième dorsale, divisait la moelle en deux cordons
parfaitement distincts. Il y a une observation publiée par
Trowbridge[1], qui date à peu près de la même époque; je ne
la connais que par le résumé qu'en donne Malgaigne[2], et
j'avoue qu'il me paraît difficile de lui assigner une interprétation quelconque.

Observation 68 (Trowbridge).

Enfant de quatre ans et trois mois, venu au monde avec une
tumeur volumineuse sur le sacrum et les trois dernières vertèbres
lombaires, qui s'était accrue, était fluctuante et offrait près de la
peau, du côté droit, une saillie osseuse et mobile... Après avoir coupé
l'enveloppe de la tumeur, qui avait près d'un pouce d'épaisseur, on
ouvrit une cavité qui contenait plusieurs sacs, communiquant entre
eux, remplis de liquide et adhérant à l'apophyse épineuse de la

1. Trowbridge. — *Bost. med. and surg. Journ.*, 1849.
2. Malgaigne. — *Journ. de chir.*, 1845, III, p. 45.

deuxième vertèbre lombaire en partant du sacrum. Les apophyses épineuses des deux vertèbres supérieure et inférieure manquaient, et à leur place, il y avait une cavité contenant des portions des kystes dont nous venons de parler et qu'on pouvait facilement repousser du doigt. L'ablation du tout fut faite. La pièce osseuse qui traversait la tumeur ressemblait à une fausse côte. Son extrémité rapprochée de la peau était cartilagineuse, et donnait attache à un kyste. L'autre extrémité était fixée par un ligament à l'épine de l'os des îles. Excision partielle de cette pièce. Suture des parties molles. Guérison.

Devant l'incertitude des détails rapportés, je crois que nous ne pouvons guère faire état de cette observation.

Je ne fais que relater également, d'après ce qu'en dit Recklinghausen (p. 413), le cas de Tarulli, qui décrit une pièce appartenant au Musée de Bologne, un spina bifida dans lequel l'arc de la première vertèbre lombaire, au lieu de venir s'unir au corps, se recourbe en dedans, traverse le milieu du canal rachidien et partage la moelle en deux.

En 1877, à la Société de chirurgie de Paris, Verneuil présente une pièce de spina bifida, au nom de M. Scribe, professeur à l'École d'Amiens, et Houel est chargé de faire un rapport sur cette pièce, qu'il croit unique dans la science.

OBSERVATION 64 (HOUEL-SCRIBE).

Le spina bifida occupe la région lombaire et la partie supérieure de la région sacrée. La tumeur pouvait avoir le volume d'un petit œuf de poule, et l'ouverture de communication de la poche avec le canal rachidien est large; elle a verticalement environ 1 centimètre et demi, et transversalement 1 centimètre.

Il existe à l'intérieur du canal rachidien une exostose de forme triangulaire, disposée en forme de lance, longue de 12 millimètres; sa hauteur, à la base, qui est verticale, est de 11 millimètres. Cette exostose, qui est *cartilagineuse*, s'insère sur la ligne médiane, à la face supérieure du corps de la troisième et quatrième lombaire (je pense que Houel entend ici la face dorsale), ainsi que sur le disque; elle parcourt d'avant en arrière la cavité du canal rachidien, et le sommet pointu s'engage dans l'orifice du trajet mettant en communication la poche du spina bifida avec la cavité du rachis.

La moelle épinière qui, à cet âge de la vie, descend jusqu'à ce niveau, est divisée verticalement sur la ligne médiane, dans une assez grande hauteur, environ 2 centimètres. Au-dessous, les deux moitiés de la moelle se réunissent de nouveau, et c'est dans cet écartement que pénètre l'espèce d'exostose lancéolaire. Il est très probable que c'est à la présence de cette exostose cartilagineuse qu'est due la division médiane de la moelle et l'orifice osseux du spina bifida ; le sommet de cette apophyse, en s'interposant entre les arcs postérieurs des vertèbres, s'est opposé à leur réunion.

Nous trouvons, dans le rapport de la Commission nommée pour l'étude du spina bifida par la Société clinique de Londres[1], plusieurs cas intéressants, auxquels les recherches subséquentes du professeur Humphry ont ajouté des détails importants. Nous avons déjà rapporté le cas n° 20 (p. 559), avec les additions du Dr Topham et du professeur Humphry, quand nous avons décrit les diastématomyélocèles, avec division du segment médullaire afférent. Dans ce fait[2], nous avons vu qu'« une pièce osseuse, mesurant 16 millimètres d'avant en arrière, croisant le canal rachidien à 1 centimètre au-dessous du sac, s'élevait entre les deux moitiés de la moelle à ce niveau. » Je renvoie à la page 225 pour voir les détails que donne le Dr Topham sur l'aspect de cette pièce osseuse.

Voici le cas n° 21 :

OBSERVATION 65.

(Report of the Committee of the Clinical Society, XXI.)
St. Thomas's Hospital, LL, 123.

Squelette d'un fœtus avec un spina bifida affectant les deux ou trois dernières vertèbres dorsales et toutes les vertèbres lombaires et sacrées. Au niveau de l'arc postérieur de la dixième dorsale, on trouve une pièce osseuse, cylindrique, qui va en avant vers la face postérieure des corps et divise symétriquement le canal. La partie postérieure de cette pièce s'élargit de chaque côté et remplit l'intervalle entre les extrémités des deux demi-arcs postérieurs de la dixième dorsale; son extrémité antérieure s'élargit de haut en bas. Cette pièce n'a aucun rapport de continuité avec les parties osseuses sur lesquelles elle s'appuie. En avant, les corps des onzième et

---

1. *Transactions of the Clin. Soc.*, 1885, *loc. cit.*, p. 369 et suiv.

2. HUMPHRY. — Six specimens of s. b. with bony projections from the bodies of the vert. in the vert. canal (*Journ. of an. and phys.*, 1886, t. XX, p. 585).

douzième dorsales offrent une dépression médiane, qui pourrait faire penser qu'elles ont peut-être deux points d'ossification. La courbure lombaire est concave en avant, la courbure sacrée est normale.

Humphry ajoute (p. 589):

Cette pièce osseuse cylindrique part en avant entre les corps des onzième et douzième dorsales, et va en arrière, vers les arcs postérieurs des dixième et onzième vertèbres dorsales, qui se trouvent serrés l'un contre l'autre par suite de la courbure antérieure qui se manifeste à l'union des portions lombaire et dorsale du rachis. La dépression médiane des corps est visible surtout en avant pour la onzième dorsale, et surtout en arrière pour la douzième.

L'observation n° 22 est plus détaillée (*loc. cit.*, p. 370).

OBSERVATION 66.

(Report of the Committee of the Clinical Society, XXII.)
(Royal College of Surgeons.)

Spina bifida des deux dernières dorsales, et des deux premières lombaires. Fissure des arcs postérieurs de ces vertèbres, mais pour la onzième dorsale et la deuxième lombaire, la fissure est obturée par une membrane fibreuse. La fissure de la première lombaire est obturée par l'expansion postérieure d'une pièce ostéo-cartilagineuse qui croise le canal rachidien d'avant en arrière, et perfore la moelle. Cette pièce aboutit en avant aux corps de la douzième dorsale et de la première lombaire, dont elle est séparée par du fibro-cartilage. La division de la moelle ne se fait pas symétriquement; à gauche, les éléments antérieurs de la moelle existent seuls dans la partie supérieure de la division. Le cordon latéral gauche peut même être suivi pendant un court espace sur la division latérale droite. Plus bas, la partie gauche devient aussi volumineuse que la droite, après avoir recouvré ses éléments postérieurs et latéraux. *Le canal central est très largement dilaté au-dessus de la division.* Le canal passe dilaté dans la division droite, mais la dilatation ne tarde pas à disparaître. Cette partie droite, dilatée, émet un diverticulum qui fait saillie à travers l'orifice du sac extra-rachidien. Les racines des derniers nerfs dorsaux partent : les antérieurs de la moitié gauche, les postérieurs de la moitié droite de la moelle ; plus bas, quand la moitié gauche se trouve reconstituée au complet, elle donne issue aux deux ordres de racines. *La cavité du sac se trouve oblitérée par du tissu connectif de nouvelle formation.* L'observation clinique fournie par le Dr Batterham nous apprend qu'il s'agissait d'une fillette de trois ans, assez forte quoique considérée comme délicate, et ne présentant aucun trouble ni de la motilité, ni de la sensibilité, ni des sphincters. La tumeur, depuis la naissance, était restée stationnaire. Elle était sessile, et la peau qui la recouvrait offrait quelques touffes de poils assez longs. La peau était amincie, lisse et bleuâtre, et au toucher donnait une sensation d'infiltration pâteuse. Traitement par la ligature élastique. Mort au bout de huit jours dans les convulsions. (Présentation de M. Vincent Jackson, de Wolverhampton.)

Le professeur Stuart, du College of Surgeons de Londres, a disséqué cette pièce pour le professeur Humphry.

Cette dissection fait voir que la pièce est en réalité formée par quatre vertèbres et demie, la onzième et la douzième dorsales, la première et la deuxième lombaire, ainsi que la moitié de la troisième lombaire; les corps de la douzième dorsale et de la première lombaire sont fusionnés et ne paraissent former qu'un seul corps. Mais on reconnaît bien qu'il y a là deux corps, leurs arcs postérieurs et leurs apophyses transverses étant parfaitement distincts, de même que leurs orifices qui donnent passage chacun à un nerf particulier. Il y a aussi une sorte de bande cartilagineuse qui entoure le corps simple en apparence, et le divise en deux portions, une supérieure, l'autre inférieure. Un prolongement de cette bande, s'étendant un peu en haut et en bas, indique la séparation entre les corps proprement dits et les pédicules. La pièce osseuse horizontale qui traverse le canal vertébral part, en avant, entre les corps de la première et de la deuxième lombaire. Sa base est large et empiète sur les deux corps voisins, surtout sur le corps supérieur; son extrémité postérieure, irrégulièrement quadrilatérale et creusée d'une dépression profonde, aboutit entre les moitiés des arcs de ces mêmes vertèbres (première et deuxième lombaires). Elle leur est unie par du tissu fibreux, si ce n'est qu'à gauche il y a une fusion osseuse entre cette extrémité et l'arc de la deuxième lombaire.

La moelle se divise comme il a été dit dans le rapport. La dilatation du canal se poursuit dans la partie droite et émet un diverticulum tubulaire en cul-de-sac qui fait saillie dans la fissure postérieure des douzième dorsale et première lombaire. Ce diverticulum est accompagné et entouré par un prolongement de la pie-mère qui lui sert d'enveloppe, et d'un tissu mou, d'apparence connective ou muqueuse, recouvert par la peau et le tissu sous-cutané. Mais, dans l'état actuel de la pièce, il est difficile de se prononcer sur ce dernier point.

Il y a quelques points importants à noter dans cette observation, où deux séries de recherches successives ont donné des résultats quelquefois contradictoires, mais néanmoins intéressants. Comme il y a des dessins aussi bien dans le Rapport de la Société clinique que dans le mémoire d'Humphry, la plupart des points controversés peuvent être contrôlés. La planche d'Humphry (pl. XVIII) montre bien que l'épine ostéo-cartilagineuse part en avant au niveau du cartilage intervertébral qui sépare le corps de la première lombaire fusionné avec celui de la douzième dorsale, et le corps de la deuxième lombaire. Sur la coupe, on voit le cartilage qui revêt la face postérieure des corps se continuer en avant du fibro-cartilage intervertébral et faire une saillie dans laquelle se trouve, comme enchâssé, un noyau osseux, offrant la forme d'une amande. L'extrémité de ce noyau osseux se bifurque sur la coupe, la partie supérieure faisant saillie directement en arrière, juste au-dessous du diverticulum tubulaire en cul-de-sac, parti de la division droite de la moelle, tandis que la partie inférieure du noyau osseux se recourbe en bas, pour aller sans doute s'unir à l'extrémité interne du demi-arc gauche de la deuxième lombaire.

Quant au diverticulum médullaire, il est regrettable que nous n'ayons pas plus d'indications exactes sur sa structure. D'après la planche d'Humphry, on peut, à mon avis, le considérer comme un myélocyste aréal, faisant suite au myélocyste constitué au-dessus de la division par la dilatation du canal central, et à la dilatation du canal qui se continue jusqu'au niveau de ce diverticulum, dans la moitié droite de la moelle. Ce que ce myélocyste aréal offre de plus remarquable, c'est d'être formé, non plus par le rapprochement des deux bords externes d'une area distendue, mais bien par le rapprochement des deux bords interne et externe d'une demi area distendue et dont la distension a dû être assez marquée, mais sur une faible hauteur, comme semble l'indiquer la forme tubulaire et l'étroitesse de ce diverticulum.

Enfin, il faut ajouter que l'épine osseuse, sous-jacente à ce diverticulum, n'arrive pas jusque dans la partie *extra-rachi-*

dienne du sac, mais reste intra-rachidienne. Seul le diverticulum, que je considère comme un myélocyste ou mieux un hémimyélocyste aréal, arrive dans cette partie extra-rachidienne du sac. Celui-ci se trouve rempli par un tissu de nouvelle formation qui, si on en croit la figure 12 du Rapport à la Société clinique, p. 370, fait suite directement à l'épine ostéo-cartilagineuse.

Quant à la structure des deux moitiés de la moelle divisée, elle est trop succinctement indiquée pour que nous puissions ajouter foi aux indications données par le Rapport. La moindre description détaillée des rapports, dans chacune des deux moitiés, entre les substances grise et blanche, le moindre dessin nous eût été bien utile, pour pouvoir vérifier les assertions émises sur cette division des deux moitiés en colonnes se séparant pour se réunir ensuite. D'ailleurs, si on regarde attentivement la planche XIX du Rapport, on voit que les racines nerveuses issues de ces deux moitiés naissent irrégulièrement, surtout pour la moitié gauche, dans sa partie supérieure, mais que la répartition schématique des racines postérieures et antérieures donnée dans le texte n'est nullement exacte.

L'observation n° 23 du Rapport à la Société clinique de Londres est la description de la pièce n° 3485 du Musée de St. Bartholomew's Hospital.

OBSERVATION 67 (Report of the Clinical Society, XXIII).
(St. Bartholomew's Hospital, 3485.)

Spina bifida lombo-sacré. Une pièce osseuse va d'avant en arrière, traversant complètement le canal immédiatement au-dessus de la fissure. Cette pièce osseuse semble perforer la moelle qui se réunit au-dessous; la moelle se termine en une expansion aplatie qui repose sur une masse adipeuse revêtant la face interne de la dure-mère. Les nerfs sortent irrégulièrement de la face antérieure de cette expansion terminale de la moelle. Au-dessus de la perforation, le canal central de la moelle est extrêmement dilaté.

Humphry ajoute (p. 589) :

Les corps vertébraux et toute la portion inférieure du rachis sont irrégulièrement constitués.

Ici, nous n'avons aucun détail ni sur la constitution même de l'épine osseuse, ni sur sa forme exacte, ni surtout sur les rapports de ses deux extrémités avec les parois correspondantes du canal vertébral.

En dehors des cas que nous avons rapportés à propos des diastématomyélocèles, le mémoire de Recklinghausen ne contient guère, en fait de diastématomyélie avec interposition d'une épine ostéo-cartilagineuse, que l'observation XXVI, un peu écourtée (p. 413).

OBSERVATION 68 (RECKLINGHAUSEN, XXVI).

Division partielle de la moelle chez un acranien anencéphale, dont la longueur du crâne au siège était de 18 centimètres (pièce A, II, 42). Au-dessus du cône médullaire non divisé, la moelle est fissurée sur une longueur de 15 millimètres; les deux moitiés sont séparées par un bourgeon osseux, à large base, partant de la dure-mère au niveau du corps de la première lombaire. La pointe du cône médullaire repose sur la limite inférieure de la troisième lombaire. Le bourgeon osseux en question s'amincit en se prolongeant en arrière, mais là il a été sectionné transversalement et le bout postérieur est perdu, comme l'est également, toute la série des pièces coupées dans les arcs postérieurs. De sorte qu'il est impossible de dire d'une façon absolument certaine s'il y avait là un spina bifida et quelle pourrait être sa nature. Mais il est bien probable qu'il y en avait un, car le canal vertébral lombaire est très élargi et mesure 15 millimètres de diamètre, quand la portion voisine du canal dorsal n'en mesure que 12.

Le bourgeon osseux ne partait donc pas de la face postérieure du corps vertébral correspondant, mais ne se trouvait que dans l'intérieur du fourreau dure-mérien. Nous avons vu une disposition analogue pour les pièces fibreuses interposées entre les deux moitiés d'une diastématomyélie. Il est intéressant de trouver pour une épine osseuse la même disposition.

Le cas de Sulzer [1] est plus détaillé. Nous allons en résumer ici les principaux points.

<hr>

1. SULZER. — *Ziegler's Beiträge zur path. Anat. und allg. Path.*, 1893, t. XII. p. 586.

OBSERVATION 69 (SULZER).

Enfant en apparence assez fort, hydrocéphale : spina bifida sacro-lombaire, formant une tumeur élastique, tendue, grosse comme un œuf de poule, dont le sommet est en partie d'apparence cicatricielle. Le liquide que contient la tumeur la rend transparente. Elle mesure 14 centimètres de circonférence, 5 et demi de long et 4 et demi de large. Sa saillie au-dessus du plan dorsal est de 3 centimètres.

L'enfant est opéré le 17 mai 1890; incision longitudinale de la paroi, ouverture des espaces sous-dural et sous-arachnoïdien; il s'écoule du liquide. Le sac, qui se prolongea, en entonnoir dans le canal vertébral, est excisé; le pédicule est fermé au catgut, et la peau suturée au fil d'argent. Pendant l'opération, aucun trouble nerveux, mais, après trois jours, crampes cloniques dans les extrémités supérieures, puis dans le masséter, nystagmus, opisthotonos, et mort le 21 juin.

A l'autopsie, on trouve de l'hydrocéphalie et l'ossification très incomplète des os du crâne. Pilosité excessive autour de la région opérée; les poils sont épais et mesurent jusqu'à 9 millimètres de long. Leur direction est, en général, vers le milieu du champ opératoire. Il n'y a ni pieds bots, ni luxations congénitales des hanches, ni aucune autre lésion de ce genre. Le rachis offre une cyphose cervico-dorsale supérieure, puis une lordose assez prononcée, qui a son maximum vers la première vertèbre lombaire et, au niveau de la troisième lombaire, se change en une cyphose très proéminente. Saillie marquée du promontoire; le sacrum est plus oblique en arrière que normalement. Corps vertébraux en nombre normal. Dans la région lombaire, les premier, deuxième et troisième sont soudés en arrière. A la coupe, on les trouve cunéiformes, leur face antérieure étant moins haute que la face postérieure. Ces trois corps, qu'on pourrait croire n'en former qu'un seul, sont repoussés en arrière. De ces corps fusionnés, on voit faire saillie en arrière, dans le canal vertébral, un prolongement osseux court, recouvert de cartilage, puis d'une enveloppe dure-mérienne; mais l'extrémité de cette épine a dû être coupée malheureusement, quand on a enlevé la moelle. L'arc postérieur de la première lombaire est fissuré sur la ligne médiane, la distance entre les deux pédicules étant de 6 millimètres. Les arcs suivants sont également fissurés, et la fissure devient de plus en plus large, non seulement par suite de la malformation, mais surtout parce que les demi-arcs sont de plus en plus déjetés en dehors, surtout du côté droit, ce qui donne lieu à une certaine asymétrie. Le canal s'élargit et les corps prennent part à cette dilatation fusiforme par suite de leur propre élargissement. Dans les régions lombaire et sacrée, les racines nerveuses et les ganglions spinaux sont moins développés à droite.

Examen microscopique. — Dès son point de départ, à partir du quatrième ventricule, le canal central présente des troubles dans la fermeture de sa paroi postérieure; la commissure grise postérieure manque sur toute l'étendue du canal qui représente une gouttière tapissée d'épithélium cylindrique. De cette gouttière principale partent de temps en temps des prolongements plus ou moins longs qui s'enfoncent dans la substance médullaire. La pie-mère envoie dans cette gouttière un prolongement riche en vaisseaux et en cellules. Dans la région dorsale, ce prolongement se confond avec les parois de la gouttière qui perdent entièrement leur épithélium, sauf au niveau de la ligne médiane sur la paroi antérieure. La gouttière est alors occupée par une masse de tissu constituée par un mélange de pie-mère et de névroglie, avec des cellules volumineuses, arrondies, cystiques, présentant un gros noyau et un protoplasma formé de granulations volumineuses et claires. Steiner désigne ce tissu sous le nom de *cordon pie-mérien,* même quand dans sa constitution la névroglie prend la part la plus importante. Ce cordon qui manque en certains points, sur d'autres points remplit toute la lumière du canal ou, pour mieux dire, de la gouttière. De sorte que le canal central, tantôt sera une fissure ouverte en arrière, et tantôt un canal fermé en arrière par un pont de névroglie et de tissu pie-mérien.

Dans la moelle cervicale, le développement de la substance médullaire est partout en retard; les cordons de Goll sont remplacés par du tissu névroglique, qui va se perdre dans la substance gélatineuse centrale, et la face interne de ce cordon névroglique est en continuité immédiate avec le cordon pie-mérien occupant la fissure postérieure élargie.

A là partie supérieure de la région dorsale, on trouve deux renflements médullaires successifs; quant au canal central, il présente les mêmes dispositions que dans la région cervicale, mais tout à fait à son extrémité inférieure il offre des dispositions un peu particulières. La gouttière, ouverte en arrière, s'élargit de plus en plus; son revêtement épithélial ne représente plus que quelques lambeaux épars; elle est occupée par une masse que l'on peut diviser en deux parties, une périphérique, attenante aux bords de la gouttière, formée de tissu conjonctif, très vasculaire, et contenant quelques-unes des grosses cellules ci-dessus décrites; ces cellules, au contraire, se multiplient dans la deuxième partie, centrale, contenue dans la première comme dans une gaine. Cette masse occupe presque toute la périphérie postérieure de la moelle. Les cordons postérieurs et la plus grande partie des cordons latéraux sont réduits à peu de chose, et il ne reste plus entre la masse en question et la pie-mère périphérique qu'un mince pont de substance grise, interrompu en maint endroit par des traînées pie-mériennes.

Au point où commence la fissure osseuse, la dure-mère offre également une solution de continuité; la coupe de la moelle est asymétrique, la moitié droite étant plus petite et plus allongée d'arrière en avant. La pie-mère, épaissie et infiltrée de produits inflammatoires, se prolonge dans le sillon médian antérieur en une masse de tissu conjonctif, masse volumineuse, contenant de nombreux vaisseaux très dilatés et gorgés de sang; cette masse sépare et repousse en dehors les cordons antérieurs. A son extrémité antérieure, cette masse conjonctive n'est séparée du cordon pie-mérien que par une mince couche de tissu médullaire. Cependant, le cordon pie-mérien (c'est-à-dire la masse connective qui occupe le sillon médian antérieur) s'unit directement, à travers les méninges, avec les tissus obturant la fissure osseuse. Ces deux masses, étendues dans les sillons médians antérieur et postérieur, prennent un caractère de plus en plus fibreux et finissent par se rejoindre sur la ligne médiane; la division de la moelle se trouve ainsi complétée. Cependant le canal s'est dédoublé; Sulzer admet que le canal central se prolonge dans la partie droite de la moelle, tandis que dans la partie gauche une traînée épithéliale, qui s'est détachée sous forme de prolongement de l'épithélium du canal primitif, forme un canal supplémentaire.

Un peu avant que la division soit complète, les deux moitiés médullaires sont unies par une sorte de pont pie-mérien; la moitié gauche est plus formée que la droite, et elle est entourée sur toute sa périphérie par la pie-mère. Sa structure est assez nette, et les cornes antérieures offrent des cellules caractéristiques.

A droite, en revanche, la moitié médullaire a la forme d'un triangle avec base antérieure; « à l'extrémité interne de cette base s'attache le cordon pie-mérien. Comme ce cordon se dévie en arrière, il entraîne avec lui les parties auxquelles il s'attache. Certaines de ces parties, qui étaient antérieures, deviennent internes, comme par exemple la corne antérieure et le cordon antérieur. Puis, entre les parties antérieure et postérieure de cette moitié gauche, on voit se faire une fissure dans laquelle pénètre un prolongement de la pie-mère épaissie. » Nous avons ainsi trois champs médullaires, un à gauche représentant la moitié gauche entière, deux à droite, formés : le premier, en avant, par la corne antérieure et le cordon antéro-latéral ; l'autre, en arrière, représentant ce qui reste du cordon postérieur, la corne postérieure n'existant plus. Ce noyau antérieur gauche finit par disparaître, de sorte qu'il ne reste plus que les deux moitiés médullaires : l'une gauche, entière, l'autre droite, no formant qu'un noyau de substance grise entouré par une couche de substance blanche. (Le texte dit ici : « de substance grise, » mais il y a évidemment une erreur, et c'est bien substance blanche qu'il faut lire, comme le prouvent l'examen de la figure et les lignes suivantes.) En dedans, on voit pénétrer dans ce noyau une incisure, contenant un prolongement de la pie-mère, et se dirigeant vers le canal central. Les deux moitiés sont dans le rapport de 1 à 3.

La masse qui sépare les deux moitiés a sa base appuyée sur la dure-mère, épaissie et infiltrée de cellules rondes. Au niveau de cette base, on voit apparaître du cartilage hyalin, qui pénètre de plus en plus dans l'épaisseur de la dure-mère. Cette néo-formation cartilagineuse va devenir de plus en plus importante, elle grossira surtout d'avant en arrière, repoussant en dehors les deux moitiés de la moelle, et à son extrémité postérieure elle présentera bientôt un noyau d'ossification. Son bord antérieur, qui a été sectionné pendant l'autopsie, adhérait à la face postérieure du corps de la deuxième vertèbre lombaire. Elle s'ossifie de plus en plus, de telle sorte qu'on peut dire, en fin de compte, qu'il y a là une exostose des deux côtés de laquelle se trouvent les moitiés de la moelle. Cette exostose se dirige en arrière et un peu à droite. Plus bas, on voit partir de l'extrémité libre de cette exostose des cordons conjonctifs, vasculaires, qui vont s'attacher à l'extrémité mousse du demi-arc postérieur droit de la quatrième lombaire.

Plus bas encore, ces cordons conjonctifs s'ossifient, de sorte que l'exostose paraît coudée ; sa branche antérieure, partant du corps de la deuxième lombaire, sépare les deux moitiés de la moelle, tandis que l'autre branche, postérieure, va se souder à l'extrémité mousse du demi-arc postérieur de la quatrième lombaire. Une partie de cette deuxième branche oblique dépasse le pédicule vertébral auquel l'autre portion s'attache et vient faire une saillie un peu aiguë sous les téguments. Dans les coupes suivantes, cette épine osseuse décroît de plus en plus et ne dépasse plus le pédicule. Aussi longtemps que cette épine existe dans le canal, elle est entourée d'un prolongement de la dure-mère.

Pendant ce temps, tandis que la moitié droite de la moelle conserve son volume et sa constitution, la moitié gauche éprouve des modifications. Du faisceau de substance blanche placé à la partie postérieure part, en avant, un prolongement qui va vers le centre, et en dehors de ce prolongement on trouve la corne postérieure. Le tissu gris qui la constitue est mieux développé, et de la substance gélatineuse de Rolando naît une deuxième corne postérieure. Au delà d'une incisure, occupée par un prolongement pie-mérien, et qui représente le sillon médian antérieur, se forment une deuxième paire de cordons antérieur et latéral et, entre eux, un noyau de substance grise qui peut être considéré comme constituant une deuxième corne antérieure, quoiqu'elle contienne très peu de grosses cellules. Les cordons postérieurs se divisent à leur tour, de sorte que, malgré l'absence du sillon médian postérieur, la coupe de cette demi-moelle gauche donne absolument la même figure pour l'arrangement des substances grise et blanche qu'une moelle normale. Il faut noter seulement que la corne antérieure secondaire est très peu développée. Cette demi-moelle gauche est tournée autour de son axe, de telle façon que la fissure médiane antérieure est dirigée vers la ligne médiane. On ne voit pas nettement sortir des racines des parties grises secondaires. Un ganglion est placé dans l'angle même que forment les deux parties de l'exostose.

Puis, les deux demi-moelles se dirigent en avant pour aller rejoindre la face postérieure des corps vertébraux. Il y a d'abord entre elles une fusion incomplète: une commissure assez large les unit, tandis qu'elles conservent en re le même arrangement relatif des substances grise et blanche que ci-dessus. Et cet état de la moelle, constitué par deux moelles complètes juxtaposées, se continue pendant environ 3 millimètres. Il se fait alors une régression, qui commence par le côté droit; les cordons postérieurs s'amincissent jusqu'à ce qu'il ne reste plus qu'un traînée de fibres courant vers la périphérie. Les cornes postérieures se perdent. Les cordons latéraux se fusionnent, et le côté droit devient petit et orbiculaire. A gauche, on trouve, au centre, un noyau gris, avec, en avant et un peu de côté, deux saillies plates qui représentent la corne antérieure, tandis qu'une autre saillie en dedans rappelle la deuxième corne antérieure.

Alors, les deux fissures médianes antérieure et postérieure, reconstituées depuis l'unification de la moelle, s'approfondissent, se rejoignent, et, les deux prolongements pie-mériens fusionnant, nous avons une deuxième division de la moelle, complète, mais seulement durant un demi-millimètre. De cette cloison médiane partent de nouvelles incisures secondaires, qui pour chaque demi-moelle forment un sillon médian antérieur, pénétrant dans la moelle dans la direction du canal central placé dans chacune de ces demi-moelles. Ces deux demi-moelles reposent dans la gouttière vertébrale, mais de telle façon que leurs parties antérieures regardent en dedans et touchent la cloison médiane, et que leur axe antéro-postérieur se trouve placé transversalement. Puis le septum disparaît d'avant en arrière, et les deux moitiés fusionnent, le canal restant double, jusqu'à la fin de la moelle.

Dans cette observation, nous avons plusieurs points importants à considérer : 1° la constitution de l'épine ostéo-cartilagineuse interposée aux deux moitiés de la moelle. Nous voyons tout d'abord du tissu conjonctif s'amasser en dedans de la dure-mère et faire saillie dans le sillon médian antérieur, tandis que d'autre tissu conjonctif s'amasse entre la face postérieure des vertèbres et la dure-mère. Puis le tissu conjonctif intra-dure-mérien, qui déjà est très vasculaire, est envahi par les cellules cartilagineuses, qui se propagent dans l'épaisseur de la dure-mère. Le cartilage s'ossifie ensuite, et l'épine osseuse part de la face postérieure de la vertèbre lombaire. Ici, l'auteur dit bien que, dans tout le trajet de cette épine à travers le canal vertébral, elle repousse devant elle la dure-mère, qui lui fournit une sorte de gaine, mais je ne crois pas qu'il en soit ainsi ; nous avons vu en effet tout à l'heure que la dure-mère était envahie par les cellules cartilagineuses, et il me paraît peu probable ensuite, quand le cartilage subit à son tour l'ossification, qu'il se mette à repousser en arrière la dure-mère qu'il traversait. Il est probable que tout autour de cette épine ostéo-cartilagineuse, il existait une sorte de gaine de tissu connectif dense, refoulé peut-être, et qui a pu être prise pour une gaine dure-mérienne.

En dehors de ces zones concentriques fibreuses, cartilagineuses et osseuses, cette épine offre une disposition très frappante ; de son sommet partent des tractus conjonctifs, qui plus loin s'ossifieront dans leur partie centrale, et iront s'attacher à l'extrémité mousse d'un des pédicules limitant la fissure latéralement. Il est vrai qu'au milieu, cette épine, tout en se soudant à l'extrémité du pédicule, dépasse cette extrémité et vient se confondre, sous la peau, avec les tissus qui obturent la fissure osseuse. Nous verrons plus tard l'importance de ce fait au point de vue pathogénique. Pour l'instant, nous nous bornerons à faire remarquer le trajet un peu oblique de l'épine, le pont qu'elle forme avec un des demi-arcs postérieurs situés plus bas, et le développement moins complet de la demi-moelle située du côté vers lequel l'épine s'incline et forme avec le pédicule osseux comme l'arche d'un pont.

2° Du côté de la moelle même, il faut remarquer que, dès la moelle cervicale, le canal central n'est plus refermé régulièrement en arrière et qu'il forme une sorte de gouttière ouverte du côté dorsal et contenant une masse où se reconnaissent, d'après l'auteur, et du tissu pie-mérien et de la névroglie. Or, si nous revenons encore à notre schéma, n'est-ce pas là une disposition qui fait penser à une fermeture incomplète en tube de l'ébauche médullaire ayant subi les premières phases de son développement à l'état de nappe étalée? La fermeture incomplète se traduit par l'absence de la commissure grise postérieure constituant la paroi postérieure du canal central. La masse contenue dans le canal me semble absolument identique, comme constitution et comme origine, à la lame épithélio-séreuse de la myéloméningocèle. Plus bas même, à la partie inférieure de la région dorsale, ce tissu interposé va former deux zones distinctes, l'une périphérique, formée exclusivement de névroglie, avec ces cellules que Leyden a décrites dans la paralysie infantile, et Kahler et Pick dans la compression de la moelle, la seconde, moyenne, encore plus dégénérée. Tout cela ne rappelle-t-il pas les dispositions de certaines myélocystes? Dans tous les cas, nous voyons bien que sur toute la hauteur de la moelle il y a eu un défaut de soudure postérieure des bords externes de l'ébauche médullaire.

Plus bas, la division commence, mais tout d'abord elle est incomplète, du type bitubulaire, avec une commissure méningée entre les deux moitiés. Puis, dès lors, la moitié droite pendant assez longtemps se montrera moins développée que la gauche, et nous avons vu que la moitié la moins développée est justement celle qui passe sous le pont formé par la soudure de l'épine au pédicule, celle vers laquelle s'incline l'épine. Quant aux dispositions de la substance-grise, dans les deux moitiés, elle semble bien pouvoir s'interpréter comme dans les observations de Recklinghausen et de Theodor que nous avons étudiées plus haut. Il me paraît très probable que les deux saillies situées en avant correspondent au développement, de dedans en dehors, de la corne antérieure, tandis que les deux saillies postérieures seraient formées, de dehors en dedans, par la corne postérieure. Ce qui rend cette interprétation plus plausible encore, c'est la présence, du côté gauche, d'un ganglion entre la demi-moelle et le cordon interposé. C'est donc vers le plan médian que sortent les racines postérieures.

Le dédoublement du canal central se fait ici comme dans les observations que nous avons déjà étudiées. Notons seulement que les deux canaux ont une direction plus ou moins transversale et sont tous les deux sur le prolongement des incisures que l'auteur donne comme formant les sillons médians antérieurs. Cette disposition est encore plus visible sur la deuxième division de la moelle, un peu au-dessous de la première. Là, ces incisures se dirigent franchement de dedans en dehors; et l'auteur déclare que chaque demi-moelle a subi un mouvement de rotation qui a porté ses portions antérieures en dedans et placé son axe antéro-postérieur en travers. Combien ces modifications et les dispositions relatives de la substance grise et de la substance blanche s'expliquent facilement si on admet que l'ébauche médullaire s'est repliée sur elle-même, que le canal central et l'incisure sont les traces de la ligne soudant les deux moitiés de l'arca, superposées l'une à l'autre par ce mouvement d'enroulement; la substance grise placée en avant de cette ligne forme la corne antérieure étirée de dedans en dehors, tandis que celle placée en arrière représente la corne postérieure, développée de dehors en dedans.

Il est d'autres observations dans lesquelles on trouve un inégal développement des deux moitiés de la moelle. Les cas de Steffen[1] et de Beneke[2] me paraissent en être des exemples. Je n'ai pas pu me procurer les originaux de ces deux observations, et dois me contenter d'en reproduire le résumé d'après la thèse de Steiner et le travail de Sulzer.

OBSERVATION 70 (STEFFEN).

Ce cas concerne un enfant de six mois, présentant une fissure de l'arc postérieur de la cinquième vertèbre lombaire. A la partie inférieure de la région dorsale, une crête osseuse divise le canal vertébral

1. STEFFEN. — *Jahrbuch f. Kinderheilkunde*, 1890, XXXI, p. 428.
2. BENEKE. — *Festschrift f. E. Wagner*, etc. Leipzig, 1888.

et la moelle ; mais la moelle n'est pas divisée en deux parties symétriques ; il n'y a qu'une petite partie de la moitié gauche qui s'isole du reste de la moelle, la corne antérieure et le cordon antérieur gauches. Mais, plus loin, ce cordon gauche peu à peu devient plus volumineux, plus complet, tandis que finalement le droit diminue et ne devient qu'une sorte d'appendice.

Il est bien probable que, dans ce cas de Steffen, l'asymétrie des deux moitiés médullaires doit être tout à fait analogue à ce que nous avons vu dans le cas précédent. Peut-être même y a-t-il eu fermeture complète d'une des deux demi-ébauches en tube et fermeture incomplète de l'autre côté, de sorte que l'auteur aura cru voir du côté complètement refermé, ainsi que nous l'avons déjà vu plusieurs fois, une surabondance de substance grise, tandis que du côté resté étalé à plat, la colonne grise étalée aura été prise par lui pour la corne antérieure dans le cordon antérieur. Ce qui semble donner quelque appui à cette supposition, c'est qu'un peu plus bas, les rôles se renversent, et la moitié gauche, jusque-là incomplète, se complète, tandis que l'autre moitié diminue.

L'observation de Beneke est encore plus succinctement résumée par Steiner.

Observation 71 (Beneke).

Fissure de la moelle, divisée en deux moitiés asymétriques. En un point du sac, les méninges s'appliquent directement au tissu épidermoïde, et il y a une transposition de ce dernier jusque dans la moelle, par la fissure. C'est la *membrana reuniens* qui a été troublée dans son évolution et a divisé asymétriquement la moelle.

D'après Sulzer, Beneke fait observer que, dans les cas comme le sien, on ne peut pas faire entrer en ligne de compte la constitution double originelle de la moelle. Je regrette vivement de n'avoir pu me procurer cette observation, qui ne doit probablement pas justifier cette assertion de l'auteur.

Je résume ici l'observation III de Wieting [1], que l'auteur a intitulée : « Méningocèle lombo-sacrée avec division de la moelle, »

---

1. WIETING. — *Beiträge z. kl. Chir.*, 1899, XXV, n° 1, p. 40.

mais que je crois bien plutôt être une myéloméningocèle avec
division du segment médullaire afférent et interposition d'une
épine ostéo-cartilagineuse; mais c'est seulement le point où
existe la division qui nous intéresse, et dans ces conditions cette
observation peut très bien trouver ici sa place.

OBSERVATION 72 (WIETING, III).

Enfant de trois semaines, avec une hydrocéphalie qui s'est fortement accrue depuis la naissance, si bien que la tête de l'enfant a
atteint les proportions d'une tête d'adulte. Paralysie des membres
inférieurs et de la vessie. Tumeur sacro-lombaire, large comme la
paume de la main, macérée à son sommet. Meurt d'épuisement.

La fissure rachidienne commence au niveau de la dernière vertèbre
dorsale et va jusqu'à la fin du rachis. Les arcs sont très rudimentaires, et la fissure a une largeur allant jusqu'à 4 centimètres. La
tumeur, qui mesure 5 centimètres sur 4, siège au niveau des quatre premières vertèbres lombaires. La peau tout autour est normale, mais
très pileuse. Au sommet de la tumeur, le tégument est macéré; mais,
au microscope, on trouve de l'épiderme plus ou moins nécrosé sur
toute la hauteur. Puis vient une couche conjonctive assez épaisse,
infiltrée de pus, de même que les méninges sous-jacentes.

La moelle offre les particularités suivantes. Dans la région dorsale
supérieure, la corne grise latérale est augmentée de longueur. La
fissure médiane postérieure est en partie occupée par une masse
névroglique, fibrillaire, épaisse, offrant des îlots épars de cellules
cylindriques, et cette masse écarte les cordons postérieurs et les
cornes postérieures.

Au niveau de la douzième dorsale, la bifurcation commence : deux
cordons médullaires, arrondis, restent d'abord juxtaposés, puis, en
arrivant à la première vertèbre lombaire, s'écartent. A ce moment,
on voit s'élever entre eux un prolongement ostéo-cartilagineux,
formant sur la ligne médiane une sorte d'éperon, qui part de
la première vertèbre lombaire et du disque intervertébral sous-
jacent. Cette épine, épaisse d'environ 2 millimètres, contient deux
noyaux ossifiés. Il n'a pas été malheureusement possible de savoir
s'il existait une continuité entre l'extrémité de cette épine et
l'extrémité mousse d'un des arcs latéraux voisins. Au point où
commence la division, la pie-mère se partage et enveloppe chacun
des cordons, tandis que la dure-mère va, de chaque côté, s'accoler
directement à l'épine médiane, et il devient impossible de la différencier du périchondre épaissi.

Au commencement de la division, la masse de névroglie qui occupe le sillon médian postérieur et va jusqu'au canal central, s'élargit progressivement; on y trouve des lacunes de plus en plus étendues et tapissées d'épithélium cylindrique. Ces lacunes communiquent largement avec le canal central. Dans le sillon médian antérieur, on trouve un prolongement de la pie-mère, qui finit par fusionner avec la masse névroglique du sillon postérieur. C'est la commissure antérieure qui dure le plus longtemps, formant une barrière entre le tissu pie-mérien de la fissure antérieure et la masse névroglique du sillon postérieur. De bonne heure, il s'est formé dans la moitié gauche un cordon arrondi de cellules cylindriques, avec une lumière centrale, qui va de la cloison pie-mérienne vers la partie centrale du cordon. Du côté droit, on voit une large fissure tapissée en parties de cellules cylindriques, et dans laquelle pénètre la névroglie, puis, plus bas, cette fissure se transforme en canal.

Avant la division, les cordons antérieurs et la partie antérieure des cordons latéraux avaient leur aspect normal, tandis que les cordons postérieurs n'étaient qu'à peine indiqués. De même pour la substance grise, les cornes antérieures étaient les mieux formées, mais contenaient peu de cellules et beaucoup de tissu névroglique à larges mailles. Après la division, les parties normales de la moelle occupent dans chaque moitié les trois quadrants antéro-interne, antéro-externe et postéro-externe. Quant au quadrant postéro-interne, il est formé par une substance qui se colore fortement au Weigert-Pal, et où on reconnaît une corne antérieure et un cordon antérieur rudimentaires.

Il faut remarquer aussi la torsion que subissent ces deux moitiés autour de leur axe longitudinal. On pourrait dire que de la cloison pie-mérienne intermédiaire part, de chaque côté, un prolongement qui pénètre dans la fissure antérieure, de sorte que les deux sillons médians antérieurs et les deux canaux centraux qui leur font suite sont situés transversalement, de même, bien entendu, que les cornes antérieures et les cordons antéro-latéraux. Cette torsion ne fait que s'accentuer, si bien qu'à la fin, les deux sillons médians antérieurs sont obliquement dirigés en dehors et en avant, tout en partant toujours du milieu du côté interne pour chaque moitié.

Plus bas, les deux cordons vont se rejoindre, en se perdant dans la paroi postérieure à laquelle ils s'accolent.

Je laisse de côté cette dernière partie de l'observation, qui n'eût fait que confirmer l'opinion émise plus haut sur ce cas; il doit s'agir ici d'une myéloméningocèle avec diastématomyélie du segment médullaire afférent et interposition d'une épine

ostéo-cartilagineuse. Les points que je tenais à relever sont tous
dans la première partie de l'observation. Ici encore, dans la
région dorsale supérieure, loin au-dessus de la division médullaire et de la fissure vertébrale, on trouve des troubles dans
la soudure de la commissure postérieure, qui ne s'effectue
pas, tandis qu'une masse d'apparence névroglique s'amasse
dans le sillon médian postérieur et repousse en dehors les cordons postérieurs.

Mais un détail que nous donne incidemment l'auteur va nous
éclairer sur la véritable nature de cette masse névroglique.
« Cette masse présente des îlots épars de cellules cylindriques. »
Déjà nous avions vu une disposition semblable dans la méningocèle postérieure accompagnant un myélocyste aréal, et nous
avions admis que cette méningocèle postérieure n'était autre
chose que la fusion, en arrière de l'area, des parties latérales de
la zone épithélio-séreuse. Ici nous retrouvons une interprétation
analogue : chacune des moitiés de l'ébauche médullaire, étalées
jusque-là à plat, a subi un mouvement d'enroulement analogue
au mouvement normal, mais qui, au lieu d'aboutir à la soudure
des bords externes de l'ébauche se refermant pour former un
tube, a amené pour chaque demi-ébauche le contact et la soudure de son bord externe avec son bord interne; la zone épithélio-séreuse, partant du bord externe de chaque demi-ébauche,
se réfléchit en arrière et forme en partie la cloison intermédiaire. Or, nous savons que sur la zone épithélio-séreuse on
trouve des îlots de cellules cylindriques; dans l'épaisseur de
cette cloison, formée par l'adossement des deux zones épithélio-
séreuses, on devra trouver ces mêmes îlots d'épithélium cylindrique, et leur présence fournit un argument de plus en faveur
de notre hypothèse.

D'ailleurs, plus on avance et plus cette masse névroglique
s'épaissit, et plus on y trouve des lacunes tapissées d'épithélium
cylindrique. De plus, ces lacunes communiquent largement avec
le canal central (privé de paroi postérieure), ce qui vient encore
à l'appui de notre manière de voir.

Quant à la formation des canaux centraux dans chaque moitié, elle nous paraît être ici très instructive. Le canal, dans la moitié gauche, forme une fissure allongée transversalement et allant de la cloison pie-mérienne vers la partie centrale du cordon. Même, du côté droit, il n'y a d'abord qu'une fissure tapissée en partie de cellules épithéliales cylindriques, et ce n'est qu'un peu plus bas que cette fissure se referme en canal. On ne peut mieux représenter ce que nous avons appelé la ligne de soudure, suivant laquelle l'ébauche ou mieux la demi-ébauche se replie sur elle-même en formant la fissure qui figure le canal central, et en amenant au contact ses bords interne et externe. Et pour mieux compléter cette démonstration, nous voyons un peu plus loin que les deux cordons représentant les deux moitiés de la moelle ont subi un mouvement de torsion tel que les deux sillons médians antérieurs, partant de la cloison intermédiaire, sont transversaux, aboutissent chacun au canal central, qui continue sa direction, et que la corne antérieure et le cordon antéro-latéral ont aussi une direction transversale. De telle sorte que la corne postérieure se recourbe bien dans le quadrant postéro-externe, et que ce qu'on voit dans le quadrant postéro-interne ce n'est pas, comme le croit Wieting, une corne antérieure et un cordon antérieur rudimentaires, mais la fin de la corne postérieure, et le cordon postérieur, s'étendant de dehors en dedans, en arrière de la ligne de soudure.

Entre les deux cordons médullaires s'élève une épine ostéo-cartilagineuse, sur laquelle je veux faire une remarque. Si on étudie cette épine depuis son origine, en haut, et qu'on la suive sur les coupes successives jusqu'à sa disparition en bas, on voit qu'à ses deux extrémités, supérieure et inférieure, elle est formée par du tissu conjonctif. Puis vient du cartilage, et ce n'est que tout à fait au centre qu'on trouve des noyaux osseux. Quant à l'enveloppe fibreuse de l'épine, Wieting ne l'attribue pas du tout à une réflexion, un prolongement de la dure-mère. Il dit expressément que la dure-mère va de chaque côté s'accoler au périchondre épaissi, et qu'il devient impossible de l'en distinguer. Or, ce périchondre n'est autre chose que la zone conjonctive périphérique dont je constatais tout à l'heure l'existence.

c) DIASTÉMATOMYÉLIE COMPLEXE, AVEC INTERPOSITION ENTRE LES DEUX DIVISIONS MÉDULLAIRES D'UNE MASSE MIXTE, FORMÉE PAR LE MÉLANGE D'ÉLÉMENTS HISTOLOGIQUE DIVERS, MAIS TOUS D'ORIGINE MÉSOBLASTIQUE. — Jusqu'ici nous avons vu, dans les diastématomyélies complètes, les deux moitiés de la moelle ou simplement accolées et ne présentant entre elles qu'un prolongement de la pie-mère, ou bien séparées par une cloison conjonctive, cartilagineuse ou osseuse. Dans les exemples que nous allons maintenant passer en revue, la masse interposée entre les deux divisions de la moelle sera plus complexe, et aux éléments précédemment indiqués d'autres viendront se joindre, notamment du tissu adipeux, des fibres musculaires, etc. Les exemples sont, dans cette catégorie, moins nombreux que dans les classes précédentes. Nous en trouverons assez, cependant, pour démontrer que les masses polyhistiques interposées se comportent absolument comme les masses connectives ou ostéo-cartilagineuses que nous avons déjà étudiées.

En premier lieu, dans quelques cas, la masse polyhistique en question coïncide bien avec la diastématomyélie, et cependant elle ne fait pas saillie entre les deux moitiés de la moelle. De même que nous avons vu des productions osseuses attenantes à la face postérieure des corps vertébraux faire, au niveau de la division médullaire, une saillie qui ne va pas jusqu'à l'interposition entre les cordons médullaires, de même, ici, la masse mixte pourra reposer sur la gouttière vertébrale sous la moelle en voie de division qu'elle paraîtra repousser en arrière, mais ne constituera pas, à proprement parler, une cloison entre les deux moitiés de la moelle.

Dans l'observation dont Rosemberg a fait le point de départ de sa thèse inaugurale [1], et que nous avons déjà reproduite à la page 243, on voit, au-dessous du niveau de la diastématomyélie, le sacrum, dont la paroi postérieure est fissurée, mais dont les corps sont intacts, offrir une courbure lordotique très marquée. Sur la face postérieure des derniers corps sacrés, entre eux et la

---

1. ROSEMBERG. — *Loc. cit.* Inaug. Diss. Fribourg, 1890.

dure-mère repoussée en arrière, on trouve une masse épaisse fibro-lipomateuse, qui remplit toute la courbure du sacrum.

Dans une autre observation que nous connaissons déjà, l'observation I de Wieting (voir p. 288), « la moelle, avec ses méninges, est repoussée loin de la face postérieure du corps vertébral, par un énorme plexus veineux; du périchondre, vers la partie moyenne du corps, part un cordon épais, qui va jusqu'à la dure-mère. Celle-ci à ce niveau forme un anneau épais... La moelle se trouve ainsi repoussée en arrière. A l'intérieur des méninges, la moelle est divisée en deux parties par une cloison pie-mérienne. »

Dans le fait rapporté par Pillet[1], la disposition de la masse polyhistique, comme d'ailleurs sa constitution, étaient tout à fait différentes. Elle s'étendait depuis le canal central, ouvert, jusqu'à la portion postérieure des méninges. Malheureusement, c'est une pièce enlevée du rachis qui a été examinée dans ce cas, et il est difficile de savoir si en avant de la moelle la masse ne se prolongeait pas. Puis, les termes dans lesquels la communication a été faite laissent quelques doutes sur plusieurs points de la description anatomique.

OBSERVATION 73 (PILLIET).

Enfant de trois ans, mort de phénomènes athrepsiques, après des manifestations de syphilis héréditaire. Spina bifida dorsal, fluctuant, translucide, dont la réduction amenait des cris et des convulsions.

Sur la moelle, une tumeur du volume d'une aveline est appendue au centre du canal épendymaire, largement ouvert, par un pédicule grêle et contourné. Au-dessous de la tumeur, la moelle, très diminuée de volume, se continue au lieu de se perdre dans la poche, comme c'est le cas pour beaucoup de spina bifida. Au-dessus de la tumeur, le canal de l'épendyme est dilaté assez largement, de contour irrégulier; son épithélium est en place. Rien à noter pour les cordons blancs. Les cornes postérieures sont toutes les deux élargies, au point de dépasser le volume des cornes antérieures. Elles sont régulières et symétriques; la névroglie y est aréolaire avec des fibrilles isolées, circonscrivant des vacuoles. Au niveau du pédicule, on voit que *la*

---

1. PILLIET. — *Mém. de la Soc. de biologie*, 1888, 8ᵉ s., t. V, p. 753.

moelle est séparée en deux moitiés symétriques, parce que la dilatation du canal de l'épendyme a isolé les deux parties, en avant et en arrière. Le canal de l'épendyme, dilaté excessivement, fournit un prolongement qui s'insinue dans la tumeur et forme un petit kyste avec un trajet dans l'épaisseur du pédicule; ce dernier est formé de deux artérioles assez volumineuses et d'une natte de fibres nerveuses sans myéline. La moelle présente cet état aréolaire de la névroglie déjà noté, très marqué au niveau des cornes postérieures. Les cordons aussi sont envahis, et les deux substances, blanche et grise, se confondent par places. Les cornes antérieures ne paraissent pas lésées, seulement le groupe des grosses cellules de la colonne de Clarke se trouve au bord de l'épendyme dilaté, sous l'épithélium, de chaque côté de la corne postérieure, comme s'il avait glissé en arrière. Sur les coupes, au niveau de la tumeur, la moelle présente la même disposition, la colonne de Clarke reste toujours en arrière. L'épendyme, largement béant, est revêtu de son épithélium, qui se continue sur la tumeur. Celle-ci, dans sa portion externe, présente à considérer une mince bande que nous décrirons d'abord, parce qu'elle n'a pas les caractères du reste du néoplasme. Elle est constituée par du tissu fibro-adipeux, avec des fibres musculaires striées, dispersées en faisceaux grêles, et de nombreuses artérioles pelotonnées formant par place de véritables petits îlots d'angiome. Des faisceaux nerveux, représentant sans doute la racine postérieure, dont ils ont en tout la disposition, traversent ce tissu. Le reste de la tumeur est formé de deux masses mamelonnées ayant entièrement le même aspect que le tissu névroglique altéré des cornes postérieures; il est parcouru par un réseau de capillaires fins; on y voit en quelques points des amas de cellules araignées, quelques-unes sont nucléées et fort difficiles à distinguer des cellules nerveuses vraies. Le kyste que nous avons signalé forme un cul-de-sac en ampoule dans la partie supérieure de la tumeur. La moelle, au-dessous de la tumeur, est diminuée de volume. Pourtant, elle paraît entièrement reconstituée, et les altérations n'y sont que quantitatives. Les deux cornes y sont en place, l'épendyme est normal. Il n'y a pas de dégénérescence visible, même par le procédé de Weigert.

Il semble bien que, dans ce cas, l'auteur a décrit, sans le savoir, un cas de diastématomyélie. La description, malheureusement, est bien incomplète. Il dit bien qu'au niveau du pédicule de la tumeur, la moelle est séparée en deux parties symétriques. De plus, la description très vague des deux moitiés indique bien qu'à ce niveau, et un peu au-dessus, les cordons postérieurs ont cet aspect névroglique que nous leur avons vu plusieurs fois dans des circonstances analogues. Il n'est pas jusqu'à la dilatation du canal central au-dessus de la tumeur et aux modifications indiquées pour la substance grise qui ne confirment la probabilité d'une diastématomyélie.

La masse interposée entre les deux cordons médullaires est formée de deux parties différentes. L'une est constituée par du tissu fibro-adipeux, avec des fibres musculaires striées, dispersées en faisceaux grêles, et de nombreuses artérioles pelotonnées, formant par places de véritables petits îlots d'angiomes. C'est bien là la masse polyhistique avec des éléments conjonctifs, adipeux, musculaires et vasculaires, voire même angiomateux ou du moins télangiectasiques. Quant au reste de la tumeur, avec ses masses de tissu névroglique et son kyste, il me paraît constitué par l'adossement des deux zones épithélio-séreuses, suivant le mode que nous avons si souvent indiqué.

Pilliet rapproche de son cas une pièce du musée Dupuytren, au sujet de laquelle une communication avait été faite par Rayer et Ball [1], et où un spina bifida sacré laissait passer une tumeur volumineuse, causée par une hypergénèse de la substance grise de la moelle épinière. Il s'agit, dans ce cas, d'une tumeur solide, faisant issue par la fissure d'un spina bifida sacré inférieur; dans cette tumeur solide, mamelonnée, Robin a trouvé des myélocystes, et cette découverte lui permet d'affirmer que la tumeur est bien formée par de la substance grise. Malgré cette affirmation, je crois prudent de garder sur ce cas la réserve la plus complète.

Je reproduis ici, en le résumant aussi complètement que possible, de façon à ne laisser dans l'ombre aucun des faits essentiels rapportés par l'auteur, une observation de Muscatello [2], qu'il donne comme un fait de spina bifida occulta lombaire, et qui, en réalité, est un fait de diastématomyélie complexe avec interposition d'une masse de structure essentiellement polyhistique. Malheureusement, dans cette observation,

---

1. RAYER et BALL. — *Mém. de la Soc. de biologie*, 1863, 3ᵉ s., t. V, p. 117.
2. MUSCATELLO. — *Loc. cit. (Arch. f. kl. Ch.*, 1894, t. XLVII, p. 258).

Muscatello a négligé complètement l'étude de la moelle et de sa division, qui, dit-il, sera faite dans un travail, à paraître ultérieurement, par le professeur Bonome. Je n'ai pu malheureusement trouver aucune trace de ce travail, et nous devrons nous contenter des détails très courts que Muscatello a donnés au courant de son observation sur l'état de la moelle.

OBSERVATION 74 (MUSCATELLO, XXIII).

Spina bifida occulta thoraco-lombaire ; kyste dermoïde dans le canal vertébral ; diastématomyélie.

Enfant (fille) de cinq mois, portant sur la région dorsale une tumeur grosse comme le poing, formée de quatre lobes irréguliers, qui paraissent limiter une place centrale, grosse comme une pièce d'un pfennig. De ces quatre lobes, le plus gros, à gauche, est réniforme. Les trois autres, à droite, sont plus petits et ovalaires. Ils sont recouverts par la peau qui, à la base de chaque lobe, a son aspect normal, mais qui, à mesure qu'on approche du sommet, devient de plus en plus luisante, tendue, amincie, translucide, nacrée et même un peu érodée. Dans les sillons entre les lobes, la peau a plutôt l'aspect d'une muqueuse. Sa surface devient rouge et humide, elle laisse sourdre de la sérosité citrine et présente çà et là de petits coagulats puriformes.

Les quatre lobes sont très mous et fluctuants. Ils sont partout translucides ; la pression n'arrive pas à diminuer leur volume. Comme on ne sent pas très nettement les apophyses épineuses, on ne peut situer précisément la tumeur. Mais, en prenant les côtes comme point de repère, on établit avec quelque vraisemblance que la tumeur siège entre la cinquième et la dixième vertèbre dorsale. Dans l'enfoncement en forme d'entonnoir qui se trouve entre les lobes, on sent deux petites saillies osseuses, dures, formant des sortes d'éperons qui font saillie en arrière, horizontalement. Entre les deux, on sent un tissu mou, élastique, qui offre des pulsations assez fortes, isochrones aux pulsations cardiaques.

Dans la région lombaire, à la hauteur des quatrième et cinquième arcs postérieurs, on trouve une place arrondie, médiane, grosse comme une pièce d'un mark, recouverte de peau mince, gris perle, avec, autour, des traînées blanchâtres qui rayonnent et lui donnent l'aspect d'une cicatrice. Là, on sent, à la place des arcs, une petite dépression, qui admet la pointe du doigt et est bordée par un rebord osseux un peu saillant. 3 centimètres au-dessus de l'anus, on trouve une fovea coccygea bien déprimée, avec une couronne de poils longs de 1 centimètre, et, profondément, la peau parait soudée aux os sous-jacents, qui semblent intacts.

L'enfant est en bon état; pas de paralysies; aucun trouble sensible ni trophique.

Le diagnostic porté est celui de méningocèle, mais il parait douteux.

Opération le 4 novembre 1892. Incision de deux lambeaux latéraux, qui permettent de dégager à leur base les quatre lobes, constitués par du tissu cellulaire très lâche, œdémateux, et avec de nombreux kystes. La peau, soudée aux éperons du centre, est détachée à sa face profonde et enlevée; on voit alors une fissure longue et étroite, au bord droit de laquelle appartiennent les saillies osseuses sus-mentionnées. Suture. L'enfant présente des signes de méningite et meurt le quatrième jour.

Autopsie. — Lésions méningitiques. Au niveau de la fissure, *le canal central médullaire est très élargi, et immédiatement au-dessous commence une division de la moelle.*

Lésions d'hydrocéphalie légère.

Du côté du rachis, le nombre des vertèbres est normal. Les corps vertébraux, en général, sont courts et larges, et ont, surtout dans la région dorsale, une forme irrégulière. Les arcs, dans la région cervicale, sont normaux. Les deux premières vertèbres dorsales sont proéminentes et plus épaisses qu'à l'état normal. De la troisième à la dixième dorsale, les moitiés latérales de chaque arc postérieur, au lieu de se diriger en dedans pour se réunir sur la ligne médiane, se dirigent presque horizontalement en arrière et se soudent les uns aux autres pour former une sorte de bord mousse de chaque côté. Ces deux bords circonscrivent un orifice ovalaire allongé, dont la plus grande largeur ne dépasse pas 19 millimètres, et qui est obturé par une plaque ostéo-cartilagineuse, unie à droite au bord mousse, mais, à gauche, ne venant au contact du bord que jusqu'à la cinquième dorsale, tandis que plus bas, jusqu'à la dixième, elle reste séparée de ce bord par une fissure qui donne accès dans le canal vertébral. Cette plaque, un peu convexe en arrière, porte sur sa face postérieure des saillies à noter. Elle est percée en haut et à droite d'un petit orifice ovalaire qui conduit dans le canal vertébral, mais est obturé par une masse jaunâtre faisant saillie dans le canal, et sur la nature de laquelle nous reviendrons plus loin. A sa partie moyenne, cette face postérieure porte deux petites saillies ostéo-cartilagineuses, qui, placées de chaque côté, limitent une surface en forme de selle, occupée par une masse molle. De chacune des extrémités de cette surface en forme de selle part un petit canal très fin, qui se réunit au canal

opposé et forme un canal unique débouchant dans le canal vertébral. Ces canaux sont occupés par des prolongements du tissu mou
qu'on trouve sur la selle. Au microscope, on voit que ce tissu est
formé par une enveloppe de tissu cellulaire lâche, recouvrant de
nombreux faisceaux musculaires striés, des vaisseaux également
nombreux, parmi lesquels on distingue une artériole assez volumineuse. C'est sans doute cette artériole dont on sentait les pulsations
pendant la vie. Il y a, en outre, de nombreux filets nerveux. Ceux-ci
se réunissent en un ganglion qui rappelle la structure des ganglions
spinaux.

Les arcs des deux dernières vertèbres dorsales et de la première
lombaire convergent sans se réunir complètement. Les parties latérales de ces arcs sont seules ossifiées, leurs parties médianes restant
cartilagineuses. La fissure, sur la ligne médiane, est obturée par une
membrane fibreuse souple. L'arc postérieur de la troisième lombaire,
cartilagineux au milieu, est cependant soudé. Pour les deux autres
vertèbres lombaires, il y a encore une fissure, qui est obturée par une
pièce osseuse irrégulièrement ovalaire, longue de 21 millimètres et
large de 17, épaisse de 1 centimètre, qui fait saillie comme une épine
dans le canal vertébral. Sur le bord supérieur gauche de cette pièce,
on voit une échancrure par laquelle passe un vaisseau assez volumineux, entouré de tissu fibro-adipeux. A l'extrémité inférieure de la
même pièce osseuse, on trouve un orifice, sur la ligne médiane, dans
lequel se prolongent les parties molles voisines. Ces parties molles,
au microscope, sont formées de tissu cellulaire avec de nombreux
vaisseaux et des fibres musculaires striées, isolées ou groupées
sans ordre.

Quant à la masse jaunâtre qui faisait saillie dans le canal vertébral
par un orifice de la plaque ostéo-cartilagineuse, au niveau de l'arc de
la quatrième dorsale, elle était de forme ovalaire, bien limitée, et
laissait reconnaître, à la coupe, une capsule molle jaunâtre, avec un
contenu granuleux, dans lequel on trouvait des poils blonds de un
demi à un centimètre de long. Au microscope, ce contenu granuleux
était formé de cellules nombreuses, arrondies, dépourvues de noyaux,
formant des amas, ne se colorant pas par les moyens ordinaires, puis
de cellules plates, avec un noyau se colorant bien, de poils fins et
des cristaux de cholestérine. La capsule était formée de tissu cellulaire
fibrillaire lâche, formant une première couche, puis d'une deuxième
couche de tissu fibrillaire épais, avec des fibres musculaires lisses,
isolées, des follicules pileux et des glandes sébacées et sudoripares;
enfin, d'une couche interne de cellules épithéliales, les plus profondes polygonales, avec un noyau se colorant bien, tandis que les plus
superficielles étaient plates et avaient un noyau se colorant mal. Cette

dernière couche représente bien, sauf les bourgeons interpapillaires absents, une couche épidermique cutanée. Il s'agit donc ici d'un véritable kyste épidermique.

Le canal vertébral offre un calibre variable; le canal médullaire central dilaté occupe une bonne partie de ce canal vertébral.

Ce cas, ajoute Muscatello, offre de nombreuses particularités intéressantes. D'abord, il faut noter les altérations osseuses du rachis, puis à ces altérations se joint un fait qui, à sa connaissance, n'a jamais été décrit nulle part, c'est la présence d'un ganglion spinal sur la surface dorsale des arcs vertébraux. Il permet de présumer que les premières ébauches osseuses se succèdent dans un ordre qui n'est pas encore nettement déterminé, et aussi que ce ganglion spinal a dû être repoussé en arrière par le myélocyste qui était formé à une époque où le rachis, par suite du retard de l'ossification, était encore ouvert à sa partie dorsale. Il faut noter encore la présence de formations hétérologues dans le canal vertébral, qui sont les manifestations diverses d'un même processus, la transposition des parties molles extra-rachidiennes dans l'intérieur du rachis.

Je dois dire que mon interprétation n'est pas absolument identique à celle que propose Muscatello. D'abord, il s'agit évidemment d'une diastématomyélie, l'auteur le déclare, et au-dessus de cette diastématomyélie, nous voyons la moelle former, par suite de la dilatation du canal central, un myélocyste, ce qui est le cas habituel. En arrière de ce myélocyste, et plus bas, en arrière de la diastématomyélie, nous voyons une masse polyhistique, dans laquelle nous trouvons, sans parler d'un kyste épidermique sur lequel nous allons revenir, du tissu fibreux, du tissu adipeux, des vaisseaux, des fibres musculaires généralement striées, et enfin des parties cartilagineuses et osseuses. Tous ces éléments, nous les avons déjà rencontrés dans d'autres cas, et il nous a semblé qu'avant la réunion des deux ébauches latérales destinées ultérieurement à former la gouttière médullaire, une cloison mésoblastique avait dû s'insinuer d'avant en arrière, entre ces deux ébauches, et empêcher leur réunion. Quand nous étudierons le spina bifida antérieur, nous verrons que

cette cloison peut même empêcher la réunion, la soudure
des deux moitiés initiales des corps vertébraux eux-mêmes.
Mais, dans les cas que nous étudions actuellement, cette cloison,
détachée sans doute de son point d'origine, ne reste interposée
qu'entre les ébauches médullaires proprement dites, et nous
avons vu également qu'elle pouvait aller adhérer soit aux bords
de la fissure osseuse, soit à la face profonde de la peau. Cette
cloison, purement mésoblastique au début, peut ensuite se
différencier en un ou plusieurs des tissus dérivant du feuillet
moyen du blastoderme, en tissu conjonctif, adipeux, muqueux,
en vaisseaux, en fibres musculaires, striées ou lisses, en tissu
cartilagineux ou osseux. Déjà, dans plusieurs cas, nous avons
vu cette cloison s'épanouir plus complètement à la face postérieure de la moelle que dans son épaisseur, ou à sa face antérieure, où elle peut, ou non, aller adhérer aux corps vertébraux.
Si on admet cette hypothèse, qui n'est que la suite logique de
notre schéma évolutif, tout, dans le cas de Muscatello, devient
facilement explicable. Comme dans les cas de diastématomyélie que nous avons déjà étudiés, la cloison mésoblastique
s'est développée d'avant en arrière, empêchant les deux demi-
ébauches latérales de la gouttière médullaire de se souder sur
la ligne médiane. Il en est résulté une diastématomyélie, et,
comme dans le cas de Theodor, les racines postérieures, sortant
de chaque demi-moelle au niveau de la ligne de soudure, se
sont trouvées rejetées en arrière, au niveau de l'espace séparant
les deux demi-moelles, et de la cloison occupant cet espace.
Or, les recherches de His, Duval, Balfour, Götte, nous ont
appris comment se développent les ganglions spinaux, aux
dépens de la crête neurale, formée elle-même par le pédicule
médullaire unissant les bords de la plaque médullaire au feuillet
ectodermique. Donc, ici, où il ne semble pas que la cloison
mésoblastique soit allée jusqu'à la peau, il n'est pas étonnant
que la crête neurale se soit trouvée placée entre l'extrémité de
cette cloison et le revêtement cutané. Les ganglions, ou du moins
un ganglion a pu se développer au-delà de la cloison. Puis,
quand cette cloison s'est différenciée, son extrémité seule a subi

la transformation ostéo-cartilagineuse, pas même son extrémité absolue, puisque au delà de la plaque ostéo-cartilagineuse nous trouvons encore du tissu connectif et des fibres musculaires striées. Quoi qu'il en soit, cette plaque ostéo-cartilagineuse, dans notre hypothèse, ne représente nullement la paroi propre du canal rachidien, mais seulement l'ossification terminale de la cloison allant adhérer, par son extrémité, à un des bords de la fissure divisant la *membrana reuniens*, et, plus tard, de la fissure osseuse. Rien d'étonnant, donc, à ce que ce ganglion spinal se trouve en dehors de cette pièce osseuse, et même sa présence à ce niveau deviendra un argument de plus en faveur de la théorie génétique que nous avons soutenue pendant tout le cours de ce travail, et que nous nous réservons d'exposer dans tous ses détails quand nous examinerons la genèse du spina bifida.

De cette longue étude sur les diverses formes de diastémato-myélie coïncidant avec un spina bifida, je ne veux, pour le moment, retenir que les points suivants : 1° Dans tous les cas que nous avons pu analyser, nous avons pu voir tous les faits observés concorder, et démontrer la réalité de ce que nous avons appelé notre « schéma évolutif ». La moelle se développe bien primitivement en deux ébauches symétriques, qui ici ne se sont pas réunies sur la ligne médiane pour former l'ébauche unique normale, étalée à plat ; lorsque ces deux demi-ébauches restent séparées et achèvent leur développement en restant étalées à plat, sans subir l'enroulement qui doit les transformer en tube, la malformation prend le caractère de la diastématomyélocèle, c'est-à-dire forme une myéloméningocèle dans laquelle le tissu médullaire de l'area est réparti de chaque côté de la ligne médiane et forme deux colonnes séparées. Mais si ces deux demi-ébauches subissent le mouvement d'enroulement qui, à l'état normal, aboutit à la fermeture en tube de la moelle, par suite peut-être de leur éloignement, elles n'arrivent pas à mettre leurs deux bords externes en contact pour former un tube unique. Pour chacune d'elles, son bord externe vient se mettre en contact avec son bord interne, soit directement, soit par l'intermédiaire d'une portion de la zone épithélio-séreuse, et la moelle se trouve ainsi constituée en deux tubes parallèles, séparés l'un de l'autre. La preuve de cet enroulement nous est donnée par la disposition de la substance blanche et de la substance grise, qui ne forment pas, comme on l'a cru jusqu'ici, toute une moelle de chaque côté avec ses éléments complets et, par conséquent, redoublés. Il n'y a dans chaque demi-moelle refermée en tube que les éléments qui se trouvent normalement dans chaque moitié médullaire ; seulement, de même que nous avons vu, dans la myéloméningocèle ordinaire, l'ébauche médullaire qui ne subit pas le mouvement d'enroulement normal, s'allonger et s'étirer pour ainsi dire, surtout dans le sens transversal, de même, ici, chaque demi-ébauche, avant de se refermer, voit ses éléments s'étirer dans le sens transversal. La corne antérieure occupe donc seule la paroi postérieure du tube quand il s'est refermé. Ce qui a pu faire croire aux auteurs qu'il se produisait dans chaque moitié un dédoublement ou, si on le préfère, un redoublement de chaque corne, et que, par exemple, il y avait dans chaque moitié deux cornes antérieures et deux cornes postérieures, c'est justement cette exagération dans le sens transversal de la corne antérieure étalée et se poursuivant de dedans en dehors, avec son tractus intermedio-lateralis, jusqu'à la périphérie externe de la moelle repliée en tube. De même, du côté dorsal, la corne postérieure s'étend toujours transversalement, mais cette fois de dehors en dedans, si bien que son extrémité regarde généralement vers la cloison intermédiaire. La ligne de soudure suivant laquelle les deux moitiés de l'area s'unissent, après que l'ébauche s'est repliée, est indiquée, d'une part, par l'orifice généralement en fente transversale plus ou moins allongée, tapissée d'épithélium cylindrique, qui joue ici le rôle de canal central, et la fente qui lui fait suite, et que la plupart des auteurs regardent comme représentant le sillon médian antérieur. Dans ce cas, ils considèrent l'extrémité terminale de la corne postérieure comme formant la deuxième corne antérieure, tandis que les deux cornes postérieures, suivant eux, sont constituées par ce qui nous représente, en dehors, l'extrémité terminale de la corne antérieure et le tractus intermedio-lateralis, d'une part, et, d'autre part, l'extrémité initiale de la corne postérieure. De même, pour les cordons blancs, ce qu'ils appellent les deux cordons antéro-latéraux, sont, en avant, le cordon antérieur et, en arrière, le cordon postérieur. La masse de substance blanche, située sur le bord externe, à l'extrémité du diamètre occupé par la fissure de soudure et le canal central, et que les auteurs nous donnent comme formée par les cordons postérieurs non dédoublés, n'est, à nos yeux, que le cordon latéral, isolé du cordon antérieur par l'extension exagérée de la corne antérieure.

Dans tous les cas de diastématomyélie complète, nous avons vu les deux moitiés de la moelle ou bien simplement accolées, réunies uniquement par une cloison pie-mérienne, ou bien séparées par une cloison de formation anormale, constituée par des tissus divers, mais tous dérivant du feuillet moyen du blastoderme. Nous verrons plus loin toute l'importance que prendront ces deux constatations, quand nous voudrons étudier l'embryogénie du spina bifida en général.

CHAPITRE VI

Méningocèle.

La méningocèle pure n'existe pas. Sa fréquence dans les anciennes statistiques, sa rareté de plus en plus grande dans les statistiques modernes. Sa définition: nécessité de l'intégrité médullaire. La plupart des observations publiées concernent des cas opérés où la moelle n'a pas été examinée. A l'autopsie, on trouve généralement un myélocyste ou une diastématomyélie. — Nécessité de maintenir la méningocèle comme forme clinique. — Méningocèle sacrée: sa fréquence. Elle est toujours liée à un myélocyste aréal terminal. — Méningocèle sacro-coccygienne: c'est une forme de ce que nous décrirons sous le nom de spina bifida occlusa.

Au point de vue anatomique pur, ce chapitre pourrait être supprimé ou, du moins, tenir en une ligne et être ainsi formulé: *la méningocèle, en tant que forme anatomique du spina bifida, n'existe pas*. Mais mon opinion sur ce point peut paraître tellement en opposition avec les idées généralement admises, qu'elle nécessite des explications.

Tout d'abord, si radicale qu'elle puisse paraître, mon opinion n'est que l'aboutissant logique des études antérieures, et c'est cette négation que devaient fatalement amener un jour les faits observés depuis que l'anatomie pathologique du spina bifida et de ses formes est suffisamment connue. Il est curieux, à ce sujet, d'observer les modifications successives apportées au pourcentage des méningocèles par rapport au total des différentes formes du spina bifida. Sans remonter trop haut, si nous prenons

la dissertation inaugurale de Reali [1], qui a simplement rassemblé
des observations et conservé, sans autre recherche critique, les
diagnostics anatomiques posés par les auteurs des observations,
on trouve, sur un total de 165 cas, 145 observations dénommées
« méningocèles », soit 87,8 o/o. Et certainement, si on prenait
comme point de départ un travail plus ancien, le pourcentage
pourrait être encore plus élevé. Ollivier [2] ne dit-il pas, par
exemple : « Le liquide de l'hydrorachis est ordinairement contenu
dans la cavité de l'arachnoïde, mais on en trouve toujours entre
cette membrane et la pie-mère... Dans quelques-uns des cas... il
est vraisemblable que l'accumulation de sérosité a eu lieu d'abord
dans la cavité de la moelle... On trouve le plus souvent la moelle
dans son état normal... » En d'autres termes, l'hydrorachis
externe est la règle et l'hydrorachis interne l'exception. Or, l'hydrorachis externe n'est pas autre chose que ce que les auteurs
qui ont suivi ont appelé « méningocèle ». J'estime donc que le
pourcentage de 87,8 o/o établi par le mémoire de Reali représente assez exactement la moyenne adoptée à cette époque.
Déjà, le Comité nommé par la Société clinique de Londres,
en 1885, sur 125 pièces étudiées dans divers musées, ne trouvait
que 10 exemples de méningocèles. Les auteurs ajoutent, il est
vrai : « On trouve si rarement des pièces de méningocèle dans les
musées, qu'on peut en conclure à la bénignité de cette forme
relativement aux autres formes plus fréquentes. » La raison
donnée ne paraît pas absolument satisfaisante, car la guérison
spontanée est rare, même pour les méningocèles, et les musées
ne contiennent pas que des pièces provenant d'enfants morts en
bas âge. Le pourcentage serait donc ici de 12,5 o/o (et non pas
27 o/o, chiffre que les auteurs allemands donnent les uns après
les autres). Vers la même époque, Taruffi (cité par Bockenheimer) donne le chiffre de 13 o/o.

Mais, en 1886, et la chose mérite d'être notée d'une façon
toute spéciale, Recklinghausen, parmi les cas si nombreux qu'il
a pu examiner personnellement, n'a pas trouvé un seul fait de

1. REALI. — Inaug. Diss. Zurich, 1874.
2. OLLIVIER. — Art. *Hydrorachis*, du *Dict. de méd.* Paris, 1837, t. XVI, p. 53.

méningocèle : « Même, pour les vraies méningocèles, dit-il
(p. 427), je ne puis donner mon opinion personnelle, n'en ayant
pas vu un seul cas. »

Parmi les auteurs plus récents, la plupart admettent que le
nombre des méningocèles est extrêmement restreint, et encore
les cas décrits n'ont été, presque tous, observés que cliniquement. Muscatello n'en a vu que 1 cas sur 13, Bayer pas un
seul sur 12 observations. Seul, Hildebrand[1] en rapporte
6 observations. Mais, d'abord, sur ces 6 pièces, il y en a 5
qui provenaient d'opérations et pour lesquelles l'état de la
moelle au niveau de la méningocèle n'a pas été examiné, et la
sixième, dont nous reparlerons plus loin, présente justement
des altérations médullaires telles qu'elle ne peut être classée à
coup sûr parmi les méningocèles.

En effet, quelle définition pourrions-nous donner de la méningocèle? Éliminons d'abord, cela va sans dire, tous les cas de
myéloméningocèle ou de rachischisis que les anciens auteurs
considéraient comme une méningocèle rompue. Éliminons de
même, parmi les spina bifida cystica, tous les cas où la méningocèle est superposée à une myélocystocèle, et que nous avons
déjà décrits sous le nom de myélocystoméningocèles; tous ceux
également où la hernie que font les méninges à travers une
fissure vertébrale recouvre, sous cette fissure, une division de la
moelle, une diastématomyélie, les cas, en un mot, que nous
avons déjà étudiés sous le nom de diastématomyéloméningocèles. Pour nous résumer, nous dirons que, parmi les méningocèles pures, on ne peut classer aucun des cas de spina bifida
dans lesquels la moelle présente une altération évolutive, myélocyste ou diastématomyélie. Et ces considérations nous conduisent fatalement à la définition suivante : *la méningocèle est cette
forme de spina bifida dans laquelle, sous un revêtement cutané
normal ou à peu près normal, la fissure osseuse laisse passer
une hernie méningée et recouvre, au fond de la gouttière vertébrale, une moelle absolument normale.* Or, nous verrons, si

1. HILDEBRAND. — *Deutsche Zeitschr. f. Chir.*, 1893, p. 460.

nous passons en revue les observations un peu récentes de méningocèles, qu'aucune ne remplit ces conditions. De plus, quand nous étudierons la pathogénie du spina bifida et de ses différentes formes, force nous sera de reconnaître que, au point de vue anatomique tout au moins, la méningocèle pure ne peut pas exister.

Je laisse de côté les auteurs qui ont écrit avant les travaux de Recklinghausen. Je rappelle d'abord ce fait que Bayer n'a jamais rencontré de méningocèle dans les divers cas qu'il a observés et opérés [1].

De Ruyter, dans le travail que nous avons déjà cité, rapporte 7 cas de méningocèles spinales, mais 2 seulement ont été l'objet d'un examen anatomique. Or, le premier cas, celui qui fait le sujet de son observation II, a déjà été donné par nous comme un exemple de diastématomyélie, et, en effet, c'est un cas très net de diastématomyélioméningocèle. Quant au deuxième (obs. IX), voici en quels termes est relatée l'autopsie :

OBSERVATION 75 (DE RUYTER, IX).

Méningocèle sacrée. Mort sans opération. Autopsie. Méningite suppurée : la peau qui recouvre la méningocèle est intacte macroscopiquement. La figure 2 représente une coupe médiane antéropostérieure du rachis et du kyste méningé, lequel est rempli de pus. *La moelle est plus longue qu'à l'état normal. Elle va jusqu'à l'extrémité du sacrum. Au niveau de la méningocèle, la moelle et ses enveloppes sont parfaitement normales.*

Mais si on se reporte à la figure 2 de la planche II, on constate que non seulement la moelle a l'excès de longueur reconnu par l'auteur, mais encore qu'au niveau du spina bifida et au-dessus, elle est augmentée de volume et que son canal central est notablement dilaté. De sorte que nous avons affaire ici à un myélocyste terminal, et qu'il s'agit bien d'une myélocystoméningocèle.

Quant aux autres observations classées comme méningocèles,

[1]. BAYER. — *Prag. med. Woch.*, 1889, n° 20; *Ibid.*, 1890 n° 5; *Ibid.*, 1891, n°° 28-30.

il est difficile, en l'absence de tout examen anatomique, de leur donner une interprétation quelconque. Cependant, pour les observations VI, VII et VIII, de Ruyter fait observer lui-même que le spina bifida s'accompagnait de troubles trophiques graves, et bien que l'éclairage par transparence n'ait permis de reconnaître dans les tumeurs aucune ombre suspecte, on pourrait penser que la moelle prenait quelque part à la malformation (p. 89).

Je n'ai tenu aucun compte de l'observation X, parce que la méningocèle sous-occipitale recouvrait une encéphalocèle. Quant à l'observation XI, méningocèle opérée et guérie, elle n'a donné lieu à aucun examen anatomique.

L'observation de Schmielan[1], celle de Beckmann, rapportée dans sa thèse par Schmielan, sont des pièces opératoires qui n'ont pas permis l'examen approfondi de la moelle. Je pourrais en dire autant des cas nombreux qui, rapportés par des chirurgiens, n'ont pas donné lieu consécutivement à une autopsie. Ils sont trop nombreux pour que je veuille les énumérer ici.

Dans son mémoire cité plus haut, Hildebrand rapporte 7 cas de méningocèle, 6 à la page 460, dans le corps du travail, et 1, à l'appendice, page 482. Des 6 premiers cas, 5 sont des pièces opératoires où la calotte excisée a seule été étudiée, sans que la moelle ait été examinée. Seule, l'observation IV a donné lieu à une autopsie complète. Nous la résumons ici.

OBSERVATION 76 (HILDEBRAND, IV).
Méningocèle.

Tumeur congénitale du volume d'un œuf d'autruche, occupant les régions lombaire inférieure et sacrée supérieure. A l'autopsie, ce qui restait du sac avait une surface lisse, luisante, mais au milieu on trouvait, au niveau d'un orifice correspondant aux premières vertèbres sacrées, une saillie ovalaire régulière, rougeâtre à sa surface, grosse à peu près comme l'ongle du petit doigt. Cette saillie n'est

---

1. SCHMIELAN. — *Ueber Spina bifida*. Inaug. Diss. Wurtzburg, 1889.

autre chose que la terminaison de la moelle. Celle-ci, à la coupe, paraît vascularisée et, au-dessus de la partie herniée, offre une cavité qui a 1 millimètre ou 1 millimètre et demi de diamètre et environ 2 centimètres de hauteur.

Bien que Hildebrand fasse de cette tumeur, dans la relation qu'il donne de ses recherches personnelles, un pelotonnement du filum terminale, il est facile, en consultant le protocole d'autopsie qu'il rapporte et même en se référant à sa figure 12, de reconnaître que la tumeur en question était bien un myélocyste terminal. Ce cas devrait donc être classé parmi les myélocystoméningocèles, et non pas parmi les méningocèles.

Le septième cas, celui de l'appendice, n'a donné lieu à aucun examen de la moelle. Mais même parmi les premières observations, celles auxquelles l'absence d'autopsie ne nous permet guère d'attacher une grande importance au point de vue qui nous occupe, Muscatello[1] fait remarquer que tout au moins les cas I et III ne doivent pas être des méningocèles, mais bien des myélocystocèles avec destruction de l'épithélium.

L'observation XIV de Muscatello (*ibid.*, p. 222) est intitulée « Méningocèle sacrée ». C'est le seul cas de méningocèle que l'auteur ait observée, alors du moins qu'il publiait ce premier mémoire. Mais, ici encore, il s'agit d'un cas opéré par lui, où aucun examen de la moelle n'a pu être fait.

Dans son deuxième mémoire, Muscatello publie, sous le n° XVII, une deuxième observation de méningocèle sacrée. Je tiens à en reproduire les principales parties.

OBSERVATION 77 (MUSCATELLO, XVII).

Enfant mâle d'un mois et demi ; à la naissance, tumeur du volume d'une noisette à la région sacrée ; depuis, cette tumeur a atteint le volume d'une mandarine. Elle est pourvue d'un pédicule épais et court. Elle est couverte d'une peau mince et rosée, qui, au sommet, devient encore plus mince et prend là l'aspect d'une cicatrice ayant les dimensions d'une pièce de 10 centimes, nacrée, bleuâtre par places et laissant transparaître un riche réseau vasculaire. Tumeur

[1]. MUSCATELLO. — *Arch. f. kl. Chir.*, 1894, t. XLVII, p. 221.

molle, fluctuante, difficilement réductible, se tendant pendant les cris et transparente. Fissure très petite, difficilement sensible au pôle supérieur de la tumeur. Le rachis paraît normal ; fossette coccygienne profonde. L'enfant est en bon état général. Léger diastasis des muscles droits abdominaux. La motilité et la sensibilité sont normales. Les fèces et les urines sont retenues. Diagnostic : méningocèle sacrée.

Opération. — A l'incision du sac, on voit sortir de l'orifice vertébral, qui était petit et admettait à peine le bout de l'index, un pédicule qui, incisé à son tour, se trouve contenir le cône terminal et la queue de cheval, sortant du rachis par l'orifice sus-mentionné, et se dirigeant d'avant en arrière, de telle façon que l'extrémité du cône venait s'attacher au sommet de la tumeur, au point où la peau prenait un aspect cicatriciel. Les nerfs de la queue de cheval s'attachent aussi à ce même point et suivent, toujours attachés à la paroi, sa courbe dans sa partie inférieure, et enfin, se réunissant au filum terminale qui, lui, suit exactement la ligne médiane, rentrent de nouveau dans le canal vertébral. Et comme la fin du cône terminal et quelques filaments nerveux étaient attachés à la paroi de telle sorte qu'il fût impossible de les libérer, il fallut disséquer une petite portion de la paroi au point où se faisait l'adhérence et réduire le tout dans le canal rachidien. Ablation du sac : suture à trois étages. Guérison par première intention.

Examen anatomique du sac. — La dure-mère ne se poursuivait dans les parois du sac que jusqu'à 1 centimètre et demi de la base et disparaissait complètement au sommet. Dans cette zone, la peau, mince, se trouvait intimement unie à la paroi du sac, constituée par l'arachnoïde.

La guérison a été complète et durable.

Est-il possible, réellement, de considérer comme une méningocèle pure ce cas, dans lequel l'extrémité de la moelle venait faire saillie à travers l'orifice osseux et adhérait à la paroi du sac ? Ne voit-on pas qu'il y avait là, certainement, une altération médullaire, un myélocyste aréal terminal dont l'allongement de la moelle bien au delà du niveau que normalement elle aurait dû atteindre, l'augmentation du cône hernié, son adhérence à la paroi du sac méningé, attestent l'existence, et n'est-il pas, dès lors, évident que ce cas rentre encore parmi les myélocystoméningocèles ?

Marchand, dans son article assez récent de la *Realencyclo-*

nédie[1], dit : « Dans ces cas où le sac rempli de liquide est uniquement formé par une hernie des méninges, on est autorisé à parler de méningocèle ou d'hydroméningocèle spinale. *Il résulte de l'exemple donné par Natorp que la moelle peut être fortement altérée, même en ne prenant aucune part directe à la formation de la hernie, de sorte que ces cas, au point de vue de leur genèse, se rapprochent étroitement des myélocèles.* » (Marchand appelle myélocèles les myélocystocèles de Recklinghausen.) On ne saurait dire d'une manière plus affirmative que les méningocèles ont la même genèse que les myélocystocèles. C'est exactement l'opinion que je soutiens ici, et c'est pourquoi je crois pouvoir affirmer qu'au point de vue anatomique, la méningocèle n'existe pas.

Les deux cas que Wieting *(loc. cit.)* qualifie de méningocèles, n'ont été examinés que cliniquement et n'ont pas subi l'épreuve de l'examen anatomique.

Bockenheimer[2], sur 63 cas examinés à la clinique de Bergmann, trouve 5 cas diagnostiqués comme méningocèles (soit 7,9 o/o). Mais il reconnaît que ces 5 cas n'ont été observés que cliniquement, et il ajoute : « Mais combien la confirmation par l'examen anatomique serait nécessaire, c'est ce que démontre un de nos cas, pour lequel le diagnostic de méningocèle avait été posé, et qui après la mort fut reconnue comme étant complexe : une myélocystocèle siégeait sous la méningocèle. Et, d'ailleurs, macroscopiquement, la distinction entre la paroi d'une myélocystocèle et celle d'une méningocèle est difficile, et seul l'examen microscopique permet, dans bien des cas, de faire cette distinction d'une façon certaine. L'existence de la méningocèle, comme forme propre du spina bifida (car sa combinaison avec la myélocystocèle est scientifiquement reconnue), a besoin d'être confirmée par des recherches anatomiques précises nouvelles, et on comprend parfaitement que Bergmann ait pu mettre son existence en doute. »

1. Marchand. — *Realencyclopädie der gesammten Heilkunde* (3ᵉ éd., t. XVIII, p. 445).

2. Bockenheimer. — *Arch. f. klin. Chir.*, 1902, LXV, n° 3, p. 718.

En somme, je crois qu'on peut admettre qu'anatomiquement la méningocèle pure n'existe pas, et qu'on ne peut la rencontrer que liée soit à un myélocyste, soit à une diastématomyélie. Dès lors, je ne crois pas très nécessaire de suivre les auteurs dans les discussions engagées sur la constitution de la méningocèle. Tandis que Recklinghausen admet hypothétiquement que la dure-mère ne prend aucune part à la constitution de la tumeur, du moins au niveau de son sommet, et que de Ruyter, dans ses cas, dit avoir toujours vérifié ce fait, au contraire, Hildedrand et Marchand veulent que la présence de la dure-mère dans toute l'étendue de la paroi soit possible, et Muscatello, qui a vu la dure mère s'arrêter à la base de la tumeur, avance avec raison qu'il ne faut pas, en pareil cas, se fier au diagnostic macroscopique, car rien ne ressemble plus à la dure-mère que l'arachnoïde épaissie par une inflammation chronique.

En réalité, dans tous les cas observés récemment, où une méningocèle compliquait soit un myélocyste, soit une diastématomyélie, on n'a jamais trouvé la dure-mère sur le sommet de la tumeur.

Par contre, si, en me plaçant à un point de vue strictement anatomique, je nie l'existence des méningocèles pures, au point de vue clinique, il deviendra nécessaire d'admettre leur possibilité. En effet, en clinique, la plupart du temps, il sera impossible de faire le diagnostic d'un myélocyste aréal ne donnant lieu à aucun trouble fonctionnel ou d'une diastématomyélie incomplète ou même complète. Nous serons donc forcés, dans ces cas, de nous en tenir au diagnostic de méningocèle, tout en sachant, aussi bien par l'anatomie pathologique que par la tératogénie, que la méningocèle pure n'existe pas, et que sous la hernie méningée qu'il nous est possible de diagnostiquer, existe certainement l'altération médullaire, myélocyste ou diastématomyélie, dont nous ne pouvons que soupçonner l'existence.

Sans vouloir apporter aucune restriction réelle à l'opinion générale que je viens d'émettre sur la non-existence anatomique des méningocèles vraies, il est cependant un point sur lequel je crois devoir m'arrêter. Certains auteurs modernes, qui reconnaissent la rareté des méningocèles, en arrivent à admettre que la méningocèle vraie ne peut se rencontrer que dans la région sacrée. « Il est probable, dit Bockenheimer (*loc. cit.*, p. 723), que la méningocèle est surtout fréquente dans la région sacrée. » Il y a en effet deux raisons, du moins deux raisons apparentes, qui pourraient être invoquées à l'appui de cette opinion. La première serait la disposition anatomique de la région. La moelle, en effet, ne descend pas normalement jusque dans le sacrum, et son extrémité inférieure s'arrête entre la première et la deuxième lombaire, et dans tous les cas ne va pas plus bas que le corps de la deuxième vertèbre lombaire. Donc, au-dessous, il n'y a plus que les méninges. On comprendrait dès lors, avec les anciennes théories du spina bifida, que, si une accumulation de liquide se faisait dans le cul-de-sac inférieur de la dure-mère, il pourrait se produire une hernie des méninges sans que la moelle fût intéressée. Mais les recherches de Trolard nous ont appris que la dure-mère ne descendait pas jusqu'à la partie inférieure du canal sacré. Elle s'effile en pointe et s'arrête au niveau de la deuxième pièce du sacrum. Plus bas, on ne trouve plus dans le canal sacré qu'un faisceau fibreux plein, le ligament antérieur de la dure-mère de Trolard, dont les faisceaux inférieurs descendent jusqu'à la dernière vertèbre sacrée, et même au coccyx. Si, avec Recklinghausen, nous admettons que les méningocèles ne comportent pas dans leur paroi de couche dure-mérienne, il n'en resterait pas moins que l'arachnoïde ne descend pas plus bas à coup sûr que la dure-mère, et même l'anatomie nous montre que son extrémité inférieure atteint moins bas encore que celle de la dure-mère, si on fait abstraction des prolongements fournis aux filets nerveux.

Donc, en admettant qu'une méningocèle pourrait se produire, la moelle et les méninges ayant leurs rapports normaux, cette méningocèle ne pourrait être que lombo-sacrée. Une autre question se présente : par quel orifice la méningocèle ferait-elle son issue ? On a cité des cas dans lesquels l'issue de la méningocèle paraissait se faire par les trous sacrés. Mais, dans ces cas, les trous sacrés étaient fortement augmentés de volume et plusieurs trous voisins pouvaient se trouver réunis. C'est cette disposition que nous trouverons, par exemple, dans une observation de Kroner et Marchand, que nous aurons l'occasion d'étudier à propos du spina bifida antérieur. Mais des trous agrandis, et surtout des trous réunis entre eux, constituent en somme une sorte de fissure, un défaut de développement de l'os. Pour le corps du sacrum, nous revenons donc à l'existence d'une fissure donnant issue à la méningocèle. Mais, alors, tout ce que nous avons vu jusqu'ici nous permet de dire que la fissure ne préexiste pas à la méningocèle, que nous devons ici avoir affaire à un trouble de développement comparable à celui que nous avons successivement envisagé dans toutes les formes du spina bifida. S'il y a une solution de continuité de l'os, il doit y avoir en même temps une solution de continuité de la dure-mère. Et surtout, en même temps, il doit y avoir une altération évolutive de la moelle. Et, en effet, dans la plupart des cas de méningocèle sacrée, quand on s'est enquis de l'état de la moelle, on a trouvé celle-ci présentant quelque altération. Généralement, toujours même, elle descend plus bas qu'à l'état normal. Souvent elle est augmentée de volume et constitue ce que nous avons appelé un myélocyste aréal terminal. La méningocèle sacrée rentrerait donc, à notre avis, dans la même catégorie que les méningocèles des autres régions rachidiennes; elle n'existerait qu'à titre de complication d'une malformation médullaire.

Il est une dernière forme de méningocèle, dont l'existence a été souvent discutée: c'est la *méningocèle sacro-coccygienne*. Il faudrait entendre par là une méningocèle faisant saillie non pas à travers un orifice osseux anormal, mais bien à travers l'hiatus sacralis, c'est-à-dire l'extrémité inférieure du canal sacré, cette ouverture qui se trouve normalement à l'extrémité inférieure de la paroi postérieure du sacrum, entre les cornes sacrées, au-dessus des cornes coccygiennes, et qui est obturé par le grand ligament sacro-coccygien postérieur. Ce serait donc à travers ce ligament que se ferait la hernie méningée en question. Ici, il n'y aurait pas à chercher d'orifice osseux

anormal pouvant livrer passage à la méningocèle, et il suffirait que les fibres du ligament fussent écartées pour que la
hernie pût avoir lieu.

Mais nous avons vu déjà que le cul-de-sac dure-mérien est,
à l'état normal, bien au-dessus de l'hiatus sacré. Aussi, Trélat,
Verneuil, Depaul, à la Société de chirurgie (1856), déclaraient-
ils que cette forme ou plutôt cette localisation de l'hydrorachis
était impossible. Duplay[1], quelques années plus tard, partageait
cet avis. Un fait de Bérardi[2] montre que la méningocèle peut
avoir ce siège ; mais, dans le fait de Bérardi, si la hernie sortait
probablement par l'hiatus sacré, en même temps, le coccyx
était divisé en deux parties latérales.

OBSERVATION 78 (BÉRARDI).

Appendice caudiforme, long de 6 pouces, descendant de l'extrémité inférieure du sacrum et du coccyx, portant une touffe de poils
à sa face dorsale, près de sa base, et pouvant, au moment de la défécation, être agité de quelques obscurs mouvements d'élévation. Enfant
d'ailleurs bien portante. La tumeur était molle, élastique et fluctuante quand on mettait l'enfant la tête en bas ; elle se tendait au
contraire quand l'enfant était debout. Elle était transparente. La pression exercée sur la tumeur faisait évanouir l'enfant. En palpant la
région sacrée, on sentait, tout à fait à l'extrémité inférieure du sacrum,
un orifice dans lequel on pouvait mettre le doigt. Au toucher rectal,
le corps des vertèbres sacrées était intact, mais le coccyx en entier
était divisé longitudinalement en deux parties latérales, de sorte que
l'intestin et la tumeur semblaient être en contact. La peau recouvrant
la tumeur était normale.

Ponctions répétées, puis ligature du pédicule avec une bougie de
cire térébenthinée, puis excision de la tumeur au bistouri. Guérison.

Un autre fait a été publié par Kirmisson[3], qui, plus précis que
le précédent, nous paraît, malgré l'absence d'autopsie, être
nettement une méningocèle se faisant à travers la membrane
de l'hiatus sacré.

1. DUPLAY. — *Arch. gén. de méd.*, 1868, XII, p. 728.
2. BÉRARDI. — *Raccogl. med. di Fano*, 1856, fév., et *Bull. de thér.*, 1856, I.,
p. 501.
3. KIRMISSON. — *C. R. de la Société de chirurgie de Paris*, 1886, XII,
p. 288.

Observation 79 (Kirmisson).

Femme de cinquante ans, qui depuis sa naissance portait à la pointe du sacrum une petite tumeur de la grosseur d'une noix, séparée en deux parties par le sillon interfessier, et présentant l'apparence d'un cœur. Cette tumeur a beaucoup grossi depuis dix ans. Rupture spontanée, six semaines avant l'entrée de la malade à l'hôpital. Puis la grosseur s'est reproduite. Elle est sphérique, fluctuante, transparente, mobile, et à sa partie inféro-interne on trouve une masse solide, modérément dure, qui donne la sensation d'un lobe adipeux, repoussé par la tumeur. Nouvelle rupture spontanée, quelques jours plus tard, et, la tumeur s'étant encore reproduite, opération.

La tumeur envoie un prolongement de la grosseur de l'index s'engageant dans la gouttière sacrée elle-même. Car aucune fissure n'existait sur la face postérieure de l'os, qui, mise à nu, apparaît à l'état normal. Ligature et section de ce pédicule, puis suture.

Examen de la pièce. — Vaste poche à parois fibreuses, qui se continuait en dedans par un canal étroit avec une seconde cavité, du volume d'un œuf, et c'est cette dernière cavité qui aboutit au pédicule intra-rachidien. Ses parois sont doublées d'une couche adipeuse, épaisse et rénitente, constituant un véritable lipome.

Duplay cite encore un fait du même genre rapporté par Braune. Le mémoire de Braune contient même deux observations à peu près analogues de spina bifida sacro-coccygien. Mais, comme la méningocèle était recouverte par une tumeur conjonctive, nous reviendrons sur ces faits dans le prochain chapitre. Nous trouverons là également un cas de Schönborn et un de Kornalewsky.

Gunther cite un cas de Park, qui paraît bien appartenir au même ordre de faits [1].

Observation 80 (Park).

Dame de trente ans, portant dans la région fessière gauche une tumeur qui n'avait pas été remarquée au moment de la naissance et ne fut reconnue qu'au bout de quelques années. La tumeur s'était développée assez lentement. Elle paraissait siéger au-dessus du ligament sacro-iliaque gauche. Cette tumeur fut incisée, et on constata qu'elle était formée par une hernie de la dure-mère entre les cornes du sacrum et celles du coccyx.

---

1. GUNTHER. — *Lehre von den blutigen Operationen*, IV, p. 61.

Le fait de Holmes [1], où l'autopsie fut faite, et dont la pièce anatomique est déposée au musée du St. Georges Hospital, série V, n° 55, est probant.

OBSERVATION 81 (HOLMES).

Ce cas est un exemple d'un autre genre de spina bifida, qui ressemblait sous beaucoup de rapports au spina bifida ordinaire, en tant que kyste congénital formé par une hernie des membranes spinales. Il en différait seulement par ce point que l'ossification de la colonne vertébrale était parfaite ; toutefois, quoiqu'en raison de cette dernière particularité, il soit difficile de désigner, à proprement parler, cette tumeur sous le nom de spina bifida, elle me paraît constituer un degré des plus rapprochés de cette affection.

Le malade était un jeune homme de vingt ans, qui pendant toute sa vie avait eu à la fesse une tumeur. Celle-ci avait été graduellement croissant, mais sans occasionner au malade ni douleur ni gêne, si ce n'est dans une ou deux occasions. Elle s'était alors ouverte, et le malade aurait eu des mouvements involontaires des membres, et des selles également involontaires. Quand le malade fut admis à l'hôpital, sa tumeur était grosse comme sa tête et remplie de liquide. A la surface, on voyait de grosses veines avec une ou deux ulcérations déterminées par le frottement des vêtements. On fit d'abord une ponction avec une aiguille creuse, et on vit sortir un liquide clair, transparent, constitué par de la sérosité légèrement brune, qui différait du sérum du sang en ce qu'elle contenait moins d'albumine. Peu de jours après la tumeur fut ponctionnée avec un trocart, et l'on en tira une quantité de liquide à peu près équivalente à la moitié d'une cuvette à se laver les mains. Le point sur lequel avait porté la piqûre s'enflamma, il survint un érysipèle, qui s'étendit aux membranes médullaires, et le malade mourut dans l'opisthotonos, par suite du développement d'une méningite spinale diffuse. A l'autopsie, on reconnut que le kyste communiquait avec l'espace sous-arachnoïdien ; le sac parut être formé par une expansion de la membrane qui ferme en bas l'ouverture du canal sacré. L'ossification des os paraissait être parfaite ; on ne put trouver dans le sac aucune trace des nerfs spinaux.

Si cette dernière observation peut être considérée comme démontrant l'existence de la hernie méningée se faisant sans

____

[1]. HOLMES. — *Pathological Society's Transactions*, VIII, p. 10, et *Thérapeutique des maladies chirurgicales des enfants*, 1868, trad. française, p. 114.

fissure osseuse proprement dite à travers l'hiatus sacralis, pas plus que les autres faits cités, elle ne nous démontre l'existence de la méningocèle anatomiquement vraie à travers cet orifice. Dans le fait de Berardi que nous avons résumé, il y avait une fissure portant sur le coccyx et des traces de fissure sur les parois postérieures du sacrum. Les observations que nous avons citées ne nous permettent pas de mettre en doute la possibilité ni même l'existence réelle d'une hernie méningée se faisant à travers l'hiatus sacralis. Aucune, comme nous l'avons vu, ne nous permet de conclure à l'existence d'une méningocèle proprement dite, c'est-à-dire sans altération médullaire concomitante.

Cette dernière observation de Berardi nous suggèrera une autre hypothèse sur laquelle nous aurons à revenir plus loin. Ces méningocèles sacro-coccygiennes, passant par l'hiatus sacralis, ne seraient-elles pas des formes de spina bifida occulta, voire même occlusa? Supposons un myélocyste aréal terminal relié aux téguments par une lame épithélio-séreuse assez mince, cette lame pourra peut-être ne pas empêcher la formation de la membrane unissante supérieure, constituant au sacrum sa paroi postérieure. Cette paroi postérieure pourra se développer et s'ossifier régulièrement, de telle façon que la lame se trouvera repoussée au niveau de l'hiatus sacralis. La méningocèle se développera ultérieurement dans l'épaisseur de cette lame et se reliera ainsi aux méninges situées dans la cavité sacrée par un pédicule passant à travers l'hiatus sacralis. Je me borne à mentionner ici ce mode de formation, sur lequel je me réserve de revenir quand nous étudierons le spina bifida occulta.

Donc, aucun de ces cas ne nous permet d'affirmer l'existence de la méningocèle pure. Et jusqu'à nouvel ordre, nous nous en tiendrons à l'opinion que nous avons émise plus haut, à savoir que la méningocèle pure, au point de vue anatomique, n'existe pas et qu'elle recouvre toujours quelque malformation de la moelle, si légère que puisse, dans certains cas, être cette malformation.

CHAPITRE VII

Spina bifida compliqué de tumeurs solides ou kystiques. Tumeurs congénitales sacro-coccygiennes.

I. Tumeurs solides, simples ou mixtes, contenant des éléments d'origine mésoblastique : *a)* Tumeurs conjonctives ou adipeuses ; éléments élastiques ; *b)* Myofibrollipomes ; *c)* Tumeurs avec des noyaux cartilagineux et osseux ; *d)* Angiomes, névromes.

II. Tumeurs kystiques. Kystes développés aux dépens de la lame épithélio - séreuse ou des tissus qu'elle contient. *a)* Épanchement dans les espaces sous-arachnoïdiens ; *b)* Kyste par soudure incomplète de la lame ; leur revêtement épithélial cylindrique ou cubique ; présence de tissu nerveux dans les parois ; *c)* Kystes dermoïdes proprement dits. Fistules dermoïdes. Dépressions cutanées paracoccygiennes. — Kystes dermoïdes précoccygiens.

III. Tumeurs tératoïdes sacro-coccygiennes : *a)* Tumeurs contenant des éléments pouvant être attribués à des formations permanentes ou à des organes embryonnaires transitoires de la région sacro-coccygienne. Glande de Luschka. Vestiges cordaux. Vertèbres coccygiennes surnuméraires. Vestiges médullaires paracoccygiens de Tourneux et Herrmann. Intestin post-anal, et canal neurentérique ; *b)* Tumeurs contenant des éléments ne pouvant pas être attribués à ces formations permanentes ou à ces organes transitoires de la région sacro-coccygienne.
Appendices caudaux.

Les cas dans lesquels le spina bifida se trouve compliqué d'une tumeur sont extrêmement fréquents. Par tumeur, j'entends ici une tumeur solide ou kystique, surajoutée au spina bifida, mais distincte du kyste médullaire ou méningé qui fait plus ou moins saillie à travers la fissure osseuse dans tous les cas de spina bifida cystica. La fréquence de cette combinaison est telle que les anciens auteurs attribuaient à la tumeur un rôle génétique, analogue à celui de l'hydrorachis.

Avec les théories pathogéniques modernes, on a reconnu que la tumeur, pas plus que la collection liquide, ne devait jouer un rôle primordial dans la production de la fissure. Mais, à notre avis, l'étude de ces tumeurs, comme l'étude des tissus interposés dans les cas de diastématomyélie complexe, pourra nous éclairer quand nous étudierons l'embryogénie du spina bifida.

Nous allons voir, d'ailleurs, qu'au point de vue de leur structure histologique, beaucoup de ces tumeurs sont absolument comparables aux formations interposées dans le · diastémato-myélies complexes. Nous avions étudié là trois formes, suivant que le tissu interposé était : 1° conjonctif, fibreux ou adipeux ; 2° ostéo-cartilagineux, ou 3° mixte. Ici, à côté de tumeurs absolument analogues aux tissus interposés des diastématomyélies, nous en trouverons d'autres plus complexes. Aussi nous admet-trons la division suivante : 1° les *tumeurs solides*, simples ou mixtes, contenant des éléments d'origine mésoblastique, fibreux, adipeux, osseux, cartilagineux, musculaires, vasculaires, ensemble ou séparément. Nous y joindrons les tumeurs comprenant du tissu muqueux ou embryonnaire. La fréquence des cas dans lesquels on a trouvé, avec les tissus fibreux et adipeux, des fibres musculaires, lisses ou striées, nous fera étudier à part les myofibroli-pomes, pour leur conserver le nom que leur a donné Reckling-hausen ; puis nous examinerons les angiomes et les tumeurs des catégories précédentes, qui auront en tout, ou en partie, subi une transformation télangiectasique. Nous verrons, enfin, qu'on a décrit, parmi ces tumeurs surajoutées à un spina bifida, des lymphangiomes ; je crois que ces lymphangiomes ne sont autre chose que des transformations du tissu cellulaire de la tumeur, ou un état spécial du tissu sous-arachnoïdien, analogue à celui que nous avons déjà étudié à propos des myélocystocèles. L'étude de ces lymphangiomes nous servira de transition pour aborder les tumeurs formant la deuxième catégorie.

2° Les *tumeurs kystiques*, dans lesquelles, avec ou sans tumeur solide comprenant les éléments des tumeurs précédentes, on trouvera des cavités kystiques, uniques ou multiples; ces cavités seront plus ou moins vastes; leurs parois auront une structure variable, et leur revêtement épithélial sera également très variable, mais cette cavité et ces parois ne formeront rien autre chose qu'un kyste, ne présenteront en rien l'aspect d'un organe creux surajouté.

3° Les *tumeurs complexes*, qui ont été décrites sous le nom de tératomes, de tumeurs tératoïdes, de tumeurs embryonnaires, tumeurs parasitaires. « Ces tumeurs », dit Calbet[1] dans une thèse très remarquable, mais dont les conclusions ne nous paraissent plus admissibles aujourd'hui, « ont une structure très complexe, mais cependant comparable. Elles renferment les tissus les plus variés. Elles peuvent aussi présenter des organes complets ou des fragments d'organes, membres supplémentaires plus ou moins rudimentaires, existant seuls ou coexistant avec d'autres organes, intestins, glandes, etc., ou d'autres tissus, os, muscles, vaisseaux, nerfs, kystes, etc. »

Ces tumeurs que Calbet considère toutes comme parasitaires, comme dues au développement anormal d'un second embryon, vivant en parasite sur un frère jumeau, à ce que l'on a appelé « fœtus in fœtu », qu'il croit, en un mot, être polygerminales, et sur l'origine desquelles on tend aujourd'hui à être très circonspect, se rencontrent quelquefois avec un spina bifida, et à ce titre elles ont pour nous un intérêt spécial. Mais il est à noter qu'on ne les rencontre guère que dans la région sacro-coccygienne, ce qui nous entraînera à faire une étude rapide des tumeurs congénitales de la région sacro-coccygienne.

Nous aurons aussi à dire quelques mots très brefs à propos des monstres doubles, soit complets, soit incomplets, qui paraissent constituer le degré le plus élevé des malformations précédemment indiquées.

Quant aux tumeurs en général, surajoutées à un spina bifida, il est un autre point de vue auquel nous aurions pu nous placer pour les étudier, c'est le siège même que ces tumeurs occupent

[1]. CALBET. — *Tumeurs congénitales d'origine parasitaire de la région sacro-coccygienne.* Thèse de Paris, 1893, Stenheil, édit.

par rapport au spina bifida. J. Arnold[1] a bien précisé les diverses positions que la tumeur peut occuper : tantôt elle est en rapport immédiat avec le conus medullaris ou, dans d'autres cas, avec la portion de la moelle qui parcourt la cavité du sac ; tantôt elle est en rapport avec les enveloppes méningées, et peut siéger soit en dedans des méninges, soit dans l'épaisseur de leurs feuillets, soit immédiatement en dehors d'elles. Donc la tumeur pourra se trouver entre le sac méningé et le revêtement cutané, ou bien elle pourra être dans l'épaisseur du sac méningé, ou encore elle fera saillie dans sa cavité. Elle pourra, d'ailleurs, dans quelques cas se trouver non pas à la partie postérieure, en arrière de la moelle, mais en avant d'elle, entre la moelle et les corps vertébraux. Elle pourra aussi adhérer à la moelle. Cette division serait tout aussi intéressante que celle fondée sur la nature anatomique des tissus constituant la tumeur. Si nous avons adopté cette dernière, c'est surtout pour bien affirmer le parallélisme qui existe entre ces tumeurs et les formations interposées dans les cas de diastématomyélie complexe.

I. **Tumeurs solides.** — *a)* CONJONCTIVES ET ADIPEUSES. FIBROMES, LIPOMES ET FIBRO-LIPOMES. — Les fibromes purs, surajoutés à un spina bifida, ne sont pas extrêmement fréquents. Assez souvent, on trouve la disposition suivante : un faisceau fibreux plus ou moins épais part de la face profonde de la peau qui, au niveau de son insertion, présente alors un caractère cicatriciel, et va s'attacher à la paroi du myélocyste. S'agit-il d'un myélocyste aréal, et plus particulièrement d'un spina bifida occulta, la disposition de ce trousseau fibreux est un peu plus complexe. Le myélocyste ne faisant pas saillie hors du canal vertébral, le trousseau fibreux se dirige vers la fissure vertébrale, qu'il franchit. Mais, dans des cas assez nombreux, la fissure vertébrale se trouve obturée par une membrane, généralement fibreuse, tendue d'un bord à l'autre de la fissure ; cette membrane paraît formée par la membrana reuniens

---

ARNOLD. — Myelocyste. Transposition von Gewebskeimen und Sympodie (*Ziegler's Beitr. z. path. Anat.*, 1894, XVI).

superior. Il est même possible que cette membrane présente un commencement d'ossification. Le trousseau fibreux dont nous venons de parler pénètre dans l'épaisseur de cette membrane, et la traverse, en s'unissant plus ou moins intimement à son tissu; puis, parvenu dans l'intérieur du canal vertébral, il va s'attacher au myélocyste plus ou moins rétracté.

Dans les faits de spina bifida non occulta, j'ai signalé déjà plusieurs cas de la première disposition. On sait quelle interprétation nous leur avons donnée. Il s'agit d'un myélocyste aréal, où le kyste s'est formé par la soudure postérieure des bords externes de l'area. Les deux parties latérales de la zone épithélio-séreuse se sont ainsi trouvées accolées, pour former ce que nous avons appelé la « lame épithélio-séreuse », qui se porte de la paroi dorsale du myélocyste à la peau. Le feuillet ectodermique se referme en effet à ce niveau sur la ligne médiane, mais ce sera l'épiderme seul qui recouvrira l'attache de cette lame épithélio-séreuse, d'où l'aspect cicatriciel de ce point.

Un autre cas peut se présenter : le trousseau fibreux, au lieu de se rendre directement du myélocyste à la peau, traverse la cavité d'un sac méningé placé en arrière du myélocyste et vient s'attacher à la paroi postérieure de ce kyste méningé. Nous savons comment notre lame épithélio-séreuse est constituée, à la fois par la pie-mère et l'arachnoïde. Comme dans la plupart des myélocystoméningocèles, qu'un épanchement vienne à se faire entre la pie-mère et l'arachnoïde, dans l'espace sous-arachnoïdien, et nous nous trouverons en présence de cette nouvelle disposition. Le trousseau médian sera formé uniquement par la pie-mère, tandis que l'arachnoïde, repoussée latéralement, constituera la paroi du sac méningé, que pourront probablement traverser de nombreux tractus.

Dans les cas de spina bifida occulta, on peut se trouver en présence d'une disposition plus complexe. Il s'agit généralement d'un spina bifida sacré; le myélocyste terminal est, comme dans les cas précédents, relié à la peau par un trousseau fibreux, qui traverse la fissure sacrée; mais cette fissure peut être plus ou moins complètement obturée par une membrane fibreuse, étendue d'un des bords de la fissure au bord opposé. Cette membrane pourra contenir des noyaux cartilagineux, ou même être en partie ossifiée, comme le montre l'observation suivante de Katzenstein [1].

OBSERVATION 82 (KATZENSTEIN, II).

Jeune homme de dix-sept ans, petit, faible, anémique. Ulcère de la plante du pied gauche, qui est en varus équin, et, sur le dos du pied, fistule menant sur un os dénudé. Ulcérations au pourtour de l'anus. Incontinence partielle de l'urine et des matières fécales. Douleurs vives dans la région lombaire. Légère scoliose dorsale gauche. Entre les deux épines iliaques postéro-supérieures on voit une dépression de la peau, analogue à une cicatrice et dont le pourtour est garni de poils épais, mesurant 8 centimètres de long. La plaque pileuse a les dimensions d'une pièce de 5 marks. Les poils convergent vers le point médian de cette place. En palpant le rachis en ce point, au lieu des apophyses épineuses, on trouve une dépression triangulaire, pouvant admettre les bouts de trois doigts en long et de deux en large. Au-dessus on sent bien les apophyses des troisième et quatrième vertèbres lombaires, mais plates et peu développées. Puis vient le bord supérieur de la fissure, qui semble taillé à pic, tandis qu'en bas la fissure paraît s'étendre à tout le sacrum. Au toucher rectal, le coccyx paraît manquer. Troubles de la sensibilité et de la motilité dans le membre inférieur gauche.

Opération. Incision circulaire autour de la dépression, et on trouve la peau et le tissu cellulaire très durs à ce niveau. On continue l'incision sur la ligne médiane jusque sur le sacrum. On tombe là sur un tissu adipeux exubérant, puis sur le fascia, qui est dégagé jusqu'au-dessus de l'ombilication. A ce niveau, le fascia offre une solution de continuité que traverse un cordon fibreux qui vient de la peau et s'enfonce profondément. Ce faisceau a au moins 4 centimètres de diamètre. Le fascia étant ouvert sur toute sa longueur, on tombe sur une membrane fibreuse qui obture la fissure et paraît remplacer la paroi osseuse postérieure du sacrum. Cette masse fibreuse descend jusqu'à la troisième vertèbre sacrée. Là, commence une crête osseuse constituée par l'ossification de la membrane fibreuse ci-dessus décrite, et qui se trouve sur la ligne médiane, à égale distance de deux bords osseux saillants et séparés par une distance de deux travers de doigt. La membrane fibreuse est incisée sur toute sa longueur, et aussitôt

1. KATZENSTEIN. — *Loc. cit. (Arch. f. kl. Chir.,* 1901, t. LXIX, p. 609).

on voit la moelle faire saillie, comme si elle avait été soumise à une forte pression. Le cordon qui va de la peau jusque dans le canal rachidien est d'abord libéré, ce qui est facile en raison de sa consistance. Puis, comme il s'enfonce à travers la membrane fibreuse, l'incision de celle-ci est complétée, et on voit alors que le cordon s'enfonce dans la dure-mère. La dure-mère se déchire quand on cherche à en séparer ce cordon, et il s'écoule environ 10 centimètres cubes de liquide céphalo-rachidien. La déchirure, qui a environ 3 centimètres de long, est fermée au moyen d'une pince, et le cordon est sectionné au-dessus de la dure-mère. Il est probable, sans qu'il soit possible de l'affirmer, que ce cordon devait se prolonger à travers les méninges molles jusqu'à la moelle. Puis la tumeur graisseuse, qui va jusqu'au coccyx, est disséquée et séparée du muscle releveur de l'anus. Drainage. Suture. Le malade guérit, et sort, ayant moins d'ulcérations et amélioré quant aux troubles de la miction et de la sensibilité.

L'examen du cordon enlevé a donné les résultats suivants : trousseau fibreux de 10 centimètres de long, adhérent d'une part à la peau et de l'autre aux méninges. Il traversait perpendiculairement le tissu sous-cutané, la couche musculaire et le fascia (qui devait certainement en ce point présenter une fissure), puis enfin la membrana reuniens qui fermait en arrière le canal vertébral. Au microscope, ce cordon était constitué par des faisceaux fibreux, séparés par d'épais faisceaux de fibres élastiques, et offrant par place des fibres élastiques isolées. L'élément élastique est si considérable que sur la coupe il occupe autant de place que les autres éléments.

Il y a certains points que la description de l'auteur ne nous permet pas de déterminer exactement. En un endroit donné, la peau de la région sacrée présente une dépression et, au niveau de cette dépression, un aspect cicatriciel. C'est bien là l'aspect caractéristique que nous avons étudié dans les cas précédents, au niveau de l'attache cutanée de la lame épithélio-séreuse. Puis au-dessous de la peau, au niveau de cette dépression ombiliquée, nous trouvons un tissu fibreux très dur. Ensuite, vient une couche adipeuse qui paraît un peu diffuse et descend jusqu'au coccyx. L'auteur ne nous dit pas si le cordon fibreux, qu'on va retrouver au-dessous de cette masse graisseuse et qui va traverser le fascia, se poursuit dans l'épaisseur du lipome avec un trajet distinct, ou si les faisceaux fibreux de ce cordon se dissocient en quelque sorte pour former une enveloppe tout au moins partielle à ce lipome et se reconstituer au-dessus, dans le

tissu fibreux consistant qui figure l'attache du cordon à la peau.
Plus profondément, nous voyons ce cordon, après avoir franchi
le fascia, traverser la membrane fibreuse qui ferme le sacrum en
arrière. Ici, nous pouvons nous demander quelles sont la nature et
l'origine de cette membrane fibreuse qui constitue au sacrum
une paroi postérieure. On pourrait peut-être croire que c'est une
portion du cordon ou du moins des tissus contenus dans
l'épaisseur du cordon, qui a subi un commencement d'ossification. Le fait serait comparable à certains de ceux que nous avons
décrits à propos des diastématomyélioméningocèles. Cette hypothèse me paraîtrait tout à fait invraisemblable. Tous les détails
indiqués par l'auteur donnent à croire que cette membrane
fibreuse n'est autre que la membrana reuniens superior, qui a
continué tardivement son évolution et s'est refermée incomplètement autour du cordon unissant le myélocyste terminal à la
peau, ce trousseau fibreux formé par la lame épithélio-séreuse.
Et ce qui donne à cette seconde hypothèse une grande probabilité, c'est justement cette ossification partielle de la membrane
en question. Dans ce cas, nous n'avons aucun renseignement
précis sur l'état de la moelle; il est probable qu'il s'agissait d'un
myélocyste terminal, relié à la peau par la lame épithélio-séreuse,
dans la portion distale de laquelle un lipome s'est développé. Ce
cordon traversait la membrana reuniens superior incomplètement
refermée et partiellement ossifiée. Nous aurons à revenir sur ce
fait quand nous étudierons spécialement le spina bifida occulta.

Une observation très intéressante non seulement au point
de vue anatomique, mais aussi au point de vue de la clinique
et de l'intervention chirurgicales, a été publiée par Jones[1].

OBSERVATION 83 (JONES).

Spina bifida occulta; double pied bot, symptômes de paralysie appa-
raissant pour la première fois à dix-sept ans; intervention chirur-
gicale et ablation d'une bande fibreuse. Guérison.

Jeune homme de vingt-deux ans, bien portant jusqu'à l'âge de
dix-sept ans; à ce moment, phénomènes paralytiques des deux

---

1. JONES. — *British med. Journ.*, 1891, 24 janv., p. 173.

extrémités inférieures, qui amènent l'apparition d'un double pied bot. En septembre 1888, on se décide à intervenir pour le pied bot gauche, qui est en varus équin très prononcé. Ablation de la tête de l'astragale et de la portion postérieure du cuboïde; section du tendon d'Achille; le pied peut être remis en assez bonne position. La cicatrisation de la plaie opératoire est des plus lentes, mais au mois de novembre la guérison était complète. Deux mois plus tard, le malade ressent dans la plante du pied opéré des brûlures vives, et il se forme des ulcérations d'où partent des trajets fistuleux plus ou moins profonds, qui aboutissent sur des os dénudés. Issue de quelques esquilles. Au bout de six mois, on voit des ulcères et des fistules analogues se manifester sur le pied droit. On peut les comparer réellement à des maux perforants.

Les muscles des deux membres inférieurs sont extraordinairement atrophiés. Il y a de la parésie vésicale. Cherchant quelle pouvait être la cause de la paralysie, le Dr Ross trouve un spina bifida occulta au niveau de la deuxième vertèbre sacrée. A ce niveau, la peau était déprimée, ridée et recouverte d'un bouquet de poils courts. A travers la peau, le doigt pouvait sentir un orifice correspondant à la place de la deuxième vertèbre sacrée. Dans cette région, les vertèbres étaient douloureuses à la percussion. Il y avait, outre les phénomènes de paralysie, du côté des deux membres inférieurs, des signes de compression médullaire, comme, par exemple, des modifications de la sensibilité cutanée. Un traitement médical n'amena absolument aucune amélioration; on souleva la question d'une intervention chirurgicale; la mère du malade se souvint qu'il avait eu, dans son enfance, une tumeur à ce niveau et que cette tumeur avait disparu spontanément sans laisser aucun symptôme.

Opération le 3 juillet 1890. On enlève à la gouge assez de l'arc postérieur de la première pièce sacrée pour bien mettre à découvert la queue de cheval. La queue de cheval est comprimée par une épaisse bande de tissu fibreux tendue en travers du canal sacré; cette bande a un demi-pouce de large; son bord supérieur est libre, et son bord inférieur se confond avec une masse cicatricielle laissée par le spina bifida guéri. On passe sous cette bande une sonde cannelée, et on l'incise sur la ligne médiane. Ensuite, ses deux moitiés sont excisées. On constate alors que cette bande était bien la cause de la compression, car, à son niveau, la queue de cheval présentait une dépression assez profonde. Suture. Douleurs dorsales, qui disparurent assez vite. La guérison fut rapide. Le 3 juillet, on commençait les massages et le traitement électrique, et, le 6 août, le malade se tenait sur ses jambes. Une nouvelle opération fut faite pour mettre le pied droit en bonne position : ablation de la tête de l'astragale, puis section du tendon d'Achille et de l'aponévrose plantaire. Guérison rapide. En novembre, amputation des deux derniers orteils droits, couchés en travers des autres. En décembre 1890, le malade marche bien ; la miction est encore paresseuse. Les muscles ont repris en partie leur volume.

Cette observation est intéressante à plus d'un titre. Ne retenons ici que son intérêt anatomique. Joachimstall, qui donne une analyse de ce fait[1], croit que l'existence d'une bande fibreuse analogue à celle trouvée par Jones serait la règle dans les cas de spina bifida occulta. Cette membrane, tendue en travers de la fissure sacrée et constituant au sacrum, au niveau de la fissure, une paroi postérieure, est formée par la membrana reuniens superior. Mais on peut se demander comment elle a pu occasionner les troubles de compression décrits par l'auteur, et qui ont disparu à la suite de l'opération. Nous avons vu que la peau, déprimée et d'aspect cicatriciel, paraissait adhérer à cette membrane. Ce n'est certainement pas cette adhérence qui pourrait expliquer comment une membrane molle, remplaçant une paroi osseuse, peut être une cause de compression. Il est probable qu'un cordon allant au myélocyste terminal, et constitué par la lame épithélio-séreuse, avait son extrémité distale représentée par l'adhérence de la peau à la membrane, tandis que son bout proximal se confondait plus ou moins avec la face profonde de la membrane ; ce cordon, susceptible d'exercer sur la membrane une traction d'arrière en avant, a pu passer inaperçu pendant l'opération.

Nous n'insisterons pas davantage sur ces faits un peu trop schématiques, et sur lesquels il était néanmoins nécessaire de revenir pour mieux faire comprendre la localisation des tumeurs annexées au spina bifida, et particulièrement au spina bifida occulta. Ce sont ces tumeurs dont nous allons maintenant passer quelques exemples en revue.

Bien que la lame épithélio-séreuse étendue de la paroi postérieure du myélocyste à la peau soit formée par des tissus

1. JOACHIMSTALL. — Ein weitere Beitrag z. Casuistik der S. B. occ. (*Arch. f. path. Anat.*, 1893, t. CXXXI, p. 509).

surtout conjonctifs, elle ne constitue pas à proprement parler un fibrome. D'ailleurs, les exemples de fibromes purs accompagnant un spina bifida ne sont pas très fréquents. Nous venons de voir, dans le cas de Katzenstein, au niveau de l'attache distale de la lame, un épaississement fibreux qui malheureusement n'a pas fait l'objet d'un examen microscopique. Nous avons vu également, quand nous avons étudié les myélocystoméningocèles, un cas de Bärensprung, dans lequel un noyau fibreux sous-cutané, mis à nu par une ulcération cutanée, était superposé à un myélocyste aréal.

Voici un cas relaté par Cavagnis[1], dans lequel la tumeur fibreuse faisait saillie jusque dans la lumière du canal vertébral. J'en donne le résumé d'après Bergmann.

Observation 84 (Cavagnis).

Enfant de deux jours, avec une tumeur située transversalement à la partie inférieure de la région lombaire. Cette tumeur était comme incomplètement divisée en deux saillies secondaires. Ablation du sac à la ligature élastique. Mort de bronchite capillaire le dixième jour. L'orifice de la fissure occupait l'arc postérieur de la dernière vertèbre lombaire; il était obturé par une masse de tissu cellulaire consistante, fibreuse, qui faisait saillie dans la lumière du canal vertébral. La moelle et la queue de cheval ne présentaient aucune trace de quelque adhérence antérieure.

Parmi les tumeurs compliquant les faits de spina bifida, les lipomes sont certainement beaucoup plus fréquents que les fibromes purs. Recklinghausen en rapporte plusieurs (p. 271).

Je résume d'abord l'observation d'Obré[2] :

Observation 85 (Obré).

Garçon de trois ans, chez lequel on avait reconnu l'existence d'un spina bifida, et qui mourut avec des phénomènes médullaires : convulsions, hémiplégie, etc. A l'autopsie, on trouva. outre un spina bifida

1. Cavagnis. — Caso di S. B. lomb. trattato e guarito mediante la leg. elast. con alcune osserv. sull' anat. patol. et sulla patogen. di questa affezione (*Ann. univ. di M. et Ch. Milano*, 1883, CCLXIII, p. 425, et CCLXIV, p. 87).
2. Obré. — *Trans. of the Path. Soc. of London*, 1852-53, III, p. 248.

de la septième cervicale et de la première dorsale, une accumulation limitée de tissu adipeux, dans l'épaisseur des méninges, « external to the theca, and between it and the bodies of the seventh cervical and first dorsal vertebras, » c'est-à-dire en dehors de la moelle, entre la moelle et les corps des septième cervicale et première dorsale.

J'ai donné la phrase originale en anglais, parce que Recklinghausen, citant cette observation, ajoute : « Si du moins on ne prend pas le mot « bodies » dans son sens étroit de « corps », et qu'on veuille bien admettre qu'il signifie là « arcs postérieurs ». Or, je ne vois pas pourquoi on donnerait ici au mot « bodies » cette signification, et pourquoi on n'admettrait pas que, dans ce cas d'Obré, le lipome siégeait en avant de la moelle, entre la moelle et les corps des vertèbres.

L'observation d'Athol Johnson[1], qui est un peu postérieure à la précédente, a été qualifiée de « très extraordinaire » par Virchow[2].

OBSERVATION 80 (Athol Johnson).

Le malade fut apporté, à l'âge de trois semaines, avec un ulcère situé à la partie la plus saillante d'une tumeur mal définie, qui siégeait sur la région sacrée. L'ulcération se cicatrisa, mais la tumeur, qui était certainement de nature graisseuse, ne cessa pas de s'accroître et devint une cause de réel danger, parce que la moindre pression exercée sur elle déterminait des mouvements convulsifs dans le membre inférieur droit. Ce n'est que lorsque l'enfant eut atteint l'âge de dix mois que, sur les demandes instantes des parents, Johnson consentit à intervenir. L'incision de la peau le conduisit sur une tumeur graisseuse, et il put reconnaître que la partie la plus profonde de cette tumeur graisseuse se prolongeait jusque dans l'intérieur du canal sacré, à travers une ouverture due à l'absence d'une partie des lames sacrées, et paraissait adhérer aux membranes du cordon médullaire. La tumeur fut disséquée et séparée des méninges, sans que celles-ci eussent été blessées, et le malade se rétablit bien. La plaie se cicatrisa et même les mouvements convulsifs cessèrent. L'enfant sortit guéri de l'hôpital, mais six semaines plus tard il fut pris d'entérite et mourut. L'autopsie put être faite ; sous la cicatrice, à laquelle adhérait encore un fragment du lipome, on trouva une saillie de la

1. Athol Johnson. — *Trans. Path. Soc.* VIII. — *British med. Journ.*, 1857, p. 105, 251, et *Lect. on the Surg. of Childhood*, p. 22.
2. Virchow. — *Traité des tumeurs*, t. I, p. 384.

dure-mère, qui se faisait à travers une large ouverture sacrée, due au défaut de la paroi postérieure et d'une partie du corps des trois dernières vertèbres sacrées. En ouvrant la dure-mère, on constata qu'il existait dans sa cavité une masse graisseuse considérable avec laquelle la tumeur enlevée se continuait probablement et qui s'étendait à quelque distance en dedans de la dure-mère. Cette masse comprimait le cordon médullaire et entourait les racines des nerfs spinaux les plus inférieurs d'une façon si complète qu'ils semblaient être fixés dans sa substance.

Virchow ajoute : « Cela se comprend facilement, quand on se rappelle que la dure-mère spinale n'adhère pas directement à l'os, mais qu'elle en est séparée par une couche de graisse extra ou sous-méningée. Cette graisse était évidemment la matrice de la tumeur. Seulement, après avoir ouvert la dure-mère, on trouva aussi dans sa cavité une masse de graisse enkystée qui comprimait la moelle épinière. Pour l'expliquer, il faut bien regarder la pie-mère ou le tissu sous-arachnoïdien comme une sorte de panicule adipeux imparfait. »

Je ne crois pas qu'il soit nécessaire de faire cette hypothèse ; elle nous entraînerait à regarder ce soi-disant panicule comme une matrice néoplasique bien polymorphe, si nous devions lui attribuer les tissus si divers que nous verrons tour à tour constituer les tumeurs dont nous aurons à signaler l'existence. Je tiens, en outre, à faire remarquer, quoique l'auteur de l'observation n'en dise rien, combien, dans ce cas, la moelle devait descendre au-dessous de son niveau normal, pour que cette tumeur, pénétrant par un orifice anormal des dernières vertèbres sacrées, ait pu la comprimer. Nous avons donc ici un spina bifida bien net, avec la moelle descendant au-dessous de son niveau normal, et une tumeur graisseuse que l'on trouve d'abord coiffant la saillie méningée, puis se continuant à travers l'épaisseur des méninges jusque dans la cavité méningée. Là elle comprime la moelle, dont elle n'est séparée que par la membrane encapsulant le tissu graisseux.

Vers la même époque, Mair[1] (cité par Recklinghausen) enlève

1. Mair. — *Jahrb. f. Kinderheilk.*, Wien, 1859, II.

un lipome de la région sacrée et trouve au-dessous un orifice osseux laissant passer une membrane. Les pulsations de cette membrane lui permettent de poser rétrospectivement le diagnostic de méningocèle. Reiner[1], en opérant, trouve en sectionnant le pédicule qui relie la tumeur à la fissure sacrée un canal qui n'est autre que la cavité d'une méningocèle.

Voici une observation analogue de Jefferson[2] :

OBSERVATION 87 (JEFFERSON).

Enfant de quatre ans, porteur d'une tumeur congénitale de la région sacrée; il y avait en même temps incontinence d'urine et des matières fécales. La tumeur ayant grossi dans les derniers mois, on porta le diagnostic de lipome, à cause de la pseudo-fluctuation, des limites diffuses de la tumeur et de sa non-réductibilité à la pression. Dans la position debout, la tumeur ne paraissait pas plus tendue. Peut-être était-elle alors plus facile à délimiter. Une ponction exploratrice fut tentée, sans résultat. L'incision cutanée conduisit sur une tumeur graisseuse, mais, en cherchant à enlever celle-ci, l'opérateur ouvrit un petit kyste qui laissa écouler environ 15 grammes de liquide. Une suture fut appliquée sur cette ouverture, puis la peau fut suturée à son tour. L'enfant mourut cinq jours après, et, à l'autopsie, on trouva une tumeur kystique, grosse comme un œuf de pigeon, sortant par un défaut de la paroi postérieure de la première pièce sacrée. Dans ce kyste venait aboutir l'extrémité inférieure de la moelle, qui adhérait à la paroi, de telle sorte que les méninges et la moelle formaient en ce point un tout inséparable. L'erreur aurait pu être évitée si on avait accordé plus d'attention aux paralysies rectale et vésicale.

Ici, nous voyons la masse graisseuse située en arrière de la méningocèle; sans doute le tissu néoplasique devait être compris dans la paroi méningée.

Dawson[3] rapporte une observation de lipome superposé à un sac de spina bifida, opéré par Jacobi.

1. REINER. — *Centralbl. f. med. Wissensch.*, 1803, p. 860.
2. JEFFERSON. — A case of S. B. masked by a fatty tumour (*Lancet*, 1883, t. II, p. 633).
3. DAWSON. — A case of S. B. presenting all the features of a lipome (*Am. Journ. of obstetrics*, 1870-71, t. III, p. 631).

OBSERVATION 88 (JACOBI, DAWSON).

Enfant de quatre mois, qui avait à la naissance, à la partie inférieure de la région lombaire, une tumeur du volume d'une noisette.
Cette tumeur, arrondie, régulière, parut s'accroître régulièrement, si
bien qu'au bout de quatre mois, on décida de faire l'ablation de cette
grosseur considérée comme un lipome. L'incision conduisit sur une
masse graisseuse d'environ 5 centimètres d'épaisseur, mais au-dessous
on tomba sur un sac spinal, qui faisait issue par une fissure des arcs
postérieurs des deux dernières vertèbres lombaires. Ce sac fut ouvert.
Mort en quarante heures, avec convulsions. L'autopsie ne fut pas
faite. La tumeur examinée était bien un lipome superposé à un petit
sac de spina bifida.

A ces différents cas où l'examen histologique de la tumeur fait
complètement défaut ou bien est tout à fait insuffisant, j'ajouterai
la simple mention que donne Bergmann[1] d'un fait vu par lui
dans le service de Dumreicher. Il dit seulement: « J'ai vu Dumreicher montrer à sa clinique une pièce de lipome qu'il avait
enlevée à la région sacrée d'une femme adulte, et, sous le lipome,
il était tombé sur un sac de spina bifida. Wernitz a rassemblé
plusieurs cas de ce genre. » Il n'y a pas d'autres détails.

Un fait de Chiari[2] ressemble beaucoup à quelques-uns de
ceux que nous venons de rapporter.

OBSERVATION 89 (CHIARI).

Jeune fille de dix-huit ans, hystérique, qui portait depuis sa naissance
une tumeur dans la région sacrée. A l'autopsie, on trouva chez elle une
hernie ovarienne et un utérus unicorne. Sur sa tumeur sacro-lombaire,
la peau présentait une cicatrice irrégulière, assez étendue, et un
nævus pigmentosus. Au-dessous, se trouvait un lipome, ayant la
grosseur du poing, de forme hémisphérique. Dans la profondeur, ce
lipome adhérait intimement à une hernie méningée dont l'issue se
faisait par une fissure divisant les arcs postérieurs des quatrième et
cinquième vertèbres lombaires, et de la première sacrée. La moelle
était plus longue qu'à l'état normal; le conus terminalis atteignait la
première pièce sacrée.

1. Von Bergmann. — Zur Diagn. der angeb. sacral. Geschw. (*Berl. kl.
Woch.*, 1885, 1 Dec., n° 48, p. 761).
2. Chiari. — *Prager med. Woch.*, 1885, n° 50.

Ce fait de Chiari appellerait exactement les mêmes réflexions que celui de Jefferson.

De Ruyter, sous l'inspiration de Bergmann, a publié en 1888[1] et en 1890[2] un certain nombre d'observations de spina bifida, parmi lesquelles nous en relevons cinq, dans lesquelles le spina bifida était compliqué d'une tumeur solide. Ce qui fait l'intérêt de ces publications au point de vue qui nous occupe, c'est le nombre élevé d'observations recueillies par un seul auteur, c'est aussi qu'au point de vue anatomique toutes ces tumeurs ont à peu près la même structure : ce sont des fibro-lipomes. Leur siège et leur point de départ seul semble varier. (Une de ces observations a déjà été rapportée par nous avec les diastématomyélies complexes.)

OBSERVATION 00 (DE RUYTER, IV).

Enfant de deux mois ; parents sains ; dans la région sacrée, tumeur grosse comme une prune. Peau normale ; fluctuation, réductibilité presque complète à la pression. On n'a pas vu, en opérant, que la paroi faisait un repli ; le pédicule a été lié, et le sac a été excisé. Dans la nuit, l'enfant est mort après quelques secousses convulsives.

Autopsie. Fissure large et plate du sacrum et du coccyx, étroite de la cinquième lombaire. L'arachnoïde passe directement de la moelle à la paroi du kyste. On voit partir de l'angle supérieur de la fissure une masse blanchâtre brillante, qui parcourt librement la cavité du sac et va se fixer à sa paroi. Au microscope, on reconnaît que c'est un cordon fibreux entouré de toutes parts par du tissu adipeux.

OBSERVATION 91 (DE RUYTER, V).

Enfant de deux jours, avec une scoliose cervicale et une cypho-scoliose dorsale. Tumeur du volume de la moitié d'un œuf de poule, dans la région lombaire. La peau qui la recouvre présente à sa partie moyenne une zone d'aspect cicatriciel, blanchâtre. Fluctuation ; la fissure au palper paraît large. Paralysie des extrémités inférieures : double pied bot varus prononcé. Mort le jour de son entrée.

Autopsie. Atélectasie pulmonaire étendue. Large fissure vertébrale.

1. DE RUYTER. — *C. R.* de la réunion libre des Chirurgiens de Berlin, 1888.
2. DE RUYTER. — Schadel- und Rückgratsspalten (*Arch. f. kl. Ch.*, 1890, t. XI, p. 72).

L'ébauche médullaire a dû se développer d'une façon tout à fait anormale. Dans la région cervicale, diastématomyélie; sur une des moitiés, on voit un kyste presque de la grosseur d'une noisette. Dans la région dorsale, la moelle devient très mince. La fissure commence à la dernière vertèbre dorsale, mais l'apophyse de la deuxième lombaire est refermée; à partir de ce point, la fissure reparaît et se prolonge jusqu'à l'extrémité du rachis. Sous l'arc postérieur complet de la deuxième vertèbre lombaire, qui divise en deux parties égales le kyste, on voit saillir une tumeur grosse comme une cerise, qui s'attache à la moelle même par une large base. A la coupe, cette tumeur a dans sa partie superficielle une couleur blanche et brillante et une consistance ferme, et dans sa partie profonde attenant à la moelle, l'aspect macroscopique du tissu médullaire. L'extrémité libre de cette tumeur adhère à la paroi par des adhérences fibreuses minces. Au microscope, on reconnaît que la tumeur est un fibrolipome...

Observation 02 (de Ruyter, I).

P. R..., un an et demi. Peu de temps après la naissance, on a remarqué sur la région sacrée, un peu à gauche, l'existence d'une tumeur qui n'a paru exercer sur l'état général aucune influence. Il y a quelques semaines, la tumeur a peu à peu augmenté de volume.

La tumeur, qui occupe la région sacrée, se prolonge à gauche vers la région fessière. Elle fait une saillie arrondie, du volume d'un œuf d'oie. La peau qui la recouvre a un aspect normal et se laisse facilement plisser.

5/11,87. *Opération.* Incision cutanée longitudinale. La tumeur est libérée des tissus voisins avec la sonde cannelée. Un flot de liquide clair s'écoule tout à coup d'un kyste qui se prolonge dans le canal vertébral largement ouvert. L'orifice, fermé provisoirement, est ensuite suturé.

Après l'opération, écoulement par la plaie de liquide céphalorachidien. Le malade meurt le sixième jour.

Autopsie. Pneumonie lobulaire des deux poumons. Légère méningite spinale. Forte scoliose convexe à gauche du sacrum et du coccyx. Fissure qui laisse à droite les apophyses épineuses attenantes à une partie des arcs postérieurs, tandis qu'à gauche on ne trouve que des rudiments des arcs, que recouvre une membrane fibreuse. Dans cette fissure, on reconnaît le filum terminale et une partie de la moelle, tandis qu'à l'extrémité supérieure de la fissure on remarque une masse molle, adipeuse, qui est enlevée. La moelle est étalée : elle offre une solution de continuité de forme irrégulière. Il est impossible, vu l'état de diffluence de la moelle, de faire des recherches plus précises. On ne réussit pas, en introduisant une soie dans la solution de continuité en question, à arriver dans le canal central. Les nerfs partent de la moelle dans leur ordre habituel, et se rendent à leurs orifices intervertébraux respectifs. Ils prennent seulement, en raison de l'allongement de la moelle, une direction plus horizontale qu'à l'état normal.

L'auteur ajoute qu'à son avis, il s'agit dans les trois cas d'une forme rare de myélocystocèle, compliquée d'un lipome. On a pu constater dans le dernier que le lipome allait jusqu'à la moelle, et c'est en cherchant à le libérer qu'on a lésé le kyste et amené l'écoulement du liquide. De Ruyter croit qu'il s'agissait d'une dilatation du canal central. Diverses circonstances viennent à l'appui de cette hypothèse, si on admet les opinions de Recklinghausen sur les caractères anatomiques particuliers aux myélocystocèles ; la fissure était latérale ; il y avait une déviation latérale gauche du sacrum et du coccyx, et le kyste faisait saillie à travers la fissure au point maximum de cette courbure. Pour de Ruyter, le lipome extra-méningé se prolongeait non seulement à travers l'épaisseur de ses parois jusque dans la cavité du sac méningé, ainsi que nous en avons vu déjà plusieurs exemples, mais même il faisait saillie jusque dans la cavité du myélocyste. Malheureusement, les détails de cette observation sont trop incomplets pour qu'on puisse affirmer cette hypothèse.

OBSERVATION 93 (DE RUYTER, III).

Enfant de six mois, né de parents sains. En dehors d'une tumeur grosse comme une noix qu'il porte depuis sa naissance sur la région sacrée, l'enfant ne présente aucune anomalie. La peau qui recouvre cette tumeur est normale. Fluctuation très nette ; le contenu peut être en grande partie réduit par la pression. L'éclairage par transparence donne partout une translucidité égale.

Opération. Libération du pédicule ; après une ponction, application d'une ligature élastique, puis ouverture du sac. La paroi du sac est excisée au-dessus de la ligature, puis le reste du pédicule est suturé. Tout va bien les premiers jours ; pas d'écoulement du liquide céphalo-rachidien, mais l'enfant est pris de catarrhe intestinal au bout de six jours, et meurt le huitième jour après l'opération.

Autopsie. La plaie est en bon état de cicatrisation. La muqueuse

intestinale est comme ternie, sans d'ailleurs rien présenter en fait
d'altérations pathologiques. A l'examen du rachis, on constate qu'il
s'agissait d'une myéloméningocèle. Le sacrum et le coccyx constituent
une large gouttière plate, tandis que les quatrième et cinquième
vertèbres lombaires offrent une fissure de leurs arcs postérieurs,
fissure dont la largeur ne dépasse pas 1 centimètre. En outre, pendant l'opération, on n'a pas reconnu que la paroi du kyste se repliait
en dedans, et ce repli n'est autre chose que la terminaison de la
moelle, entourée et pénétrée par un lipome. Les nerfs viennent de
beaucoup plus haut et ne sont pas lésés, mais le cordon médullaire
a été coupé pendant l'opération.

J'ai reproduit en dernier lieu les deux premières observations
de de Ruyter, à cause de l'intérêt qu'elles me paraissent présenter, malgré leur brièveté et le manque de détails. Nous avons vu
que l'observation IV paraissait être un fait de myélocyste aréal
terminal, dans la cavité duquel le lipome accompagnant le spina
bifida paraissait faire saillie. Ici, l'auteur nous fait, en deux
lignes, deviner comment il entend le mécanisme de cette pénétration. « Pendant l'opération, on n'a pas reconnu que la paroi
du kyste se repliait en dedans, et ce repli n'est pas autre chose
que la terminaison de la moelle entourée et pénétrée par un
lipome. » Or, ici, le lipome n'existait pas en dehors du sac, puisqu'il n'a pas été vu durant l'opération. Mais, dans le sac, il
entourait le point d'adhérence du myélocyste à la paroi et, déprimant la paroi du myélocyste, faisait saillie dans sa cavité, non
pas directement, mais recouvert par la paroi même du myélocyste.

De Ruyter ajoute à ses observations les réflexions suivantes :
« Ce qui est intéressant dans les cinq cas que nous venons de
réunir, c'est la similitude histologique des tumeurs, malgré la
différence de leurs sièges et de leur point d'attache. De plus,
dans ces cinq cas, nous avons trouvé des exemples de toutes les
variétés connues de spina bifida : une myélocystocèle, une
méningocèle et trois myéloméningocèles. » (Notons que de Ruyter, bien qu'écrivant ce mémoire en 1890, se sert encore de la
terminologie antérieure à Recklinghausen, et que ce qu'il appelle
myéloméningocèle n'a rien de commun avec la myéloméningo-

cèle, le spina bifida aperta, le rachischisis partiel de cet auteur. Suivant l'ancienne nomenclature, il faut entendre par myéloméningocèle une forme de spina bifida dans laquelle la hernie comprend non seulement les méninges, mais encore la moelle. C'est, en somme, ce que nous appellerions aujourd'hui une myélocystoméningocèle. D'autre part, le cas que de Ruyter qualifie de méningocèle est, à n'en pouvoir douter, une diastématomyéloméningocèle. Aujourd'hui il faudrait donc, en reproduisant l'énumération de de Ruyter, la rectifier et dire : une myélocystocèle, une diastématomyéloméningocèle, et trois myélocystoméningocèles.) De Ruyter continue : « La consistance de ces tumeurs était variable. La tumeur de l'observation V était celle qui contenait le plus de tissu conjonctif. La plus molle était celle du n° I. Dans le cas V, la tumeur était unie intimement à la moelle, tandis que dans les autres tumeurs (et je ne parle pas ici du cas de diastématomyélie), il n'y avait entre la moelle et la tumeur qu'un simple rapport de contiguïté. Pour l'observation n° I, on ne peut pas affirmer si la tumeur venait du canal rachidien vers le dehors, ou bien si elle s'étendait du dehors dans le canal rachidien. »

A propos de ces observations, Borst[1] dit : « Ces lipomes, dont de Ruyter a donné récemment plusieurs observations, se trouvent tantôt dans le tissu cellulaire sous-cutané, en contact avec les méninges, comme dans le cas de Johnson, ou bien ils se développent dans l'épaisseur des méninges ; dans d'autres cas, ils sont en connexion avec les méninges ou, pour mieux dire, avec la paroi de la méningocèle par un prolongement en forme de cordon, ou bien enfin ils font saillie dans la cavité de la méningocèle, tout en étant généralement indépendants de la moelle. On a vu quelquefois dans l'intérieur du lipome une cavité pouvant contenir un liquide ; on a vu aussi cette cavité se prolonger par un pédicule creux qui allait dans le canal rachidien. »

J'ai voulu citer ici ce passage, qui résume bien les différents

1. Borst. — Tum. cong. de la région sacrée (Centralbl. f. allg. und path. Anatomie, 1898, t. IX, p. 460).

rapports que les lipomes peuvent affecter avec le sac méningé d'un spina bifida. Si on veut examiner ces rapports, tels que les établit Borst, on verra que l'hypothèse la plus admissible pour les expliquer est celle que nous avons admise, d'un myélocyste aréal, uni à la peau par la lame épithélio-séreuse, dans l'épaisseur de laquelle ces néoplasmes peuvent se développer. Le néoplasme, ici le lipome, peut se développer sur tous les points du parcours que fait la lame épithélio-séreuse, à son extrémité distale comme à son extrémité proximale, ou bien dans leur intervalle. Et comme la lame peut se fermer par adhérence de ces feuillets sur tout le reste de son parcours, toutes les dispositions que nous venons de passer en revue avec Borst se trouvent expliquées.

Je signalerai encore une observation de Lindsay [1].

Après les diverses observations que je viens de rapporter, il paraîtra curieux de mentionner l'opinion émise par le professeur Steinthal (de Stuttgard), dans le chapitre écrit par lui récemment pour le *Handbuch fur prakt. Chirurgie*, t. II, p. 841 : « Avec les méningocèles sacro-coccygiennes, on peut trouver des lymphangiomes, des tissus complexes, des tératomes, mais jamais des lipomes. »

Aux tissus fibreux et adipeux peuvent être jointes des fibres élastiques en plus ou moins grande quantité. Telle était la structure dans une observation assez curieuse de Schreiber [2], que nous allons résumer.

OBSERVATION 64 (SCHREIBER).

Fille de neuf mois; tumeur congénitale de la région sacrée et de la fesse gauche. Cette tumeur est formée de deux parties: une, dure, hémisphérique, grosse comme une tête d'enfant, qui repose sur la région sacrée et se prolonge sur la fesse gauche, remontant au-dessus de la crête iliaque; l'autre, qui ne s'est manifestée que depuis la naissance, est un peu en avant et au-dessous de la précédente, a le volume

1. LINDSAY. — An unusual case of lipoma and spina bifida (*Med. Report*, London, 1896, VII, p. 71).

2. SCHREIBER. — Beitr. z. Casuistik d. angeb. Geschwülste (*Deutsche Zeitschrift f. Chirurgie*, 1879, XI, p. 331).

d'une noix et est recouverte d'un tégument rougeâtre, ressemblant à une muqueuse. Au centre de cette dernière tumeur, orifice fistuleux par lequel une sonde pénètre à 5 centimètres de profondeur. L'enfant réagit très peu quand on comprime la tumeur. Pied bot et atrophie du membre inférieur gauche.

La deuxième tumeur est enlevée au galvanocautère. Examinée au microscope, cette partie parut formée de tissu adipeux blanchâtre et granuleux et d'une trame de tissu conjonctif, avec beaucoup de fibres élastiques. Le revêtement était de la peau ulcérée. La fistule occupait le centre d'un pédicule formé d'épaisses masses de tissu conjonctif.

Un mois après, la deuxième tumeur, ayant augmenté de volume, est excisée. On trouve une couche de tissu adipeux de 2 centimètres d'épaisseur, puis une tumeur tendue, qui est incisée et laisse échapper un peu de liquide séreux. La base de cette tumeur se prolongeait vers la ligne médiane et formait un pédicule qui saignait beaucoup, si bien qu'on jeta sur lui un fil de catgut avant de le sectionner. Une deuxième tumeur qui, au-dessous de la précédente, sortait de l'échancrure sciatique, fut disséquée à son tour. Drainage, suture. L'enfant resta somnolent et mourut dans la nuit. En examinant la masse extirpée, on reconnut qu'elle était surtout formée par un volumineux sac d'hydrorachis, sur la paroi interne duquel on voyait courir quelques nerfs.

Autopsie. Sacrum déformé dans toute sa partie supérieure; les trous sacrés, notamment les antérieurs, étaient petits. En arrière, la moitié gauche de la paroi postérieure était fibreuse et simplement consolidée par deux lamelles osseuses irrégulières et carrées. Une fissure correspondait au niveau des trois derniers trous sacrés postérieurs gauches. C'est par là que sortaient les méninges rachidiennes et les troncs nerveux, qui s'étalaient ensuite dans la tumeur extirpée. À droite, les trous sacrés postérieurs étaient normaux.

Dans l'observation de Katzenstein, que nous avons donnée plus haut, on trouvait dans le tissu du cordon « d'épais faisceaux de fibres élastiques, ainsi que des fibrilles élastiques isolées ». Et l'auteur ajoute : « Ce riche développement de fibres élastiques dans une tumeur en forme de cordon, qui pouvait exercer une traction sur la moelle, peut être considéré comme un moyen, sinon de guérison, au moins d'atténuation momentanée du mal. Cette élasticité du cordon a dû permettre à son action de ne pas s'exercer avant que la tension ne fût portée à son degré maximum. Et c'est bien ce que faisait deviner la dépression en forme d'entonnoir de la peau. Ce n'est que quand l'élasticité du cordon a été portée à son degré extrême de tension et que, d'autre part, la peau a été déprimée autant qu'elle pouvait l'être, que la traction a pu s'exercer sur la moelle et l'a attirée contre la membrana reuniens posterior, qui est par elle-même en mesure d'exercer une pression ¹. »

b) MYOFIBROLIPOMES. — Il est extrêmement fréquent de trouver dans les tumeurs que nous étudions, à côté des éléments connectifs ou adipeux, des éléments musculaires, lisses, mais plus souvent encore striés, en plus ou moins grande quantité. Virchow, un des premiers, avait reconnu ce fait. Mais, comme il considérait ces tumeurs, formées de tissu conjonctif souvent jeune, comme des sarcomes, il avait créé, pour pouvoir classer ces néoplasies mixtes, le terme de *myosarcome* ¹. Le terme de *myofibrolipome* est celui qu'a employé Recklinghausen pour qualifier la tumeur qui coexistait avec un spina bifida occulta dans l'observation célèbre qui a servi de point de départ à son mémoire (*loc. cit.*, p. 243).

OBSERVATION 95 (RECKLINGHAUSEN, I).

(Observation clinique due à Fischer.)

Spina bifida occulta ; hypertrichose sacro-lombaire ; pied bot et ulcération neurotrophique par suite de la compression exercée sur la moelle par un myofibrolipome.

Le 29 mars 1884, le cordonnier Kiefer entra à la clinique chirurgicale de Strasbourg pour une ulcération du bord interne du pied gauche. Comme cette ulcération rappelait très exactement une ulcération analogue que portait une jeune fille observée deux ans auparavant (*Deutsche Zeitschr. f. Chir.*, 1882, XVIII, p. 1), et que les deux malades avaient présenté de l'hypertrichose sacrée, le diagnostic porté fut celui de spina bifida occulta. Ce diagnostic fut vérifié à l'autopsie chez le cordonnier dont voici l'observation :

Homme de vingt-cinq ans. Vers un an et demi, on lui aurait enlevé par le procédé de la ligature une tumeur de la région sacrée. Pied

---

1. KATZENSTEIN. — Contrib. à l'étude de la pathol. et du traitement du spina bifida occulta (*Arch. f. kl. Chir.*, 1901, t. LX, n° 3, p. 624).

bot à gauche. Forte hypertrichose lombo-sacrée; le malade ne peut pas dire si cette pilosité existait au moment de la naissance ou si elle s'est développée depuis l'opération relatée plus haut. Il y a huit ans, le malade, commençant son apprentissage et obligé de marteler continuellement sur son genou, ressentit de violentes douleurs dans le membre inférieur gauche et le pied. Depuis quatre ans, anesthésie et analgésie complètes de la plante du pied gauche. Puis, pendant l'hiver de 1880, sans aucune cause, sur le bord externe de ce pied gauche, paraît une ulcération au niveau de la tête du cinquième métatarsien. Cet ulcère, qui disparut par le repos, reparut dès que le malade reprit la marche, s'étendit, suppura et finit par donner passage à des fragments osseux nécrosés. A la même époque, la deuxième phalange du premier orteil se mit en forte extension, et un ulcère se produisit sur la phalange. La malposition et l'ulcère disparurent par la section du tendon extenseur. Mais l'ongle de cet orteil tomba et s'est mal reformé depuis. Le malade ne peut marcher qu'avec un bâton; son pied et sa jambe gonflent facilement. Il n'a jamais eu de fièvre.

A son entrée, il est en bon état; système pileux très développé sur le mont de Vénus. Dans la région sacrée, plaque pileuse irrégulière depuis la cinquième lombaire jusqu'à la pointe du coccyx. Les poils sont surtout épais au niveau de la première sacrée, et là ils s'étendent, à gauche, à 4 centimètres, à droite, à 2 centimètres et demi de la ligne médiane. Au milieu du sacrum, on remarque un épi; la pointe des poils se dirige en haut. La couleur des poils est brun foncé; leur longueur varie de 1 à 6 centimètres. Ils sont plus épais à gauche qu'à droite. Au niveau de l'épi, la peau présente une cicatrice blanche, horizontale, longue de 1 centimètre. Sur la crête sacrée on trouve, au niveau de la deuxième apophyse épineuse, une sorte de crête presque horizontale et, au-dessous, une dépression. La pression, là, est absolument indolore, et si on cherche à presser plus fort, on éprouve vite de la résistance.

Pilosité marquée des membres inférieurs. Le pied gauche est en varus équin; le tendon d'Achille est très tendu; sur le pied, la peau est pigmentée. Cicatrice au niveau de la première phalange du gros orteil. Ulcération purulente au niveau de la tête du cinquième métatarsien. Anesthésie et analgésie de tout le pied gauche. L'anesthésie remonte assez haut sur la jambe, sans que ses limites paraissent correspondre à un territoire nerveux donné.

L'examen électrique, pratiqué par le Professeur Jolly, montre que les muscles extenseurs gauches sont en général moins excitables qu'à droite. Les péroniers gauches ne sont pas excitables.

Amputation de cuisse le 9 mai. L'opéré meurt le 23.

Le membre amputé avait des vaisseaux et des nerfs normaux. Les troubles ostéo-articulaires du pied étaient ceux qu'on trouve habituellement dans le pied bot. Au voisinage immédiat de l'ulcération, on trouvait seulement un peu d'épaississement de la tunique musculaire des artérioles.

Autopsie le 24 mai, par le Professeur Recklinghausen... Le rachis n'offrait aucune courbure, aucune saillie anormales. La moelle était normale, quoique ramollie dans les régions cervicale et dorsale.

Pilosité sur la région sacro-lombaire, les fesses et les deux cuisses...

Sous la peau, le fascia lombaire est normal, mais sur la ligne médiane, au niveau de l'extrémité supérieure du sacrum, il offre, sous la dépression cutanée, une fissure à travers laquelle s'engage un faisceau fibro-adipeux, qui n'adhère pas aux bords de la fissure aponévrotique, mais va profondément, en traversant une fissure occupant la paroi postérieure du sacrum, se continuer avec les parties molles contenues dans le canal sacré. Cette fissure osseuse est régulièrement elliptique et mesure 15 millimètres de haut sur 5 de large; elle se trouve située entre l'apophyse épineuse, un peu augmentée de volume, de la dernière vertèbre lombaire, à 5 millimètres au-dessous de laquelle elle commence, et le processus épineux de la première vertèbre sacrée. Le faisceau fibro-adipeux qui traverse cette fissure peut être suivi jusqu'à la face profonde de la cicatrice cutanée. Au microscope, on trouve dans ce cordon non seulement du tissu adipeux, mais des tractus fibreux et aussi des vaisseaux assez volumineux, des fibres musculaires striées et des filets nerveux. La paroi postérieure du sacrum, sur la ligne médiane, est formée par une membrane ferme consistante, tandis que ses parties latérales seules sont osseuses. La largeur de la fissure est de 10 millimètres au niveau de la première pièce sacrée, puis, plus bas, de 8 à 9. L'épaisseur de la membrane qui l'obture est de 4 millimètres. La dernière vertèbre lombaire est asymétrique, et son apophyse épineuse, sans être fendue, est hypertrophiée. C'est au niveau de la première vertèbre sacrée que se trouve l'orifice par lequel le tissu myolibrolipomateux pénètre dans le canal sacré. Le canal sacré est plus large qu'à l'état normal, et l'extrémité inférieure de la moelle descend jusqu'à la deuxième pièce sacrée. Dans le canal sacré, on trouve non seulement la moelle, mais encore une masse adipeuse qui repousse la moelle vers la paroi antérieure et recouvre, en arrière et sur les côtés, la queue de cheval, ne laissant libre que le conus medullaris. Peut-être serait-on tenté de croire que cette tumeur adipeuse n'est que le tissu graisseux extra-dural, hypertrophié; mais, à la coupe, on voit que cette masse s'insinue dans la cavité de la dure-mère et des méninges molles, et arrive jusqu'à la moelle, qu'elle comprime en arrière et latéralement.

En arrière, il est impossible de poursuivre la dure-mère au delà de la première vertèbre sacrée. Elle se confond là avec le périoste ou se résout en faisceaux qui se perdent dans la masse adipeuse. Dans cette masse, on voit aussi des fibres rouge pâle, non pas irrégulièrement disséminées, mais formant des faisceaux; au microscope, on les reconnaît comme des fibres musculaires striées. Les faisceaux formés par ces fibres sont minces et n'excèdent guère de 1 à 2 centimètres de longueur. Quelques-uns se terminent par des faisceaux tendineux, qui se perdent sur le périoste ou dans la masse adipeuse. Ces faisceaux, parallèles à l'axe longitudinal du canal sacré ou faisant avec lui un angle très obtus, rappellent l'arrangement du multifidus spinæ. De nombreuses fibres musculaires, formant un paquet assez épais, se montrent sur le côté de la queue de cheval et sur sa face antérieure, surtout à la hauteur du troisième corps sacré, d'où part un petit muscle extra-dural, long d'environ 15 millimètres, qui descend jusque sur le corps de la vertèbre suivante, entouré par la masse adipeuse et en contact avec les nerfs de la queue de cheval. En haut, on peut vérifier, au microscope, que les fibres musculaires éparses dans la masse adipeuse vont jusqu'au contact de la moelle, à la surface de laquelle on voit tous les éléments de cette masse, fibres musculaires et conjonctives, entrer en union intime avec les éléments médullaires, surtout en avant et à gauche. La dissection de cette masse permet d'y suivre les racines nerveuses qui la traversent. A ce niveau, la moelle est plus consistante que dans les régions dorsale et cervicale.

D'où le diagnostic suivant : l'hypertrichose sacro-lombaire repose sur un spina bifida sacré, occulta, obturé par une membrane fibreuse qui occupe la place de la crête sacrée. Le canal sacré est élargi, et la moelle est allongée de la hauteur de cinq vertèbres. En arrière et sur les côtés, surtout à gauche, la moelle est comme engainée par un myofibrolipome, qui, en avant de la moelle, se comporte comme une tumeur, et, en arrière, se prolonge et forme un cordon qui va s'attacher à la peau...

... Des recherches microscopiques ont été faites sur la moelle, au niveau de son extrémité inférieure. Elle est aplatie et comme tordue de gauche à droite. A droite, la moelle paraît étirée vers la racine postérieure, qui semble tout à fait déplacée sur la partie latérale de la moelle. La substance grise est tordue dans le même sens, et même les cellules nerveuses, d'ailleurs bien conservées, paraissent étirées de droite à gauche, et ce n'est pas sans peine qu'on peut les diviser en trois groupes : un, plus petit, médian, et deux latéraux, un moyen et l'autre plus volumineux; ce dernier même représente certainement deux groupes secondaires, un antérieur et un postérieur (peut-être la colonne de Clarke). Le cordon antéro-latéral ne paraît pas modifié. Le cordon postérieur est entremêlé de faisceaux bien visibles et paraît par conséquent englobé dans le domaine de la tumeur.

La moitié gauche de la moelle est plus petite, et son tissu nerveux est moins bien conservé, la tumeur ayant plus empiété sur elle, et faisant rayonner les fibres de ses tissus plus profondément dans son épaisseur. Tandis que les racines antérieures à droite sont à leur place absolument normale et traversent, intactes, les méninges molles, la racine antérieure gauche est atteinte par le tissu adipeux et musculaire et se trouve un peu déplacée en avant. En partant de son insertion, on peut reconnaître le cordon antérieur, non divisé, et régulièrement fibrillé, mais on ne peut pas le discerner du cordon latéral; quant au cordon postérieur, il est tout à fait défectueux, conservé seulement dans les points qui avoisinent le canal épendymaire. La substance grise, en arrière, est entremêlée de fibres, de sorte que les grosses cellules nerveuses conservées sont comme perdues dans le réseau fibrillaire; leur nombre est moins élevé qu'à droite. La substance grise à gauche n'est guère bien conservée que dans les parties antérieure et moyenne de la corne moyenne. La corne postérieure et la racine postérieure sont formées par des faisceaux de fibres sclérosées, et c'est à peine si on peut les distinguer du tissu de la tumeur avoisinante. Macroscopiquement, ces fibres, qui vont d'arrière en avant et atteignent presque le milieu de la moelle, ont une direction qui correspond à l'action de torsion ci-dessus mentionnée. Sur une coupe transversale, on voit comment la tumeur gagne autour de la moelle aplatie, comment, au point où elle est le plus forte, elle s'étend de la racine postérieure droite à la racine antérieure gauche, les englobant toutes les deux. A gauche, les faisceaux fibreux et musculaires striés prédominent, tandis qu'en arrière et sous la moitié droite, le lipome pur passe au premier rang et paraît sillonné de vaisseaux nombreux, mais pourvus de parois minces.

En arrière, le tissu lipomateux de la tumeur se termine par une couche épaisse de fibres entrelacées et ondulées. Les faisceaux de ces fibres sont presque absolument longitudinaux, et non pas transversaux comme les faisceaux fibreux décrits plus haut. Sur une coupe transversale, cette partie apparaît comme une mosaïque régulière de figures quadrilatérales, si serrées qu'elles ne laissent aucune place pour d'autres éléments, par exemple, pour du tissu adipeux. Quelques vaisseaux assez volumineux interrompent seuls cette régularité. Cette régularité ne peut être attribuée ni aux tissus de l'arachnoïde ou de la pie-mère, ni au néoplasme. Un examen attentif permet de croire qu'il s'agit là de fibres nerveuses dégénérées. Une première hypo-

thèse est que cette zone est constituée par les racines postérieures
suivant un cours longitudinal, le long de la surface de la moelle;
ces racines, avec leur gaine pie-mérienne, auraient été appliquées
par la tumeur à la surface de la moelle, repoussées de côté, aplaties,
et peut-être atrophiées. On ne peut guère croire qu'il s'agisse là des
cordons postérieurs altérés, car, à droite notamment, cette zone
s'éloigne trop du bord postérieur de la substance grise et en est
séparée par une couche régulière qui est reconnaissable comme de
la substance blanche altérée.

Nous pouvons donc conclure qu'un néoplasme complexe, un myofibrolipome s'est développé en arrière de la moelle, a dissocié les
méninges, comprimé et aplati la moelle, sans y déterminer cependant de myélite de compression ; mais les substances grise et blanche
ont été altérées, tandis que les vaisseaux et les racines nerveuses ont été
atrophiés. Or, l'augmentation du tissu conjonctif, la sclérose des
racines, l'hypertrophie des tuniques vasculaires, font bien voir qu'il y
a eu là une sorte de processus irritatif chronique. De plus, l'allongement de la moelle ou, pour mieux dire, sa non-ascension montrent
bien qu'il s'agit d'un trouble très précoce.

Mais il ne peut s'agir ici ni d'un simple processus inflammatoire
ni d'une hypertrophie simple du tissu graisseux existant normalement
dans le canal sacré, puisqu'on trouve là des fibres musculaires striées.
C'est une preuve de plus que le trouble du développement a dû être
très précoce, puisque les faisceaux musculaires transposés ont dû
pouvoir suivre une voie assez large. Ces faisceaux ont dû passer par la
fente qui existait à travers les arcs postérieurs vertébraux dès le début
presque de la période embryonnaire.

L'allongement de la moelle, la fissure rachidienne, la transposition
du tissu musculaire, ces trois faits importants réunis nous amènent à
l'idée d'une méningocèle spinale qui se serait réduite ultérieurement,
et ce serait cette réduction qui aurait pu entraîner les tissus musculaires et graisseux.

Recklinghausen passe ensuite en revue diverses hypothèses :
les phénomènes inflammatoires n'ont pas pu être tardifs et
évoluer après la naissance. S'agit-il d'un tératome, ou la partie
de la tumeur formée de fibres longitudinales ne pourrait-elle
pas être une de ces tumeurs médullaires décrites par quelques
auteurs? On se souvient que nous avons rattaché les tumeurs en
question à la classe des myélocystes et surtout des myélocystes
aréaux.

Si nous voulons maintenant examiner ce cas, que j'ai tenu à rapporter sinon *in extenso,* du moins longuement, à cause de son importance historique et aussi à cause de son intérêt anatomique, nous devons reconnaître qu'il est très complexe. Mais l'examen de la figure 2, planche IX, et surtout l'examen de la figure 3 vont nous permettre, en les rapprochant du texte, d'éclaircir certains points. Ce qui nous frappe tout d'abord, en regardant la figure 3, c'est l'analogie que présente la coupe de la moelle avec ce que nous avons déjà vu dans les diastématomyélies, juste au-dessus de la division médullaire. Qu'on se reporte, par exemple, au cas de Theodor ou à celui de Recklinghausen, que nous avons longuement analysés, et on verra si l'analogie n'est pas frappante. Dans le cas actuel, nous voyons, surtout à droite, le cordon antéro-latéral et la substance grise s'étendant directement de dedans en dehors. Vers la partie moyenne de cette bande, on voit sortir les racines antérieures, qui, par rapport au sillon médian antérieur, sont à peu près à leur place normale.

Quant aux racines postérieures, elles sont situées tout à fait en dehors, et à l'extrémité de la double bande formée par la substance blanche, en avant, et la substance grise, immédiatement en arrière. Cependant, l'existence du canal central refermé nous prouve que l'ébauche médullaire n'est pas restée étalée à plat, qu'elle a subi un enroulement et une fermeture. Mais, étant donnée la place des racines postérieures, nous pouvons affirmer que l'enroulement n'a pu porter que sur la partie de la moelle représentant le cordon postérieur. J'avoue que, pour la partie formant une mosaïque si régulière, appliquée contre la moelle, entre elle et le tissu de la tumeur, je partage les hésitations de Recklinghausen. Mais mon hypothèse a du moins l'avantage d'expliquer cette absence de la pie-mère entre la tumeur et la substance médullaire, absence qui intriguait Recklinghausen et qui devient facilement compréhensible si on admet que la tumeur s'est développée dans l'épaisseur même des replis épithélio-séreux, partant de la ligne de fermeture postérieure de la moelle pour aller vers la face profonde de la peau. La tumeur myofibrolipomateuse occupe ici exactement la même situation que le tissu complexe interposé immédiatement au-dessus de la diastématomyélie dans les cas auxquels nous faisions tout à l'heure allusion. On la trouve en avant et en arrière, elle va presque jusqu'à l'épiderme; elle repousse latéralement les cordons postérieurs, et se substitue à eux ou les pénètre d'autant plus facilement que la structure de ces cordons est incomplète et formée presque exclusivement par du tissu névroglique.

Donc, ici encore, notre schéma évolutif trouverait son application : une masse d'origine mésoblastique s'est trouvée placée en avant et surtout en arrière de l'ébauche médullaire, dont elle a sinon empêché, mais du moins gêné et retardé la fermeture. Quant à l'origine de cette masse mésoblastique, nous y reviendrons ultérieurement. L'ébauche médullaire a commencé par se développer à plat, ainsi que le montre la disposition de la substance blanche et de la substance grise par rapport aux racines, et la situation même des racines. Puis, le travail normal d'enroulement a pu reprendre tardivement son cours, et la fermeture postérieure s'est effectuée par l'intermédiaire des cordons postérieurs, et aussi de la masse mésoblastique, agissant ici comme la zone épithélio-séreuse dans les myélocystes ordinaires. En somme, la malformation médullaire que nous rencontrons dans ce cas a évolué comme une myélocystocèle, mais avec certaines particularités. Ce n'est pas un myélocyste ordinaire, puisque le canal central est refermé; ce n'est pas un myélocyste aréal, puisque ce canal central n'est même pas dilaté; ce n'est pas une diastématomyélie, même décomplétée, puisque le canal est unique, mais la malformation rappelle plutôt le myélocyste sus-jacent aux diastématomyélies : elle participe à la fois de l'évolution du myélocyste ordinaire et du myélocyste aréal, et comme le myofibrolipome assure et complète la fermeture postérieure du tube médullaire, il n'y a rien d'étonnant à ce qu'il n'en soit pas séparé par une couche méningée.

Avant le mémoire de Recklinghausen, Gowers[1] avait décrit

1. Gowers. — *Trans. of the Path. Soc. of London*, 1876, XXVII, p. 19.

une tumeur un peu analogue; je relate ici le résumé qu'en a donné Recklinghausen (p. 370).

OBSERVATION 96 (GOWERS).

Myolipome épais d'un demi-doigt, situé sur le côté gauche du conus medullaris d'un tabétique; il était plus pauvre en fibres musculaires que le cas de Recklinghausen, et complètement placé dans l'épaisseur de la pie-mère. Gowers croit à l'origine congénitale de cette tumeur, mais il ne dit rien sur la présence d'autres troubles de développement du côté soit de la dure-mère, soit des vertèbres.

Recklinghausen fait remarquer qu'un point souvent noté et très important dans ces lipomes médullaires accompagnant les spina bifida, c'est qu'ils ne siègent pas toujours exactement sur la ligne médiane, mais sont plus ou moins latéraux. Rosenmüller[1] a vu manquer la moitié de l'arc postérieur d'une vertèbre, et dans plusieurs des observations que nous avons rapportées jusqu'ici, nous avons vu la fissure être plus ou moins latérale.

Un cas dont l'observation clinique a été donnée par Brunner[2], et l'autopsie faite par Ribbert[3], offre quelque analogie avec celui de Recklinghausen.

OBSERVATION 97 (BRUNNER).

Malade de vingt-deux ans; au niveau de la troisième vertèbre lombaire, tumeur grosse comme une noisette, qui paraît modérément remplie, et au-dessous de laquelle la peau est un peu œdématiée; la tumeur paraît solidement attachée au rachis. Hypertrichose au niveau de la tumeur; scoliose dorsale droite. Jusqu'à la troisième lombaire, les apophyses épineuses paraissent normales, mais celle-ci paraît aplatie et est assez difficile à sentir par la palpation. L'apophyse épineuse de la quatrième lombaire manque, et, à sa place, on trouve une dépression dans laquelle on peut sans peine introduire le bout du doigt. Au niveau de la cinquième lombaire, la tumeur s'enfonce profondément dans la cavité du canal rachidien. La fissure se sent encore très nettement sur la partie supérieure du sacrum. Tout le membre inférieur gauche est plus volumineux que le droit.

1. ROSENMÜLLER. — *Dissert. de nat. singular. oss. corp. hum. varietatibus,* 1804, p. 53.
2. BRUNNER. — *Virchow's Archiv,* 1892, t. CXXIX, p. 246.
3. RIBBERT. — *Ibid.,* 1893, t. CXXXII, p. 381, et *Corresp. bl. f. Schw. Aerzte,* 1893, p. 371.

Sur la tête du métatarsien du petit orteil gauche, ulcération, avec fistule qui conduit sur un os dénudé ; le passage du stylet est absolument indolore. Sur le côté externe de la jambe gauche, la sensibilité est diminuée. Sur les deux pieds il y a des troubles de la sensibilité et aussi des troubles trophiques, notamment du côté des ongles, qui, à gauche, sont très recourbés.

L'autopsie a été faite et publiée par Ribbert (de Zurich).

La tumeur reposait sur une dépression du fascia, en forme d'entonnoir. Les arcs des quatrième, cinquième lombaires, et toute la paroi postérieure du sacrum étaient fissurés. La largeur de la fissure, au niveau de la quatrième lombaire, atteignait 1 centimètre et demi. Cette fissure était en grande partie obturée par une membrane fibreuse épaisse, qui au niveau de la première vertèbre sacrée offrait une ouverture allongée, remontant même jusqu'au niveau de la dernière lombaire. Cette fente mesurait à peu près 1 centimètre et demi de long, sur un demi-centimètre de large. A travers cette fente pénétrait un cordon venant de la partie inférieure à la tumeur ; ce cordon, de consistance assez ferme, arrondi, ayant à peu près le volume d'un cathéter de trousse, pénétrait dans le canal rachidien, et de là dans la cavité pie-mérienne. Sa structure était celle d'un myofibrolipome.

La dure-mère n'existe que jusqu'au niveau de la fissure. La moelle cesse au-dessous de la cinquième lombaire et, là, sa terminaison se trouve comme engainée dans un tissu de nouvelle formation, dans lequel se perd le conus médullaire. Au-dessus de cet engainement, il y a, de chaque côté, une dégénérescence ascendante marquée des cordons postérieurs. Sur les coupes, on trouve un amincissement de la substance blanche, dans laquelle existent peu de fibres à myéline. Les cordons postérieurs, très diminués de volume, paraissent dégénérés. Au contraire, les cornes postérieures semblent augmentées de volume, paraissant plus larges qu'à l'état normal ; elles contiennent des cellules nerveuses en très petit nombre et de très petites dimensions. Les racines postérieures se continuent directement dans la masse engainante. Le tissu de cette masse est formé pour une partie de tissu adipeux, et pour une autre partie, plus importante, de fibres musculaires striées, dont beaucoup se réunissent en faisceaux ordonnés. Dans les intervalles se trouve du tissu conjonctif fasciculé. Les parois des vaisseaux sont épaisses, mais pauvres en noyaux.

Hildebrand[1] donne l'intéressante observation suivante, qu'il considère comme difficile à interpréter.

1. HILDEBRAND. — *Loc. cit.* (*D. Zeitschr. f. Ch..* 1893, obs. VI, p. 450).

Observation 08 (Hildebrand, VI).

Spina bifida sacré, avec un sac faisant une forte saillie dans la région fessière gauche; exostose au niveau de la troisième lombaire. Rachis dorsal intact. Les quatrième et cinquième vertèbres lombaires sont fissurées. La paroi postérieure du sacrum manque complètement. Le sac méningé descend à environ deux pouces du coccyx. A partir de la quatrième lombaire, la moelle s'incline en arrière, mais en restant toujours sur la ligne médiane, et va s'attacher à la paroi postérieure du sac. Ce cordon médullaire divise le sac méningé en deux parties, et son adhérence à la paroi postérieure du sac semble exercer une traction sur cette paroi qui, à ce niveau, se déprime. Au-dessous de ce cordon, on voit des filets nerveux qui suivent à peu près la même direction que le cordon principal, par paires, et semblent augmenter de volume à mesure qu'ils vont à la paroi antérieure par un trajet rétrograde en haut et en avant.

Partout le sac est tapissé d'une mince membrane, qui paraît être l'arachnoïde. Dans le cordon médullaire, on trouve une autre cavité qui a presque le volume d'un œuf de poule et descend à 6 centimètres au-dessous du point d'attache de la moelle à la paroi. En arrière et sur les côtés, la paroi interne de cette cavité est lisse. En avant, elle offre des irrégularités, et est constituée par un tissu à mailles caverneuses, avec un substratum fibrillaire, dont les fibres forment un réseau à mailles quadrangulaires. On peut considérer ce tissu, en raison de ses connexions, comme du tissu médullo-vasculaire, et cette partie antérieure comme représentant l'area. En arrière de cette cavité médullaire, on trouve une couche graisseuse, qui revêt en dehors ce second sac et, à travers la paroi du premier sac, se continue avec une couche graisseuse épaisse, qui recouvre les parois postérieures du grand sac. En dedans de cette dernière couche graisseuse, on voit une lame mince de fibres musculaires placées en long. La peau est normale, avec des poils et une cicatrice de la grandeur d'une pièce de deux pfennigs.

Il était important de savoir quelle pouvait être la constitution des épaississements noueux des cordons nerveux. Une coupe micrographique faite sur une des nodosités montra que la partie profonde était formée par des fibres rougeâtres, minces, courant longitudinalement et ayant toute l'apparence de fibres musculaires. Au-dessous, et attenant à cette couche, le névrilemme; plus superficiellement, de l'autre côté de la couche musculaire, de la graisse se continuant directement avec les masses graisseuses placées de chaque côté de l'area médullo-vasculaire. A un fort grossissement, on reconnut d'une façon très nette que ces fibres étaient des fibres musculaires striées.

« Ce cas, ajoute Hildebrand, est très complexe et très difficile à interpréter. Il y a une fissure lombo-sacrée, et probablement en même temps une fissure de la dure-mère. Mais si l'arachnoïde forme le sac fermé, on peut se demander comment des fibres musculaires peuvent se trouver dans la cavité de ce sac et cheminer avec les cordons nerveux. On sera forcé d'opter entre deux hypothèses : ou bien la substance adipeuse et musculaire était en dehors de l'arachnoïde, et alors elle ne pouvait pas se trouver entre elle et la pie-mère avec les filets nerveux ; ou bien la couche musculaire se trouvait là par suite d'une anomalie. Des bourgeons, par exemple, auraient pénétré avant la fermeture de la moelle et par conséquent de la pie-mère. Mais, alors, il ne faudrait constater aucune relation entre ces fibres intra-arachnoïdiennes et celles du dehors, l'arachnoïde étant considérée comme fermée. Et ce rapport existe cependant. Pour expliquer ce fait, il faudrait admettre une fissure de l'arachnoïde. Alors on comprendrait sans aucune peine que la graisse et le tissu musculaire se soient introduits par cette fissure entre l'arachnoïde et la pie-mère et se soient développés le long des nerfs. A la vérité, on ne pourrait toujours pas comprendre comment la pie-mère aurait pu se refermer avec la moelle pour former la paroi postérieure de la cavité. Je penche pourtant, conclut Hildebrand, en faveur de cette hypothèse, et je tiens le cas pour une myéloméningocèle, qui se serait constituée secondairement en myélocyste, avec transposition de fibres musculaires et de tissu adipeux dans les méninges molles et de là sur les nerfs. »

Le mécanisme que Hildebrand a entrevu ici et qu'il considère comme tout à fait exceptionnel, est exactement le mécanisme que je considère, moi, comme normal et applicable à tous les cas de spina bifida dans toutes les formes. Toujours la malformation débute comme une myéloméningocèle, je dirais même plus, comme une diastématomyélocèle, et nous verrons plus loin que c'est entre les deux moitiés de la plaque médullaire étalée que s'insinuent les bourgeons mésodermiques d'où proviendront les tissus néoplasiques. La soudure des deux demiplaques fermera la gouttière médullaire en avant, et isolera ces bourgeons. Puis, la moelle, reprenant son processus normal de fermeture, se refermera soit en un myélocyste ordinaire, où la paroi sera formée par la zone épithélio-séreuse, soit en un myélocyste aréal. Alors les bourgeons néoplasiques se trouveront forcément entre les deux feuillets épithélio-séreux accolés, et s'y développeront en formant des éléments mésoblastiques, comme ceux que nous avons rencontrés jusqu'ici dans ces tumeurs.

Bohnstedt[1] a publié un cas de spina bifida occulta sacré, avec une étude anatomique très détaillée que je ne puis malheureusement que résumer ici :

OBSERVATION 85 (BOHNSTEDT).

Valet de vingt ans, qui entre à la clinique de Marburg pour une incontinence d'urine durant depuis six ans ; le malade ne peut garder ses matières fécales quand il a la diarrhée. Il meurt au bout d'un mois, de pyélonéphrite.

La cavité du sacrum est large et plate. Les deux premières pièces sont seules distinctes ; les autres sont fusionnées en une seule masse osseuse. L'arc postérieur de la première pièce est complet, mais non ossifié à sa partie médiane ; à partir de là, fissure qui a jusqu'à 2 centimètres de largeur, fermée par une membrane fibreuse adhérente en arrière aux parties molles externes. La moelle descend jusque dans la cavité du sacrum, où elle se continue dans la masse que nous allons décrire. Dans sa partie inférieure, elle est aplatie, assez large, et le canal central forme une fissure transversale assez étendue. Il n'y a pas de queue de cheval, car la masse dans laquelle la moelle se prolonge occupe toute la partie inférieure du canal sacré, la portion même où se trouve la fissure, et même adhère à la face profonde de la membrane obturant la fissure. En avant, on peut encore distinguer la moelle, dont l'extrémité atteint le rebord inférieur de la quatrième vertèbre sacrée. La dure-mère qui, en avant, tapisse de la manière habituelle les corps vertébraux, en arrière vient se perdre à la surface de la masse. Les racines antérieures qui partent de la moelle dans le canal sacré ont un trajet récurrent. Cette masse est formée surtout par du tissu adipeux, et dans son épaisseur on trouve des faisceaux rougeâtres analogues à des faisceaux musculaires. Elle est en partie dans l'intérieur de la pie-mère.

1. BOHNSTEDT. — Spina bifida occulta (Arch. f. path. Anat., 1893. t. CXI, p. 47).

Au microscope, sur toute la hauteur de la moelle, on trouve des altérations, dont les principales consistent surtout en ce que le canal central est plus ou moins dilaté, et les cordons postérieurs sont dégénérés.

Dans le canal sacré, au point où la moelle pénètre dans la masse, la coupe montre que la moelle a subi un mouvement de torsion à gauche et en avant. Les cornes postérieures sont très altérées et comme envahies par le tissu conjonctif de la masse voisine. Le canal central forme une fissure aplatie d'avant en arrière, transversale, présentant à son extrémité droite une petite dilatation avec des diverticules, tandis que la partie moyenne du canal est oblitérée. Le canal est tapissé dans toute son étendue de cellules cylindriques. A son voisinage, la névroglie est épaissie. Tout le pourtour de la moelle est entouré d'une masse adipeuse, épaisse surtout en arrière, et que parcourent de nombreuses fibres musculaires striées, les unes isolées, les autres réunies en faisceaux nombreux, surtout en arrière et à gauche. Plus bas, cette masse a augmenté de volume, et sur la coupe sa surface dépasse de beaucoup celle occupée par le tissu médullaire. La torsion est plus marquée encore vers la gauche et en avant.

Les cornes postérieures sont en grande partie remplacées par d'épais faisceaux fibreux, avec de rares îlots de substance nerveuse. Les racines postérieures font suite en dehors à ces tractus. En arrière, ces tractus se relient à la masse adipeuse et conjonctive qui entoure la moelle, formant à droite une sorte de croissant, et à gauche un noyau plus compact. Le tissu adipeux est parcouru par d'épais tractus conjonctifs, parmi lesquels on voit de nombreux faisceaux de fibres musculaires striées, coupées en travers. Plus bas, enfin, la coupe totale a une forme ovalaire, et la moelle n'en occupe que le quadrant antérieur droit. Les trois autres quadrants sont occupés par du tissu adipeux avec des tractus conjonctifs et des fibres musculaires striées. Il y a également dans cette masse de nombreux vaisseaux à parois très épaisses.

Nous voyons encore dans cette observation la masse néoplastique en contact immédiat avec la moelle, sans interposition d'un feuillet méningé. Cette juxtaposition est si immédiate que des tractus fibreux partis de la masse pénètrent dans le tissu médullaire et envahissent les cordons et les cornes postérieurs, auxquels ils se substituent peu à peu. L'élargissement et la dilatation du canal central font bien voir qu'il s'agit encore ici d'un myélocyste aréal terminal. La substitution de la masse néoplastique aux cordons postérieurs et aux cornes postérieures, la présence de cette masse, qui va presque jusqu'au canal central, montrent, en outre, que l'occlusion en arrière de la gouttière médullaire a été complétée par la présence de cette masse néoplasique. De plus, il y a un point où le canal dilaté, élargi transversalement, paraît comme oblitéré à sa partie moyenne, et on peut se demander si nous n'avons pas là comme un indice possible d'une division de la moelle, d'une diastématomyélie.

L'observation de Maass[1] a donné lieu à une intervention opératoire, mais non à un examen anatomique. Elle n'a donc ici pour nous qu'un intérêt secondaire. Je ne cite que la partie relative à l'opération.

OBSERVATION 100 (MAASS).

Incision courbe convexe à droite, de la onzième dorsale jusqu'à la partie supérieure du sacrum. Libération des lambeaux. On tombe sur une tumeur plate, arrondie, qui ressemble à un lipome, et dont l'extraction est facile, car elle ne s'étendait guère vers la profondeur. Au contraire, sa face profonde adhère très lâchement à une membrane fibreuse tendue en travers de la fissure vertébrale. Cette fissure se laisse bien délimiter par la palpation. Elle s'étend de la dernière dorsale à la première sacrée. Au milieu, elle a près de 3 centimètres de large. Elle est complètement obturée par une plaque fibreuse et musculaire, qui ne laisse en aucun point apercevoir ni la moelle ni les méninges. Cette plaque présente vers sa partie moyenne un profond sillon horizontal, qui correspond au niveau de la troisième lombaire. Au-dessus et au-dessous, on voit d'autres sillons analogues, mais moins profonds. Cette plaque est incisée le long de son insertion gauche, et l'incision est prolongée en haut et en bas jusqu'à ce que les sillons disparaissent, supprimant toute chance de compression pour la moelle dans l'avenir. Suture. Guérison. Disparition partielle des troubles médullaires.

Il est regrettable que l'examen de cette plaque et de la tumeur sus-jacente n'aient pas été faits, et que la disposition des éléments musculaires signalés dans la plaque en question n'ait pas été mieux précisée. Maass ajoute, faisant allusion à la disparition incomplète des troubles médullaires, que dans ces cas on ne

---

1. MAASS. — Traitement opératoire du spina bifida occulta (*Arch. f. Kinderheilk.*, 1898. XXIV, p. 39).

peut pas dire qu'on ait affaire à une simple lésion de compression, mais qu'il doit y avoir une lésion organique de la moelle, si petite soit-elle. D'ailleurs, dans son observation, l'absence de tout réflexe rotulien à gauche, l'atrophie des extenseurs du même côté, donnaient à penser à l'existence d'une lésion organique.

Nous avons vu, dans la plupart des cas avec examen anatomique que nous avons passés en revue, qu'il existait en effet des lésions anatomiques de la moelle. « Dans la plupart des autopsies, dit Katzenstein [1], on signale de graves lésions de nature dégénérative du côté de la moelle. Elles sont dues en partie à l'intussusception des fibres musculaires ou conjonctives dans l'épaisseur de la moelle et aussi à la pression que la tumeur constituée par l'amoncellement de tissu adipeux, de fibres conjonctives et musculaires en dehors de la moelle, exercera sur elle. Mais ce qui prouve bien que les troubles centraux existent pendant la vie fœtale, ce sont les luxations doubles des hanches décrites par Lücke ou les malpositions des pieds, qui sont dues à un manque évident de tonicité musculaire et existent fréquemment au moment de la naissance. »

Puis Katzenstein fait remarquer que, dans la plupart des cas connus de spina bifida occulta avec tumeur, les troubles secondaires les plus graves apparaissent au moment où le corps a sa plus grande croissance, c'est-à-dire entre la neuvième et la dix-septième année. Il cite le cas de Recklinghausen où le malade mourut dans sa vingt-troisième année, n'ayant eu d'accidents graves que depuis l'âge de seize ans, puis ceux de Brunner et de Bohnstedt, où les accidents graves se montrèrent aussi tardivement. Quelle est la cause de cette action tardive? Il est peu probable que ce soit uniquement la tumeur; sans doute faut-il accuser plutôt l'union de la moelle à la peau, qui se traduit souvent par une dépression au niveau de la tumeur. « Par l'intermédiaire du cordon qui unit la moelle à la peau, la peau exercera une traction sur la moelle, et il y aura là une action d'autant plus désavantageuse que la croissance du corps

---

1. KATZENSTEIN. — Spina bifida occulta (*Arch. f. kl. Chir.*, 1901, t. LXIV, p. 617).

sera plus rapide. De plus, il faut se rappeler qu'en ce point, au lieu de la fermeture en voûte de la paroi postérieure que donnent normalement les arcs postérieurs vertébraux, il y a dans ces cas de spina bifida une plaque fibreuse aplatie contre laquelle la traction exercée par l'adhérence viendra attirer la moelle; on comprendra dès lors que des troubles secondaires graves puissent se faire jour au moment de la puberté. »

Bien que cela relève plutôt de la séméiologie, je ferai remarquer que le fait paraît surtout fréquent dans ces cas de spina bifida occulta compliqués de tumeur. Or, nous avons vu que ces cas étaient presque toujours des cas de myélocyste aréal et que la tumeur, le plus souvent un myofibrolipome, se développait dans la lame épithéllio-séreuse qui va de la ligne de fermeture dorsale du myélocyste à la ligne de fermeture du feuillet ectodermique. Le mécanisme invoqué par Katzenstein me paraît exact, mais il faut y ajouter les détails suivants. Si le lien qui unit la moelle à la peau ne se laisse pas distendre et si ce lien transmet à la moelle la traction exercée par la peau au moment de la croissance, c'est parce que ce lien se trouve renforcé par le tissu néoplasique développé dans son épaisseur. C'est encore parce que cette tumeur diminue à la fois le calibre intérieur du canal, et assure la rigidité de sa paroi postérieure. Sans cela, on ne verrait pas pourquoi un canal fermé par une membrane purement fibreuse serait une cause de compression plus efficace qu'un canal offrant une paroi osseuse.

Il ressort donc de cette étude que les cas de spina bifida compliqués de tumeurs sont le plus souvent des myélocystes aréaux, et que la tumeur, fibrome, fibrolipome ou myofibrolipome, paraît se développer presque toujours dans l'épaisseur de la lame épithéllio-séreuse allant de la ligne de fermeture du myélocyste à la ligne de fermeture de la peau.

La tumeur en question, tout en demeurant une tumeur solide, peut présenter quelques modifications dans sa structure. Par exemple, on peut y trouver soit des noyaux de cartilage, soit des parties plus ou moins ossifiées. On se rappelle sans doute que, quand nous avons étudié la diastématomyélie complexe, nous avons cité de nombreux exemples de ce genre. Voici, comme exemple de nodule cartilagineux, une bien curieuse observation de Virchow[1].

OBSERVATION 101 (VIRCHOW).

...La tumeur, ayant environ la grosseur d'une noisette, était située entre la dure-mère spinale et les apophyses épineuses ; elle avait tellement comprimé la moelle qu'il en était résulté des phénomènes de paralysie de la moitié inférieure du corps. L'individu, ancien soldat, faisait remonter son mal à un refroidissement qu'il aurait pris en couchant sur le sol humide. La marche lente de la maladie avec les périodes d'acuité qu'elle avait présentées, même après qu'il eut été admis à l'Hôtel des Invalides de Berlin, avait amené le médecin traitant, M. Abel, à penser à une maladie des enveloppes spinales. L'autopsie ne révéla pas autre chose que la tumeur comme cause des accidents fonctionnels observés pendant la vie. Elle adhérait intimement d'une part à la dure-mère, de l'autre à l'apophyse épineuse ; la dure-mère, à son tour, adhérait à la surface de la moelle épinière. L'apophyse semblait formée de deux pièces soudées ensemble, mais si intimement qu'une légère courbure à la périphérie accusait seule l'ancienne ligne de séparation. Cette circonstance annonçait une synostose très précoce, probablement congénitale, ce qui devint plus probable encore par la structure de la tumeur. En effet, sur la coupe, on voyait d'abord une grande partie de la tumeur formée de cartilage hyalin compact ; celui-ci se transformait, notamment vers la périphérie de la tumeur, en tissu fibreux assez serré, dans lequel se distribuaient des vaisseaux sinueux et très larges et qui présentaient en partie une forte coloration jaune. Mais, en quelques endroits, le cartilage se changeait directement en tissu graisseux, les cellules se remplissant de graisse et la substance intercellulaire disparaissant presque entièrement. On ne put pas préciser d'où le développement était parti. Cependant la tumeur occupait, par sa plus grande partie, le tissu graisseux qui remplit d'ordinaire l'espace compris entre la dure-mère et les os.

J'ai cru pouvoir rapporter ici cette observation de fibrolipome à noyaux cartilagineux, que Virchow appelle enchondrome, parce que sa structure se rapporte assez exactement à ce que

---

1. VIRCHOW. — *Traité des tumeurs*, I, trad. française, p. 513.

nous venons de décrire, et aussi parce que la malformation de l'apophyse épineuse indique bien un degré aussi peu prononcé que possible, mais existant réellement cependant, de spina bifida. L'examen de la moelle au niveau de la tumeur n'a pas été fait ou du moins n'est pas rapporté. Cependant, en regardant la figure 105 qui, dans le livre de Virchow, accompagne la description que je viens de transcrire, on voit que cette double adhérence de la tumeur avec la dure-mère et de la dure-mère avec la moelle ne doit représenter que la fusion de la tumeur avec la partie postérieure de la moelle à travers une solution de continuité de la dure-mère. Malheureusement, la coupe faite pour l'examen anatomique de la pièce a été pratiqué longitudinalement et parallèlement à l'axe de la moelle. La moelle n'a probablement pas été examinée, et ce n'est donc que par pure hypothèse que nous pouvons rapprocher ce cas des précédents, et en faire un myélocyste compliqué d'une tumeur chondrofibrolipomateuse.

A côté de ce fait de Virchow, je citerai deux observations de Luschka [1] ; dans les deux cas, dans le canal vertébral, d'ailleurs non fissuré, au niveau du bord postérieur des disques intervertébraux, dans la région lombaire, il y avait, sous le grand surtout ligamenteux postérieur, des excroissances cartilagineuses, qui se rattachaient au noyau pulpeux des cartilages intervertébraux.

Nous citerons plus loin, avec les tumeurs mixtes, d'autres cas où la masse néoplasique contiendra des parties cartilagineuses ou osseuses.

D'autre part, la masse néoplasique appendue au myélocyste peut offrir encore d'autres modifications anatomiques. Il peut y avoir dans le tissu de ces tumeurs un développement vasculaire tel que le tissu, au lieu de paraître fibreux ou fibrolipomateux, prendra l'aspect d'un angiome. On a cité toute une série d'angiomes accompagnant le spina bifida; mais, comme le fait remarquer Hildebrand [2], ces tumeurs n'étaient pas à proprement

<hr>

1. LUSCHKA. — *Halbgelenke*, p. 67, tab. II, fig. 8 et 9.
2. HILDEBRAND. — Ueber angeb. cystöse Geschwülste der Steissgegend (*Arch. f. kl. Ch.*, 1895, XLIX, p. 192).

parler des angiomes, mais de simples transformations angiomateuses des vaisseaux appartenant soit aux parois du sac, soit au tissu interposé au sac et à la peau. Cependant, une observation de Muscatello (obs. XXI, p. 250) devrait trouver place ici. Il s'agit d'un cas complexe où il y avait une myélocystocèle lombosacrée, et où, en outre, dans la région cervicale, non fissurée, on trouvait un myélocyste rétracté, accompagné d'un néoplasme angiomateux. Nous en reparlerons plus loin.

A côté de ces angiomes, on a cité également des névromes. Voici un cas de Waslé[1], dont la classification, comme le fait observer Borst (*loc. cit.*, p. 494), n'est pas facile.

Observation 102 (Waslé).

Homme de vingt ans, bien constitué. Depuis sa naissance, il présente sur le sacrum une tumeur recouverte par de la peau normale, dont il a demandé l'extirpation. Incision circulaire à la base. Dissection de la tumeur, qui est extirpée avec d'autant plus de facilité qu'elle ne dépassait pas comme profondeur le fascia et ne présentait aucune union avec les tissus profonds. Macroscopiquement, la tumeur paraissait constituée par un lipome ou un fibrolipome; mais, en le coupant, on trouva dans son épaisseur un cordon cylindrique, assez sinueux, irrégulier, moniliforme. Ce cordon paraissait en maints endroits former des sortes de pelotons, rappelant assez exactement la constitution d'un varicocèle. Au microscope, on reconnut que ce cordon n'était autre chose que des cordons nerveux ayant subi une dégénérescence fibreuse et dont les gaines conjonctives présentaient une dégénération myxomateuse. Il s'agissait donc d'un névrome cyrsoïde myxomateux engainé dans du tissu fibrolipomateux. Cette dernière circonstance induisait à penser que ce fait pouvait être rattaché à quelque vice de développement de l'extrémité inférieure du rachis. Cependant, au cours de l'opération, il avait paru que la tumeur ne se prolongeait pas au delà du fascia.

Borst est d'avis qu'il serait plus admissible de faire de ce cas un spina bifida occulta, guéri, masqué par un fibrolipome.

Dans un cas analogue de Schreiber[2], où l'examen microsco-

1. Waslé. — *Zur Anat. v. Sacraltum.* Inaug. Diss. Würzburg, 1896.
2. Schreiber. — *Beitr. z. Casuistik d. angeb. Sacralgeschw.* (*Deutsche Zeitschr. f. Chir.*, 1879, XI, p. 331).

pique a été fait par Bruns, le rapport avec un spina bifida a pu être constaté plus nettement.

Il y avait sur le sac une tumeur solide, consistante, dans laquelle se sentaient comme des cordons noueux et des nodules. Bruns, examinant la tumeur, trouva qu'elle était constituée par un névrome racémeux, et que dans les cordons sinueux et les nodules, on rencontrait des fibres nerveuses et des cylindres-axes. La tumeur était en rapport avec les méninges à travers une fissure occupant la paroi postérieure du sacrum.

II. Tumeurs kystiques, *dans lesquelles, avec ou sans tumeur solide comprenant les éléments des tumeurs précédentes, on trouvera des cavités kystiques uniques ou multiples.*

a) TUMEURS DANS LESQUELLES DES KYSTES SE SONT DÉVELOPPÉS AUX DÉPENS DES ÉLÉMENTS MÊMES CONSTITUANT LES TUMEURS PRÉCÉDEMMENT ÉTUDIÉES. — Dans les tumeurs dont nous venons d'étudier les rapports avec le spina bifida, la constitution anatomique et la genèse, des cavités kystiques peuvent se produire de deux façons différentes. En premier lieu, qu'il y ait ou non un néoplasme développé dans l'épaisseur de la lame épithélio-séreuse, cette lame peut donner naissance à divers kystes. En second lieu, le néoplasme inclus peut, de son côté, subir une transformation kystique. Je ne rappelle que pour mémoire le myélocyste qui peut, lui aussi, se prolonger dans la lame ou dans le néoplasme.

Prenons d'abord les kystes de la première catégorie, ceux qui se forment dans la lame et aux dépens de ses éléments. Ils peuvent reconnaître plusieurs origines :

1° Nous avons déjà vu que du liquide pouvait s'accumuler entre les éléments méningés qui constituent les deux parties accolées de la lame. Pour parler d'une façon plus précise, le liquide pourra s'accumuler entre la pie-mère et l'arachnoïde, c'est-à-dire dans l'espace sous-arachnoïdien. De plus, ainsi que nous l'avons vu plus haut, suivant la quantité de liquide qui s'épanchera dans l'espace sous-arachnoïdien et la pression exercée par ce liquide sur les nombreux tractus qui parcourent cet espace et le cloisonnent plus ou moins incomplètement, la cavité contenant le liquide pourra paraître uniloculaire ou multiloculaire.

2° La lame est formée par l'accolement des deux zones épithélio-séreuses; les faces de ces deux zones, qui viennent en contact l'une avec l'autre, peuvent présenter un revêtement épithélial complet ou plus généralement incomplet; les cellules épithéliales pourront être cylindriques, ou pavimenteuses, et analogues aux cellules épidermiques; de plus, sur les bords de l'area, se dissémineront des îlots et des traînées de substance médullo-vasculaire plus ou moins altérée. En raison même de la présence de cet épithélium, l'accolement des surfaces pourra ne pas se faire complètement, et les cellules épithéliales tapissant les espaces non soudés, par leur prolifération, joueront un rôle dans la constitution des kystes. Mais nous venons de dire que les cellules tapissant ces zones pouvaient être de deux sortes, cylindriques ou pavimenteuses. Nous pourrons donc trouver, avec cette origine, des kystes de deux ordres : les uns séreux, avec un revêtement épithélial cylindrique; les autres, dermoïdes, tapissés de cellules pavimenteuses, qui pourront être stratifiées et représenter plus ou moins exactement les couches dont est constitué l'épiderme cutané normal. Rien ne nous empêchera de comprendre comment, dans certains cas, une seule et même cavité kystique contiendra simultanément, et les uns se continuant avec les autres, des revêtements épithéliaux des deux catégories. D'autre part, si sous un revêtement cylindrique nous rencontrons une couche plus ou moins distincte de tissu nerveux plus ou moins modifié, réduit parfois à ses éléments névrogliques, les considérations précédentes nous feront facilement comprendre cette circonstance qui a si vivement intrigué certains auteurs, et donné lieu à des discussions théoriques et génétiques si ardentes.

Voici, à mon avis, un exemple spécial d'une tumeur kystique appartenant à la première catégorie. C'est une observation de Schönborn, rapportée brièvement par Borst [1].

---

1. Borst. — *Centralbl. f. allgem. und pathol. Anat.*, 1898, t. IX, p. 459.

OBSERVATION 101 (BORST).

Enfant de trois mois opéré par le professeur Schönborn de méningocèle sacrée. A l'autopsie, on reconnut que la colonne lombaire se terminait par une sorte de prolongement informe, qui se recourbait en arrière à la façon d'une queue. La partie latérale de la moitié gauche du sacrum était représentée par du tissu fibreux avec quelques îlots cartilagineux, tandis que la partie moyenne de cette moitié gauche et toute la moitié droite étaient absentes. Le coccyx manquait aussi totalement. Entre cette extrémité rudimentaire du rachis et le rectum, il y avait une série de kystes séreux, à parois lisses, revêtues d'endothélium et contenant du liquide clair. La moelle et la queue de cheval rudimentaire se terminaient à la pointe même du prolongement du rachis lombaire. On ne put pas reconnaître une communication évidente entre les kystes et la cavité dure-mérienne. Mais un certain nombre de kystes avaient été vidés pendant l'opération; leur siège correspondait exactement à la malformation sacrée, et il est plus que probable qu'en ce point une communication avait existé entre les cavités kystiques et la cavité dure-mérienne, mais que cette communication avait dû être obturée par des phénomènes inflammatoires secondaires.

L'auteur ajoute : « Nous avons dans ce cas une méningocèle multiloculaire, qui s'était développée en avant du sacrum malformé, et qui avait dû évidemment communiquer avec la cavité dure-mérienne. On a souvent désigné autrefois des cas de ce genre sous le nom d'hygromes cystiques ou de lymphangiomes kystiques. »

Il est certain que dans ce cas la moelle était plus longue qu'à l'état normal. Elle descendait presque jusqu'au sacrum. De plus, il y avait une malformation de la dernière vertèbre lombaire et du sacrum, sur laquelle manquent malheureusement des détails précis. En avant du sacrum, presque entièrement absent, une tumeur multiloculaire s'était développée; elle était en rapport tout au moins de contiguïté avec le cul-de-sac méningé inférieur. Je crois que là encore la moelle prenait part à la malformation et constituait un myélocyste terminal. Puis une tumeur, due à l'accumulation de liquide dans les espaces sous-arachnoïdiens, constituait ce que Borst décrit sous le nom de méningocèle, et ce que d'autres eussent plutôt, en effet, appelé un hygroma ou un lymphangiome kystique. Cette observation, de plus, est un exemple de spina bifida antérieur.

Je crois bien que l'observation suivante, que Bergmann[1] appelle un lymphangiome cystoïde, appartient au même ordre.

OBSERVATION 105 (BERGMANN).

Enfant d'un an, apporté à la clinique de Bergmann pour être opéré d'un spina bifida, mais mort de bronchite aiguë avant qu'un diagnostic précis eût pu être établi. *Autopsie :* méningocèle très petite, sortant par une fissure dans l'arc postérieur de la première vertèbre sacrée. Cette méningocèle était entourée d'une couche considérable de tissu; il est possible, d'ailleurs, que la tumeur formée par ce tissu ait pu, en se développant, exercer une pression sur la hernie méningée et amener sa réduction. Quant à sa texture, cette tumeur était un lymphangiome cystoïde. Bergmann prit comme point de comparaison et mit à côté des coupes de cette tumeur des coupes provenant d'un lymphangiome cystoïde de la région sus-claviculaire, descendant profondément dans la moitié gauche du thorax. L'identité était complète.

J'ai reproduit intégralement l'observation de Bergmann, qui ne donne pas d'autres détails. Il est évidemment impossible d'entrer ici dans une dicussion sur la nature des lymphangiomes simples ou kystiques, ou sur leur origine. Mais il est fort probable que Bergmann, dans ce cas, a eu affaire à une dilatation kystique de l'espace sous-arachnoïdien compris dans la lame.

D'ailleurs, nous avons eu à différentes reprises l'occasion d'étudier des cas appartenant à cette catégorie. Je rappelle simplement l'observation de Matthews Duncan; plus loin, nous verrons des exemples de tumeurs mixtes dont des parties, présentant suivant certains auteurs, l'aspect myxomateux, avaient sans doute la même origine. Peut-être en était-il de même pour ces tumeurs que Bergmann considère comme étant des lymphangiones kystiques, et dont nous reparlerons plus loin. Enfin, les hygromes cystiques, que les anciens auteurs considé-

<hr>

1. BERGMANN. — Zur Diagnose d. angeb. Sacraltum (*Berl. kl. Woch.*, 1884. p. 761).

raient comme accompagnant fréquemment le spina bifida,
étaient, selon toute apparence, de la même nature.

Les tumeurs du deuxième genre, dues à la soudure incomplète
de la lame épithélio-séreuse, sont assez fréquentes; elles ont été
classées très différemment, suivant les théories que les auteurs
qui les ont observées adoptaient au sujet de leur origine.
L'observation XXI de Muscatello[1] va nous donner un exemple
où se trouveront réunis les divers kystes appartenant à cette
catégorie, une tumeur néoplasique ayant subi la transformation
angiomateuse, et aussi un prolongement du myélocyste.

OBSERVATION 106 (MUSCATELLO, XXI).

*Myélocystocèle lombo-sacrée; myélocyste rétracté
dans la région cervicale.*

Enfant de six mois, mort à la clinique de Strasbourg. L'autopsie a
été faite par le professeur Recklinghausen. Hydrocéphalie. Ulcérations
au siège et dans la région sacrée. Spina bifida lombo-sacré, avec
tumeur recouverte de peau, longue de 5 centimètres et demi et large
de 3 centimètres. A gauche de cette tumeur, plaque de sphacèle. Sur
la tumeur, hypertrichose, la pointe des poils étant dirigée vers le
sommet de la tumeur. Double pied bot. La fissure occupe les trois
dernières vertèbres lombaires, tout le sacrum et le coccyx. La paroi
postérieure d'un myélocyste est ouverte par la plaque de sphacèle
sus-mentionnée. Dans la moelle dorsale, au niveau de la cinquième
dorsale, foyer de ramollissement, contenant des bactéries pyogènes.
Dans la région cervicale, la face postérieure de la moelle, qui est
assez épaisse, est recouverte par une masse rougeâtre se continuant
avec le tissu de la moelle, et dans l'épaisseur de laquelle les
méninges paraissent fusionnées. Cette masse s'étend en haut jusqu'à
la face inférieure du cervelet. Sur des coupes microscopiques, au
niveau de la deuxième cervicale, on trouve la moelle augmentée dans
son diamètre antéro-postérieur, et fusionnée en arrière, avec une
masse de tissu qui embrasse sa face postérieure, à la manière d'un
croissant.

Quant à la masse postérieure, elle comprend surtout de nombreux
vaisseaux entourés par la méninge molle légèrement épaissie. Par
leur nombre, leur disposition et le fait que ces vaisseaux paraissent

<hr>

[1]. MUSCATELLO. -- *Loc. cit.*, obs. XXI, p. 250.

adhérer les uns aux autres, ils donnent absolument l'impression de constituer un angiome artério-capillaire. Dans les mailles de ce tissu fibro-vasculaire, on trouve de nombreux espaces vides tapissés d'épithélium à cellules soit cylindriques, soit cubiques. Ces espaces représentent soit des fentes, soit des tubes. Les préparations donnent l'impression d'une paroi de sac revêtue d'un épithélium cylindrique que soulèveraient des pelotons vasculaires, tandis que, d'une part, l'épithélium se serait invaginé pour former des tubes glanduliformes dans la paroi. Çà et là, dispersés dans le tissu, parfois entre les anses épithéliales invaginées, surtout à la périphérie, on voit autour de pelotons vasculaires des îlots arrondis ou ovalaires de tissu nerveux atrophié. On trouve une plus grande proportion de ce tissu nerveux à la partie postérieure des préparations, dans la couche la plus superficielle des méninges molles, où il forme comme un revêtement partiel de la zone fibro-vasculaire. Ce développement vasculaire, au milieu des méninges médullaires épaissies, en même temps que ce fait particulier des invaginations épithéliales et des cavités avec un revêtement épithélial, resterait un énigme si on n'avait recours à des coupes pratiquées un peu plus bas.

Là, la néoformation vasculaire est moins importante et on trouve moins d'invaginations épithéliales ou d'alvéoles tapissées d'épithélium cylindrique. Mais on trouve une cavité centrale tapissée d'épithélium cylindrique, entourée de tissu angiomateux, dans l'épaisseur duquel se trouvent des foyers de substance médullaire atrophiée. Mais le fait le plus important, c'est que le canal central n'est pas fermé en arrière à ce niveau, et qu'il se continue avec une fissure revêtue d'épithélium épendymaire, fissure large, courant horizontalement en arrière, et en continuité évidente avec les espaces tapissés d'épithélium cylindrique que nous avons signalés plus haut. Ce fait ne nous laisse aucun doute sur la nature de ces formations épithéliales, qui ne peuvent être que des évaginations du canal central.

J'ai reproduit à peu près intégralement tout l'examen histologique de ce fait, à cause de l'importance toute particulière qu'il me paraît offrir. Je ne parle pas seulement de la néoformation vasculaire, dont nous avons vu déjà des exemples dans les observations de diastématomyélie complexe; mais ces cavités tapissées d'épithélium cylindrique ou cubique, contenues dans la paroi conjonctive formée elle-même, dit l'auteur, par la méninge molle épaissie, sont tout à fait caractéristiques. Si on veut bien se rappeler la description que nous avons faite du myélocyste aréal, il est impossible de ne pas reconnaître que nous avons là un exemple très net de myélocyste aréal compliqué par la présence, dans l'épaisseur de la lame épithélioséreuse, d'une néoplasie fibro-angiomateuse.

Une observation ancienne de Kornalewsky me paraît pouvoir être rapprochée de celle de Muscatello. Je me contente de la résumer ici.

OBSERVATION 107 (KORNALEWSKY).

Fille née avec une tumeur de la région sacrée, grosse comme le poing. La tumeur augmente rapidement, et quand l'enfant meurt à trois mois et demi, la tumeur avait le volume d'une tête de nouveauné. Vaste tumeur kystique, recouverte par la peau normale et en rapport avec une méningocèle faisant issue à travers l'hiatus sacré. Dans une des cavités kystiques se trouvait une lame osseuse.

Au microscope, la portion fondamentale formant la paroi de la plupart des kystes avait l'aspect d'un tissu muqueux. La paroi de certains kystes était formée par un tissu analogue à de la névroglie, dans laquelle se trouvaient des cellules avec des prolongements nombreux, rappelant les prolongements de Deiters. La tumeur, en ces points, avait l'air d'un gliome ou d'un gliosarcome. A la face interne des kystes de formation gliomateuse se voyaient des efflorescences villeuses rouges, constituées par un développement anormal de vaisseaux ou d'anses vasculaires semblables à celles des plexus choroïdes et s'élevant au-dessus de la surface recouverte par un épithélium cylindrique granuleux.

Les autres kystes avaient un revêtement épithélial variable; dans plusieurs il y avait de l'épithélium cylindrique à cils vibratiles; dans d'autres de l'épithélium cylindrique à une seule couche; d'autres enfin étaient tapissés par un épithélium cubique ou pavimenteux. Souvent cet épithélium se transformait dans un même kyste.

L'ancienneté relative de cette observation rend encore plus précieux les détails si précis qu'elle contient. Ces kystes revêtus d'épithéliums variables et variant même dans une cavité donnée, et à côté, dans des cavités revêtues d'épithélium cylindrique, ces parois rappelant la structure de la névroglie, avec des cellules nerveuses et des anses vasculaires analogues à celles des plexus choroïdes, tout cela, en arrière d'une méningocèle faisant saillie par l'hiatus sacré, ne nous fait-il pas penser aux caractères si particuliers que présente, à notre avis, la méningocèle unie à un myélocyste aréal? La description est trop complète pour que j'insiste davantage sur son importance. L'auteur faisait de cette tumeur un angio-sarcome kystique. L'interprétation que je propose me paraît beaucoup plus admissible.

L'importance des éléments nerveux dans ces tumeurs surajoutées à un spina bifida, comme aussi dans les tumeurs sacro-coccygiennes proprement dites, n'avait pas échappé à Recklinghausen, qui, en discutant des faits apportés par Beneke et Knauss, mit en doute la réalité de la nature nerveuse de ces cellules [1]. La discussion qui suivit montra bien tout l'intérêt qui s'attachait à la constatation de ce fait. L'hypothèse que j'ai proposée me paraît donner une explication très simple de la présence en ce point d'éléments nerveux.

Borst [2] rapporte l'observation d'un deuxième cas opéré par Schönborn, où la tumeur offrait un caractère encore plus complexe que dans le fait précédent. Je donne ici cette observation, malgré la présence parmi les cavités kystiques d'espaces tapissés par une membrane rappelant de plus ou moins près les caractères de la muqueuse intestinale, ce qui pourrait faire entrer ce cas dans une catégorie que nous aurons ultérieurement à étudier. Mais ce fait contient d'autres détails importants que je tiens à relever immédiatement.

OBSERVATION 108 (SCHÖNBORN, II).

Tumeur dont la plus grande partie siégeait en arrière du sacrum et du coccyx, mais qui envoyait sous le coccyx un prolongement considérable, remontant sur la face antérieure des deux os dans le tissu rétrorectal. Un pédicule creux pénétrait dans l'hiatus sacré et paraissait bien être en continuité directe avec la dure-mère spinale; mais, en ouvrant ce pédicule, on constata qu'une cloison mince séparait sa cavité de l'espace subdural. La cavité du pédicule se terminait donc en haut en cul-de-sac, et la cloison en question, annulaire et déprimée

---

1. *In* STRÖBE. — Bericht über d. Verh. d. Deutsch. path. Gesellsch. auf d. 70. Vers. Deutsch. Naturforsch. u. Aerzte in Düsseldorf (*Centralblatt f. allg. und pathol. Anat.*, 1898, IX, n° 20, p. 846 et 847).
2. BORST. — *Loc. cit.*, p. 476.

en son milieu, était formée par une mince membrane de tissu conjonctif. Au microscope, on trouva la tumeur constituée par du tissu conjonctif, adipeux et muqueux; il y avait, en outre, des fibres musculaires lisses et striées; on voyait dans son épaisseur des kystes revêtus intérieurement d'épithélium très varié comme nature, pavimenteux, cylindrique, cubique et même, par places, muni d'épithélium vibratile; d'autres kystes avaient l'apparence dermoïde, et dans d'autres poches kystiques le revêtement avait tous les caractères de la muqueuse intestinale. Les diverses variétés de cellules épithéliales se substituaient fréquemment les unes aux autres dans une même cavité kystique, de sorte, par exemple, qu'on pouvait voir se succéder sur la même paroi un revêtement semblable à celui de la muqueuse intestinale et de l'épithélium pavimenteux stratifié. Certains de ces kystes, tapissés d'épithélium cylindrique, avaient leurs parois formées d'un tissu rappelant la substance nerveuse à l'état embryonnaire et ressemblaient à des dilatations du canal médullaire central. Enfin, il y avait aussi des noyaux de cartilage et une assez grosse pièce osseuse, recourbée, et qu'avec quelque imagination on aurait pu prendre pour un sacrum rudimentaire. La cavité du sacrum était extraordinairement large, le coccyx était peu développé et adhérait à la tumeur, si bien qu'il dut être enlevé avec elle.

Nous avons d'abord dans ce fait un nouvel exemple de méningocèle faisant saillie, sans fissure sacrée, à travers l'hiatus sacré. Dans le pédicule creux, on trouve une cloison conjonctive qui empêche la continuité directe avec la cavité méningée intra-sacrée; mais le fait n'a rien qui puisse nous étonner, si nous adoptons l'hypothèse que j'ai émise à propos de la formation de ces cavités kystiques. Si les kystes se sont développés par suite de défauts de soudure dans la lame épithélio-séreuse, rien n'empêche la soudure de s'être faite au-dessus de la masse kystique, et c'est précisément cette soudure que représente la cloison en question. Quant aux kystes, ils sont revêtus de cellules épithéliales des plus variées, cubiques, cylindriques, voire même ciliées, ou pavimenteuses. N'est-ce pas là une preuve à l'appui de mon hypothèse, puisque sur la zone épithélio-séreuse les deux variétés de cellules peuvent coexister? De plus, dans certains kystes, *tapissés d'épithélium cylindrique*, les parois sont formées par de la substance nerveuse embryonnaire. J'ai déjà, à différentes reprises, insisté sur l'importance de ce point. Enfin, cette masse ne contenait pas que des kystes provenant d'une modification de la lame, mais avec ces kystes on trouve des éléments néoplasiques d'origine mésoblastique, du tissu conjonctif, du tissu adipeux, des fibres musculaires, lisses et striées, des noyaux cartilagineux et jusqu'à un fragment d'os, recourbé, que, « avec quelque imagination, on aurait pu prendre pour un sacrum rudimentaire. » Je note en passant que je n'avais pas donné jusqu'ici de cas où la tumeur superposée à un myélocyste contenait du tissu osseux. Ce n'est pas que ces observations soient rares, mais il n'est pas fréquent de voir ces tumeurs constituées exclusivement par du tissu ostéo-cartilagineux, comme nous en avons relaté plusieurs faits pour la pièce interposée dans les diastématomyélies.

La coexistence dans une même poche kystique d'épithéliums différents est un fait assez habituel dans ce genre de tumeurs. Dans des cas analogues, Hamel[1] a vu un épithélium cylindrique à cils vibratiles se continuer avec un épithélium pavimenteux stratifié, et Nasse[2] a rencontré une cavité revêtue d'un épithélium pavimenteux stratifié, qui envoyait profondément vers le spina bifida un prolongement comprenant plusieurs cavités, communiquant entre elles et avec la première, et revêtues d'épithélium cylindrique à cils vibratiles. Enfin, Wanner[3] a vu des kystes tapissés d'épithélium cylindrique et dont le contenu était cependant formé par des débris desquamés d'épithélium pavimenteux.

Quant aux exemples de kystes contenant de la substance nerveuse, ils sont assez nombreux, et Hildebrand a vu, dans une poche kystique, une sorte d'éminence faisant saillie et formée de substance médullaire, tandis que Perman[4] décrit, dans l'épaisseur de la paroi kystique, des éléments de névroglie avec quelques cellules nerveuses, mais pas de fibres à myéline.

1. HAMEL. — Über angeb. Sacraltum. Inaug. Diss. Munich, 1895.
2. NASSE. — Beitr. z. Gen. d. Sacrococc. Tum. (Arch. f. kl. Ch., 1893, XLV, p. 625).
3. WANNER. — Inaug. Diss. Berlin, 1892.
4. PERMAN. — Ein Fall v. cystös. Sacrococcygealteratom (Arch. f. kl. Chir., 1895, XLIX, p. 656).

Une observation de Bechthold[1] peut être rapprochée des précédentes.

OBSERVATION 109 (BECHTHOLD).

Tumeur volumineuse recouverte d'une peau épaissie et comme éléphantiasique, reposant sur la paroi postérieure du sacrum, qui présente une vaste fissure. De la face profonde de cette partie sous-cutanée de la tumeur part une sorte de pédicule qui traverse la fissure sacrée et se continue avec une masse volumineuse remplissant en grande partie la cavité du canal sacré. La moelle descend très bas dans le canal sacré, et se termine immédiatement au-dessus de cette masse par un cône mousse. Il n'y a ni filum terminale ni queue de cheval, ou du moins, de la queue de cheval, on n'aperçoit que quelques filets nerveux. Dans le pédicule qui relie les deux parties intra et extra-sacrée de la tumeur, les méninges rachidiennes se prolongent pour pénétrer dans la tumeur extra-sacrée, s'y ramifier et y former des culs-de-sac. La masse néoplasique dans laquelle se résout le pédicule en question est formée pour la plus grande part de tissu conjonctif, de tissu adipeux et de fibres musculaires. On y trouve, en outre, des faisceaux de fibres nerveuses enfermées dans du tissu fibreux compact, ou dégénérées en cordons sclérosés. Ces faisceaux de fibres nerveuses ressemblent à des nerfs périphériques. En un point on voit aussi des portions d'un ganglion spinal parfaitement développé, et çà et là, des îlots de substance nerveuse à l'état embryonnaire. En outre, on voit dans l'épaisseur de la substance néoplasique de nombreuses formations kystiques, simples ou ramifiées, tapissées de cellules épithéliales cylindriques, qui forment une couche serrée et rappellent tout à fait l'épithélium du canal central.

Borst, qui a inspiré cette observation, pense que, par suite de la fissure dans les parois rachidienne et dure-mérienne, il s'est fait une hyperplasie des éléments mésodermiques environnants, tissu conjonctif, graisse et muscles, et que cette hyperplasie a fini par obstruer la fissure. Mais cette masse, en s'étendant en dehors, puis en dedans du sacrum, a dépassé son but et amené l'atrophie et la disparition de la moelle, qui descendait très bas dans le canal sacré, ainsi que des racines en partant.

1. BECHTHOLD. — *Ein Fall von Tumor sacralis bei Spina bifida.* Inaug. Diss. Würzburg, 1897.

J'ajouterai que cette observation me paraît avoir tous les caractères d'un myélocyste aréal terminal. La moelle descendait très bas dans le canal sacré, et nous avons vu qu'elle se terminait par un cône mousse. Ce myélocyste devait être relié à la peau par une lame épithélio-séreuse, dans l'épaisseur de laquelle se sont développées deux masses néoplasiques, à peu près de la même texture, l'une dans la cavité sacrée, l'autre en dehors, et entre ces deux masses existe un pédicule qui les relie en franchissant la fissure sacrée; ce pédicule n'est autre chose que la continuation de la lame épithélio-séreuse. En effet, il contient une cavité qui s'épanouit ensuite et se ramifie, et dans cette cavité on trouve des îlots de substance médullaire à l'état embryonnaire et des parois tapissées par de l'épithélium cylindrique, qui ressemble beaucoup à l'épithélium du canal central. Donc, si dans l'épaisseur de la lame épithélio-séreuse un néoplasme myofibrolipomateux a pu se développer, à côté de lui, nous trouvons des traces du myélocyste et des irrégularités dans la soudure par juxtaposition des deux portions de la lame épithélio-séreuse.

M. Leriche[1] a présenté au Congrès français de Chirurgie l'observation suivante, dont je ne donne que la partie anatomique.

OBSERVATION 120 (LERICHE).

Chez une jeune fille de dix-neuf ans, tumeur congénitale de la région coccygienne, qui s'est accrue progressivement et a, au moment de l'opération, un volume supérieur à celui d'une tête de fœtus. Pendant l'opération, on constate que cette tumeur, par sa face profonde, est en rapport en haut avec trois poches séreuses, grosses comme des œufs de pigeon et sortant par trois orifices : l'un à la pointe, et les autres sur les côtés du coccyx; c'est un spina bifida en feuille de trèfle, partiellement réductible; la poche de gauche, adhérente à la masse de la tumeur solide, est légèrement déchirée dans sa couche fibreuse pendant qu'on la sépare, et le feuillet séreux qui la tapisse intérieurement fait immédiatement une petite hernie sous forme d'une membrane transparente.

---

1. LERICHE. — *Congrès français de Chirurgie* (2ᵉ session), 1886, p. 519.

La tumeur s'enfonce à gauche, sous le spina bifida, dans l'échancrure sciatique, où elle adhère à des anses intestinales.

La tumeur a pu être enlevée; la malade a guéri avec des fistules intestinales.

La tumeur, déposée au musée de la Faculté de Lyon, présentait à la coupe l'aspect d'une masse normale de tissu graisseux, portant à son centre une petit noix très dure de tissu fibreux, de composition normale au microscope. A la face profonde de la tumeur adhérait une masse kystique, grosse comme un œuf de poule, traversée par des cloisons innombrables, qui lui donnent à la coupe l'aspect aréolaire et feutré des kystes prolifères de l'ovaire D'après l'examen microscopique fait par M. Françon, préparateur d'anatomie patholo gique à la Faculté de Lyon, la paroi du kyste se compose extérieurement de faisceaux ondulés de tissu conjonctif, tapissés intérieurement par des traînées fusiformes d'une substance amorphe, colorée en rose par le picro-carmin. Cette substance rattache à la paroi du kyste son contenu, formé d'un tissu embryonnaire très vasculaire, avec quelques faisceaux de tissu conjonctif et de fibres musculaires lisses. Ce tissu est creusé de nombreuses cavités, variant dans leurs dimensions et tapissées d'un épithéllium cylindrique, dont les longues cellules présentent un noyau refoulé vers la base et portent un plateau vers leur extrémité libre.

Notons, dans cette observation, l'existence d'un spina bifida coccygien, constaté pendant l'opération. On se rappelle que l'existence du spina bifida coccygien avait été contestée. Bien entendu, nous ne savons rien ici des modifications que la moelle pouvait présenter, et tout ce que nous pouvons dire, c'est qu'à l'extrémité du canal sacré ou au niveau du coccyx, par conséquent beaucoup plus bas que le niveau atteint à l'état normal par les méninges, il y avait une triple hernie méningée, volumineuse, puisque chacune des trois portions de cette hernie offrait le volume d'un œuf, et que cette triple méningocèle était en partie réductible, ce qui ne nous laisse aucun doute sur sa nature réelle. A ce spina bifida était annexée une tumeur, qui lui adhérait si intimement qu'il a fallu, pour la séparer, entamer le tissu de la méningocèle. Or, cette tumeur et ses enveloppes nous offrent tous les caractères d'un néoplasme mésoblastique situé dans l'épaisseur de la lame épithélio-séreuse. La poche kystique, aréolaire et feutrée, qu'on trouve sous sa face profonde,

ne peut être que l'espace sous-arachnoïdien. La couche de faisceaux conjonctifs ondulés qui enveloppe la tumeur, ressemble
aux méninges de la lame épithélio-séreuse. A sa face interne,
on trouve une couche interrompue de tissu formant des traînées, qui paraît amorphe et se colore en rose par le picro-
carmin. Ces traînées ne seraient-elles pas constituées par la
substance médullo-vasculaire dégénérée, analogue à celle de
l'area qui forme sous la zone épithélio-séreuse des îlots et des
traînées? Les cavités revêtues d'épithélium cylindrique sont
semblables à celles que nous avons mentionnées dans d'autres
cas. Et quant au néoplasme, formé de tissu embryonnaire, de
tissu conjonctif et de fibres musculaires lisses, sa structure
rappelle celle de plusieurs des tumeurs que nous avons vues
compliquer un myélocyste ou s'interposer entre les deux parties
latérales d'une diastématomyélie.

Il en était de même dans le fait suivant de Tourneux[1], dont
je n'ai pu malheureusement me procurer que le résumé donné
dans le *Hayem*. Il y manque la détermination exacte du point
par lequel la tumeur communiquait avec l'intérieur du canal
sacré. Il semble que ce doive être par l'hiatus sacralis. Il faut
noter aussi la position de la tumeur qui, coiffant l'extrémité du
sacrum et du coccyx, se prolongeait dans le bassin. Tourneux
dit que la moelle était intacte; il semble cependant qu'elle descendait plus bas qu'à l'état normal. On voit dans cette observation la lame épithélio-séreuse avec ses cavités kystiques, et
aussi une tumeur mixte, fibreuse, cartilagineuse, osseuse et
contenant, en outre, des fibres musculaires.

OBSERVATION III (TOURNEUX, résumée).

Fœtus de sept mois et demi. La tumeur, volumineuse et bosselée,
occupait toute la région caudale, de l'arcade pubienne à l'angle sacro-
vertébral, et mesurait 14 centimètres et demi dans le diamètre transversal, 8 centimètres dans les diamètres antéro-postérieur et vertical.
En ouvrant l'abdomen, on constate qu'elle remplit toute l'excavation

1. TOURNEUX. — *Bull. méd. du Nord*, 1880, Juillet (Anal. *in Hayem*, XIX,
p. 454).

pelvienne ; le tube digestif est interrompu sur une étendue de 2 centimètres environ. Le sacrum et le coccyx sont coiffés par cette tumeur, qui se prolonge dans l'intérieur du canal sacré, adhérant aux enveloppes médullaires, mais indépendante toutefois de la moelle épinière, qui se termine normalement. La composition de la tumeur est très complexe. Elle est creusée de kystes nombreux, dont quelques-uns ont 5 à 6 centimètres de diamètre, les uns sphériques, les autres irréguliers, tous contenant un liquide jaune citron, coagulable par l'acide nitrique. La membrane épithéliale qui forme le revêtement interne, diffère dans les diverses parties d'un même kyste, et présente soit une seule couche de cellules, soit plusieurs étages de cellules pavimenteuses, ou des cellules prismatiques, avec ou sans cils vibratiles. De ces kystes, on peut rapprocher des traînées de cellules épithéliales polyédriques, avec ou sans lumière centrale, anastomosées et ramifiées, parfois agglomérées et rappelant la configuration d'une glande acineuse. Ces traînées sont sans doute le premier stade d'évolution des cavités kystiques. Sur la ligne médiane, on trouve de petits nodules cartilagineux, enveloppés par une couche lamineuse, qui constitue une sorte de périchondre ; le tissu osseux n'est représenté que par des lamelles tapissées d'ostéoplastes développées dans le tissu lamineux ; au tissu cartilagineux se trouvent annexées des fibres musculaires striées. Le prolongement de la tumeur dans le canal sacré, est composé de tissu lamineux, mais nulle part on n'y voit d'éléments de la substance nerveuse.

KYSTES TAPISSÉS D'ÉPITHÉLIUM PAVIMENTEUX. — KYSTES DERMOÏDES PROPREMENT DITS. — FISTULES DERMOÏDES. — DÉPRESSIONS CUTANÉES COCCYGIENNES. — Les tumeurs ou les malformations que nous allons étudier sous ces différents noms ne se rencontrent pas toujours avec un spina bifida. Le plus souvent même elles en sont, en apparence tout au moins, absolument indépendantes. Et cependant, comme parfois elles coexistent avec une fissure vertébrale, et que, d'autre part, ainsi que nous le verrons, leur origine et même sous certains rapports leur anatomie pathologique nous permettront de les rapprocher du spina bifida, j'ai tenu à les étudier brièvement ici.

Parmi les kystes que nous venons de décrire, certains offraient des cavités dans lesquelles on pouvait trouver un revêtement d'épithélium pavimenteux, formant soit une seule couche, soit plusieurs couches stratifiées, à la façon de l'épiderme cutané.

Cet épithélium pavimenteux peut coexister avec l'épithélium cylindrique, soit dans des cavités kystiques voisines, soit dans une seule et même cavité.

Nous avons dit notre opinion sur l'origine de cet épithélium et la formation de cavités kystiques qu'il tapisse. Mais, en dehors de ces cavités, dues à la non-soudure ou à la soudure imparfaite des éléments de la lame épithélio-séreuse, on peut aussi trouver, avec parfois un spina bifida, avec aussi une des tumeurs précédemment décrites, de véritables *kystes dermoïdes*. La différence anatomique entre les deux productions kystiques est quelquefois assez difficile à reconnaître. D'une façon générale, on peut admettre que les cavités dues à la soudure imparfaite de la lame épithélio-séreuse et tapissées d'épithélium pavimenteux ont leurs parois simplement constituées par le tissu connectif de la lame, c'est-à-dire par le tissu pie-mérien, doublé ou non par le tissu arachnoïdien plus ou moins modifié. En un mot, il n'y a pas de derme sous la couche épidermoïde, ni aucun des éléments constitutifs du derme. Au contraire, dans le kyste dermoïde vrai, sous un revêtement interne d'épithélium pavimenteux stratifié, formant des couches analogues à celles de l'épiderme cutané, on rencontrera un véritable chorion, un derme offrant sinon la totalité, au moins une partie des éléments caractéristiques du derme, par exemple des papilles, des glandes sébacées ou sudoripares, des follicules pileux. La présence de ces éléments dans la paroi influera sur la nature des matières contenues dans le kyste. Ce contenu sera souvent de la matière sébacée ; on y trouvera des cristaux de cholestérine. On y trouvera aussi, dans certains cas, soit fixés à la paroi, soit libres dans le magma emplissant la cavité, des poils ou des cheveux.

Contrairement aux cavités kystiques précédemment étudiées, les kystes dermoïdes vrais sont souvent uniques. Au lieu de se trouver plus ou moins rejetés sur les parties latérales, ils siègent d'ordinaire sur la ligne médiane. Bien entendu, ils sont congénitaux, mais ils peuvent s'accroître d'une façon généralement assez lente, et atteindre, à une époque plus ou moins avancée de la vie, d'assez fortes dimensions. Kutz[1] parle d'un kyste dermoïde, gros comme deux fois un poing d'homme, qui siégeait en arrière du sacrum, chez une femme de cinquante-trois ans. La tumeur congénitale n'avait au moment de la naissance, au dire de la malade, que le volume d'un petit noyau.

J'ai déjà dit que ces kystes n'étaient pas, le plus souvent, en rapport avec une fissure rachidienne visible. Cependant, lorsque ces kystes dermoïdes siègent sur la face postérieure du sacrum ou du coccyx et que ces os n'offrent aucune fissure constatable, la tumeur est presque toujours reliée à l'os le plus voisin par un pédicule fibreux.

Nous savons comment les dilatations kystiques tapissées d'épithélium pavimenteux se développent dans la lame. Quant aux kystes dermoïdes vrais, admettons pour leur genèse la théorie de l'*enclavement,* telle qu'elle a été formulée par Verneuil. Voyons ce qui va se passer dans un cas de spina bifida. Le myélocyste s'est refermé; il reste relié au feuillet ectodermique par la lame épithélio-séreuse. Cette lame, dont l'extrémité distale ne se soude que quand les bords de la solution de continuité cutanée se sont réunis, peut exercer sur les bords de cette solution de continuité une certaine traction. Elle pourra entraîner plus ou moins ces bords, avant leur réunion. La réunion se fera au-dessus d'eux, et une petite partie de la peau de chaque côté de la solution de continuité se trouvera ainsi enclavée au-dessous de la ligne d'union de la peau. La poche ainsi fermée se développera en un kyste dermoïde. Ce kyste dermoïde devra se trouver à l'extrémité de la lame, juste sous la peau. Il est vrai que le kyste, une fois constitué, pourra se séparer de la peau sus-jacente et, entraîné par la rétraction de la lame, pénétrer plus profondément. Et comme c'est autour de ce cordon formé par la lame, ou au-dessus de ce cordon rétracté, que se refermera, le cas échéant, la membrana reuniens, on comprend, si celle-ci s'ossifie, que le kyste dermoïde pourra avoir son siège dans l'intérieur du rachis, comme dans l'observation XXIII de Muscatello, que

---

1. Kutz. — *Ueber Dermoïdcysten.* Inaug. Diss. München, 1895.

j'ai reproduite page 317. L'absence de papilles n'est pas une preuve en faveur de l'une ou l'autre des deux théories génétiques. Dans les kystes dermoïdes, les papilles manquent souvent dans la paroi. Il n'y a que la présence des poils dans le contenu du kyste qui plaide en faveur du kyste dermoïde.

L'observation de Fürst [1], que résume Calbet [2], est bien peu démonstrative.

OBSERVATION 112 (FÜRST).

Un cas d'hygroma sacré congénital (dermoïde ?). Enfant de trois ans et demi, présentant une tumeur sacrée congénitale. Il y avait : 1° fente congénitale du sacrum avec écartement des arcs vertébraux et atrophie du coccyx.

2° Une tumeur siégeant au niveau de cette fente, mais ne communiquant pas avec le canal médullaire ; cette tumeur était composée de liquide et de parties molles ; au moment de la naissance, elle avait 5 ou 6 centimètres de long, et, six à huit jours plus tard, il y eut expulsion de poils soyeux. En ce point, se trouve actuellement une fente en ombilic.

3° Paresse de la vessie et du rectum, et parésie du membre inférieur gauche.

L'auteur considère cette tumeur comme un sac d'hydrorachis avec invagination épidermique ayant produit un kyste dermoïde. Calbet fait remarquer que la description est trop peu précise pour qu'il soit possible d'accepter sans restriction l'explication de l'auteur. Il croit cependant que de tels faits, tout en étant rares, pourront être exceptionnellement observés et qu'ils seront, par suite, d'un diagnostic très difficile.

Un cas de Kauffmann [3] serait plus net, si la communication avec une fissure rachidienne avait été plus nettement établie.

OBSERVATION 113 (KAUFFMANN).

Kyste dermoïde volumineux, dont le contenu était formé par de la matière sébacée et la paroi par un revêtement d'épithélium pavimen-

1. FÜRST. — Z. Diagn. d. angeb. Sacralgeschw. (*Arch. f. Gynäk.*, 1872, IV, p. 370).
2. CALBET. — *Tum. cong. de la région sacro-cocc.* Thèse de Paris, 1893, p. 93.
3. KAUFFMANN. — *Loc. cit.* Inaug. Diss. Berlin, 1893.

teux stratifié, offrant à peu près les mêmes couches et les mêmes dispositions que l'épiderme cutané; on trouvait, sous l'épithélium, une
couche conjonctive analogue au derme, mais sans papilles et pourvue
de glandes sébacées et sudoripares. Cette tumeur était placée sur la
paroi dorsale de la première vertèbre sacrée, à laquelle elle était unie
par un mince pédicule. Il est très probable que ce pédicule devait
s'engager dans un défaut de soudure du processus épineux.

Dans une observation de Schmidt [1], le kyste dermoïde était
superposé à une tumeur solide mixte recouvrant un spina
bifida.

Observation 114 (Schmidt).

Chez une fillette de trois ans, il y avait à la région sacrée toute une
série de fistules qui conduisaient dans une cavité sous-cutanée. A
l'opération, on trouva que cette cavité était celle d'un kyste dermoïde
contenant des touffes de cheveux. Ce kyste était en rapport, par sa
partie profonde, avec une tumeur, qui envoyait un pédicule pénétrant
profondément dans la cavité du rachis par une fissure. Cette tumeur
était formée de tissu fibreux, adipeux, musculaire et muqueux, avec
beaucoup de cellules pigmentées, et aussi des cavités kystiques, tapissées d'épithélium cylindrique et contenant un magma gélatineux,
gras, d'une couleur allant du jaune foncé au brun.

Ici, il me semble que nous pouvons adopter les conclusions de
l'auteur et admettre qu'il s'agissait bien d'un kyste dermoïde
superficiel, superposé à une tumeur, dans laquelle il nous est
facile de reconnaître le type des tumeurs mixtes que nous avons
déjà étudiées. Quant aux cavités kystiques, tapissées d'épithélium cylindrique, et au pédicule fibreux qui allait vers une
fissure rachidienne, nous avons vu comment ces divers éléments
se formaient dans la lame épithélio-séreuse.

J'ai relaté cette observation parmi celles de kystes dermoïdes,
bien que le kyste, ici, communiquât avec l'extérieur par des
fistules, parce que l'auteur ne nous a pas donné une description
anatomique détaillée de ces fistules. Mais ce cas nous servira de
transition pour étudier les fistules dermoïdes qui se rencontrent
fréquemment dans la région sacro-coccygienne et qui peuvent

1. Schmidt. — Inaug. Diss. Greifswald, 1889.

coexister avec un spina bifida. En même temps que les fistules, nous aurons à étudier les dépressions cutanées congénitales de cette même région.

FISTULES DERMOÏDES CONGÉNITALES DE LA RÉGION SACRO-COCCYGIENNE; INFUNDIBULA COCCYGIENS. — « Il convient, dit Kirmisson [1], de rapprocher du spina bifida... certains vices de conformation siégeant soit au niveau du coccyx, soit au niveau du sacrum, et qu'on désigne sous le nom de *fistules paracoccygiennes* et d'*infundibula paracoccygiens*. » L'infudibulum et la fistule dermoïde ne sont que deux degrés d'une même malformation. Mais il est bien évident que dans la région coccygienne, comme dans toutes les autres régions, on peut trouver d'autres fistules que des fistules dermoïdes. Un kyste dermoïde sous-cutané et ne communiquant avec l'extérieur par aucun conduit fistuleux, peut suppurer, s'ouvrir au dehors, et donner ainsi lieu à la formation d'un trajet fistuleux. Ce trajet sera en communication par son extrémité profonde avec un kyste dermoïde, mais la fistule en question ne pourra cependant pas être qualifiée de dermoïde. Ses parois n'auront pas la structure particulière des productions dites dermoïdes. Au contraire, nous allons voir que, dans d'autres cas, une fistule plus ou moins profonde peut offrir des parois ayant parfaitement la structure des productions dermoïdes. Cette fistule pourra se terminer simplement par un cul-de-sac. Elle pourra aussi se terminer profondément par une dilatation ayant toutes les apparences d'un kyste dermoïde.

A son degré le plus léger, cette fistule pourra se borner à représenter une simple dépression cutanée, et c'est cette dépression cutanée à laquelle on a donné le nom d'*infundibulum paracoccygien*.

En 1854, Roser, dans la deuxième édition de son *Anatomie chirurgicale* [2], appliquant aux kystes dermoïdes la théorie de l'enclavement que Verneuil avait formulée deux ans plus tôt, signalait ces vices de conformation : « Par suite d'une invagina-

1. KIRMISSON. — *Traité des maladies chir. d'orig. cong.*, p. 46.
2. ROSER. — *Handbuch der anatomischer Chirurgie.* Tübingen, t. I, 1854.

tion s'effectuant chez le fœtus, il peut se former soit une fossette, soit une fistule, soit un kyste. On trouve chez beaucoup de personnes, à la partie supérieure de la région coccygienne, une petite dépression qui ne peut être considérée que comme une invagination de la peau du fœtus. Que cette fossette soit un peu plus profonde, et elle constituera une fistule; si l'orifice extérieur de cette fistule s'oblitère, le cul-de-sac profond se transformera en kyste. »

Mais c'est surtout en France que l'attention a été appelée sur ces petits vices de conformation. Dès 1861, le Dr Kuhn, de Gaillon (Eure), adressait à la Société de chirurgie un mémoire qui devait être d'un très grand intérêt. Gosselin fut chargé du rapport, et ne le fit jamais. Ce travail serait absolument perdu, si l'auteur, en 1867, n'avait, dans deux lettres, rappelé à la Société de chirurgie l'existence de son mémoire. Dans la première de ces lettres[1], il rappelle la proposition XI de son mémoire, ainsi formulée :

« On rencontre chez beaucoup de sujets, et notamment chez ceux qui naissent avec des difformités musculaires des membres inférieurs, une *dépression infundibuliforme*, espèce de cicatrice en cul-de-poule, quelquefois très profonde, toujours infiniment adhérente aux tissus fibreux de la colonne, et se continuant avec la membrane qui revêt l'orifice inférieur du canal sacré. Elle est toujours située sur la ligne médiane, vers le niveau de l'articulation sacro-coccygienne.

» La conformation singulière de cette cicatrice et son adhérence avec les tissus qui bouchent l'orifice intérieur du canal rachidien permettent de supposer, non sans quelque raison, qu'elle est la trace d'une ancienne hydrorachis périphérique des premiers temps de la vie embryonnaire, ayant été ouverte, puis cicatrisée.

» Cette disposition est très commune; on la rencontre une fois sur quatre ou cinq individus; dans les établissements orthopédiques, la proportion est d'au moins un sur trois. »

[1]. F. A. Kuhn. — Lettres à la Soc. de chir. (*Bull. et Mém. Soc. Chir.*, 1867, p. 319 et 334).

Et il ajoute dans sa deuxième lettre, p. 335 :

« ... Cette fréquence témoigne d'une grande prédisposition, à certaines phases de la vie embryonnaire, à une hydropisie des méninges rachidiennes, et d'une bien faible résistance des tissus qui ferment l'orifice inférieur du canal rachidien.

» Si ma théorie est vraie, la plupart de ces tumeurs s'ouvrent au dehors, et puis forment la cicatrice que je viens de signaler ; quelques-unes s'engagent entre les tissus du plancher périnéal, constituant probablement la majeure partie des tumeurs qui font l'objet de la discussion pendante devant la Société. Je le répète, leur différence de siège dépend surtout du point d'où elles émergent de la colonne vertébrale, et leur différence de composition dépend, du moins en partie, de ce qu'elles sont constituées ou par une hydrorachis périphérique, ou par une hydrorachis centrale. »

Ces extraits des lettres de Kuhn font entrevoir quelle importance son mémoire devait avoir. Nous aurons d'ailleurs à y revenir, car l'observation qui servait de point de départ à ce travail était une observation extrêmement rare de spina bifida antérieur. .

En 1863, Luschka (*Anat.*, t. II) décrit, en arrière de l'anus, une fossette, *fovea retro-analis*.

En 1874, Després[1], à propos d'un kyste coccygien, revenait sur ces dépressions cutanées. Il croit qu'elles existent chez tous les enfants en bas âge et qu'elles peuvent jouer un rôle dans la production des kystes dermoïdes ; c'est d'ailleurs tout ce qu'il en dit.

Le travail de Féré[2], en 1878, est beaucoup plus important. Puis viennent les présentations de Terrillon[3], le rapport de Lannelongue[4], le mémoire de Heurtaux[5], à la Société de chirur-

1. Després. — K. de la rég. ano-coccyg. (*Bull. de la Soc. anat.*, 1874, p. 502).
2. Féré. — Cloisonnement de la cavité pelvienne, utérus et vagin doubles, infundibulum cutané de la région coccygienne (*Bull. de la Soc. an.*, 1878, p. 312).
3. Terrillon. — *Bull. et Mém. de la Soc. de chir.*, 1882, VIII, p. 54, et *Rev. de chir.*, 1882.
4. Lannelongue. — *Bull. et Mém. de la Soc. de chir.*, 1882, VIII, p. 183.
5. Heurtaux. — *Ibid.*, p. 194.

gie, le mémoire de W. Hardmann[1], les thèses de Peyramaure-
Duverdier[2], Couraud[3], la dissertation inaugurale de Wendelstadt[4], le mémoire de Tourneux et Herrmann[5] sur les vestiges
médullaires coccygiens, etc., celui, plus récent, de Brugsch[6].

La dépression cutanée ou infundibulum para-coccygien, que
les auteurs allemands appellent aussi *forea coccygea*, constitue
généralement une petite dépression arrondie, quelquefois une
gouttière allongée, siégeant sur la ligne médiane. La peau qui
la recouvre, comme le fait remarquer Stolper[7], est souvent plus
brillante que celle des parties voisines, quelquefois elle est plus
rouge. J'ajoute que, dans certains cas, elle m'a paru plus mince,
avec un aspect un peu cicatriciel. Lannelongue a vu quelquefois
à ce niveau une touffe de poils follets. La dépression paraît
adhérer fortement aux parties sous-jacentes. Féré considère
même, comme l'avait fait Kuhn avant lui, cette adhérence
profonde de la fovea, se reliant au sacrum ou au coccyx par
une sorte de trousseau fibreux, comme absolument constante.
Lannelongue n'est pas de cet avis. Luschka donne à ce trousseau le nom de *ligament caudal*. Tourneux et Herrmann (*loc. cit.*,
p. 517) ont vu leurs « vestiges médullaires coccygiens dans
l'épaisseur même de ce trousseau fibreux ».

Quant au siège de ces dépressions, on peut observer
qu'elles se rencontrent toujours au niveau soit du sacrum, soit
du coccyx, sur la ligne médiane, mais jamais tout près de l'anus,
dont les sépare constamment un espace d'au moins 1 centimètre.
Lannelongue a trouvé, sur 95 observations, le siège de la dépression 29 fois sur le sacrum, 38 fois à l'union du sacrum et du
coccyx et 28 fois à la pointe du coccyx. Desprès croyait cepen-

1. HARDMANN. — Cong. sacr. fist. (*Lancet*, 1882, t. I, p. 504).
2. PEYRAMAURE-DUVERDIER. — *Des dépressions et fistules congénitales de la région coccygienne.* Thèse de Paris, 1882, n° 130.
3. COURAUD. — *Dépres. et K. derm. de la rég. sacro-coccyg.* Thèse de Paris, 1883, n° 262.
4. WENDELSTADT. — Inaug. Diss. Bonn, 1885.
5. TOURNEUX et HERRMANN. — *Journ. de l'Anat.*, 1887, p. 513.
6. BRUGSCH. — Kl. und Entwicklungsgeschichtliches über die Bedeutung d. cong. Anom. d. Haut d. Steissgegend (Steiss-Grübchen, Fistel, Cyste und Haarbildungen) (*Berl. kl. Woch.*, 1904, XLI, p. 787).
7. STOLPER. — *Arch. f. kl. Chir.*, 1899, t. L, p. 209.

dant que ces dépressions pouvaient siéger plus fréquemment entre le coccyx et l'anus. Lawson Tait[1] les a vues plus souvent près de l'extrémité supérieure du sillon interfessier. 12 fois, dans la statistique de Lannelongue, les dépressions étaient multiples chez un même sujet. Enfin, Lannelongue dit avoir vu ces dépressions siéger quelquefois, non pas sur la ligne médiane, mais latéralement, surtout, quand elles étaient multiples.

Tous les auteurs ne sont pas absolument d'accord sur la fréquence de ces infundibula. Desprès, en 1874, les croyait constants chez le nouveau-né. Plus tard, en 1882, à la Société de chirurgie, il admettait que, chez les nouveau-nés, on les trouvait dans un tiers des cas environ. Lannelongue, dans sa statistique, dit que sur 130 enfants nouveau-nés qu'il a examinés, il a trouvé 95 cas soit d'infundibulum, soit de fistule (il donne le nom de fistule à la dépression, dès que le trajet rétréci dépasse 3 millimètres de profondeur). D'ailleurs, sur ces 95 cas, le nombre des fistules s'élevait à 14. Féré, au contraire, dans sa deuxième communication à la Société anatomique (1878, p. 532), croit les dépressions profondes plus fréquentes que les dépressions superficielles. M. Heurtaux (de Nantes) pense que, au moment de la naissance, la dépression est très fréquente, mais non constante. Elle devient beaucoup plus rare chez l'adulte. Sur 960 sujets examinés (670 hommes et 290 femmes), 42 seulement présentaient des traces légères ou prononcées d'infundibulum (29 hommes et 13 femmes), soit une proportion d'environ un cas sur 23 sujets. Peyramaure-Duverdier arrive à un chiffre encore moins élevé, 1 sur 30 sujets. Kuhn avait déjà fait remarquer que les dépressions sont plus fréquentes chez les sujets présentant en même temps d'autres déformations, et Wendelstadt rapporte, dans sa dissertation inaugurale, toute une série de faits où la fovea coexiste avec d'autres difformités, comme le bec-de-lièvre, la déformation du pavillon de l'oreille, celle du coccyx, et, ce qui nous intéresse plus particulièrement, avec le spina bifida. Stolper est d'avis qu'il faut compter ces dépres-

---

1. LAWSON TAIT. — Congrès britannique de la Soc. p. l'avancement des Sc., session de Dublin, 1874.

sions parmi les signes de dégénérescence, en général beaucoup mieux connus des psychiatres que des chirurgiens.

On a pu voir, dit Kirmisson [1], dans certains cas, la fossette coccygienne coïncider avec une persistance de l'éminence coccygienne, sous forme d'un rudiment de queue. Et par là l'on comprend l'hypothèse de Lawson Tait, qui a considéré l'infundibulum comme un vestige de l'appendice caudal normal, à un moment donné, dans l'espèce humaine. Féré, en même temps qu'un infundibulum, a vu le coccyx dévié en arrière, « de sorte que l'infundibulum semblait porté sur une éminence » (loc. cit., p. 312).

Freund [2] décrit, sur un appendice caudal mesurant 1 centimètre et demi de long, un infundibulum qui occupait la face supérieure de cet appendice, du côté de la base. Un faisceau conjonctif compact allait de la pointe du coccyx vers l'appendice caudal, dans la direction de la fovea coccygea. Mais nous aurons plus loin à revenir sur cette question de l'appendice caudal, et je ne veux pas ici y insister plus longuement.

Lorsque la fovea est plate et complètement superficielle, elle n'a guère d'intérêt au point de vue chirurgical. Il n'en est plus de même lorsqu'elle s'approfondit et constitue un véritable *trajet fistuleux*. Nous avons vu que certaines de ces fovea pouvaient paraître plus profondes et avoir une forme allongée, en gouttière. Elles constituent ainsi un stade de développement intermédiaire; si la dépression s'approfondit encore, si le trajet se rétrécit, nous aurons une véritable *fistule dermoïde*.

Ces fistules peuvent offrir des différences assez considérables dans leur direction, leur longueur et leur diamètre. La constitution de leurs parois peut aussi offrir des modifications, soit en raison de leur structure même, soit par suite d'accidents inflammatoires qui ont pu se développer dans leur voisinage immédiat. Nous aurons aussi à étudier leur orifice réel et les orifices

1. KIRMISSON. — *Loc. cit.*, p. 49.

2. FREUND. — Ueber Schwanzbildung beim Menschen (*Arch. f. path. Anat.*, 1886, t. CIV, p. 531).

adventices qui peuvent se joindre au premier, ainsi que le cul-de-sac profond qui termine le trajet fistuleux.

Tantôt ces fistules ont une direction perpendiculaire au plan osseux sous-jacent; elles peuvent atteindre ce plan par le trajet le plus direct, et s'attacher par leur extrémité au périoste; tantôt elles sont reliées au périoste par un trousseau fibreux, sur la constance duquel Féré, comme nous le savons, a particuliè-rement insisté. D'après Lannelongue, cette union du fond de la fistule avec le plan osseux par des faisceaux conjonctifs ne se rencontrerait que dans les fistules suffisamment profondes. Trendelenburg (dans la dissertation inaugurale de Wendelstadt) attache à cette union une réelle importance au point de vue pathogénique et opératoire.

D'autres fois, la direction des fistules est plus ou moins oblique soit en haut, soit en bas.

Leur longueur peut varier de 3 ou 4 millimètres à 3 ou 4 centimètres et davantage. Leur diamètre est également va-riable. Il peut être assez étroit pour que l'introduction d'un stylet de trousse dans le trajet fistuleux soit difficile. Lanne-longue, d'autre part, a conté l'histoire de cette femme à qui un médecin avait ordonné de prendre la température rectale de son mari, et qui, au lieu d'introduire le thermomètre dans l'anus, l'avait inséré dans une fistule coccygienne.

L'orifice externe que nous avons appelé l'orifice réel, celui qui appartient vraiment à la fistule, et n'est pas un phénomène inflammatoire, est généralement arrondi; quelquefois, il offre la forme d'une fente plus ou moins allongée. Ce qui le caracté-rise surtout, c'est qu'il est sur la ligne médiane et que la peau dont il est revêtu, en se déprimant pour pénétrer dans la fistule, conserve tous les caractères extérieurs de la peau normale, comme couleur, comme grain, comme souplesse. Même dans les cas où il y a eu pendant plus ou moins longtemps des phénomènes inflammatoires, Heurtaux affirme qu'il n'a jamais vu l'orifice infundibulaire se présenter dans des conditions diffé-rentes, en sorte qu'il était impossible, même à première vue, de le considérer comme un orifice fistuleux ordinaire.

Parfois ces fistules ne donnent lieu à aucune sécrétion, d'autres fois, au contraire, il suffit d'une pression exercée au voisinage pour faire sourdre à l'orifice une gouttelette de pus. Il se peut aussi que l'inflammation de la fistule ait amené la formation d'abcès, qui ont pu s'ouvrir au dehors par des fistules multiples. Ces fistules secondaires, dont l'orifice extérieur n'a pas les caractères spéciaux que nous avons décrits tout à l'heure, ne sont jamais sur la ligne médiane. La suppuration, comme le fait observer Wetto, se développe plus facilement dans le tissu cellulaire de chaque côté de la ligne médiane, où il est plus lâche, que dans le tissu plus compact qui constitue le raphé. Heurtaux fait aussi remarquer que souvent ces fistules secondaires s'ouvrent au-dessus de l'orifice réel primitif. Il attribue ce fait à ce que la densité des tissus diminue à mesure qu'on s'éloigne de la pointe du coccyx. Ces fistules, secondaires ou adventices, ressemblent à tous les orifices fistuleux ordinaires. Ils se présentent sous la forme d'une saillie légère, pourvue de petites fongosités saignantes, au centre de laquelle on peut distinguer un trou conduisant au trajet sous-cutané.

Les fistules dermoïdes constituent une sorte d'invagination de la peau, et la structure de leurs parois se rapproche de très près de celle de la peau normale. Cependant, on peut noter quelques différences : les papilles peuvent manquer, ou être assez peu marquées ; de même, les glandes sébacées ou sudoripares, ainsi que les follicules pileux, peuvent être absents aussi.

L'extrémité profonde de ces fistules se termine parfois par un cul-de-sac borgne. Leur contenu est assez variable ; on y trouve de la matière sébacée, avec des produits de desquamation épidermique, des cellules épithéliales pavimenteuses en dégénérescence granulo-graisseuse, des lamelles épidermiques, des corpuscules graisseux, quelquefois aussi des cheveux. Il se peut qu'on voie sortir par l'orifice externe les extrémités des cheveux contenus dans le trajet.

Dans certains cas, l'extrémité profonde de ces fistules constitue une cavité plus ou moins dilatée. On s'est demandé si cette cavité était due simplement à la dilatation du canal fistuleux, ou bien si ce n'était pas là un véritable kyste dermoïde auquel la fistule aboutissait. La structure des parois composant cette cavité ne laisse aucun doute sur sa nature ; c'est bien, ainsi que Borst l'a établi (p. 489), un kyste dermoïde s'ouvrant à l'extérieur par l'intermédiaire de la fistule dermoïde.

Ces fistules dermoïdes peuvent être en rapport avec un spina bifida ; l'observation suivante, de Wette [1], est intéressante à ce point de vue.

Observation 115 (Wette).

Jeune fille de quinze ans, qui depuis sa naissance avait dans le sillon interfessier une petite fossette. Un an auparavant, elle a eu la fièvre typhoïde, et le décubitus a amené de vives douleurs dans la région sacrée, s'irradiant dans la cuisse droite jusqu'au genou. Depuis, en marchant, ou même en restant assise, elle a des douleurs dans la région sacro-coccygienne. On trouve chez elle, dans le sillon interfessier, à 14 centimètres au-dessus de l'anus, sur la ligne médiane, à peu près au niveau de la deuxième vertèbre sacrée, une petite fossette cutanée, du fond de laquelle part un cordon mince qui s'enfonce profondément. Cette fossette est sensible à la pression. *Opération* le 18 juillet 1892. Incision circulaire, qui permet de dégager un conduit mince, à parois assez épaisses, allant en haut et en avant ; ce conduit passe dans le canal sacré, à travers un orifice large comme une pièce de 50 pfennigs, obturé par une membrane fibreuse et qui se trouve sur la ligne des processus épineux du sacrum.

Dans le canal sacré, on trouve, à gauche, semble-t-il, d'un sac dural et dans tous les cas en dehors de la dure-mère, un sac gros à peu près comme une noisette, qui est incisé et dont le contenu paraît être de la matière sébacée. Le conduit fistuleux allait jusque dans cette cavité, mais là il se terminait en cul-de-sac, ou du moins la sonde la plus fine ne réussissait pas à s'introduire plus loin. Dans le conduit, comme dans la cavité du sac, il y avait une masse contenant des cristaux de cholestérine, des gouttelettes graisseuses et des cellules en dégénérescence granulo-graisseuse. La fossette et la fistule furent enlevées jusqu'au niveau de la paroi sacrée, dont un fragment fut enlevé à la gouge, pour faciliter l'exploration de la cavité sacrée. Pas de suture ; drainage ; guérison ; la malade, depuis, est bien et ne souffre plus.

L'examen macroscopique de la pièce nous fait voir une fossette cutanée, du fond de laquelle part un conduit fistuleux, qui traverse

1. Wette. — *Arch. f. kl. Chir.*, 1894, t. XLVII, p. 347.

un orifice placé entre deux processus épineux sacrés et aboutit dans l'intérieur de la cavité sacrée à une poche extra-durale, grosse comme une noisette. Cette cavité me paraît constituée par l'extrémité dilatée du canal borgne. Le contenu de la cavité était identique à celui du conduit. Malheureusement, on ne put pas faire des préparations microscopiques de la paroi du sac; quant au conduit, son calibre était régulier, et ses parois formées par des éléments régulièrement placés. Mince couche de cellules épithéliales, aplaties, allongées, cornées; en quelques points cette couche se desquame. Puis vient une mince couche de cellules épithéliales pavimenteuses qui se colorent fortement par le carmin aluné. La couche suivante est le stratum mucosum, sans qu'il y ait aucun intermédiaire entre les cellules précédentes et les cellules arrondies de cette dernière couche. Le corps muqueux est cinq fois plus épais que la couche cornée, puis vient du tissu cellulaire à faisceaux assez consistants. L'épaisseur de cet épiderme varie peu et ses éléments conservent presque partout leur épaisseur; pas de derme, au sens habituel de ce mot; pas de papilles; pas de glandes, ni sébacées ni sudoripares. Dans le tissu cellulaire qui sert de chorion, on trouve des coupes de vaisseaux assez nombreuses et plus d'éléments cellulaires que dans un derme normal.

Nous voyons dans cette observation qu'il s'agit d'un spina bifida occulta, refermé par une membrane fibreuse, et, sur la ligne médiane, cette membrane fibreuse est traversée par la fistule dermoïde, qui, dans l'intérieur même du canal sacré, aboutit à un kyste dermoïde, situé en dehors des méninges, et ne communiquant pas avec la cavité méningée. Cette observation forme un chaînon intermédiaire entre les kystes intra-méningés que nous avons rapportés plus haut, et ceux dont nous venons de parler, et qui, situés en dehors du sacrum, ont cependant des adhérences soit avec le sacrum, soit avec le coccyx.

Les kystes dermoïdes que nous avons décrits avant de faire l'étude des fistules dermoïdes et des infundibula, ne se trouvent pas dans la région sacro-coccygienne uniquement en arrière du sacrum et du coccyx; on les trouve aussi, et peut-être même plus souvent en avant de ces os, entre le sacrum et le coccyx, d'une part, et le rectum, d'autre part. Bergmann[1], Pannwitz[2],

1. BERGMANN. — *Berl. kl. Woch.*, 1884, n° 48, p. 761.
2. PANNWITZ. — Inaug. Diss, Berlin, 1884.

Deahna[1], Nasse[2], Meyer[3] ont décrit des cas de ce genre. Sänger[4] ne les croit pas très fréquents.

Ces tumeurs peuvent être considérées comme des kystes dermoïdes, mais ils offrent un certain nombre de caractères qui les font différer des kystes dermoïdes postérieurs. Siégeant en général dans l'excavation sacrée, et par conséquent assez haut, ils prennent un volume considérable et peuvent déplacer les organes pelviens, en les repoussant en avant ; aussi leur importance au point de vue chirurgical peut-elle être assez grande. Dans le cas de Deahna, le vagin et la vessie étaient refoulés en avant contre le pubis, à tel point que la compression avait amené une fistule vésico-vaginale.

Ces kystes s'ouvrent parfois dans le rectum, et si les malades rendent des cheveux par leurs selles, le diagnostic de kyste dermoïde ouvert dans le rectum sera facile, si du moins, comme le fait remarquer Sänger, on n'a pas affaire à une hystérique avalant ses cheveux.

Ces tumeurs ont, en effet, absolument la même structure que les kystes dermoïdes que nous avons étudiés plus haut. Mais souvent ce ne sont pas des dermoïdes simples, mais des tumeurs complexes sur lesquelles nous aurons à revenir plus loin.

Enfin, on trouve assez souvent des kystes dermoïdes absolument superficiels, sous-cutanés, sur la ligne médiane, entre la pointe du coccyx et l'anus, sous le raphé médian. Des tumeurs analogues peuvent se trouver aussi en avant de l'anus, entre l'anus et les organes génitaux. Mais ces kystes ne paraissent pas être de véritables kystes dermoïdes. Ils sont en effet tapissés intérieurement par de l'épithélium cylindrique, avec des cellules caliciforme. Étudiés surtout par Marchadier[5] et par Mermet[6], ils ne paraissent offrir aucun rapport avec le spina bifida, et

---

1. DEAHNA. — *Arch. f. Gyn.*, 1875, VII, p. 305.
2. NASSE. — *Arch. f. kl. Ch.*, 1893, XLV, p. 700.
3. MEYER. — Inaug. Diss. Greifswald, 1895.
4. SÄNGER. — *Arch. f. Gynäk.*, 1890, XXXVII, p. 100.
5. MARCHADIER. — *Kystes derm. du raphé coccygien.* Thèse de Paris, 1893.
6. MERMET. — Kystes cong. du raphé génito-périnéal (*Rev. de chir.*, 1895, XV).

semblent être plutôt en relation avec le développement du sinus uro-génital.

Tumeurs mixtes dites tératoïdes de la région sacro-coccygienne. — I. TUMEURS CONTENANT DES ÉLÉMENTS POUVANT ÊTRE ATTRIBUÉS A DES FORMATIONS PERMANENTES OU A DES ORGANES EMBRYONNAIRES TRANSITOIRES DE LA RÉGION SACRO-COCCYGIENNE. —

Sans vouloir empiéter ici sur le terrain de la tératogénie, auquel je consacrerai un chapitre particulier, je crois devoir, en abordant l'étude des tumeurs mixtes, appelées tératoïdes, rappeler qu'elles ont été rattachées à deux grandes théories génétiques. D'une part, on a invoqué la théorie de la diplogénèse, de l'inclusion fœtale, la théorie dite du « *fœtus in fœtu* », et, d'autre part, celle des troubles survenant dans le développement si complexe de la région.

Tandis que certains auteurs rattachent toutes les tumeurs mixtes à une seule de ces théories, comme, par exemple, Calbet[1], qui fait de toutes ces tumeurs des tumeurs parasitaires dues à une inclusion fœtale, d'autres, au contraire, se sont efforcés de distinguer les cas et de les répartir dans l'une ou l'autre des deux catégories. Mais les conditions requises pour pouvoir classer les tumeurs parmi celles d'origine parasitaire ont été fortement discutées, et les classifications ont été fort nombreuses.

Von Ammon[2] divisait ces tumeurs en hernies des parties contenues dans le canal rachidien, sacs d'hydrorachis, tumeurs parasitaires par intra-fœtation et tumeurs néoplasiques vraies. Lotzbeck[3] conserve ces mêmes grandes divisions et se contente de subdiviser les tumeurs néoplasiques suivant leur texture histologique, en tumeurs cellulaires, fibreuses, graisseuses, cartilagineuses, osseuses et kystiques. Les kystes eux-mêmes se divisent en kystes simples (hygromes sacrés), kystes complexes,

---

1. CALBET. — Thèse de Paris, 1893.
2. V. AMMON. — Z. Diagn. d. angeb. Lumbal-, Sacral- und Perinealtumoren (*Monatsschr. f. Med. Augenheilk. und. Chir.*, 1840).
3. LOTZBECK. — *Ueber die angeb. Geschw. d. Kreuzbeingegend.* München, 1858.

où, autour des cavités, on trouve du tissu adipeux, fibreux, ou de la substance analogue à la substance cérébrale et enfin des kystes contenant aussi du cartilage et de l'os.

La division de Förster[1] peut être considérée comme plus moderne. Pour la première fois, il tente de distinguer nettement les tumeurs parasitaires, qu'il divise en parasites libres et parasites sous-cutanés, des tumeurs non parasitaires, qu'il appelle cystosarcomes sacrés congénitaux.

En 1860, Luschka[2] avait découvert la glande coccygienne qui porte son nom. Sous l'impression de cette découverte, Virchow[3] propose la classification suivante : 1° formes spinales ; 2° tumeurs se rattachant à la théorie du *fœtus in fœtu ;* 3° tumeurs dérivant de la glande de Luschka, hygromas kystiques, cystosarcomes, etc. C'est à peu près cette classification qu'il devait défendre en 1869, à propos du cas célèbre connu sous le nom de « Sacralgeschwulst des schlievener Kind » (tumeur sacrée de l'enfant de Schlieven)[4] ; mais, plus tard, son opinion a varié à différentes reprises. Quoi qu'il en soit, dans ses premiers travaux, il élargissait la catégorie des tumeurs par inclusion parasitaire et ne réclamait même pas, pour classer une tumeur dans cette catégorie, la présence de restes ou d'organes fœtaux nettement reconnaissables. Ahlfeld[5], Panum[6] admirent à peu près sans restriction que toutes les tumeurs qui n'étaient pas en relation avec un spina bifida étaient des tumeurs par inclusion parasitaire.

Au contraire, dès 1862, Braune[7], dans un très important

1. FÖRSTER. — *Die Missbildungen d. Menschen.* Iena, 1861, p. 28.

2. LUSCHKA. — Die Steissdruse d. Menschen (*Arch. f. path. Anat.,* 1860, XVIII, p. 106).

3. VIRCHOW. — Ein neugeb. Kind m. einer mehr als Faust grossen Sacralgeschw. (*Monatsschr. f. Geb. und Frauenkrank.,* 1863, XV).

4. VIRCHOW. — Ueb. d. Sacralgeschw. d. Schlievener Kindes (*Berl. kl. Woch.,* 1869, p. 194).

5. AHLFELD. — Beitr. z. Lehre v. d. Zwillingen (*Arch. f. Gynäk.,* 1875, VII, p. 251).

6. PANUM. — Beitr. z Kenntn. d. physiol. Bedeutung. d. angeb. Missbild. (*Arch. f. pathol. Anat.,* 1878, LXVII, p. 69).

7. BRAUNE. — *Geschwülste der Kreuzbeingegend im anat. und klin. Beziehung.* Leipzig, 1862, p. 90.

mémoire, avait établi très nettement la distinction entre : 1° les diplogénèses vraies, et 2° les tumeurs sacrées proprement dites, non parasitaires. Pour Braune, les diplogénèses se subdivisent en parasites complets et incomplets, ceux-ci pouvant être sous-cutanés ou libres, suivant que le parasite est enfermé ou non sous le revêtement cutané de l'autosite. Mais, pour qu'une tumeur puisse être considérée comme parasitaire, il faut, et Braune insiste particulièrement sur ce point, qu'elle contienne des organes fœtaux bien reconnaissables. Quant aux tumeurs de la deuxième catégorie, les tumeurs sacrées proprement dites, elles constitueraient un groupe malin, « maligne Gruppe ». Ne voit-on pas les adhérences qu'elles contractent soit avec les aponévroses, soit avec les parois rectales?

La sous-division de ce groupe est des plus importantes : le premier des sous-groupes est formé par les tumeurs qui sont en rapport avec le canal spinal; le deuxième, par celles qui n'ont avec le contenu de ce canal et avec le canal lui-même aucun rapport; parmi celles-là, il faut signaler à part, comme tumeurs siégeant en avant du sacrum, celles qui proviennent d'une dégénération de la glande de Luschka. Le troisième de ces sous-groupes est formé par les hygromas sacrés, qui n'ont ni un siège aussi typique ni une malignité aussi prononcée que les autres tumeurs de la région. Ces hygromas n'offrent aucun rapport avec le canal spinal; ce sont des kystes simples ou multiloculaires; leurs parois sont fibreuses, leur surface interne est revêtue d'épithélium, et le liquide que contiennent les cavités renferme beaucoup d'albumine. Peut-être ces hygromas sont-ils au point de vue pathogénique en relation avec des segments isolés de sacs hydrorachidiens refermés. Enfin, un quatrième et dernier sous-groupe renfermerait les appendices caudaux, se divisant en queues proprement dites, avec ou sans contenu osseux et les simples lipomes.

La plupart des auteurs qui suivent : Molk, dans sa thèse [1]; Arnold [2], dans une étude sur un lipome complexe de la langue;

1. MOLK. — Thèse de Strasbourg, 1868.
2. ARNOLD. — Arch. f. pathol. Anat., 1870, t. L, p. 514.

Bergmann[1], dans son mémoire bien connu sur le diagnostic des tumeurs de la région sacro-coccygienne; Pannwitz[2], etc., admettent, avec des modifications plus ou moins considérables, la division en trois catégories principales : 1° spina bifida, qui peut lui-même être compliqué d'une tumeur ; 2° tumeurs non parasitaires, dépendant d'un trouble apporté au développement de l'extrémité inférieure du tronc ; 3° tumeurs parasitaires se rattachant à la théorie du « *fœtus in fœtu* ».

Je ne vois guère parmi les auteurs modernes que Calbet[3] et Stolper[4] qui aient cherché à élargir le domaine des tumeurs par inclusion. Calbet admet que « l'immense majorité des tumeurs congénitales de la région sacro-coccygienne, décrites par les auteurs sous les noms de : monstruosités parasitaires, inclusions fœtales, tumeurs polykystiques, tératomes, tumeurs mixtes, tumeurs à tissus multiples, tumeurs complexes, sarcomes, fibromes, lipomes, angiomes, lymphangiomes, doivent être rangés dans un même groupe. Ces tumeurs sont dues à un embryon anormalement développé, vivant en parasite sur un frère jumeau ordinairement bien conformé. D'aspect très divers, ces tumeurs ont une structure similaire : on trouve entre les plus complexes et les plus simples toutes les transitions ».

Les conclusions de Stolper sont beaucoup moins absolues : il distingue en effet les tumeurs dues à un germe unique de celles qui proviennent d'un double germe. Les premières doivent leur origine à un trouble dans le développement des éléments embryonnaires constituant l'extrémité inférieure du tronc : ce sont les tumeurs dermoïdes, fistules ou kystes, et les tumeurs dépendant d'un spina bifida, y compris le spina bifida occulta. Beaucoup de ces tumeurs dépendant du spina bifida sont polykystiques et ne peuvent être distinguées des tumeurs bigerminales que par l'examen histologique. Mais la plupart des

1. BERGMANN. — *Berl. kl. Woch.*, 1884, p. 761 et 780.
2. PANNWITZ. — Inaug. Diss. Berlin, 1884.
3. CALBET. — Thèse Paris, 1893.
4. STOLPER. — *Arch. f. kl. Chir.*, 1899, t. L, p. 207.

tumeurs de la région sacro-coccygienne, en dehors des précédentes, sont dues à une inclusion fœtale.

Au contraire, la plupart des auteurs modernes tendent,
comme je viens de le dire, à restreindre la catégorie des
tumeurs par diplogénèse et à considérer les tumeurs de la
région sacro-coccygienne comme généralement monogerminales.

Dans un mémoire assez récent, Tillmanns[1] accepte à peu près
la division ci-dessus mentionnée, dans ses grandes lignes, en :
1° les formes diverses du spina bifida, cystica ou occulta, avec
les divers néoplasmes en rapport avec la moelle ou ses méninges
(angiomes, lymphangiomes, fibromes, myomes, fibromyomes,
lipomes, fibrolipomes, gliomes, sarcomes, etc.); 2° les tumeurs
ou les productions en forme de tumeur, dues à un trouble de
développement ou à une hyperplasie des organes de l'extrémité
caudale de l'embryon, ou des tissus de cette extrémité (gouttière médullaire, corde, intestin caudal, lames fibreuse, musculaire, ou pièces du squelette). Tillmanns range dans cette
catégorie les dermoïdes, tumeurs ou fistules, les tumeurs vraies,
simples, généralement de bonne nature, très exceptionnellement
de nature maligne, dues à l'hyperplasie des tissus cités ci-dessus,
entrant dans la constitution de l'extrémité caudale du tronc de
l'embryon. Il y joint les appendices caudiformes; 3° les tumeurs
et malformations dues à un double germe. Ici viennent se ranger
les tératomes dus à la présence rudimentaire d'un deuxième
germe, contenant des organes fœtaux réels, qui ne peuvent
certainement pas provenir des tissus entrant dans la constitution
de l'extrémité caudale embryonnaire dans les circonstances
normales, les monstres doubles incomplets (parasites libres ou
sous-cutanés), les extrémités surnuméraires, etc. Pour ces
tumeurs dues à un double germe, Tillmanns admet avec Marchand[2] et Stolper, que le deuxième germe s'est fixé d'abord
dans la cavité amniotique de l'autosite, s'est développé tout

1. TILLMANNS. — Sur les tumeurs sacrées congénitales (*Deutsche med.
Woch.*, 1904, t. I, 21 avril, p. 629).
2. MARCHAND. — Art. *Missbildungen*. in *Realencyclopädie*, t. XV, p. 502.

d'abord en union avec lui et n'est recouvert que secondairement par la peau de l'autosite.

Si le groupe des tumeurs non parasitaires s'est ainsi progressivement élargi, si on a pu y comprendre des tumeurs contenant des tissus complexes, des organes même plus ou moins complets, qu'on aurait donnés autrefois comme une preuve certaine de la présence d'un parasite, c'est qu'on a pu étudier dans la région sacro-coccygienne soit des organes permanents, qui, jusqu'à notre époque, avaient passé complètement inaperçu des anatomistes, soit des organes ou des tissus transitoires se développant à une période donnée de la vie embryonnaire pour disparaître ensuite en totalité ou en grande partie, soit enfin des processus de développement pouvant expliquer la genèse de ces tumeurs.

Parmi les organes permanents, c'est surtout la *glande coccygienne* de Luschka qui a été incriminée. La vogue considérable de cette théorie reçut cependant un échec du fait que M. B. Schmidt [1], en 1888, trouva la glande de Luschka parfaitement normale à côté d'une tumeur tératoïde. Borst [2] se demande même si la glande de Luschka a jamais pu être le point de départ d'une tumeur, et ne considère cette origine comme à la rigueur possible que pour certaines tumeurs angiosarcomateuses. Tillmanns aussi déclare que l'importance de la glande de Luschka comme point de départ pour toute une série de tumeurs sacrées congénitales a été beaucoup exagérée.

D'ailleurs, au point de vue du spina bifida, la glande de Luschka ne peut jouer aucun rôle étiologique, et la coexistence d'une tumeur de cette glande et d'un spina bifida ne pourrait être considérée que comme une simple coïncidence. Tel était peut-être le cas dans une observation de Buzzi [3] dont je ne résume ici que la partie anatomique.

1. M. B. Schmidt. — Ueber d. Beziehungen d. sogenannt. Steissdrüse zu d. Steisstumoren (*Arch. f. pathol. Anat.*, 1888, CXII, p. 375).

2. Borst. — *Loc. cit.*, p. 482 (en note).

3. Buzzi. — Beitr. z. Kenntn. d. angeb. Geschwülste d. Sacrococcygealgegend (*Arch. f. pathol. Anat.*, 1887, CIX, p. 9).

OBSERVATION 110 (BUZZI).

L'extrémité inférieure de la colonne paraît comme incluse dans la néoplasie qui, en avant, atteint le promontoire, et en arrière remonte jusqu'à la ligne d'insertion du grand fessier. La première, la deuxième et une partie de la troisième vertèbre sacrée sont intactes, et leur ossification est complète. Les autres vertèbres sacrées et le coccyx sont absents. Un lobe de la tumeur remonte dans le canal sacré, resté ainsi largement ouvert, sans entrer d'ailleurs en rapport ni avec la moelle ni avec ses enveloppes. L'examen microscopique fit reconnaître que la tumeur était formée uniformément par une substance fondamentale, conjonctive, circonscrivant des alvéoles communiquant ensemble, et remplies de cellules. Ces alvéoles paraissent être de nature vasculaire et, à côté des cellules rondes, avec un noyau central, on voit des amas de globules sanguins et de leucocytes. Le tout ressemble à une tumeur caverneuse dont les cavités contiendraient des cellules avec les globules sanguins. Il y avait de plus une cavité kystique tapissée d'épithélium cylindrique.

L'auteur considère cette tumeur comme un angiosarcome ou plutôt comme un endothéliome consécutif à la prolifération de l'endothélium des vaisseaux sanguins. N'y aurait-il pas là simplement une dégénérescence angiomateuse analogue à celle qu'a décrite dans une de ses observations Muscatello? La cavité kystique tapissée d'épithélium cylindrique serait une indication en faveur de cette hypothèse, dans laquelle la glande de Luschka ne serait pas prise en considération.

En second-lieu, on a admis que certaines de ces tumeurs pouvaient se développer aux dépens de restes laissés par des organes embryonnaires normalement transitoires. En 1857, H. Müller[1] a décrit des restes de la corde dorsale, ou *vestiges cordaux*, pouvant se trouver dans des portions du squelette axial qui demeurent longtemps cartilagineuses, comme le coccyx, l'apophyse odontoïde ou le clivus sphénoïdien. Ces parties du squelette sont en effet encore cartilagineuses au moment de la naissance, et on y peut découvrir les vestiges cordaux de H. Müller. Virchow leur attribuait les tumeurs gélatineuses de

---

1. H. MÜLLER. — *Henle und Pfeiffer's Zeitschr.*, Heidelberg, 1857, S. III, t. II.

la base du crâne. Braune admit qu'une théorie semblable pourrait être étendue à certaines tumeurs voisines du coccyx. Cette hypothèse serait d'autant plus plausible que les recherches plus récentes de Keibel[1] nous ont fait voir que, dans certains cas, non seulement la terminaison de la corde était coiffée par le cartilage coccygien, mais même que la pointe extrême de cette terminaison pouvait dépasser le cartilage et, par conséquent, faire saillie au delà de la pointe du coccyx. Robert Meyer[2], dans un mémoire que nous avons eu déjà l'occasion de signaler, a démontré que cette extrémité inférieure de la corde pouvait être fissurée et divisée en deux parties. De telle sorte que, sur la pointe du coccyx, on pourrait voir les vestiges de la corde faire saillie en plus d'un point. Et même, par suite probablement des courbures successives que subissent l'extrémité caudale du tronc et les différents organes qui entrent dans sa composition, ces saillies peuvent se faire non pas seulement sur les côtés, mais aussi en avant et en arrière. « Rappelons, dit-il, qu'assez fréquemment, la corde fait saillie hors du coccyx sous la forme d'un nodule constitué par ces grosses cellules vésiculeuses appelées cellules cordales, et que l'on retrouve dans les tumeurs appelées « Cordomes ». Pour la connaissance de ces sacs, il est très important de savoir que ces vestiges cordaux peuvent éventuellement faire saillie en plusieurs points de l'extrémité coccygienne, aussi bien vers la face antérieure que vers la face postérieure. »

La question des vestiges cordaux pourrait d'autre part être envisagée à un point de vue différent, qui, peut-être, nous donnerait la clef d'un certain nombre de faits assez difficiles à interpréter jusqu'ici. La plupart des auteurs considèrent la corde comme d'origine endodermique. Quand s'est faite la gastrulation, au niveau des bords du prostome, au point où l'ectoderme se continue avec l'endoderme, a lieu la différencia-

---

1. KEIBEL. — *Arch. f. Anat. und Phys.*, 1891, Anat. Abtheil. et Anat. Anzeig., 1891.

2. MEYER. — *Ueb. einige Abnorm. am Schwanzende mensch. Foeten.* (*Arch. f. pathol. Anat.*, 1905, t. CLXXX, p. 344).

tion nerveuse, qui aboutit à la formation des deux moitiés primitives de la lame médullaire. Tout ce qui est en dehors de la lame médullaire est l'ectoderme, et tout ce qui est en dedans l'endoderme. Puis quand les deux moitiés de la lame médullaire se rejoignent sur la ligne médiane et se soudent plus profondément, la gouttière endodermique se ferme en arrière constituant l'intestin primitif. C'est une invagination des parois de ce tube endodermique qui constituerait l'ébauche de la corde dorsale, et les cellules cordales, ces cellules dont nous avons parlé tout à l'heure et qu'on désigne quelquefois sous le nom de « corda-entoblastes », serait d'origine endodermique. Tel n'est pas l'avis de von Spee[1]. D'après lui, la différenciation de la lame médullaire ne se produirait pas exactement à la limite de l'ectoderme et de l'endoderme, mais l'ectoderme se prolongerait jusque dans l'intérieur du prostome ; la différenciation des deux moitiés primitives de la lame médullaire se ferait en plein ectoderme, si bien que quand le tube intestinal se refermerait, il y aurait encore entre lui et les bords des ébauches médullaires une lame étroite ectodermique. Ce serait cette lame ectodermique qui, en s'invaginant, constituerait les ébauches primitives de la corde. Il serait dès lors facile de comprendre comment des éléments ectodermiques pourraient se retrouver en avant de la moelle ou, dans le cas de tumeur coccygienne, en avant du coccyx.

Les recherches de Fol[2], en 1885, confirmées plus tard par celles de Physalix[3], montrent que l'embryon humain, jusqu'à la cinquième ou sixième semaine de la vie fœtale, alors qu'il mesure de 8 à 9 millimètres, possède trente-huit vertèbres. A la sixième semaine (12 millimètres), les trois dernières vertèbres se confondent ; ensuite, à la fin de la septième semaine (19 millimètres), il n'y a plus que trente-quatre vertèbres. Les *vertèbres coccygiennes surnuméraires* sont contenues dans la partie proximale ou segment vertébral de l'appendice caudal. Cet appendice,

---

1. Von Spee. — *Arch. f. Anat. und Physiol.*, Anat. Abtheil., 1889 et 1896.
2. H. Fol. — *Sur la queue de l'embr. hum.* (*C. R. Acad. d. sc.*, Paris, 1885, 8 juin).
3. Physalix. — *Ibid.*, 1887, 14 mars.

d'après Ecker et His, existerait chez l'embryon humain, dès la première moitié du deuxième mois (de 8 à 15 millimètres). Ce segment caudal s'atténue graduellement, mais la saillie qu'il détermine à la partie inférieure du tronc, est encore appréciable au cinquième mois de la vie fœtale. Ecker avait, dès 1859, donné à cette saillie le nom d'*éminence coccygienne*. L'existence de cette queue embryonnaire se rattache plutôt à l'étude des appendices caudiformes sur lesquels nous aurons à revenir. Néanmoins, nous devions mentionner ici l'existence de ces vertèbres surnuméraires, qu'un trouble apporté au développement de la région peut empêcher de disparaître, et dont la persistance pourrait expliquer la présence de noyaux cartilagineux ou osseux dans certaines tumeurs sacro-coccygiennes. Quelques auteurs ont dit avoir trouvé de ces vertèbres en voie de régression dans les tumeurs qu'ils avaient eu l'occasion d'étudier. Je citerai particulièrement Brodowsky[1], Perman[2], Hildebrand[3], Feldmann[4], Nasse[5], Braune, Klebs[6], qui ont admis le rôle possible de ces vertèbres coccygiennes surnuméraires.

En 1887 (je ne suis pas ici l'ordre purement chronologique), Tourneux et Herrmann[7] voulurent rechercher quelle part la portion terminale du névraxe embryonnaire qui, jusqu'à eux, n'avait guère, disent-ils, été mise en cause, pouvait jouer dans la production des néoplasmes complexes sacro-coccygiens. Ils avaient quelque temps auparavant constaté chez le fœtus humain la présence de vestiges médullaires situés en arrière du coccyx et persistant jusqu'à la naissance[8]. Au commencement

---

1. BRODOWSKY. — Ueb. einen Fall v. Sacralgeschw. bei einen todtgebor. Kind (*Medycyna*, 1877. V. anal. *in Virchow-Hirsch's Jahresber.*, 1877, II, p. 282).

2. PERMAN. — Ein Fall v. cyst. Sacrococcygealteratom (*Arch. f. kl. Chir.*, 1895, XLIX, p. 656).

3. HILDEBRAND. — *Arch. f. kl. Chir.*, 1895, XLIX, p. 192.

4. FELDMANN. — *Beitr. z. Kenntn. d. cong. Sacraltum.* In. Diss. Berlin, 1894-95.

5. NASSE. — *Arch. f. kl. Chir.*, 1893, XLV, p. 625.

6. KLEBS. — Cystoma sacr. cong. (*Arch. f. pathol. Anat.*, 1867, XXXVIII, p. 180).

7. TOURNEUX et HERRMANN. — *C. R. Acad. d. Sc.*, 1887, 9 mai. — *Journ. de l'Anat. et de la Physiol.*, 1887, XXIII, p. 498.

8. TOURNEUX et HERRMANN. — *C. R. Soc. biol.*, 1885, Janv., et 1887, mars. — Congr. des Soc. savantes, 1885.

du troisième mois, le cordon médullaire arrive jusqu'au sommet de l'éminence coccygienne. Mais, à partir de l'antépénultième vertèbre coccygienne, le tube épendymaire disparaît et le cordon médullaire se termine par un faisceau fibrillaire, qui se renfle au niveau de la dernière vertèbre caudale. Ce renflement irrégulier, bosselé, vient s'appliquer à la face profonde de l'épiderme. Un peu plus tard, la colonne vertébrale, s'allongeant plus rapidement que les parties molles, entraîne le segment terminal du tube médullaire, qui continue à adhérer au tégument externe, si bien que ce segment terminal s'incurve pour former une sorte d'anse dont la branche descendante est directe et la branche remontante, attachée au tégument externe, est réfléchie. Or, au quatrième mois, le segment direct disparaît, tandis que le segment réfléchi, terminal, continue à évoluer; ses restes seront encore visibles à la naissance. C'est ce segment terminal que Tourneux et Herrmann désignent sous le nom de *vestiges coccygiens ou paracoccygiens* de la moelle épinière. Au cinquième mois, ces vestiges sont tout à fait séparés de la moelle et ils forment une petite masse blanchâtre, épaisse de deux millimètres, située entre les lobules les plus superficiels du panicule adipeux, en regard des dernières vertèbres coccygiennes, et se présentant à la coupe sous la forme de conduits flexueux irrégulièrement contournés. Ces conduits présentent des diverticules, et la paroi de toutes ces cavités est formée par un tassement de cellules polyédriques ou prismatiques, les plus internes prenant le type pavimenteux. Ces vestiges ont un trajet oblique ascendant en arrière, et sont accompagnés par des faisceaux fibreux, émanant de la pointe du coccyx (ligament caudal), et le tissu qui les entoure reçoit ses vaisseaux de l'artère sacrée moyenne (caudale). A cette époque, l'extrémité inférieure du tronc est fortement incurvée du côté ventral, et les fibres du sphincter externe de l'anus se développent directement en avant des deux dernières vertèbres. La portion anale du rectum se trouve donc écartée de la colonne vertébrale par un espace triangulaire, occupé par du tissu muqueux très riche en matière amorphe, et que les auteurs proposent d'appeler tissu muqueux rétro-rectal.

Vers le milieu du cinquième mois, le tronc du fœtus se redresse, la région coccygienne s'allonge, les parties molles prennent un développement tel que l'éminence coccygienne s'efface complètement, le tissu muqueux rétro-rectal disparaît, le rectum se rapproche du rachis, et les vestiges coccygiens s'atrophient peu à peu, ne laissant persister que quelques fibres lamineuses, qui s'attachent à la peau et peuvent lui imprimer une légère dépression (infundibulum coccygien, fossette coccygienne). « On peut donc dire que les vestiges médullaires coccygiens représentent le tube médullaire coccygien arrêté au premier stade de son évolution. Les différentes modifications que l'on observe dans la suite du développement portent simplement sur la forme extérieure et le volume des vestiges; la différenciation histologique qui se produit dans le reste du névraxe fait ici défaut, et la forme pavimenteuse qu'affectent ultérieurement quelques cellules serait plutôt l'indice d'une sorte de retour au type ectodermique originel... Chez aucun des fœtus examinés, il n'a été possible de déceler la présence de cils vibratiles à la surface libre des cellules prismatiques des vestiges coccygiens, bien que les excavations de certaines tumeurs, qui proviennent manifestement de ces vestiges, soient tapissées par « un épithélium cilié, ainsi d'ailleurs que le canal de l'épendyme ». (Tourneux et Herrmann ajoutent ici : « chez l'adulte »; je pense qu'ils ont voulu dire chez l'embryon.)

En 1892, Mallory[1] se rallie absolument à la description faite par Tourneux et Herrmann des vestiges coccygiens et rapporte à ces vestiges toutes les tumeurs kystiques dermoïdes, les fistules dermoïdes, ainsi que les dépressions coccygiennes. Unger et Brugsch[2], ainsi que R. Meyer, ont pleinement confirmé les faits observés par Tourneux et Herrmann, tant au point de vue embryologique qu'au point de vue pathologique.

Voici une observation donnée par Tourneux et Herrmann[3] à

1. MALLORY. — Sacro-coccygeal sinuses and cysts (Am. J. of. med. Soc., 1892, t. CIII).
2. UNGER et BRUGSCH. — Arch. f. Anat. und Entwick., 1903, t. LXI, p. 1.
3. TOURNEUX et HERRMANN. — C. R. Acad. d. sciences, 1887, 9 mai.

l'appui de leur théorie sur le rôle joué par les vertiges coccygiens dans la formation des tumeurs sacrées congénitales.

OBSERVATION 117 (TOURNEUX et HERRMANN).

Tumeur développée sur un fœtus de huit mois. Cette tumeur a à peu près le volume de la tête du fœtus, fait corps avec les dernières ramifications de la queue de cheval et vient saillir librement sous la peau dans la région sacro-coccygienne, le canal étant resté largement ouvert dans sa partie inférieure ; sectionnée par le milieu, elle présenta un tissu peu consistant, blanchâtre, peu vasculaire, parsemé de petits kystes assez espacés. Au point de vue histologique, le néoplasme était composé principalement d'amas cellulaires d'aspect épithélial, séparés par des tractus de tissu fibro-plastique, avec des nodules cartilagineux très petits. La plupart des formations épithéliales représentaient des sortes de conduits anfractueux, rappelant à première vue par leur structure les vestiges coccygiens. Comme dans ces derniers, on voyait des portions offrant la constitution de l'épiderme fœtal alterner avec des parties nettement nerveuses. En plusieurs points, les couches périphériques de l'épithélium prismatique stratifié bordant les cavités kystiques se continuaient insensiblement avec des masses de tissu nerveux formées d'une substance fondamentale finement fibrillaire, englobant de nombreux myélocytes. Nous n'hésitons pas à considérer ce tissu nerveux embryonnaire comme dérivant d'un reste de la moelle.

Nous croyons avoir montré plus haut comment des tumeurs offrant exactement les mêmes organisations histologiques pouvaient être interprétées sans faire intervenir les vestiges coccygiens. L'existence d'un myélocyste aréal et les modifications de la lame épithéllo-séreuse rendent compte de l'existence de ces cavités kystiques tapissées d'épithélium tantôt pavimenteux stratifié, tantôt prismatique ou cylindrique, voire même au besoin cillé. Nous avons trouvé de ces tumeurs dans d'autres régions que la région coccygienne. Ce n'est pas que nous croyions devoir dénier leur importance aux vestiges coccygiens de Tourneux et Herrmann. D'ailleurs, comme origine et comme structure, ils ressemblent beaucoup à notre lame épithéllo-séreuse, dont ils constituent pour ainsi dire le type normal se formant à l'extrémité inférieure du névraxe, comme la lame épithélio-séreuse se forme dans les autres parties du rachis dans le cas de myélocyste aréal.

Ritschl [1] a soutenu la théorie de Tourneux et Herrmann. D'ailleurs tous les auteurs qui ont écrit sur les tumeurs sacro-coccygiennes congénitales ont reproduit leur opinion, et beaucoup, comme Borst et Kiderlen, lui ont attribué une réelle importance ; elle permet de ranger parmi les tumeurs monogerminales nombre de cas considérés par leurs auteurs comme venant à l'appui des théories diplogénétiques.

On a tenté de faire jouer ce même rôle à l'*intestin post-anal* (Middeldorpf [2], Hildebrand [3]), et au *canal neurentérique* (Ziegler [4]). Dans le chapitre que nous consacrerons à la pathogénie du spina bifida, nous verrons quel rôle il convient d'attribuer au *prostome* et à son mode de fermeture dans la genèse du spina bifida. Nous verrons aussi quelles relations on peut admettre entre le prostome et le canal neurentérique. Il nous suffira pour le moment de dire, avec Borst (p. 483) que, « pour l'intestin post-anal, His et Fol ont vu l'intestin primitif se prolonger et aller jusqu'à l'extrémité postérieure du corps et présenter à son extrémité une dilatation kystique, en forme de vésicule. Chez les vertébrés, l'intestin primitif va jusqu'à l'extrémité caudale. L'anus ne se constitue pas à l'extrémité la plus reculée de cet intestin, mais plus en avant vers la paroi ventrale, et la portion de l'intestin qui se trouve en arrière de l'anus, entre l'anus et l'extrémité caudale prend le nom d'*intestin post-anal*. La séparation de l'intestin post-anal du reste du tube intestinal s'effectue avant la fin du troisième mois de la vie fœtale. Presque toutes les tumeurs situées en avant du sacrum ou du coccyx (et j'ajouterai quelques-unes de celles situées en arrière de ces deux os) contiennent des formations d'apparence intestinale que l'on peut regarder à bon droit comme dérivant de l'intestin post-anal. Ces tumeurs, nous le savons, n'offrent

1. Ritschl. — *Beitr. z. kl. Chirur.*, 1892, XII, p. 557.
2. Middeldorpf. — *Arch. f. pathol. Anat.*, 1885, t. CI, p. 37.
3. Hildebrand. — Ueber angeb. cyst. Geschw. d. Steissgeg. (*Arch. f. kl. Ch.*, 1895, t. XLIX, p. 192).
4. Ziegler. — *Allg. pathol. Anat.*, Jena, 1889, p. 306.

presque jamais de communication avec le canal vertébral, ce qui doit être en rapport avec la fermeture précoce du canal neurentérique. Ce canal, que von Spee (*Arch. f. Anat. und Physiol.*, 1889) a vu aussi chez l'embryon humain, établit à un moment donné une communication entre le tube médullaire et l'intestin post-anal et, par conséquent, entre l'ectoderme et l'endoderme. En effet, à un certain stade du développement embryonnaire, le tube médullaire et le tube intestinal forment un tube unique recourbé en U, et c'est le canal neurentérique qui représente la partie courbée de l'U et établit la communication entre les deux branches. (O. Hertwig, Hildebrand.) Or, entre les deux tubes, médullaire et intestinal, se forme la corde dorsale qui, par suite, va jusqu'au canal neurentérique. Mais l'intestin caudal ne tarde pas à entrer en régression; il perd sa cavité, se transforme en un cordon épithélial plein, qui finit par se détacher de l'intestin terminal et du tube médullaire et par disparaître complètement. Le canal neurentérique peut donc être considéré comme le dernier reste de l'intestin primitif. Il s'oblitère, la corde dorsale et la moelle se recourbent en arrière pour former le bourgeon caudal, si bien que, quand autour de la corde se sera développé le rachis membraneux, puis osseux, les tissus constituant les vestiges du canal neurentérique et de l'intestin postanal seront complètement séparés de la moelle et se trouveront en avant du sacrum et du coccyx. » Cette dernière phrase n'est peut-être pas complètement exacte, et je crois, avec O. Hertwig, que les restes en question peuvent parfaitement s'étendre jusqu'au-dessous et en arrière du coccyx. Il me semble même qu'ils peuvent remonter assez haut en arrière du coccyx, par un mécanisme analogue à celui qu'ont invoqué Tourneux et Herrmann, pour expliquer l'ascension de l'extrémité distale de leurs vestiges médullaires coccygiens. On comprendrait alors comment une tumeur contenant des portions d'anse intestinale pourrait se trouver en arrière du sacrum et coïncider avec un spina bifida, comme dans l'observation suivante de Rizzoli [1].

1. Rizzoli. — Monstruos. per inclus. alla reg. sacro-coccygea (*Bull. sc. med d. Bologna*, 1877, t. XXIII, p. 401).

Observation 118 (Rizzoli).

Enfant du sexe masculin, assez peu développé, avec une hernie ombilicale et, dans la région sacrée, une tumeur recouverte de peau normale, empiétant sur la fesse gauche. Cette tumeur, dont la circonférence mesure 26 centimètres, présente une consistance très inégale; à côté de points plus ou moins durs, on trouve des parties plus molles. Cette tumeur est un peu douloureuse à la pression. Elle ne se tend pas quand l'enfant crie. On trouve à la partie inférieure droite de la tumeur une petite place sphacélée, à travers laquelle une sonde peut pénétrer dans une cavité kystique. Ligature du pédicule et excision de la tumeur au-dessus du pédicule; une cavité contenant du pus blanchâtre et crémeux est ouverte, et on peut constater que le sacrum est bifide, et que le doigt peut entrer jusque dans la cavité du canal sacré. Guérison avec un trajet fistuleux qui ne s'est refermé que longtemps après.

La pièce a été examinée histologiquement par le professeur Ercolani. La partie principale est formée surtout de tissu conjonctif et de graisse. On y trouve un appendice cartilagineux de forme triangulaire. En dehors se trouvent trois kystes, dont un communiquait avec l'extérieur par la plaque de sphacèle ci-dessus mentionnée. Ce kyste était tapissé par une membrane pourvue de villosités analogues aux villosités de l'intestin. En un point, on remarqua un follicule clos isolé. Le deuxième kyste était également revêtu d'une muqueuse avec des glandes rappelant les glandes stomacales. La troisième enfin était un kyste dermoïde, tapissé d'épithélium pavimenteux stratifié, avec des glandes sudoripares et des corpuscules de Pacini; de la paroi on voyait se détacher et faire saillie dans la cavité un doigt comprenant trois phalanges et un métacarpien. Dans le tissu conjonctif, voisin des ky..... Il y avait un petit noyau osseux, de forme triangulaire, sans fib... musculaires dans le voisinage.

Peut-être ce doigt, comme dans une observation de Shattock [1], n'était-il qu'un prolongement faisant saillie dans la cavité du kyste dermoïde, dont il repoussait la membrane de revêtement, et dans l'épaisseur duquel se trouvaient, en chaîne, plusieurs noyaux ostéo-cartilagineux. Mais si nous laissons de côté ce détail, nous voyons que derrière un spina bifida sacré, dont malheureusement nous ne connaissons pas les rapports avec la

---

1. Shattock. — *Trans. of the Pathol. Soc. of London*, 1881, p. 197.

tumeur, se rencontre une tumeur fibro-adipeuse, avec, sur la partie latérale, un kyste dermoïde et deux autres cavités kystiques dont la membrane de revêtement rappelle la structure d'une anse intestinale. C'est ce que certains auteurs ont appelé un *entérocystome*. Mais en dehors du spina bifida, dans les tumeurs congénitales sacro-coccygiennes proprement dites, les exemples ne manquent pas de faits dans lesquelles on a trouvé des fragments d'anse intestinale bien conformée. Le cas de Middeldorpf[1] est bien connu, et je citerai encore ceux de Ritschl[2], Nasse, Ganz[3], Spöndly[4], Hildebrand. Dans une observation de Stanley, rapportée par Holmes (p. 9), « la tumeur contenait une anse intestinale, longue de 3 pouces et demi, ayant tous les caractères du cæcum et de l'appendice vermiculaire. » Dans un cas de Freyer[5], l'anse intestinale était bien reconnaissable. Dans celui de Ganz, elle avait 7 centimètres.

Kusmik a décrit un entérocystome siégeant sur la face postérieure du sacrum, qui n'était pas fissurée. Plus récemment, Kiderlen a eu l'occasion, dans une tumeur placée en avant du sacrum, de trouver, à côté du kyste principal qui avait les caractères macroscopiques et microscopiques d'une anse d'intestin, une agglomération de petites cavités tapissées d'épithélium soit cylindrique, soit pavimenteux stratifié, les deux formes épithéliales pouvant coexister dans la même cavité. Dans la paroi de certaines cavités, il y avait des traînées de substances contenant des cellules nerveuses, analogues à celles qu'ont décrites Goldscheider et Flatau (*Norm. und pathol. Anat. d. Nervenzellen*, Berl., 1898, pl. I, fig. 3 et 5).

Enfin, la masse interposée aux kystes contenait des fibres

1. MIDDELDORPF. — Zur Kenntn. d. angeb. Sacralgeschw. (*Arch. f. pathol. Anat.*, 1885, CI, p. 37).

2. RITSCHL. — Beitrag z. Lehre v. d. angeb. Sacralgeschw. (*Beitr. z. kl. Chir.*, 1892, VIII, p. 557).

3. GANZ. — Z. Casuistik d. cong. sacraltum. (*Prag. med. Wochens.*, 1894, n° 41).

4. SPÖNDLY. — *Ueber Pigment in Sacrococcygealteratom.* Inaug. Diss. Zürich, 1894.

5. FREYER. — Z. Casuistik der Kreuzbeingeschw. (*Arch. f. pathol. Anat.*, 1873, t. LVIII).

musculaires lisses. A côté de l'anse intestinale, on retrouve là certains détails étudiés par nous dans la lame épithélio-séreuse de certains myélocystes aréaux.

Une observation de Bize et Grisel [1] ressemble assez à la précédente. La tumeur contenait, outre une anse intestinale rudimentaire, des kystes à épithélium tantôt cubique et tantôt cylindrique.

Depuis Middeldorpf, la plupart des auteurs qui ont trouvé, dans une tumeur sacro-coccygienne congénitale, des fragments d'anses intestinales, les ont rapportés à une non-régression de l'intestin post-anal, plus rarement du canal neurentérique. C'est, par exemple, l'avis d'Hildebrand [2]. Mais il faut remarquer que, dans certains de ces cas, on trouve dans la muqueuse qui tapisse les anses en question, des glandes muqueuses analogues à celles de l'intestin normal. Or, l'intestin post-anal ne renferme pas de semblables glandes. Il faudrait donc admettre que l'intestin post-anal peut arriver à un développement complet : on ne pourrait expliquer autrement la formation d'une anse intestinale complète.

En résumé, jusqu'ici, nous avons trouvé, en connexion avec le spina bifida, deux ordres de tumeurs : 1° des tumeurs solides ou kystiques, pouvant trouver leur origine dans la genèse même du spina bifida ;

2° Des tumeurs mixtes, ordinairement kystiques, contenant des tissus ou des organes dont l'origine peut être attribuée à des tissus ou à des organes permanents de l'extrémité caudale, ou à des organisations embryonnaires transitoires, destinées normalement à disparaître, et n'ayant pas subi la régression normale ou même, au contraire, ayant subi un processus d'hyperplasie. Les tumeurs de cette deuxième catégorie ont des rapports moins immédiats avec le spina bifida ; néanmoins, comme elles peuvent dépendre, ainsi que nous le verrons, des mêmes causes que le spina bifida, ou de causes analogues, on

---

1. Bize et Grisel. — Tum. cong. sacro-cocc. (*Rev. d'orthop*, 1902. t. XIII, nº 2, p. 139).
2. Hildebrand. — *Arch. f. kl. Chir.*, 1895, XLIX, p. 192.

doit admettre qu'il y a entre elles et le spina bifida plus qu'une
coïncidence, et c'est à ce titre que j'ai cru devoir en parler assez
longuement ici.

Tératomes de la région sacro-coccygienne. — II. Tu-
MEURS CONTENANT DES ÉLÉMENTS NE POUVANT PAS ÊTRE ATTRIBUÉS
A DES FORMATIONS PERMANENTES OU A DES ORGANES EMBRYON-
NAIRES TRANSITOIRES DE LA RÉGION SACRO - COCCYGIENNE. — Je
serai bref sur ces tumeurs, que la plupart des auteurs rappor-
tent à une inclusion fœtale, et qui ne sont que très rarement
en rapport avec un spina bifida. Parmi les tumeurs congénitales sacro-coccygiennes de cette catégorie, on classe : 1° les
monstres doubles complets, pygopages (sœurs américaines,
hongroises, etc.) ;

2° Les monstres doubles incomplets, que Braune divise en
parasites libres, allant depuis la présence de toute la portion
inférieure d'un fœtus parasite s'attachant à la région sacro-
coccygienne de l'autosite, jusqu'à l'appendice formé par un
segment plus ou moins étendu de membre (tripodes de
Braune) ;

3° Enfin, les tumeurs parasitaires sous-cutanées, constituées
par des tumeurs solides ou kystiques, de structure extraordinairement complexe, enfermées sous la peau de l'autosite, et
devant, pour rentrer dans cette catégorie, renfermer des organes
fœtaux nettement reconnaissables et ne pouvant pas être attribués à des formations permanentes ou à des organes transitoires
de la région sacro-coccygienne. La plupart des auteurs tendent
de plus en plus à classer les tumeurs de ce dernier groupe
parmi les tumeurs tératoïdes d'origine monogerminale.

Borst résume ainsi l'histoire de ces tumeurs qu'il considère
comme vraiment dues à une inclusion fœtale. Pour ce qui
concerne leur siège, ces tumeurs se trouvent généralement sur
la face postérieure du sacrum ou aussi du coccyx. Elles sont
plus ou moins adhérentes à ces parties osseuses ; le périoste
peut se prolonger sur la tumeur en lui fournissant une
enveloppe fibreuse (Sonnenburg), ou bien, comme dans le cas

de Jordan[1], l'union de la tumeur avec le périoste est simplement assurée par un lien fibreux qui s'attache le plus souvent à la pointe du coccyx. Dans d'autres cas, ces mêmes tumeurs peuvent aussi siéger entre le rectum et l'anus, d'une part, et la face antérieure du sacrum et du coccyx, d'autre part (Feldmann[2]). Ou bien enfin, et c'est peut-être le cas le plus fréquent, la tumeur siège en partie sur la face postérieure du sacrum et du coccyx, mais elle envoie un prolongement dans le bassin, en avant du sacrum et du coccyx. Ce prolongement, parfois, s'attache par des bandes fibreuses plus ou moins courtes à la paroi antérieure du sacrum. Quelquefois aussi ces tumeurs sont intimement unies au rectum. Mais, dans la grande majorité de ces cas, on ne trouve aucune fissure osseuse.

Au point de vue anatomique, on rencontre dans ces tumeurs des parties solides et kystiques constituant, en quelque sorte, leur substance fondamentale. Les kystes sont revêtus d'épithélium qui peut être pavimenteux stratifié ou cylindrique, voire même cilié, et certains de ces kystes ont un revêtement qui ressemble beaucoup à la muqueuse intestinale. Nous avons déjà étudié ces formations dans les kystes de catégories précédentes. Kaufmann[3] parle aussi de kystes qui seraient tapissés d'endothélium. Les parties solides de la substance fondamentale paraissent être formées par des tissus adipeux ou fibreux, et des fibres musculaires striées ou lisses. Il y a aussi dans leur épaisseur des noyaux cartilagineux ou osseux, avec du périchondre ou du périoste. Enfin, on a cité aussi la présence de tissu nerveux ou de névroglie.

Comme on le voit jusqu'ici, ces tumeurs ont une structure qui se rapproche beaucoup de celle que nous avons décrite dans les autres catégories. Le caractère qui différencie ces tumeurs, c'est la présence dans la masse d'organes fœtaux ou d'ébauches de ces organes. Je ne parle pas, bien entendu, ici, des organes dont la présence pourrait être attribuée à la non-régression des

1. Jordan. — *Ueb. Sacraltum. mit fœt. Inhalt.* Inaug. Diss. Leipzig, 1895.
2. Feldmann. — *Beitr. z. Kennt. d. Sacraltum.* Inaug. Diss. Berlin, 1895.
3. Kaufmann. — *Ueber Sacraltum.* Inaug. Diss. Berlin, 1893.

organes plus ou moins transitoires qui se développent et s'atrophient durant la vie embryonnaire dans l'extrémité caudale du
tronc. Je laisse donc de côté les circonvolutions intestinales
plus ou moins complètes, quelquefois même présentant leur
mésentère. Nous en avons déjà parlé. En revanche, on a cité
des bronches avec leurs anneaux cartilagineux et leur épithélium
cylindrique cilié, et même, autour, du parenchyme pulmonaire
atélectasié, comme dans un cas de Piper[1] et une observation
de Kirmisson et Bize[2], dans laquelle on trouvait des rudiments de bronches, des glomérules de Malpighi et des
kystes muqueux, dermoïdes et séreux. Quelquefois les parties
fœtales incluses sont encore plus complexes ; Kleinwachter dit
avoir vu dans une tumeur congénitale sacrée une véritable
bouche avec des lèvres tapissées d'épithélium pavimenteux, et
une langue portant des papilles fungiformes, ainsi que des
glandes salivaires. Mais, le plus souvent, ce sont des pièces du
squelette qu'on trouve dans ces tumeurs ; on en pourra trouver
la bibliographie dans la thèse de Calbet[3] ou dans la dissertation
inaugurale de Kaufmann *(loc. cit.)*. Parfois on a trouvé au
complet les os formant un membre ou un segment de membre ;
Bohm[4] a vu tout un avant-bras avec la main ; Kaufmann, une
extrémité inférieure où le tibia, bien constitué, s'articulait avec
l'épiphyse inférieure du fémur. Kleinwachter[5] a rencontré un
os iliaque avec tout un membre inférieur et, en plus, un os
recourbé ressemblant à un maxillaire inférieur. Feldmann
parle d'un pied avec ses orteils.

Je donne ici, comme exemple, une observation de Simmonds[6],
où la tumeur coïncidait avec un spina bifida.

1. Piper. — *Ein Fall v. fœt. Inclus.* Inaug. Diss. Würtzburg, 1894-95.
2. Kirmisson et Bize. — Tumeur sacro-coccygienne (*Rev. d'orthop.*, 1906, XVII, n° 2, p. 141).
3. Calbet. — Thèse de Paris, 1893.
4. Bohm. — Z, Casuist. d. fœt. Incl. (*Berl. kl. Woch.*, 1872, n° 40).
5. Kleinwachter. — Ueber oper. Kreuzb. Parasit. (*Zeitschr. f. Heilk.*, 1888, IX).
6. Simmonds. — Ein paras. Steisszwilling (*Arch. f. pathol. Anat.*, 1880, LXXXII, p. 374).

OBSERVATION 119 (SIMMONDS).

Garçon de neuf semaines, qui est apporté à Esmarch, avec une tumeur du siège. Cette tumeur, arrondie, saillante, adhère par une large base à tout l'intervalle situé entre les dernières vertèbres lombaires et la portion inférieure du sacrum. Elle se prolonge du côté gauche par une sorte d'appendice libre, sorte de petit cylindre un peu aplati, auquel adhère un pied atrophié, latéralement luxé et se divisant à son extrémité en deux orteils pourvus d'ongles; à la base du prolongement, on voit un scrotum, ne contenant pas de testicule, et un pénis avec un gland et une petite ouverture qui n'a que 1 centimètre de profondeur. Cet appendice n'a pas de mouvements actifs. Comme le canal vertébral est ouvert au-dessus de la tumeur, Esmarch renonce à tenter l'extirpation totale et se borne à amputer l'appendice. Mort le troisième jour.

La tumeur adhère au fœtus par un prolongement des aponévroses profondes de la masse sacro-lombaire, puis par le prolongement des méninges, qui font saillie hors de la fissure vertébrale. La tumeur principale contient deux cavités : la première est accolée au rachis; elle est affaissée et limitée de toutes parts par le sac dure-mérien, sauf en un point, profondément, où elle est en contact direct avec la moelle revêtue de la pie-mère. C'est le sac d'hydrorachis qui a été ponctionné. La deuxième cavité est plus grande. Elle est bornée en dedans par la dure-mère et repose sur deux os plats, qui paraiss nt constituer le bassin du pygopage. Dans ce sac, on trouve une anse intestinale, longue d'environ 5o centimètres, terminée en cul-de-sac à ses deux extrémités et unie à la paroi postérieure du sac par un mésentère contenant des vaisseaux, des nerfs et des ganglions lymphatiques. Les parois intestinales ont une structure histologique reconnaissable, et les villosités sont bien conservées. Dans le tissu adipeux qui entoure cette cavité, on trouve deux corps ovalaires, gros comme un pois, qui ressemblent à ceux que Luschka vit dans un cas analogue, sans pouvoir se prononcer entre des reins ou des testicules. Puis, dans la même région, on trouve une cavité, tapissée d'épithélium, qui a été considérée comme représentant la vessie, et c'est en effet de cette cavité que partait le conduit représentant le canal pénien. Les nerfs de la tumeur proviennent directement des nerfs sacrés. Les artères s'anastomosent avec celles de l'autosite. Il y a des muscles et des tendons entre les différentes parties du squelette du parasite. Avec l'os iliaque gauche assez net que nous avons signalé, s'articule une pièce irrégulière, grosse comme un haricot, qui pourrait être l'os iliaque droit, puis un fémur court et plat, l'articulation coxo-fémorale ayant été détruite au cours de

l'opération. Le tibia est courbé en S. La rotule et le péroné manquent. Les os du tarse sont représentés par des cartilages, parmi
lesquels il en est un qui a une certaine analogie de forme avec le
calcanéum. Les orteils possèdent trois phalanges, et le plus petit en
présente une quatrième latéralement.

Outre les pièces appartenant au squelette des membres, que,
comme nous l'avons vu, on rencontre assez fréquemment, on a
encore signalé des viscères autres que des anses intestinales.
Nous avons vu déjà des cas de Piper et de Kirmisson où la
tumeur contenait des bronches, avec du tissu pulmonaire atélectasié. Voici un cas du même genre dû à Buzzi[1]. Je le résume,
quoique le sacrum et le coccyx ne présentassent aucune fissure.
La cicatrice consécutive à l'opération était seulement très adhérente au sacrum.

OBSERVATION 120 (BUZZI).

La tumeur recouvrait la face postérieure du sacrum et du coccyx,
qui ne paraissait pas présenter de fissure. Opération. Guérison. La
tumeur examinée était bosselée et avait le volume d'une orange.
Elle contenait, dans une substance fondamentale formée de tissu
conjonctif s'épaississant à la périphérie pour former une capsule, des
parties osseuses, cartilagineuses avec leur périchondre, du tissu
adipeux, des fibres musculaires striées, une masse ayant tous les caractères de la substance cérébrale embryonnaire, et des kystes nombreux ;
les uns sont dermoïdes, avec des glandes sébacées ou sudoripares, et
de fins cheveux; d'autres sont tapissés d'un épithélium cylindrique
à cils vibratiles ; un des kystes même est tapissé en partie par des cellules
pavimenteuses, et en partie par des cellules cylindriques.

Enfin, dans une fente, on trouvait une formation très curieuse, une
masse recouverte par une sorte de muqueuse très pissée, dont l'épithélium cylindrique proliféré avait formé des bourgeons épithéliaux,
comme on en voit dans l'ébauche embryonnaire des poumons. Sous
la muqueuse, il y avait des fibres musculaires lisses, puis une glande
en grappe et une rangée de petits cartilages, comme autour des
bronches. Plus haut, deux amas épithéliaux représentaient les follicules du corps thyroïde.

Buzzi fait de cette « formation curieuse » une ébauche de
l'appareil respiratoire. Mais vraiment il ne suffit pas de la pré-

1. Buzzi. — *Arch. f. pathol. Anat.*, 1887, CIX, p. 9.

sence de quelques noyaux cartilagineux près de cavités tapissées d'épithélium cilié, même si on trouve encore dans le voisinage une glande en grappe et des amas épithéliaux, pour faire du tout une ébauche embryonnaire de l'appareil respiratoire, sans quoi, dans la plupart des observations que nous avons rapportées, ces conditions se trouveraient remplies. Et si j'ai tenu à rappeler ici les parties principales de cette observation, c'est un peu pour montrer, suivant l'expression de Borst (p. 475), «jusqu'à quel point la fantaisie peut s'exercer pour l'interprétation des moindres faits observés».

Peut-être pourrait-on faire les mêmes réflexions pour les cas où dans un kyste on a trouvé des tissus pigmentés, dont on a voulu faire une ébauche embryonnaire de l'œil, avec les cellules pigmentées de la rétine. Il s'agit probablement de simples dépôts de pigments dans des cellules; si ces cellules sont connectives et se trouvent dans le stroma, le pigment, selon toutes les probabilités, est d'origine hémorragique. Mais si le pigment se rencontre dans des cellules polyédriques ou cubiques tapissant un kyste, et si ces cellules ressemblent plus où moins aux cellules rétiniennes, on est conduit tout naturellement à faire de ce kyste une vésicule oculaire fœtale.

Hamel[1], Lüttkemüller[2] ont décrit des faits de ce genre. Dans un cas de Spöndly[3], il y avait des traînées de pigment visibles à l'œil nu, entre les fibres formant la substance fondamentale de la tumeur, puis des kystes qui sur une partie de leur périphérie étaient tapissés par de l'épithélium cylindrique non pigmenté, et sur l'autre partie de la périphérie par de l'épithélium pigmenté. Kümmel a vu un cas analogue accompagnant une fissure postérieure du sacrum et du coccyx. En un point de la tumeur, sus-jacente au spina bifida, il trouva une petite cavité, qu'il considéra comme une vésicule oculaire embryonnaire, bien qu'il n'y eût là ni nerf optique ni trace de cristallin, et bien que

---

1. Hamel. — *Ueb. angeb. Sacraltum.* Inaug. Diss. München, 1894-95.

2. Lüttkemüller. — *4 Fälle v. angeb. Sacraltum* (*Med. Jahrb. v. Stricker*, 1875, p. C5).

3. Spöndly. — *Ueb. Pigment in einem Sacrococcygealteratom.* Inaug. Diss. Zürich, 1894.

la tumeur présentât, en d'autres points, des formations identiques.

M. B. Schmidt a fait à ce sujet l'hypothèse suivante : « La
production d'épithélium pigmenté doit être considérée comme
une fonction physiologique d'un segment limité du tube médullaire embryonnaire; mais, dans des circonstances anormales,
cette possibilité doit pouvoir être étendue à d'autres portions
plus ou moins éloignées du tube médullaire. »

Ces tumeurs contiennent aussi quelquefois des ébauches dentaires ou des dents plus ou moins développées. Bergmann[1] cite
les cas de Port[2], de Kronlein[3], de Skorcewsky[4], où il y avait
plusieurs ébauches dentaires. Borst croit que la présence des
dents dans une tumeur prouve sa nature parasitaire; Aschoff[5]
admet, au contraire, que ce n'est pas là une preuve suffisante,
et qu'une tumeur contenant des dents ou des ébauches dentaires
peut parfaitement être une tumeur monogerminale.

En résumé, dans cette dernière classe, en dehors des monstres doubles complets (dans la nomenclature de Geoffroy-Saint-
Hilaire[6], classe des monstres doubles, ordres des Autositaires,
famille des Eusomphaliens, genre des Pygopages) ou incomplets
(classe des monstres doubles, ordre des Parasitaires, famille des
Polyméliens, genre des Pygomèles), qui n'ont rien ou pas
grand'chose à voir avec le spina bifida, il ne nous est guère
resté à envisager que des tumeurs très analogues à celles que
nous avions étudiées dans la catégorie précédente, mais qui, en
outre, contenaient ou des formations que l'on a, peut-être à
tort, distinguées des éléments précédemment décrits, ou réelle-

---

1. BERGMANN. — *Loc. cit.* (*Berl. kl. Woch.*, 1884, p. 761).

2. PORT. — *Trans. of the pathol. Soc. London*, 1881, XXXI, p. 307.

3. KRÖNLEIN. — Die v. Langenbeck's Klinik, *in Arch. f. kl. Ch.*, Suppl. v,
Bd. XXI, 1877, p. 189.

4. SKORCEWSKY. — Cité par Oettinguer, *in Virchow-Hirsch's Jahrb.*, 1880,
t. XXI, p. 295.

5. ASCHOFF. — *Cysten.* (*Lubarsch u. Ostertahg. Ergebnisse,* Jahrg. II, 1895,
p. 487).

6. Is. GEOFFROY-SAINT-HILAIRE. — *Hist. gén. et partic. des anomalies des l'organisation chez l'homme et les animaux, des monstruosités, ou Traité de téralo-
logie.* Paris, 1836, t. III, p. 50, 264, 291, 301.

ment des organes fœtaux nettement reconnaissables. Geoffroy-Saint-Hilaire classe ces faits parmi les monstres doubles endocymiens. Beaucoup d'auteurs modernes tendent à leur attribuer une origine monogerminale et à les ramener dans les catégories précédentes.

Pour en finir avec les troubles de développement de l'extrémité sacro-coccygienne qui peuvent être en rapport avec le spina bifida, il nous faut dire quelques mots des *appendices caudaux*. Von Bartels [1], qui a minutieusement étudié la formation des appendices caudaux dans l'espèce humaine, en a proposé la division suivante, fondée surtout sur l'aspect extérieur de l'appendice :

1° Les queues vraies, ataviques, analogues à celles des animaux, contenant de véritables vertèbres caudales bien différenciées et souvent augmentées de nombre;

2° Les queues dues à un arrêt de développement :

a) Queues libres, courtes, formant une sorte de moignon conique; la substance qui les constitue serait incomplètement différenciée et ne contiendrait pas de pièces osseuses. Elles correspondraient à la persistance de la queue embryonnaire et remonteraient à une période antérieure à la formation de l'éminence coccygienne.

b) Queues adhérentes à la partie inférieure du tronc dans toute leur étendue. Elles seraient dues à la persistance de l'éminence coccygienne.

3° Queues par excès de développement :

a) Queues libres, longues et minces, sans contenu osseux; on les désigne quelquefois sous le nom « caudæ suillæ » ou queues porcines Elles seraient dues à un trouble de développement, avec excès de formation, de la queue embryonnaire.

b) Queues courtes, contenant des pièces osseuses, mais sans que le nombre des vertèbres coccygiennes soit augmenté. Elles

---

1. BARTELS. — *Zeitschr. f. Ethnol.*, 1879, XI, p. 145. — *Arch. f. Anthropol.*, 1881, Bd. XIII, p. 1 et 411. — Ein Pseudoschwanz beim Menschen (Lipoma pendulum caudiforme) (*Deutsche Zeitschr. f. Chir.*, 1884, XX, p. 100). — Discussion d'une comm. de Virchow (*Berl. kl. Woch.*, 1884, p. 755)

sont dues à un trouble de développement postérieur à la disparition de l'éminence coccygienne.

Parmi ces trois catégories, il en est une qui serait jusqu'ici restée complètement théorique, celle des queues ataviques. Peut-être, cependant, au dire de Borst (p. 493), un cas publié par Hennig et Rauber[1], depuis les travaux de Bartels, pourrait-il être rangé dans cette catégorie de queues par régression atavique.

Virchow[2] a proposé une division qui est plutôt fondée sur la structure histologique des queues; il distingue : 1° la queue vraie, complète, contenant des pièces osseuses et des tissus fibreux et musculaires; 2° des queues molles ou incomplètes, formées le plus souvent par un cordon axial, fibreux, et autour, des fibres musculaires généralement striées. « Une queue molle, dit-il, n'est pas une fausse queue, c'est plutôt un rudiment de queue vraie, c'est une queue qui n'est pas arrivée au summum de l'organisation, mais c'est une queue, et c'est tout au plus si on peut la désigner sous le nom de queue incomplète. » 3° la queue fausse ou appendice caudiforme, qui n'est constituée que par un repli cutané contenant seulement du tissu cellulaire ou même lipomateux, mais qui n'a d'une queue que l'apparence.

Or, la deuxième catégorie de Virchow est de beaucoup la plus fréquente; elle correspond aux « caudæ suillæ », aux queues molles libres et longues, qui constituent la grande majorité des observations recueillies par v. Bartels. En 1891, Virchow[3], dans une discussion qui suivit la présentation par Joachimstall d'un fait de spina bifida occulta avec hypertrichose lombaire, à la Société de médecine de Berlin, signala deux cas de queues humaines, dont la première était constituée par un cordon fibreux axial entouré de tissu graisseux, et la deuxième, consti-

1. HENNIG et RAUBER. — Ein Fall v. geschwänzt. Mensch. (*Arch. f. path. Anat.*, 1886, CV, p. 83).

2. VIRCHOW. — Schwanzb. b. Menschen (*Berl. kl. Woch.*, 1884, n° 47, p. 745).

3. VIRCHOW. — Disc. sur une présentation de Joachimstall à la Société de médecine interne de Berlin, 1891. Séance du 4 février. (*Berl. kl. Woch.*, 1891, XXVIII, p. 207). Le mémoire de Joachimstall est donné *in extenso*, *ibid.*, p. 536.

tuée par du tissu caverneux, avait un pédicule qui la reliait au coccyx et qui contenait des fibres musculaires striées, admit qu'il devait y avoir pour ces deux cas une combinaison passée inaperçue avec un spina bifida occulta.

C'est cette assertion de Virchow qui nous a décidé à parler ici des queues humaines, bien que le sujet, du moins au point de vue qui nous occupe, de leurs rapports possibles avec le spina bifida n'ait pas été suffisamment éclairci.

En revanche, depuis les travaux de Virchow, de Recklinghausen, etc., il est une autre forme d'appendice caudal, dont les rapports avec le spina bifida occulta sont certains; ce sont les appendices qu'on pourrait appeler *pileux*, ceux qui sont dus à une hypertrichose de la région sacrée. Quand, dans le prochain chapitre, nous étudierons le spina bifida occulta, nous verrons le rôle que joue l'hypertrichose comme complication, ou, si on le préfère, comme symptôme de ces malformations, surtout sacrées. Dans certains cas, il se peut que ces hypertri-trichoses soient très limitées quant à leur siège, mais qu'en revanche les poils constituant l'hypertrichose soient assez longs pour donner l'impression d'une queue. Bien entendu, ces queues pileuses n'ont rien à voir ni avec les queues vraies ni avec les queues molles. Mais leurs rapports si fréquents avec le spina bifida occulta nous faisaient un devoir de rappeler ici leur existence.

CHAPITRE VIII

Spina bifida occulta. — Spina bifida occlusa.

———

Définition.
**Le myélocyste aréal est le substratum anatomique constant du
  spina bifida occulta.**
**Faits de Virchow, Fischer, Sonnenburg, Lücke, Recklinghausen, etc.
  — Formes anatomiques; relations du myélocyste avec la peau. —
  Spina bifida occulta sans attache cutanée. — Spina bifida occulta
  avec attache cutanée, sans tumeur. — Spina bifida occulta avec
  tumeur juxtaposée; tumeurs solides; tumeurs kystiques.**
Anatomie pathologique.
Hypertrichose.
Lésions concomitantes.
Spina bifida occlusa.

Les définitions du spina bifida occulta sont assez nombreuses;
mais il faut remarquer que, non seulement la plupart de ces
définitions ne s'accordent pas entre elles, mais encore que souvent on les trouve en contradiction avec certains caractères des
faits qu'elles sont censées définir. C'est ainsi, par exemple, que
Sainton[1] définit le spina bifida occulta (qu'il appelle spina
bifida latent), un spina bifida sans tumeur apparente (p. 455),
et que, deux pages plus loin, relatant une observation de spina
bifida latent, il dit : « Lorsqu'on examine chez cet enfant la région
fessière, on constate l'existence d'une tumeur mollasse, empâtée,
surtout développée du côté droit » (p. 457). Je sais bien qu'immédiatement après l'auteur nous avertit qu'à côté de cette

———

1. Sainton. — Note sur un cas de spina bifida occulta (*Rev. d'orthopédie*,
1891, t. I, p. 455).

tumeur existait une dépression, mais il n'y en a pas moins une opposition entre la définition générale et la description du cas relaté. De même, Bohnstedt[1] définit le spina bifida occulta une fissure vertébrale « fermée par les parties molles extérieures »; or nous verrons que, dans l'observation de Bohnstedt, la fissure était refermée par une membrane fibreuse qui n'appartenait nullement aux parties molles externes, et quelquefois même, dans d'autres cas, nous trouverons cette membrane en partie ossifiée. Katzenstein[2] définit le spina bifida occulta, « cette fissure de la colonne vertébrale dans laquelle la peau ne présente aucune malformation extérieure. » Or, dans sa première observation, « on sent à la place des apophyses épineuses des trois premières vertèbres lombaires une tumeur grosse comme une cerise, élastique et tendue, » et dans le deuxième fait qu'il relate, on lit (p. 610) : « A peu près sur la ligne médiane, entre les deux épines iliaques postérieures et supérieures, on voit une dépression, au niveau de laquelle la peau a l'aspect cicatriciel et dont le pourtour, sur une zone ayant les dimensions d'une pièce de cinq marks, est garni de poils pas très épais, mais mesurant environ 8 centimètres de longueur et convergeant vers le centre de la dépression cicatricielle. »

Après avoir fait remarquer que nombre d'auteurs, parlant du spina bifida occulta, se gardent de le définir, je terminerai cette énumération par la définition suivante, donnée par Lacayo[3] :

« Il y a spina bifida occulta, quand la fissure des arcs vertébraux postérieurs est recouverte par les parties molles extérieures n'ayant subi aucune altération essentielle, et ne donne passage à aucune tumeur formée par l'issue au dehors de parties contenues normalement dans le canal vertébral. »

Cette dernière définition serait la plus exacte de toutes, si, comme nous allons le montrer, dans de nombreux cas, on ne

1. BOHNSTEDT. — Contribution à l'étude du S. B. occulta (*Arch. f. pathol. Anat.*, 1895, t. CXL, n° 1, p. 47).

2. KATZENSTEIN. — Contrib. à la pathol. et à la thér. du S. B. occ. (*Arch. f. kl. Chir.*, 1901, t. LXIV, p. 607).

3. LACAYO. — *Spina bifida occulta.* Inaug. Diss. Berlin 1897.

voyait la fissure donner passage à un cordon généralement fibreux, allant de l'intérieur du canal médullaire vers la peau, et si, dans d'autres cas que nous avons déjà passés en revue, ce cordon ne contenait une tumeur et n'offrait des caractères particuliers, comme, par exemple, la présence de kystes tapissés d'épithélium souvent cylindrique, ou même contenant de la substance médullaire; or, ces caractères nous permettront d'affirmer que le cordon sortant par l'orifice est bien constitué par des parties normalement contenues dans le canal spinal.

Il est, en effet, un point qui explique ces diversités et ces contradictions dans les définitions du spina bifida occulta; jusqu'ici, ou bien on s'est fort peu préoccupé de la nature anatomique du spina bifida occulta, ou bien on a admis que le spina bifida occulta, forme clinique, répondait à des formes anatomo-pathologiques plus ou moins variables. Je crois, au contraire, que le spina bifida occulta répond à une seule forme anatomique, qui peut, il est vrai, se présenter avec des variations secondaires, mais qui, essentiellement, est toujours la même. A mon avis, le substratum anatomique du spina bifida occulta est toujours un myélocyste aréal, de petites dimensions ou bien encore rétracté, mais dont le volume n'empêchera pas la membrana reuniens de se refermer en arrière de lui. Je reviendrai plus loin sur les détails et les modifications éventuelles de ce processus. Mais, pour ma part, je définirai, au point de vue anatomique, le spina bifida occulta : cette forme qu'on peut considérer comme le terme ultime (ou presque ultime en certaines circonstances) de l'évolution à laquelle peut atteindre un spina bifida, lorsque l'ébauche médullaire ayant constitué un myélocyste aréal, celui-ci, dès sa constitution, ou par suite de sa rétraction ultérieure, a des dimensions suffisamment restreintes pour que la membrana reuniens puisse se refermer, en totalité ou tout au moins en partie, en arrière de lui.

Si la littérature du spina bifida en général a reçu, au siècle dernier et dans les premières années de celui-ci, une extension considérable, en revanche, les publications sur le spina bifida occulta sont relativement rares. Les cas observés cliniquement sont assez nombreux; mais ce sont surtout les autopsies et, d'une façon générale, les examens anatomiques précis qui font défaut.

C'est à Wirchow que nous devons la première notion précise du spina bifida occulta. Ornstein[1] venait de communiquer à la Société d'anthropologie de Berlin un certain nombre d'observations relatives à la constitution d'appendices caudiformes de nature pileuse chez les recrues grecques. On rappela que Pline[2] avait parlé d'hommes naissant avec une queue villeuse, qu'Hérodote, Ptolémée avaient fait des récits semblables, qu'au xvii° siècle, Stengel[3] avait écrit : « Diximus supra fuisse inter monstra quæ equorum instar dependulam retro haberent appendicem. » Malgré l'opposition de Treiber, on considéra ces appendices pileux comme des phénomènes de régression atavique.

Peu de temps après, Virchow[4], son attention ayant été appelée du côté de l'hypertrichose sacrée, publia l'observation suivante :

OBSERVATION 121 (VIRCHOW).

On apporta à l'amphithéâtre de l'Institut anatomique de Berlin le cadavre d'une femme, âgée de vingt-quatre ans, qui portait dans le dos, vers le milieu de la région lombaire, une touffe anormale de poils. La place, recouverte de poils, était arrondie, offrait un diamètre de 10 centimètres environ, avec des limites assez nettes. A ce niveau, la peau avait sa constitution normale. Juste sous l'insertion des poils, se trouvait une fissure vertébrale portant sur la partie postérieure des vertèbres, dont les arcs postérieurs n'étaient pas refermés. Les processus épineux du sacrum manquaient et étaient remplacés par une membrane fibreuse consistante, en rapport immédiat avec la dure-mère. Les pédicules de la cinquième vertèbre lombaire étaient séparés l'un de l'autre par une fissure large de 6 millimètres. Les quatrième, troisième et deuxième arcs lombaires présentaient une fissure n'ayant

---

1. ORNSTEIN. — Développement de poils dans la région sacrée (*Zeitschr. f. Ethnologie*, 1875, VII, p. 91). Puis, sur le même sujet : *ibid.*, 1876, VIII, p. 247, 1877, IX, p. 485.

2. PLINE. — *Hist. natur.*, VI, 2.

3. STENGEL. — *De monstris et monstrosis*. Ingolstadt, 1647.

4. VIRCHOW. — Ein Fall von Hypertrichosis circumscripta mediana combinirt mit S. B. occulta (*Zeitschr. f. Ethnol.*, 1875, VII, p. 279).

plus que de 2 à 1 millimètre de largeur, et obturée par une plaque présentant des traces de chondrification.

Virchow attache à cette hypertrichose une très grande importance, et admet entre elle et le spina bifida un rapport étiologique étroit. Cette hypertrichose est l'indice d'une exagération dans le développement des éléments constitutifs de la peau, et Virchow l'attribue à une action irritative. La zone d'hypertrichose correspond exactement au siège du spina bifida que Virchow qualifie d'*occulta*.

En 1882, Fr. Fischer [1] publie l'observation clinique dont voici un court résumé :

OBSERVATION 122 (FISCHER).

Amalie K... entre à la clinique chirurgicale de Strasbourg pour des ulcérations dont elle souffre au pied gauche depuis cinq ans. Elle présente, en outre, une hypertrichose de la région lombaire, que sa mère dit avoir remarquée peu de temps après la naissance de l'enfant. Cette hypertrichose s'étend de la première à la quatrième lombaire, elle a 8 centimètres de hauteur et 16 centimètres de circonférence. Les apophyses épineuses des troisième et quatrième lombaires paraissent atrophiées et déjetées à gauche. Celle de la cinquième paraît manquer. A sa place, on trouve une dépression, non douloureuse à la pression. Plus haut, au niveau des troisième et quatrième cervicales, il y a une autre zone d'hypertrichose. Mais, à ce niveau, la palpation ne permet de déceler aucune malformation. En même temps, au pied gauche, syndactylie des troisième et quatrième orteils; ulcération sur le bord externe du pied gauche. Le cinquième orteil et la tête du cinquième métatarsien manquent; les mouvements actifs des orteils sont impossibles; les mouvements passifs ne sont possibles qu'au gros orteil et déterminent de forts craquements. Analgésie du pied jusqu'au niveau de l'articulation de Chopart. Opération; amputation de Chopart; guérison.

L'examen du pied amputé a été fait par Recklinghausen. Hypertrophie des tuniques artérielles, surtout de la tunique moyenne; endartérite et thrombose dans le tronc principal de l'artère plantaire externe.

En 1884, Sonnenburg présente à la Réunion des Chirurgiens de Berlin une jeune fille de dix-sept ans, avec une hypertrichose

1. FISCHER. — *Deutsche Zeitschr. f. Chir.*, 1882, XVIII, p. 1.

de la région lombaire mesurant environ 9 centimètres. Il y avait, en outre, une scoliose lombaire convexe à droite. La fissure, sensible à travers la peau, allait de la deuxième à la quatrième et peut-être à la cinquième lombaire. Le membre inférieur droit était atrophié et présentait des troubles de la sensibilité.

Puis, l'année suivante, Lücke [1] cite brièvement le cas d'une fille de neuf ans, atteinte de luxation double congénitale de la hanche, chez qui il a trouvé une plaque d'hypertrichose dans la région lombaire. Sous cette plaque, on sentait une petite fissure de l'arc postérieur de la dernière vertèbre lombaire, avec absence de l'apophyse épineuse.

Jusqu'ici, aucun des cas rapportés, en dehors de celui de Virchow, dont l'histoire clinique était inconnue, n'avait été l'objet d'un examen anatomique confirmant les données de l'examen clinique. C'est l'observation I de Recklinghausen (que nous avons rapportée p. 363) qui peut être considérée comme la première observation complète de spina bifida occulta. Dès lors les observations deviennent plus nombreuses. Nous rappellerons les plus importantes. Je citerai seulement ici, avec les autopsies de Ribbert, de Bohnstedt, les cas opérés par Jones, Maass, Katzenstein, Volcker, le mémoire de Joachimstall [2], celui de Katzenstein [3], la dissertation inaugurale de Lacayo [4], etc.

Nous avons dit qu'à notre avis, le spina bifida occulta devait répondre à une forme anatomique unique, que nous croyons être le myélocyste aréal. Mais il peut présenter cependant des variétés, dont nous allons tenter de faire la classification. D'abord, au point de vue de sa genèse, le spina bifida occulta peut reconnaître divers modes de développement. 1° Le premier est la formation d'un myélocyste aréal de très petites dimensions, si restreint, qu'il n'empêchera pas la membrana reuniens de se refermer en arrière de lui. Il n'y en aura pas moins eu

1. Lücke. — *Tagebl. der. 58. Versam. Deutsch. Naturf. u. Aerzte.* Strasbourg, 1885, p. 276.
2. Joachimstall. — *Berl. kl. Woch.*, 1891, t. XXVIII, p. 536.
3. Katzenstein. — *Arch. f. kl. Chir.*, 1901, t. XXIV, p. 607.
4. Lacayo. — *Beitrag z. Casuistik d. S. B. occulta.* Inaug. Diss. Berlin, 1897.

un retard apporté à cette fermeture, et le trouble du développement qui en résultera expliquera suffisamment la non-ossification de cette membrane tardivement refermée. Ultérieurement, cette membrane, assurant l'occlusion de la fissure osseuse, pourra présenter un commencement d'ossification plus ou moins irrégulière. 2° Le myélocyste, au début, pourra être assez volumineux; mais nous savons que les myélocystes aréaux sont susceptibles de se rétracter, et cette rétraction pourra s'effectuer pendant la vie embryonnaire. Dans ce cas, la fermeture de la membrana reuniens sera plus tardive et, partant, plus irrégulière. Elle pourra même, si la rétraction se fait plus lentement ou plus tard, ne pas s'effectuer, et la fissure restera béante, fermée seulement par le voisinage des parties molles externes. 3° Le myélocyste quelquefois conservera pendant toute la durée de la vie fœtale des dimensions suffisantes pour qu'à la naissance on trouve un spina bifida cystica, ne répondant en rien à la description clinique du spina bifida occulta. Mais on peut voir, pendant les premières années de la vie, le myélocyste commencer ou continuer son travail de rétraction, et secondairement le spina bifida cystica se transformer en spina bifida occulta. 4° Enfin, le spina bifida, à la naissance *cystica,* pourra être soumis à une intervention chirurgicale, qui le transformera secondairement en spina bifida occulta.

Une division analogue avait été proposée par Lacayo [1], qui réunissait les deux premières catégories sous le nom de *spina bifida occulta congenita,* et les deux dernières sous celui de *spina bifida occulta post-cystica.*

Un autre point, plus intéressant peut-être pour l'anatomie pathologique, peut encore servir de base à des distinctions entre les diverses variétés de spina bifida occulta. Je veux parler des connexions des parties intra-spinales avec les téguments, de la façon dont le myélocyste est ou n'est pas relié à la peau. Je ne veux point recommencer ici une description du

---

1. LACAYO. — *Loc. cit.,* p. 37.

myélocyste aréal et de ses caractères principaux. Je rappellerai seulement que, quand la soudure des bords de l'area a formé le myélocyste, les deux zones épithélio-séreuses latérales forment, en s'accolant, ce que nous avons appelé la lame épithélio-séreuse, qui est en continuité immédiate avec le feuillet ectodermique. Il se peut que, comme dans le processus d'évolution normal, la séparation se fasse entre l'extrémité distale de cette lame épithélio-séreuse et les bords de la fissure ectodermique quand ceux-ci se souderont sur la ligne médiane. La lame épithélio-séreuse, alors, se rétractera ou disparaîtra, et l'extrémité dorsale du myélocyste ne présentera aucune connexion avec la peau. On ne trouvera entre la fissure et le revêtement cutané aucun cordon fibreux. Nous désignerons les cas de cette catégorie sous le nom de spina bifida occulta sans attache cutanée.

En second lieu, cette séparation de l'extrémité distale de la lame épithélio-séreuse et du feuillet ectodermique pourra ne pas se faire; dans ce cas, la lame épithélio-séreuse restera étendue entre la ligne de soudure dorsale du myélocyste et la face profonde de la peau. Mais, ici, l'attache de cette lame ne pourra être recouverte que par l'épiderme, les tissus d'origine mésodermique entrant dans la constitution de la peau et du tissu cellulaire sous-cutané n'ayant pas pu se réunir sur la ligne médiane. De là l'aspect cicatriciel que l'on trouvera au niveau de cette attache. De plus, il ne faut pas oublier les inégalités qui se rencontreront dans le développement des téguments, des parties molles, du squelette rachidien et des parties intra-spinales. Aussi verra-t-on la lame épithélio-séreuse, distendue, amincie, suivre un trajet plus ou moins flexueux, pour aboutir à la fissure osseuse, et de là au myélocyste. Enfin, ce cordon aminci n'empêchera pas la fermeture tout au moins partielle de la membrana reuniens, et la fissure semblera fermée par une plaque fibreuse au milieu de laquelle passera le cordon en question, contractant avec la plaque en question une adhérence plus ou moins intime.

La plaque pourra aussi présenter un travail d'ossification plus ou moins régulier, et plus ou moins complet.

En dernier lieu, comme nous l'avons vu dans le chapitre précédent, dans l'épaisseur de cette lame épithélio-séreuse, en un point quelconque de son parcours, aussi bien près de son extrémité distale, c'est-à-dire de son insertion cutanée, que près de son insertion proximale, à la ligne de soudure dorsale du myélocyste, ou dans tout autre point intermédiaire de son trajet, il pourra se développer une tumeur, soit solide, fibreuse, adipeuse, fibromyolipomateuse, etc., ou contenant des kystes, comme dans les cas étudiés au commencement du chapitre précédent. Il est bien entendu que ces kystes, en aucun cas, ne pourront être constitués soit par le myélocyste, soit par une méningocèle proprement dite, car, alors, ce ne serait plus à un spina bifida occulta, mais à une myélocystocèle ou une myélocystoméningocèle que l'on aurait affaire.

Nous désignerons ces deux dernières catégories sous le nom de cas à connexion cutanée, sans ou avec tumeur.

a) **SPINA BIFIDA OCCULTA SANS ATTACHE CUTANÉE.** — Nous avons vu que, dans cette variété, la séparation s'était établie entre l'extrémité distale de la lame épithélio-séreuse et le feuillet ectodermique. La lame épithélio-séreuse s'est rétractée ou a disparu, et l'extrémité dorsale du myélocyste ne présente plus aucune connexion avec la peau. Dès lors, rien ne s'opposant plus à la progression des feuillets superficiels mésoblastiques, le derme, ainsi que le tissu cellulaire sous-cutané, pourront se former et fusionner sur la ligne médiane ; les plans aponévrotique et musculaire se constitueront comme à l'état normal, et la fissure vertébrale se trouvera recouverte superficiellement par une peau en apparence normale, et les plans sous-jacents, sans altération notable.

Aussi, en examinant la peau qui recouvre les cas de cette catégorie, ne trouvera-t-on pas les parties amincies, les plaques d'aspect cicatriciel que nous aurons à mentionner dans la plupart des autres variétés. En effet, ici, l'épiderme se trouve doublé par le derme et, plus profondément, par le tissu cellulaire sous-cutané ; nous avons vu que la principale raison de cet aspect cicatriciel était précisément l'absence du derme sous l'épiderme. Quant aux autres raisons signalées pour expliquer la présence de plaques cicatricielles, comme, par exemple, les vergetures par suite d'une diminution de volume de la tumeur, il ne peut en être question ici, car la tumeur n'atteint jamais de grandes dimensions.

En même temps, la peau recouvrant le spina bifida occulta ne présentera pas de dépression, d'infundibulum, à plus forte raison de fistule borgne plus ou moins profonde.

En revanche, nous pourrons trouver là toutes les autres modifications cutanées du spina bifida occulta en général, par exemple, l'hypertrichose ou les taches télangiectasiques.

A la section, la peau paraît normale. Il en est de même du tissu cellulaire sous-cutané et des plans aponévrotique et musculaire.

La fissure osseuse peut n'occuper qu'une seule vertèbre ; parfois elle s'étend à plusieurs vertèbres consécutives. La fissure est généralement médiane, elle est plus ou moins large, mais, le plus souvent, elle est obturée par une membrane fibreuse, qui s'étend d'un bord de la fissure au bord opposé transversalement. De haut en bas, cette membrane peut soit obturer toute la longueur de la fissure, soit laisser des orifices libres.

Au-dessous de cette membrane occlusive, on trouve les méninges tantôt adhérant à sa face profonde et tantôt, au contraire, libres. La moelle, enfin, présente à un degré plus ou moins accentué les caractères que nous avons donnés comme particuliers au myélocyste aréal, surtout au myélocyste aréal terminal.

Nous avons donné déjà (p. 444) l'observation de Virchow, qui appartient évidemment à cette catégorie.

Dans l'observation XVIII de Recklinghausen (p. 389), dont nous avons déjà rapporté des extraits (p. 115), il y avait deux spina bifida, le premier occulta, occupant les cinq dernières vertèbres dorsales, puis, le second, constitué par une myélocysto-méningocèle, allant depuis la deuxième lombaire jusqu'à la fin de la colonne vertébrale.

Nous retrouverons plusieurs fois cette circonstance, à propos du spina bifida occulta. La moelle était malheureusement trop altérée et ramollie pour qu'un examen histologique eût pu être profitable.

Je tiens à faire remarquer dès maintenant que, dans ces cas où la fissure osseuse est en totalité ou en partie obturée par une membrane provenant de la membrana reuniens superior, contrairement à ce que nous avons vu jusqu'ici dans tous les cas de spina bifida cystica, la dure-mère s'est refermée en arrière de la moelle et ne présente pas cette solution de continuité, absolument constante toutes les fois que, au niveau des arcs postérieurs, le canal vertébral osseux offre une fissure complètement ouverte. Le mode de développement de la dure-mère rend parfaitement compte de cette différence. Nous avons déjà dit, en effet, que, contrairement à ce qui se passe pour la méninge molle, la méninge dure se différencie de la face profonde de la membrana reuniens superior, dont la face externe donnera naissance au rachis membraneux, puis plus tard cartilagineux et osseux. Il n'y a donc rien d'étonnant à ce que la dure-mère manque quand la membrana ne s'est pas développée, et à ce qu'on la trouve sous la membrane provenant de la membrana, même quand celle-ci ne s'est pas régulièrement ossifiée.

L'observation XXXII de Recklinghausen (p. 434), quoique fort complexe, nous montre nettement l'adhérence de la moelle à la membrane obturatrice par l'intermédiaire de son enveloppe méningée, sans que la moelle ou les méninges ni la plaque fussent en connexion avec la peau.

OBSERVATION 123 (RECKLINGHAUSEN, XXXII).

Acranten; dérencéphale, éventration, adhérences des membranes de l'œuf, spina bifida occulta.

Fœtus non à terme; l'extrémité inférieure du tronc est inclinée à gauche. Les membres gauches sont fortement fléchis, surtout au coude et au genou. Le pied gauche luxé, en arrière, est soudé à la face interne de la jambe. La cuisse gauche, fléchie, est fixée contre la paroi abdominale. La tête, reposant immédiatement sur le tronc, est dirigée en arrière, de façon à faire un angle de 45° avec l'horizon. Sur la base crânienne repose le cerveau rudimentaire, incomplètement enveloppé dans une membrane séreuse. Vaste éventration, dont le sac, formé par les membranes de l'œuf et le placenta, est complètement fermé et se continue avec la paroi abdominale. Un pli formé par l'adossement de deux feuillets amniotiques se poursuit sur le côté gauche du fœtus, que nous avons dit être recourbé, et va jusque sur le dos. A la région lombaire, ce pli s'épanouit autour d'une solution de continuité de la peau, large de près de 15 millimètres, au niveau de laquelle les plis amniotiques se continuent directement avec la peau. Cette solution de continuité cutanée est plate, luisante et semble fermée par une membrane séreuse; sur son bord interne, la peau, étendue à plat, ne paraît pas soulevée en forme de tumeur; cette peau recouvre le spina bifida et la membrane qui l'obture. La fissure vertébrale a une longueur de 45 millimètres et une largeur de 15. Depuis la première lombaire jusqu'à l'extrémité inférieure du sacrum, elle partage les arcs postérieurs d'une façon absolument symétrique; l'ouverture de la fissure n'est pas béante, elle est recouverte par une membrane épaisse, fibreuse, résistante, analogue à du tissu élastique, que forme un plan épais d'environ 1 millimètre et est fortement attaché de chaque côté aux pédicules rudimentaires limitant la fissure. Son bord gauche est atteint par la solution de continuité de la peau. Mais, sur tout le reste de son étendue, elle est recouverte par le tissu cellulo-adipeux sous-cutané qui, près du bord inférieur de la fissure, est coloré en brun et est très épais. De la face profonde de cette membrane, on peut assez facilement détacher la dure-mère qui lui adhère lâchement, sauf à l'extrémité inférieure de la fissure. Là, l'extrême terminaison de la moelle adhère à la dure-mère et indirectement à la membrane de recouvrement, sur une étendue de 5 millimètres, mais seulement par son extrême pointe. Il n'y a de libre dans la cavité de la dure-mère qu'un mince prolongement conique d'où partent les racines antérieures et postérieures, plutôt récurrentes et recourbées dans leur trajet à travers la dure-mère. Sur ses bords libres, le pli amniotique court formant deux minces rubans, qui entourent le bras gauche, remontent jusqu'au cerveau et s'attachent à la membrane séreuse qui revêt celui-ci. De l'autre côté, la surface d'insertion du pli se prolonge en un mince tractus qui s'attache à la surface dorsale du deuxième orteil gauche.

Malgré la présence de ces adhérences amniotiques et de cette solution de continuité de la peau, il semble bien que la membrane obturant la fissure était parfaitement indépendante du revêtement cutané. Recklinghausen note que, par-dessus la membrane, le tissu cellulaire sous-cutané forme une couche continue. En revanche, nous voyons comment la moelle à son extrémité adhérait au fourreau dure-mérien et, par son intermédiaire, à la membrane obturatrice.

Recklinghausen fait remarquer à propos de ce cas que, malgré les adhérences amniotiques, qui auraient pu, à en croire certaines théories longtemps considérées comme très séduisantes, exercer une traction sur la région portant le spina bifida, ou s'interposer entre les lèvres de la gouttière médullaire, il ne s'est produit aucune tumeur au niveau du spina bifida; la moelle et les méninges n'ont été ni attirées au dehors ni affectées d'une fissure ouverte.

Jensen [1] a publié un cas très analogue à celui de Recklinghausen, mais je ne fais que le signaler ici, car le spina bifida qui se trouvait juste au niveau de l'insertion du repli amniotique consistait en une méningocèle, très petite, il est vrai, faisant saillie par l'orifice de la fissure sacrée, et ne pouvait donc être considéré comme un spina bifida occulta.

b) SPINA BIFIDA OCCULTA AVEC ATTACHE CUTANÉE, SANS TUMEUR. — Dans cette deuxième catégorie, la séparation entre l'extrémité distale de la lame épithélio-séreuse et le feuillet ectodermique ne s'est pas effectuée. Dans les cas sans tumeur, que nous étudions maintenant, la connexion entre le contenu du canal vertébral et le revêtement cutané peut se faire de deux manières différentes : ou bien la lame épithélio-séreuse est réduite à son minimum, et représente plutôt une adhérence directe de la peau à la face externe de la membrane occlusive, tandis que la face profonde de cette même membrane est plus ou moins directement en rapport avec le fourreau méningé et la face postérieure de la moelle même; ou bien cette lame épithélio-séreuse, étirée en un cordon plus ou moins épais et plus ou moins long, ira de la face profonde de la peau jusque dans le canal spinal, en

1. JENSEN. — *Arch. f. pathol. Anat.*, 1808, t. XLII, p. 230.

suivant un trajet plus ou moins flexueux et en passant à travers la plaque obturant la fissure vertébrale.

L'observation de Jones me paraît un bon exemple de la première de ces deux variétés. Nous l'avons donnée déjà (p. 348). Je rappelle seulement que ce cas a pu être observé pendant une opération (la première opération tentée pour remédier à un spina bifida occulta).

Parmi les cas où la connexion entre les parties contenues dans le canal spinal et la peau est établie par un cordon plus ou moins long, je signalerai d'abord un cas peu connu de Jackson Clarke[1].

Observation 124 (Jackson Clarke).

Enfant né avant terme, n'ayant vécu que vingt minutes. Il n'y avait pas de liquide amniotique. Au niveau de l'extrémité inférieure de la région lombaire, la peau offrait, sur une place d'une certaine étendue, un aspect cicatriciel. La face profonde de cette place mince et déprimée donnait attache à un cordon fibreux, formé par un prolongement tubulaire postérieur de la dure-mère et de l'arachnoïde. La fissure s'étendait aux trois derniers arcs postérieurs lombaires et à toutes les vertèbres sacrées. Au niveau de la première vertèbre sacrée, on voyait la dure-mère et l'arachnoïde se recourber ou mieux faire saillie en arrière et former le prolongement qui allait s'attacher à la peau au niveau de la plaque cicatricielle.

Il n'y a pas, eu malheureusement, d'examen micrographique rapporté. Il est peu probable que le prolongement postérieur fût formé par la dure-mère et l'arachnoïde. La dure-mère, qui peut-être adhérait à la plaque obturatrice, s'ouvrait ainsi que celle-ci pour donner passage au cordon constitué par la lame épithélio-séreuse, c'est-à-dire formé par l'arachnoïde et la pie-mère. Mais nous savons, d'une part, que l'adhérence de la lame à son passage à travers la dure-mère et la plaque peut être fort intime, et, d'autre part, que l'arachnoïde peut être épaissie et facilement confondue avec la dure-mère en ce cas. Mais ce qui reste très intéressant dans ce cas, c'est ce prolongement creusé

1. Jackson Clarke. — *Trans. of the British Orthopædic Society*, 1895.

en tube, allant des méninges à la face profonde de la peau, cicatricielle sur ce point.

Dans l'observation suivante de. Volcker[1], une opération a permis de se rendre compte de l'état du spina bifida.

OBSERVATION 125 (VOLCKER).

K. B..., vingt-trois ans, a depuis 1898 un éléphantiasis croissant de la jambe droite. Un médecin, croyant à une ostéomyélite chronique, a fait une incision, qui a montré l'os parfaitement intact. En juin 1901, le diamètre de la jambe atteint 40 centimètres. La peau est épaissie, indurée et pigmentée; la marche est gênée. Des deux côtés, syndactylie des deuxième et troisième orteils. Hémianesthésie complète de tout le côté gauche, de la tête jusqu'aux orteils. L'insensibilité existe aussi bien pour le contact que pour la piqûre. La jambe gauche est plus courte que la droite de 2 centimètres.

Sur le dos, au niveau de la deuxième lombaire, on trouve une zone d'hypertrichose; les poils qui la recouvrent sont assez longs et de couleur châtain foncé. Au centre de cette zone, on constate, en écartant les poils, l'existence d'une petite dépression d'aspect cicatriciel. Les parents disent que dans les premiers temps de la vie, il y avait là une fistule, qui s'est cicatrisée depuis.

Sous cette plaque d'hypertrichose, il est impossible de sentir aucune dépression, aucune fissure vertébrale. On porte cependant le diagnostic de spina bifida occulta, bien que jamais ni l'éléphantiasis d'une seule jambe ni l'hémianesthésie n'aient été observés comme complications du spina bifida occulta. On conseille de maintenir un bandage élastique et de garder autant que possible le décubitus avec la jambe élevée.

En février 1902, douleurs de la hanche gauche s'irradiant jusque dans la cuisse; la marche, d'abord gênée, devient impossible à la fin d'avril 1903. La malade entre à l'hôpital le 4 mai 1903. Œdème chronique de la jambe droite. Parésie des muscles péroniers et commencement de pied bot. Les réflexes patellaire et achilléen font défaut à gauche et sont exagérés à droite. L'hémianesthésie précédemment constatée se réduit maintenant à une zone annulaire, haute de 25 centimètres, d'hypoesthésie et analgésie siégeant sur la cuisse gauche. Pour les muscles autres que les péroniers, les réactions électriques sont normales. En somme, on peut admettre que l'hémianesthésie était d'origine hystérique, tandis que la parésie des péroniers peut

1. VOLCKER. — *Münch. med. Woch.*, 1903, II, p. 1801.

être attribuée au spina bifida. L'éléphantiasis est de cause douteuse ; le raccourcissement de la jambe gauche atteint maintenant 3 centimètres. En raison des douleurs violentes, on crut à une compression des racines au niveau de la fissure vertébrale et on décida de libérer par une intervention opératoire le canal rachidien, au niveau de la zone d'hypertrichose. D'ailleurs, la radiographie avait permis de reconnaître l'existence d'une fissure au niveau de l'arc postérieur de la deuxième lombaire.

L'opération fut faite par Czerny. Incision courbe, convexe à droite, circonscrivant le champ pileux. La première apophyse épineuse lombaire paraît normale ; elle est enlevée à la pince-gouge. La deuxième est courte et fissurée : elle est enlevée de même. Dans l'orifice ainsi ouvert, on trouve du tissu adipeux mou, que soulèvent les battements de la dure-mère. Au-dessous de la deuxième apophyse épineuse lombaire, le canal vertébral est fermé en arrière, à la place des troisième et quatrième apophyses épineuses qui manquent, par une sorte de masse osseuse, irrégulière, assez épaisse, assez large, contenant dans son épaisseur du tissu spongieux, et qui ressemble fort à un corps vertébral. En somme, à ce niveau la fissure était assez large, mais, au lieu d'être obturée par une membrane fibreuse, comme c'est le cas habituel, elle était occupée par une masse osseuse. Cette masse osseuse se projetait dans le canal médullaire, qu'elle rétrécissait, et elle se prolongeait aussi à gauche, comprimant les racines. Au-dessus de cette masse, ouverture en forme de rosette dans laquelle pénétrait un cordon fibreux, épais comme une plume de corbeau, qui se divisait en arrivant au niveau de la dure-mère. On ne put pas voir de solution de continuité sur la dure-mère ; mais, en pratiquant l'extirpation de cette masse osseuse, la dure-mère se trouva ouverte. L'ouverture fut refermée au catgut, non sans qu'une assez grande quantité de liquide céphalo-rachidien eût fait issue. Aussi la malade, après l'opération, était-elle très faible. Néanmoins, le cinquième jour, la plaie était entièrement refermée. A ce moment, il y eut un peu de suppuration, et la plaie se rouvrit, donnant passage à une certaine quantité de liquide céphalo-rachidien. Cet écoulement dura quelques jours, puis s'arrêta, et la malade guérit très bien. L'opération remonte à sept semaines, la malade marche sans appui. Les douleurs de la hanche ont disparu. La parésie des péroniers s'est améliorée. La zone hypoesthésique n'existe plus qu'à un degré des plus atténués.

Il y a dans cette observation plusieurs points intéressants ; je ne retiens ici que ceux qui ont de l'importance au point de vue anatomo-pathologique. C'est d'abord, en laissant de côté l'hémi-

anesthésie qui devait très certainement être de nature hystérique,
l'éléphantiasis unilatéral de la jambe. Comme on a noté fréquemment dans le spina bifida occulta des troubles trophiques
unilatéraux, le plus ordinairement consistant en ulcérations, en
un mal perforant, il n'est pas étonnant que, dans ce cas, on ait eu
affaire à un trouble trophique unilatéral. Je note en passant la
syndactylie, malformation qui existait en même temps que le
spina bifida occulta. Au point de vue anatomique, les deux
éléments principaux étaient: la fissure obturée par une pièce
osseuse assez volumineuse pour ressembler à un corps vertébral; cette pièce osseuse devait être la conséquence d'une
ossification irrégulière de la membrana reuniens superior; entre
la pièce osseuse et le bord de la fissure, un cordon pénétrait,
venant de l'extérieur et allant jusque sur la dure-mère.

Malheureusement, l'auteur ne dit rien sur le point de départ
de ce cordon; nous savons seulement qu'il existait en dehors de
la fissure; mais, dans un dessin schématique assez imprécis
qui accompagne l'observation, on voit que le cordon en question
allait jusqu'à la face profonde de la peau. Quant à son extrémité
profonde, nous ne sommes pas beaucoup mieux renseignés.
L'auteur nous dit bien que le cordon se divisait en arrivant à la
dure-mère, mais il ne nous dit pas si le cordon pénétrait dans
l'épaisseur de la dure-mère. Il est probable cependant que
le cordon se poursuivait dans l'épaisseur de la dure-mère, puisque
la dure-mère a été ouverte pendant l'opération et assez largement ouverte pour que la perte de liquide céphalo-rachidien ait
été considérable. L'état de la moelle ou, d'une manière générale,
des parties situées dans le canal spinal n'a pas été constaté.
Quoi qu'il en soit, cette observation, un peu incomplète au
point de vue anatomique, nous montre cependant un spina
bifida occulta, avec une ossification exubérante de la membrana
reuniens obturant la fissure, et un cordon d'apparence fibreuse
allant de la profondeur du revêtement cutané jusque dans le
canal vertébral.

Avant de passer à la troisième catégorie de spina bifida
occulta, ceux offrant une connexion cutanée et en même temps

une tumeur, je dois signaler une observation assez curieuse de
Rotgans [1], que je rapporte d'après Lacayo.

OBSERVATION 126 (ROTGANS).

Enfant de cinq ans et demi; démarche pénible et raideur du rachis.
La région lombaire est aplatie. Au niveau de la quatrième vertèbre
lombaire, il y a une télangiectasie non saillante, au milieu de laquelle
on voit l'orifice d'un fin canalicule qui se termine par un cul-de-sac
borgne. Légère hypertrichose. La palpation à ce niveau fait reconnaître une fissure au niveau de l'arc postérieur de la quatrième vertèbre lombaire. Cette fissure paraît obturée par une membrane
fibreuse. Le membre inférieur gauche est raccourci et atrophié. Les
réactions électriques sont diminuées de ce côté, mais il n'y a ni paralysie ni contracture. L'enfant, paraît-il, au moment de sa naissance,
présentait une petite tumeur lombaire qui, spontanément, a diminué
peu à peu de volume et a disparu.

Il est probable que l'orifice en question était l'ouverture
d'une fistule dermoïde, comme nous en avons vu plusieurs cas.
Cependant, à propos d'une ouverture analogue, qui, il est vrai,
ne correspond pas à un spina bifida occulta, Recklinghausen
(obs. XVI, p. 387) pose la question suivante : « Il y avait dans l'observation XVI une perforation de la tumeur kystique et un canal
conduisant dans la cavité de cette tumeur; on peut se demander
s'il s'agit là d'une rupture accidentelle de la tumeur, ou bien si
cet orifice et ce canal ne sont pas un reste de la non-séparation
de la gouttière médullaire et du feuillet ectodermique, confor-
mément à la théorie de Ranke. C'est là un point qu'il est difficile de trancher. » Dans le cas de Rotgans, il eût été facile de
trancher la question par l'examen microscopique des parois
fistuleuses.

Un autre point assez important dans cette observation, c'est la
présence, au niveau du spina bifida occulta, de cette plaque de
télangiectasie ne faisant pas de saillie au-dessus du niveau de la
peau environnante. L'observation parle aussi d'une légère hypertrichose, mais il n'est pas dit si les poils clairsemés s'étaient

<hr>

1. ROTGANS. — *Genootsch. t. bev. d. nat. und heelkunde*, Amsterdam, 1895,
Aufl.

développés au niveau de la télangiectasie ou s'ils formaient une couronne autour de la tache angiomateuse.

Enfin, d'après le dire des parents, le spina bifida ne serait devenu occulta qu'après la naissance. Ce serait un spina bifida occulta post-cystica. Il en était de même dans l'observation de Jones.

c) SPINA BIFIDA OCCULTA AVEC ATTACHE CUTANÉE ET AVEC TUMEUR. — Nous avons étudié déjà la plupart des cas appartenant à cette catégorie, quand nous avons passé en revue les spina bifida accompagnés de tumeurs. C'est ainsi que nous avons résumé (p. 363) l'observation I de Recklinghausen, si importante au point de vue tant historique qu'anatomo-pathologique. Il y avait une cicatrice de la région lombaire, mais on sait que le malade, en bas âge, avait subi une opération, et que son spina bifida, alors kystique, avait été enlevé par le procédé de la ligature. Mais de cette cicatrice partait profondément un cordon fibro-adipeux, assez consistant, traversant d'abord, sans lui adhérer, le fascia, puis, en lui adhérant, la membrane fibro-élastique obturant la fissure sacrée, pour aboutir à la face postérieure du fibromyolipome volumineux qui occupait la plus grande partie de la cavité sacrée, et allait jusqu'à la moelle, avec laquelle il se trouvait en contact immédiat, sans interposition des méninges. De plus, si la moelle était allongée et atteignait jusqu'à la deuxième vertèbre sacrée, nous avons vu aussi qu'elle paraissait étalée pour ainsi dire à plat, en avant de la tumeur qui, en arrière, complétait la fermeture du myélocyste. J'ai dit, en examinant l'interprétation de ce cas, combien il me semblait venir à l'appui de mon hypothèse. Je ne reviendrai pas ici sur la démonstration que j'ai faite en étudiant cette observation.

Nous avons également relaté (p. 371) l'observation de Brunner, avec l'autopsie faite ultérieurement par Ribbert. Une fissure occupait les arcs postérieurs des quatrième et cinquième vertèbres lombaires et des vertèbres sacrées. La plus grande partie de cette fissure était obturée par une membrane présentant un orifice allongé, à travers lequel un fibromyolipome, ayant la forme d'un cordon dur, pénétrait jusque dans la cavité du sac dure-mérien.

La partie anatomique de l'observation de Katzenstein a été reproduite (p. 346). Le cordon fibro-adipeux traversait la fissure et la dure-mère. La fissure était obturée par une membrane en partie ossifiée.

Dans l'observation de Maass, que j'ai donnée (p. 377), et où l'examen anatomique n'a été fait, assez incomplètement du reste, qu'à la faveur d'une intervention chirurgicale, il y avait sous la peau, exactement au niveau d'une plaque d'hypertrichose, un lipome qui, profondément, adhérait à la membrane obturant la fissure. La membrane obturatrice a été simplement incisée sans qu'on ait examiné le contenu du canal.

J'accorde ici une mention spéciale à l'observation de Bohnstedt dont j'ai déjà donné un résumé assez étendu (p. 375). Nous trouvons là, en effet, tous les éléments caractéristiques qui nous ont permis d'affirmer que le spina bifida occulta était un myélocyste aréal. A la vérité, il n'y a pas de cordon fibreux s'étendant depuis la face profonde de la peau jusque dans le canal spinal, mais ce cordon est remplacé d'une part par l'adhérence du revêtement cutané à la paroi externe de la membrane obturatrice, et d'autre part par l'adhérence de la tumeur intra-sacrée à la face profonde de cette même membrane. « Les épines iliaques postérieures et supérieures font une forte saillie, et entre elles, juste sur la ligne médiane, la peau semble déprimée. A 3 centimètres au-dessous, il y a une dépression plus profonde, comme taillée à pic; cette dépression a 9 millimètres de diamètre, et à son niveau la peau a un aspect cicatriciel. Dans cette dépression, on peut mettre le bout du petit doigt. » Quant à la structure de cette membrane obturatrice, Bohnstedt ne dit qu'une chose, c'est qu'elle a l'apparence fibreuse. Puis, en parlant de la masse néoplasique qui remplit le canal sacré, il dit qu'elle adhère à la face profonde de la membrane obturatrice, et aussi qu'elle se prolonge à travers l'hiatus sacré pour aller adhérer à la face profonde du revêtement cutané, juste au niveau du point où se trouve la dépression plus profonde constatée extérieurement. Cette masse est un fibromyolipome. Nous la voyons ensuite traverser la dure-mère, qui adhère à sa surface, et aller jusqu'à la moelle, qui se prolonge jusqu'à la hauteur de la quatrième vertèbre sacrée. Ainsi que nous l'avons vu plus haut, la masse fibromyolipomateuse est en contact direct avec la face postérieure de la moelle, et en comparant la description microscopique qu'en donne Bohnstedt aux figures 3 et 4 de sa planche III, on reconnaît qu'il s'agit là d'un myélocyste semblable à ceux que nous avons déjà décrits, à celui que nous avons trouvé dans le cas de Theodor, immédiatement au-dessus de la division de la moelle, d'un myélocyste où l'occlusion postérieure se trouve complétée par le néoplasme. Il y a contact direct du néoplasme avec le tissu médullaire, sans interposition des méninges molles. Celles-ci, au contraire, écartées par la tumeur, ne peuvent pas s'accoler directement pour former la lame épithélio-séreuse et vont, en faisant au néoplasme une sorte de capsule, jusqu'à la face profonde du tégument, à laquelle elles adhèrent; la dépression du tégument à ce niveau, son aspect cicatriciel, son peu d'épaisseur, qui le font en ce point, dit Bohnstedt, ressembler assez à une muqueuse, font bien voir non seulement que les éléments de la lame, non séparés du feuillet ectodermique, causent la dépression de la peau, mais encore qu'en empêchant là le développement du derme, ils lui ont donné son aspect cicatriciel.

Un autre point important à noter dans l'observation de Bohnstedt, c'est l'absence absolue de toute queue de cheval. La moelle se prolongeant presque jusqu'au fond de la cavité sacrée, les nerfs lombaires et sacrés partaient directement de sa face antérieure, et les nerfs sacrés, tout au moins, offraient un trajet récurrent, se recourbant en haut pour atteindre les orifices leur donnant issue.

Il est des cas assez rares où, en dehors de la fissure et indépendamment de la membrane obturant celle-ci, on trouve une pièce osseuse plus ou moins importante, formant à distance une sorte de couvercle au spina bifida occulta. Nous en avons vu un cas dans l'observation XVI de Recklinghausen (voir p. 134). Il y en a un deuxième dans une présentation de Virchow, sur laquelle nous aurons à revenir quand nous parlerons du *spina bifida occlusa*. Voici le cas de Virchow[1] tel qu'il est rapporté par Bohnstedt.

Observation 127 (Virchow).

Extérieurement hypertrichose lombaire; la fissure est latérale; à gauche, large orifice qui comprend toute la moitié gauche du sacrum. Cet orifice est limité en bas par le coccyx, qui forme un arc très recourbé. S'il manque une grande partie du sacrum, en revanche, on trouve là une pièce osseuse supplémentaire, qui est unie à l'épine iliaque postérieure et inférieure par une synchondrose... L'origine de cette pièce osseuse anormale pourrait s'expliquer de différentes façons. Ou bien l'épine iliaque postéro-inférieure s'est divisée de telle façon qu'une partie s'en est détachée, ou bien, ce qui est beaucoup plus vraisemblable, une portion de l'ébauche vertébrale a été déviée et ultérieurement s'est développée à cette place anormale.

Il est regrettable que les rapports de la moelle avec la membrane obturatrice et de celle-ci avec cette pièce osseuse aient été dans ce cas trop brièvement indiqués pour qu'il soit possible d'en tirer une conclusion précise.

Si maintenant nous jetons un coup d'œil d'ensemble sur les cas de spina bifida occulta que nous venons de passer en revue[2], à quelque catégorie qu'ils appartiennent, nous pourrons établir les conclusions générales suivantes :

Dans presque tous les cas, on trouve la moelle allongée bien au delà de ses limites normales. Dans le cas de Bohnstedt, par exemple, l'allongement correspond à la longueur de cinq pièces vertébrales. Dans l'observation I de Recklinghausen, la moelle

---

1. Virchow. — Réponse à une présentation de Joachimstal (*loc. cit.*).

2. Nous n'avons retenu ici que les cas accompagnés d'autopsie ou ceux pour lesquels une intervention chirurgicale a permis de faire un examen anatomique suffisant. Les cas purement cliniques ont été laissés intentionnellement de côté. Je n'ai pas tenu compte non plus des cas où il y a eu une erreur de diagnostic flagrante, comme, par exemple, le cas de Mac Laulich, qui, sous le titre de *A case of spina bifida occulta*, donne dans le *Lancet* (1898, II, p. 1700), une observation banale de myéloméningocèle ou plus exactement de rachischisis lombaire.

descend jusqu'à la deuxième vertèbre sacrée. Dans son observation XXXII, elle va jusqu'au milieu de la face postérieure du sacrum, où elle adhère à la membrane obturatrice. Dans le fait de Brunner-Ribbert, la moelle descend jusqu'au niveau de la cinquième lombaire.

Or, si on veut bien se rappeler que, dans la cavité sacrée, la moelle, normalement, est représentée par le filum terminale, on reconnaîtra que, dans tous ces cas, la moelle, à ce niveau, offre une augmentation de volume. De plus, tous les cas de spina bifida occulta simple, sans tumeur, où l'examen microscopique a été fait, rappellent de plus ou moins près les caractères que nous avons donnés comme distinctifs du myélocyste aréal, et spécialement du myélocyste aréal terminal. Dans un très petit nombre de cas, et ce sont surtout des cas anciens, nous trouvons la moelle libre, sans connexions avec le revêtement cutané par un cordon fibreux traversant la fissure vertébrale. Le plus généralement, cette connexion existe et rapproche encore plus ces cas du myélocyste aréal.

La plupart des cas compliqués de tumeurs sont instructifs. Nous y voyons la lame épithélio-séreuse, n'ayant pas perdu ses connexions avec le feuillet ectodermique et contenant la tumeur, qui se développe tantôt sous la peau et en dehors de la membrane obturant la fissure, et tantôt dans le canal spinal, où elle se trouve en contact direct avec la moelle, sans interposition de la méninge molle. Dans ces derniers cas, le rôle que joue le tissu néoplasique dans la fermeture en arrière du tube médullaire est des plus remarquables et des plus caractéristiques.

Le spina bifida occulta est le plus souvent dans la région sacrée. Il peut se prolonger en haut jusque dans la région lombaire.

Exceptionnellement on voit, comme dans le cas de Bohnstedt, la lame épithélio-séreuse ou le néoplasme qu'elle contient passer par l'hiatus sacré. Dans la grande majorité des cas, la paroi postérieure du sacrum est fissurée. La fissure est souvent médiane ou, pour parler plus exactement, symétrique. Cependant elle est quelquefois latérale et peut siéger seulement sur un des côtés du sacrum. Cette fissure est dans la presque totalité des cas obturée en tout ou en grande partie par une membrane fibreuse ou fibro-élastique, à travers laquelle le cordon constitué par la lame épithélio-séreuse trouve un passage. Cette membrane obturatrice paraît formée par la membrana reuniens superior de Rathke; elle est, par sa face profonde, tantôt en union intime avec la dure-mère, et tantôt complètement indépendante de la méninge dure. Il faut noter que dans cette forme de spina bifida, et dans cette forme seulement, on trouve la dure-mère en arrière de la malformation médullaire, sous-jacente à la fissure. Cela tient justement à ce fait que la dure-mère provient elle aussi de la membrana de Rathke, qui a pu se développer et se refermer sur la ligne médiane.

Le canal sacré est dans tous ces cas de spina bifida occulta notablement élargi.

Plus rarement le spina bifida occulta siège à la région dorsale. Outre les deux cas de Recklinghausen, que j'ai signalés plus haut, on peut rappeler à ce sujet quelques faits observés seulement au point de vue clinique. Je citerai par exemple ceux de Joachimstall [1], d'Ardouin [2], de Lacayo [3], de Keiner [4].

En dehors de l'état de la moelle proprement dite, dans le spina bifida occulta sacré, un des points les plus importants est l'état des racines nerveuses. La queue de cheval peut manquer, comme par exemple dans le cas de Bohnstedt. Presque toujours, par suite de l'allongement de la moelle, les racines partent à un niveau plus bas qu'à l'état normal. Leur trajet, au lieu d'être descendant, se trouve donc récurrent. Elles se dirigent en haut pour aller rejoindre leurs orifices de sortie respectifs. C'est à ce changement de direction et aux tiraillements, à la distension qui doivent fatalement en être la conséquence, que certains auteurs

1. JOACHIMSTALL. — Ein seltener Fall v. S. B. (*Arch. f. pathol. Anat.*, 1895, t. CXLII, obs. n° 5).

2. ARDOUIN. — S. B. latent ou sans tumeur (*Rev. d'Orthop.*, 1896, VI, p. 470).

3. LACAYO. — *Loc. cit.*, p. 5.

4. KEINER. — *Wien. kl. Rundschau*, 1901, XV, p. 325.

ont attribué tous les troubles moteurs, sensibles ou trophiques que l'on rencontre surtout au niveau des membres inférieurs dans le spina bifida occulta.

Sauf dans les cas où le spina bifida occulta n'offre aucune connexion avec la peau, les rapports de la face superficielle de la lame obturatrice peuvent affecter deux types. Tantôt la face profonde de la peau, déprimée, entre en adhérence avec elle. Tantôt, au contraire, le cordon formé par la lame épithélio-séreuse, après avoir traversé la membrane obturatrice, remonte dans l'interstice des muscles, perfore le fascia et arrive jusqu'à la face profonde de la peau, à laquelle il adhère. En ce point, le derme et le tissu cellulaire cutané n'ont pas pu se former, d'où l'aspect cicatriciel que présente la peau généralement déprimée en cet endroit.

Mais cette dépression et cet aspect cicatriciel ne sont pas les seules modifications que puisse présenter le revêtement cutané au niveau d'un spina bifida occulta. C'est ainsi qu'on peut trouver, au niveau de la dépression, des vaisseaux ayant subi une modification télangiectasique. Il faut remarquer que, dans ces cas, ces vaisseaux n'appartiennent pas au derme, mais bien à l'extrémité distale du cordon formé par la lame épithélio-séreuse. On voit aussi quelquefois ces télangiectasies dans le voisinage de la dépression. Ce seraient alors les vaisseaux dermiques ou sous-dermiques du voisinage de la tumeur qui auraient subi la dilatation.

La modification la plus fréquente, et par conséquent la plus importante au point de vue clinique, c'est assurément l'hyper-trichose. Dans tous les cas que nous avons passés en revue, sauf celui de Bohnstedt et les deux de Gross et Thouveny[1], l'hypertrichose existait. Parmi les cas observés cliniquement, je signalerai encore le cas n° 2 de Joachimstall et celui d'Ardouin, dans lesquels il n'y avait pas d'hypertrichose. On peut les considérer comme des cas absolument rares.

L'hypertrichose peut être limitée au point même de la peau

1. Gross et Thouveny. — Deux obs. de S. B. (Rev. d'orthop., 1905, t. VI, p. 59).

qui recouvre le spina bifida occulta. Les poils peuvent alors occuper toute l'étendue de cette zone, qui, en même temps, est généralement déprimée, et présente sous les poils un aspect cicatriciel. Les poils sont généralement très fins; ils sont plus ou moins longs, de teinte différente pour chaque individu. Ils sont ordinairement plantés de façon que leur pointe converge vers le centre de la région répondant au spina bifida occulta.

Dans d'autres cas, les poils, laissant le centre de la zone en question libre, forment sur ses limites une sorte de couronne. Ils sont d'ailleurs plantés comme dans le cas précédent, leurs pointes convergeant vers le centre de la zone.

Ils peuvent exister au moment de la naissance. Quelquefois, ils apparaissent peu de temps après la naissance. Plus rarement, leur apparition est plus tardive, et se fait, par exemple, au moment de la puberté.

Dans d'autres cas, l'hypertrichose est plus généralisée. Dans l'observation I de Recklinghausen, les poils recouvraient toute la région sacrée, à partir de la dernière lombaire, se montrant surtout épais au niveau de la première sacrée, s'étendant à droite à 2 centimètres et demi, et à gauche à 4 centimètres de la ligne médiane, et formant vers le milieu de la région sacrée un épi avec la pointe des poils dirigés en haut. Les cuisses étaient plus pileuses du côté de la flexion; le membre inférieur gauche était plus pileux que le droit.

Chez le malade qu'ont observé successivement Sainton[1], Kirmisson[2] et Tridon[3], voici quel était, d'après ce dernier auteur, à la fin de 1905, alors que le malade était âgé de vingt-cinq ans, l'état de l'hypertrichose.

OBSERVATION 128 (TRIDON).

Bien développé, d'une taille au-dessus de la moyenne, le malade est d'aspect tout à fait normal, jusqu'au niveau de la ceinture; mais, à partir de ce point, on est frappé tout d'abord de l'hypertrichose do

1. SAINTON. — *Rev. d'orthop.*, 1891, 1er nov., p. 445.
2. KIRMISSON. — *Traité des mal. chir. d'origine congén.*, p. 25.
3. TRIDON. — *Rev. d'orthop.*, 1906, t. VII, n° 1, p. 89.

la fesse droite et du peu de développement relatif des deux régions fessières. Puis, faisant suite à des cuisses dont la musculature est bien développée, on remarque la gracilité extrême des deux jambes et la déviation des deux pieds, surtout du gauche, en valgus.

Voici ce que nous montre un examen détaillé :

Les deux tiers internes de la peau de la fesse droite sont le siège d'une hypertrichose évidente, qui dépasse même la ligne médiane et dont les longs poils blonds se transforment peu à peu, sans limites précises, dans le duvet qui recouvre les régions avoisinantes. Cette peau est mobile sur les plans sous-jacents.

A la partie interne de la fesse, à une distance de 6 centimètres de l'anus et un peu à droite de l'extrémité supérieure de la raie inter-fessière, se remarque une dépression arrondie, sorte de cicatrice profonde, par l'ouverture de laquelle sort une touffe de longs poils enroulés. La pulpe de l'index pénètre dans cette dépression jusqu'à une profondeur de 3 centimètres environ, en se dirigeant en haut et en dedans. En outre, le fond de ce cul-de-sac, irrégulier et en cela analogue à celui d'une cicatrice ombilicale, paraît adhérer par un tractus allongé aux parties profondes, et tout en se laissant mobiliser latéralement, ne se laisse pas attirer par les tractions qui cherchent à l'évaginer.

Au-dessus et un peu en dehors de cette fossette, toute la partie supéro-interne de la fesse droite répondant à l'hypertrichose est légèrement soulevée par une masse régulièrement arrondie, un peu plus large que la paume de la main... Cette masse, grossièrement lobulée, donne assez bien l'impression d'un lipome ; elle est molle, mobile sur les plans sous-jacents... La palpation de cette tumeur est un peu douloureuse, et cette impression irradie vers l'ulcération (qui se trouve à la partie interne du pli sous-fessier gauche). Elle provoque en outre, après chaque séance d'examen, une céphalée qui persiste pendant un ou deux jours.

Les poils peuvent être très longs, comme dans l'observation n° 3 de Joachimstall, que nous avons déjà signalée, et qui rapporte le cas d'un phénomène exhibé à Berlin, et connu sous le nom de « l'Américaine à la crinière de cheval ». Chez ce sujet, le spina bifida occulta occupait la région dorsale, au niveau des deuxième et troisième dorsales ; les apophyses épineuses de ces vertèbres manquaient et étaient remplacées profondément par une membrane tendue sous le tégument, et ayant la consistance d'une plaque cartilagineuse. La touffe de

poils commençait à 7 centimètres et demi au-dessous de la
limite inférieure des cheveux, et se prolongeait jusqu'au milieu
de la région dorsale.

Cette hypertrichose est évidemment en rapport avec le spina
bifida occulta, dont elle constitue un symptôme très précieux.
Au point de vue de ces rapports, Hildebrand[1] a donné une
observation très curieuse de spina bifida occulta post-cystica,
d'origine opératoire, où l'hypertrichose s'était développée au
niveau du spina bifida devenu secondairement occulta.

OBSERVATION 120 (HILDEBRAND).

Méningocèle, faisant saillie par une fissure de la dernière vertèbre
lombaire et de la première sacrée. Opération ; incision et ouverture,
excision du sac, ligature du pédicule du sac, suture des parties
molles externes. Sept ans après l'opération, le spina bifida était
devenu occulta. On trouvait, à la place qu'avait occupée antérieurement la tumeur, une cicatrice transversale de 8 centimètres de long.
A ce niveau, la peau était mobile et portait un bouquet de poils, fins
et assez longs. En palpant la cicatrice, on sentait au-dessous comme
une masse fibreuse étendue en travers de la fissure et l'obturant.

Cette hypertrichose ne se rencontre pas exclusivement dans le
spina bifida occulta. On peut la trouver dans toutes les formes
de spina bifida. Nous en avons vu dans les myélocystocèles,
dans les myélocystoméningocèles, dans les diastématomyélioméningocèles ; Recklinghausen a vu des poils autour d'une
myéloméningocèle. Je citerai plus loin une observation personnelle où une méningocèle recouvrait une diastématomyélie
complexe, avec tumeur mixte interposée et un spina bifida antérieur ; la saillie cutanée, irrégulière et bosselée, portait un
bouquet de poils blonds et fins. Nous reviendrons sur ces faits
quand nous étudierons la séméiologie du spina bifida.

Les rapports de l'hypertrichose avec le spina bifida occulta
ont été tout d'abord signalés par Virchow. Mais ils ont été
étudiés surtout par Recklinghausen.

1. HILDEBRAND. — *Loc. cit.*

Virchow voyait un rapport étiologique entre les plaques d'hypertrichose et les nævi qui si souvent, existant dès la naissance, se recouvrent plus tard de poils. Allix[1] avait déjà émis une idée analogue. Pour Virchow, l'hypertrichose localisée était la conséquence d'une irritation permanente, s'exerçant sur les couches profondes de la peau et pouvant avoir un siège plus profond et jouer même un rôle dans l'origine du spina bifida. En faveur de cette hypothèse, on peut citer d'autres circonstances dans lesquelles un état inflammatoire du système nerveux se lie à l'hypertrichose. Schiefferdecker[2] et Erb[3] ont signalé l'hypertrichose dans des cas de névrite; H. Fischer[4], dans un cas de myélite; Duplay et Morat[5], ont vu l'hypertrichose sur le trajet des nerfs dans un cas de mal perforant. Recklinghausen fait remarquer que cette hypothèse ne peut pas tout expliquer. Bien que, dans certains cas, l'existence d'un processus sclérotique au niveau des racines nerveuses soit indiscutable, et que cette sclérose, parfois fort étendue, puisse être rapportée à une névrite chronique, il faut néanmoins admettre que plusieurs conditions étiologiques entrent simultanément en jeu pour amener l'hypertrichose; il doit y avoir, en dehors des conditions inflammatoires, quelque état congénital en rapport avec l'ébauche primitive du système pileux; peut-être pourrait-on incriminer la fermeture retardée de l'axe rachidien. La convergence de tous les poils, dans la zone d'hypertrichose, vers le centre du spina bifida plaide en faveur de cette dernière hypothèse. Il existe bien, il est vrai, à l'état normal, un *épi coccygien*, décrit par Eschricht[6], Voigt[7], Ecker[8]. Dans les cas que nous étudions, non seulement cet épi serait déplacé, mais encore le sens des poils serait modifié. A l'état physiologique, les poils de l'épi coccygien sont dirigés : les plus externes, horizontalement

1. ALLIX. — *Presse méd.*, 1858, p. 81.
2. SCHIEFFERDECKER. — *Berl. kl. Woch.*, 1871, p. 160.
3. ERB. — *Ziemssen's Hdbch. d. spec. Pathol.*, XI, 2.
4. H. FISCHER. — *Berl. kl. Woch.*, 1871, p. 11.
5. DUPLAY ET MORAT. — *Arch. gén. de Méd.*, 1873, p. 26.
6. ESCHRICHT. — *J. Müller's Arch. f. Anat. und Phys.*, 1837, p. 37.
7. VOIGT. — *Denkschriften d. Wien. Akad. d. Wiss.*, 1857, XIII.
8. ECKER. — *Arch. f. Anthropol.*, XII, p. 129.

et en dehors ; ceux du milieu, en bas. Dans la plaque d'hypertri-chose du spina bifida occulta, ils convergent tous vers le centre de la fissure. Leur direction est donc exactement contraire à celle des poils dans l'épi physiologique ; sur les côtés même, où ils sont horizontaux, au lieu de se diriger en dehors, ils regardent en dedans.

Cette convergence des poils vers le centre d'une fissure tardi-vement et incomplètement refermée rappelle ce qui se passe normalement pour le développement des poils dans le voisinage de l'ombilic et de l'ouverture pénienne. Comme la fissure du spina bifida, ces ouvertures représentent des centres vers lesquels convergent les poils, parce que pour elles, comme pour le spina bifida, la fermeture s'est faite tardivement. Pour le spina bifida, en outre, elle s'est faite incomplètement. Recklinghausen fait remarquer (p. 289) que toujours, aussi bien sur le dos que sur la face antérieure du corps, les poils convergent vers les lignes de fermeture, c'est-à-dire vers la ligne médiane, tandis que sur les parois latérales ils divergent, par exemple, dans l'aisselle. La direction des poils sur le tronc constitue donc une sorte de ceinture, les touffes pileuses divergeant sur les côtés pour converger vers la ligne médiane. Or, cette convergence ne peut être due qu'à la direction oblique des follicules pileux et des poils dans leur trajet à travers la peau.

On sait très bien qu'au moment de leur formation primitive, les poils sont implantés perpendiculairement à la surface de la peau. Ils ne peuvent arriver à avoir une position oblique que si, par suite de l'extension inégale des couches de la peau, leur direction devient secondairement oblique, si, par exemple, la couche profonde, qui correspond au fond du follicule, s'étend latéralement plus vite que la couche superficielle dans laquelle se trouve l'orifice de sortie du poil. Si, maintenant, on se rappelle que cette extension de la peau doit se faire à l'époque où le fœtus opère sa croissance la plus rapide, c'est-à-dire après la fermeture du rachis et de la paroi abdominale, il faudra admettre que le feuillet corné se laissera moins facilement distendre que les couches profondes de la peau. Dans ce cas, grâce à l'extensibilité plus grande du tissu cellulaire sous-cutané, les couches profondes se laisseront entraîner plus facilement loin de la ligne médiane, où l'existence des raphés fournira à toute l'épaisseur de la peau une sorte de point fixe d'appui. La partie la plus profonde du follicule pileux se laissera déplacer en dehors et les pointes des poils devront nécessairement regarder vers la ligne médiane. Il en sera à peu près de même dans le cas où une fissure sera restée anormalement ouverte; le feuillet corné sera maintenu en place soit par son adhérence avec les bords de la gouttière médullaire, soit avec la ligne de fermeture de cette gouttière refermée en tube, et se laissera moins entraîner en dehors par l'extension due à la croissance du corps que les couches cutanées plus profondes. D'où la convergence des poils vers le milieu de la fissure.

Non seulement il y a une plaque d'hypertrichose, mais Recklinghausen (p. 294) fait remarquer qu'au niveau de cette plaque il y a une exagération de la production pileuse, un seul follicule pouvant donner naissance à plusieurs poils. Cette exagération d'une fonction physiologique peut exister dès la naissance. Mais elle augmente encore pendant l'enfance et surtout au moment de la puberté, et même après. Or, nous avons vu qu'il en était de même pour les tumeurs qui accompagnent aussi les spina bifida occulta. Ne pourrait-on voir là l'influence d'un processus hyperplasique qui agirait à la fois sur les éléments entrant dans la composition du néoplasme surajouté au spina bifida, et sur la production pileuse, en l'exagérant localement?

Hahn et Virchow ont, tous les deux, cherché à démontrer que la mythologie antique, en combinant ses représentations mi-humaines et mi-animales, n'avait pas fait un travail d'imagination pure, mais s'était inspirée de faits réels observés dans la nature. Par exemple, la statuaire antique, arrivée à sa période la plus pure, représentait les faunes et les satyres avec une queue constituée par une touffe de poils fixée dans la région sacro-lombaire; de plus, elle leur donnait des pieds de bouc. Or, il est admissible que l'idée de cette queue pileuse ait été inspirée par la vue d'une zone d'hypertrichose accompagnant un spina bifida occulta. Et cette hypothèse devient encore plus plausible si on remarque que le spina bifida occulta s'accompagne aussi, et très fréquemment, de pieds bots d'origine nerveuse. Si on joint à cela que l'hypertrichose, comme dans l'observation I de Recklinghausen, recouvre souvent les membres inférieurs, on comprendra la ressemblance de ce membre velu et terminé par un pied bot varus équin avec une jambe de bouc. Cette ressemblance s'accentuera encore si les troubles neurotrophiques des pieds amènent la chute des orteils et la perte plus ou moins complète des métatarsiens. Et Recklinghausen, passant ces faits en revue, conclut : « Nous sommes donc autorisés à croire que les poëtes de l'antiquité se sont inspirés de la nature pour la représentation de leurs mythes païens. S'ils ont imaginé un compromis entre l'homme et l'animal, s'ils lui ont donné le haut du corps humain et l'extrémité inférieure de la bête, ils s'inspiraient d'un état pathologique, et non d'une imagination en dehors de la nature. Et même, si nous laissons de côté l'art païen, est-ce que l'art chrétien n'a pas, depuis mille ans et plus, attribué au Diable ces mêmes attributs corporels dont nous venons d'indiquer l'origine pathologique probable ? » (p. 296.)

En dehors de ces caractères qu'on pourrait qualifier de locaux, le spina bifida occulta peut présenter diverses complications à distance, qu'il convient d'énumérer rapidement.

En premier lieu, pour parler d'abord des complications qui peuvent avoir pour siège le névraxe même, c'est la fréquence des spina bifida multiples ; à côté du spina bifida occulta, généralement au-dessus, quoique dans l'observation XVI et dans l'observation XVIII de Recklinghausen ce fut au-dessous, on trouve un autre spina bifida, ordinairement cystica, c'est-à-dire une myélocystocèle ou une myélocystoméningocèle.

Dans l'observation XVI de Recklinghausen, à laquelle je viens de faire allusion, le spina bifida est même triple ; il y a d'abord deux spina bifida occulta situés l'un au-dessus de l'autre ; puis après un intervalle de deux vertèbres dont les arcs postérieurs sont normaux, à partir de la deuxième lombaire, les quatre dernières lombaires sont fissurées et donnent passage à une myélocystocèle.

Dans l'observation XVIII (p. 389), « il y a un spina bifida occulta occupant les cinq dernières vertèbres dorsales ; les arcs postérieurs de ces vertèbres présentent une fissure obturée par une membrane fibreuse résistante, au-dessous de laquelle, dans le canal vertébral élargi, la dure-mère, nullement adhérente avec la face profonde de la membrane, recouvre la moelle entièrement enveloppée par la pie-mère ». Puis, après un intervalle de deux vertèbres sans fissure, vient une myélocystoméningocèle, dont nous avons reproduit p. 127 la description.

Dans l'observation XXXI, reproduite p. 257, il y a un spina bifida occulta sacré, et au-dessus une diastématomyélie.

Dans l'observation XXIII, de Muscatello, que nous avons reproduite en grande partie p. 317, il y a un double spina bifida. La première fissure, allant de la troisième à la dixième dorsale, donnait passage à une méningocèle, qui a été opérée. Au niveau de la quatrième vertèbre dorsale se trouvait le kyste dermoïde que nous avons étudié plus haut. On remarquait qu'au niveau de la fissure le canal central médullaire était notablement élargi, et plus bas commençait une diastématomyélie. Puis, dans la région lombaire, on trouvait une place arrondie, d'aspect cicatriciel, correspondant à un spina bifida occulta lombaire.

Je reproduis, dans l'observation de Lacayo (*loc. cit.*, p. 9), le passage relatif à la multiplicité du spina bifida.

OBSERVATION 130 (LACAYO).

.. Sur le dos, on trouve une plaque triangulaire recouverte de poils. La pilosité commence au niveau de l'apophyse épineuse de la quatrième dorsale; elle descend jusqu'à la sixième. Les poils qui recouvrent cette plaque sont d'un blond clair, leur longueur atteint jusqu'à 8 ou 10 centimètres. Les plus longs forment une sorte de boucle qui repose sur la peau. Il n'y a pas sur le reste du corps de pilosité anormale. Au niveau de cette hypertrichose, à 5 ou 10 millimètres de l'apophyse épineuse de la quatrième dorsale, il y a une tache cutanée, rouge-clair, arrondie, ayant à peu près les dimensions d'une pièce de 5 pfennigs. Au milieu de cette tache se trouve une dépression ombiliquée. A droite de l'apophyse épineuse de la sixième dorsale, on trouve une autre tache cutanée, semblable à la précédente, mais plus petite et n'ayant guère que les dimensions d'une pièce de 1 pfennig. A la pointe du coccyx, on voit encore une petite dépression ayant à peine le volume d'une tête d'épingle. On sent très nettement à la palpation les apophyses épineuses des première, deuxième et troisième vertèbres dorsales ; elles paraissent anormales. La quatrième fait une saillie plus prononcée que les précédentes. Puis, il devient impossible de sentir à travers la peau l'apophyse épineuse de la cinquième dorsale. A sa place on sent un cordon résistant, qui paraît être un ligament interépineux. La pression en ce point est tout à fait indolore. L'apophyse épineuse de la sixième dorsale est normale, et celles des septième et huitième dorsales font une saillie anormale. La neuvième dorsale paraît tout à fait normale, mais à partir de la dixième les apophyses offrent une fissure et constituent une solution de continuité ellipsoïde, qui laisse passer une tumeur fluctuante grosse comme un œuf de poule. Sous la peau, le sacrum paraît être normal.

Du côté de l'encéphale, on a aussi signalé l'hydrocéphalie, mais moins fréquemment que dans les formes ordinaires du spina bifida. Nous y reviendrons quand nous étudierons les complications du spina bifida en général.

Du côté du rachis, en dehors des malformations déjà signalées, on trouve assez fréquemment de la scoliose, plus rarement de la lordose ou de la cyphose. Dans certains cas, avec le spina bifida occulta existaient d'autres malformations congénitales, comme la luxation congénitale de la hanche, bilatérale dans les cas de Joachimstall [1] et de Lücke [2]. Nous avons dit déjà que Lücke attribuait la luxation congénitale des deux hanches à la parésie des muscles fessiers, tandis que Joachimstall l'attribue à la coexistence de malformations multiples chez un seul et même individu.

En outre, comme malformations concomitantes, Fischer et

1. JOACHIMSTALL. — *Verhandl. d. Berl. med. Gesellsch.*, 1891, 4 fév., et *Berl. kl. Woch.*, 1891, XXVIII, p. 536.
2. LÜCKE. — *Tagebl. d. 58. Versamml. deutscher Naturf. u. Aerzte. Strasbourg*, 1895.

Volcker ont signalé la syndactylie, Ardouin[1] la clinodactylie, Sonnenburg la polymastie, etc.

Les complications les plus fréquentes du spina bifida occulta sont les troubles de la motilité, de la sensibilité, ainsi que les troubles trophiques au niveau du siège, mais plus fréquemment des membres inférieurs.

Les troubles de la motilité sont extrêmement fréquents. J'ai déjà signalé la parésie des muscles fessiers et celle des membres inférieurs. La paralysie motrice peut aller de la simple faiblesse musculaire à la paralysie totale. La parésie peut se joindre à un état spasmodique. Dans l'observation de Katzenstein, l'effleurement de la plante du pied donnait lieu au réflexe de Babinski. On comprend qu'elle pourra être la démarche du malade en pareil cas. Mais ceci est plutôt du domaine de la séméiologie.

Le trouble de la motilité le plus fréquent est certainement le pied bot paralytique, généralement double, surtout en varus ou en varus équin, plus rarement en valgus (Ardouin). Le pied plat n'est pas extrêmement rare.

Les troubles de la sensibilité sont moins fréquents. Nous avons vu, dans le cas de Volcker, une hémianesthésie que, plus tard, on reconnut de nature hystérique. On rencontre quelquefois au niveau des membres inférieurs des analgésies ou des anesthésies plus ou moins étendues. On a signalé aussi des névralgies (Volcker).

Les troubles trophiques sont assez fréquents. Ce sont surtout des ulcères neurotrophiques que l'on voit, de véritables maux perforants, avec la zone périphérique d'anesthésie et les troubles de desquamation épidermique. On a voulu attribuer cette fréquence du mal perforant dans le spina bifida occulta, comme aussi dans le spina bifida en général, à l'anesthésie de la plante du pied, qui permettrait au malade de se blesser sans s'en apercevoir. En réalité, ces maux perforants sont de véritables lésions neurotrophiques. D'après Klebs, on trouverait dans les filets nerveux du membre atteint de la névrite

1. ARDOUIN. — Spina bifida latent ou sans tumeur (*Rev. d'orthop.*, 1896, p. 470).

interstitielle hyperplasique. Dans l'observation de Volcker, il y
avait de l'éléphantiasis de la jambe droite. Cette même jambe
présentait, par rapport à la gauche, un raccourcissement réel de
3 centimètres.

On a décrit aussi des déformations et même, dans le cas
d'Ardouin, l'absence complète des ongles.

Je signalerai enfin, pour terminer, les troubles des sphincters,
qui sont plutôt du domaine de la séméiologie. Dans les cas de
Bohnstedt et d'Ardouin, comme dans beaucoup d'autres cas, il
y avait incontinence des matières fécales et de l'urine.

SPINA BIFIDA OCCLUSA. — Je propose d'attribuer le nom de
« spina bifida occlusa » à ces cas où le spina bifida a franchi
dans son évolution un degré de plus que dans le spina bifida
occulta ; tandis que dans cette dernière variété, la paroi postérieure du canal vertébral, au niveau de la fissure, se trouve
refermée par une membrane fibreuse non ossifiée ou n'ayant
subi qu'une ossification rudimentaire et irrégulière, le spina
bifida occlusa, dans sa marche vers la « restitutio ad integrum »,
reconstitue cette paroi postérieure du canal vertébral, sinon
absolument dans son état normal, mais au moins aussi près
que possible de cet état normal. Les altérations médullaires ou
méningées seront à peu de chose près les mêmes que dans le
spina bifida occulta, mais la paroi postérieure du canal vertébral à leur niveau se sera reconstituée avec tous ses éléments,
ses arcs postérieurs, ses pédicules, ses lames, ses apophyses
épineuses. Sur le sacrum, on retrouvera la crête sacrée, les
cornes, et les trous sacrés postérieurs. Si cette paroi postérieure
du canal vertébral offre quelque altération représentant la trace
persistante de la fissure, ce sera généralement sur la ligne
médiane, au niveau de l'apophyse épineuse ou de la crête sacrée.
En dehors de cette paroi postérieure reconstituée, on peut
retrouver à un degré plus ou moins atténué les modifications
que nous avons étudiées dans le spina bifida occulta, c'est-à-
dire soit la dépression cutanée, avec adhérence profonde au
squelette reconstitué, soit la présence d'un cordon plus ou moins

atrophié, reste persistant d'une lame épithélio-séreuse, allant de
la face profonde de la peau à la méninge dure refermée, pouvant d'ailleurs traverser cette méninge dure, pour se continuer
avec la méninge molle et se mettre en rapport plus ou moins
immédiat avec la moelle. Tantôt ce cordon passera entre les deux
moitiés d'une apophyse épineuse dont il aura empêché la fermeture complète, tantôt ce sera entre deux arcs postérieurs qu'il
se fera un passage. Et si, alors, dans l'épaisseur de cette lame
épithélio-séreuse, il se fait un épanchement liquide, nous aurons
un de ces cas de méningocèles sans spina bifida, comme ceux
qu'a décrits Cruveilhier. On ne cite en effet, en général, qu'un
seul de ces cas de méningocèle sans spina bifida, dû à Cruveilhier : en réalité, il y en a deux que voici [1] :

OBSERVATION 131 (CRUVEILHIER, I.)

Dans un cas que j'ai observé chez un adulte, le pédicule, extrêmement mince, naissait dans l'intervalle qui sépare les lames vertébrales de la première et de la deuxième vertèbre lombaire, en sorte
qu'il n'y avait pas de spina bifida proprement dit, c'est-à-dire d'écartement ou d'atrophie des lames vertébrales (t. I, p. 599).

OBSERVATION 132 (CRUVEILHIER, II.)

Jeune fille de dix-sept ans, entrée dans le service de Velpeau, pour
une tumeur congénitale de la région sacrée. Jusque-là, aucun phénomène notable, mais peu de jours auparavant, la malade ayant reçu un
coup violent, la tumeur s'était perforée, donnant issue à une grande
quantité de liquide clair. Depuis, la malade souffrait de très violentes
douleurs de tête. Elle mourut au bout de quelques jours.

A l'autopsie, on trouva la peau très adhérente sur un des côtés de
la tumeur. Le tissu cellulaire sous-cutané, très serré, était fibreux et
ne contenait pas du tout de graisse. La poche était fibreuse ou plutôt
fibro-séreuse et communiquait avec la cavité rachidienne, par un
canal fibro-séreux étroit pénétrant dans le canal rachidien entre la
dernière vertèbre lombaire et la base du sacrum. C'était aux dépens
des ligaments jaunes et sur la ligne médiane qu'avait lieu cette
communication. Les lames vertébrales et les apophyses épineuses

1. CRUVEILHIER. — *Traité d'anatomie pathologique générale* (1849-64). t. I,
p. 589; t. III, p. 453.

des vertèbres correspondantes présentaient leurs dispositions normales. La pièce ayant macéré longtemps dans l'alcool camphré, il fut impossible de juger de l'état de l'arachnoïde spinale. (T. III, p. 453.)

Pannwitz, dans sa dissertation inaugurale[1], a publié un cas presque identique. Il s'agissait d'une tumeur kystique siégeant à la partie supérieure de la région sacrée et, qui avait été fréquemment ponctionnée. La malade mourut, et à l'autopsie on trouva une méningocèle, communiquant par un pédicule étroit et mince avec la cavité méningée intra-rachidienne. Ce pédicule s'insinuait entre le bord supérieur du sacrum et l'arc postérieur de la dernière vertèbre lombaire.

Dans d'autres cas, ce sera à travers un des orifices normaux, plus ou moins élargi, comme par exemple à travers un des trous sacrés postérieurs que se fera le passage du cordon. Peut-être même y aurait-il lieu de rattacher au spina bifida occlusa ces méningocèles que nous avons vues faire saillie à travers l'hiatus sacralis.

Le cas suivant de Kirmisson[2], bien qu'il n'ait été observé que cliniquement, doit probablement rentrer dans la catégorie des spina bifida occlusa.

OBSERVATION 133 (KIRMISSON).

Il s'agissait d'un malade de vingt-six ans, entré en 1884 dans le service de Verneuil. Ce jeune homme présentait depuis dix ans des maux perforants plantaires, aux deux pieds, avec alternatives de guérisons et de rechutes. Ne trouvant dans l'état général de ce sujet aucune particularité capable d'expliquer le mal perforant dont il est porteur, M. Kirmisson dirige son examen sur la colonne vertébrale, et trouve à la région lombaire une tumeur médiane, arrondie et aplatie, de manière à ne former qu'un relief très peu marqué à la surface du corps. Sa consistance est mollasse, elle est recouverte d'une touffe de poils très longs. La peau et le tissu cellulaire semblent épaissis à son niveau. Les apophyses épineuses des dernières lombaires sont très peu marquées. Enfin, tout à fait à la partie inférieure de la

1. PANNWITZ. — *Ueber cong. sacr. Tum.* Inaug. Diss. Berlin, 1884.
2. KIRMISSON. — *B. et M. de la Soc. de Chir.*, 1884, et *Bull. médical*, 1887, n° 55, 7 septembre.

région lombaire, sur le côté gauche, on sent une dépression assez profonde. C'est là probablement un spina bifida guéri pendant la vie intra-utérine.

Ce malade a été revu en 1891, dans le service de M. Déjérine, par Tuffier et Chipault[1]. Après de nombreuses interventions pour des récidives de ses troubles trophiques, et notamment de maux perforants, le malade a éprouvé une amélioration réelle, peut-être due au repos complet qu'il est obligé de garder.

L'observation de Virchow[2] que nous avons donnée p. 380, nous paraît être un bon exemple de spina bifida occlusa. Il y avait une tumeur cartilagineuse entre la paroi dorsale de la moelle et l'apophyse épineuse correspondante. Cette tumeur adhérait intimement d'un côté à la dure-mère, de l'autre à l'apophyse épineuse, et, d'autre part, la dure-mère adhérait à la surface de la moelle épinière. L'apophyse épineuse était formée comme de deux apophyses soudées ensemble si intimement que l'ancienne ligne de séparation était à peine visible. A la coupe de la tumeur cartilagineuse, on trouvait les noyaux cartilagineux entourés à la périphérie de tissu fibreux serré, avec de nombreux vaisseaux. Il semble qu'on lise là la description d'une lame épithélio-séreuse, dans l'épaisseur de laquelle se sera développé un néoplasme cartilagineux.

Dans la discussion sur la présentation de Joachimstall, dont nous avons déjà parlé, Virchow[3], parmi plusieurs autres faits, rapporta encore les trois suivants :

OBSERVATION 134 (VIRCHOW).

Pièce provenant d'un sujet atteint de rachitisme et de scoliose; le bassin, en outre, présentait des difformités. Sur la première vertèbre sacrée se trouvait une large ouverture ovale, en rapport avec la disparition complète de toute trace de l'apophyse épineuse: de plus, au dessous de cet orifice, la paroi postérieure du sacrum est devenue tellement plate que la cavité sacrée se trouve presque complètement

---

1. TUFFIER et CHIPAULT. — Notes clin. sur le mal perforant (*Arch. gén. de médecine*, 1891, sept.).
2. VIRCHOW. — *Path. des Tum.*, t. I, p. 514.
3. VIRCHOW. — *Berl. kl. Woch.*, 1871, p. 207.

effacée. Près du coccyx, on voit une sorte de sillon aplati, comme il est fréquent d'en rencontrer dans cette région. Mais ce qui est le plus particulièrement intéressant dans ce cas, c'est l'état de l'apophyse épineuse de la cinquième vertèbre lombaire. Elle existe bien, mais elle est comme divisée en deux-moitiés, qui forment une sorte d'arc aplati, au-dessus de l'orifice de la vertèbre sacrée. Ce fait est des plus remarquables; il montre comment les deux moitiés de l'apophyse ont pu se constituer, mais il leur a été impossible de fusionner. Cette circonstance, ajoute Virchow, est des plus intéressantes au point de vue du développement du spina bifida.

OBSERVATION 135 (VIRCHOW).

Deuxième pièce, provenant d'une jeune fille avec développement anormal des organes génitaux. A peu près au même niveau que dans la pièce précédente, il y a un orifice très petit, et à cette hauteur on constate l'absence d'une apophyse épineuse. Immédiatement au-dessus de cet orifice, on trouve l'apophyse épineuse de la première vertèbre sacrée, qui montre, elle aussi, une ligne de division. Les deux moitiés se sont fusionnées après s'être inclinées l'une vers l'autre. Au-dessous de l'orifice ci-dessus mentionné, la paroi postérieure du sacrum est aplatie, puis encore au-dessous commence l'hiatus sacro-coccygien.

OBSERVATION 136 (VIRCHOW).

Troisième pièce, provenant d'un nègre du Togoland. Toujours au même endroit que dans les pièces précédentes, il y a un orifice un peu plus vaste, des deux côtés duquel se trouvent les deux moitiés de l'apophyse épineuse de la première pièce sacrée, qui se sont déviées et n'ont pas pu se rejoindre complètement sur la ligne médiane. Au-dessus, on trouve encore une apparence de fissure médiane de l'apophyse épineuse de la cinquième vertèbre lombaire, qui d'ailleurs est bien constituée.

Dans un cas que cite Recklinghausen, à propos de l'hypertrichose lombaire (p. 292), il dit : « Dans le premier de ces faits, où les poils de la zone d'hypertrichose étaient longs de 2 ou 3 centimètres, minces et délicats, peu épais, et au nombre de cent environ, l'apophyse épineuse de la première vertèbre sacrée était fissurée et divisée en deux moitiés rapprochées et unies entre elles par du tissu fibreux en couche mince... Dans un de ces cas, on put disséquer de minces tractus fibreux, qui, rassemblés, allaient de la dure-mère à la couche fibreuse, oblitérant la fissure de l'apophyse épineuse de la première pièce sacrée.

Recklinghausen ajoute : « En somme, il n'y a qu'une différence de degré entre ces faits et certains spina bifida, entre ce que nous pourrions considérer comme une simple variété anatomique et la pièce pathologique. Aussi, à l'avenir, les anatomistes feront bien de remarquer si ces variétés dans la disposition des apophyses épineuses ne sont pas en rapport avec une exagération de la pilosité dans la région ou une disposition anormale des poils. »

Dans l'observation XXI de Muscatello, que nous avons reproduite p. 387, en même temps qu'une myélocystocèle lombosacrée, il y avait dans la région cervicale un myélocyste rétracté, avec développement vasculaire angiomateux dans l'épaisseur des méninges situées à la face dorsale de la moelle. Comme à côté de cette néoformation angiomateuse il y avait des cavités revêtues d'épithélium cylindrique, nous avons considéré la masse située en arrière du myélocyste comme la lame épithélioséreuse d'un myélocyste aréal, offrant toutes ses particularités caractéristiques. Or, à ce niveau, le canal vertébral était refermé. Muscatello dit seulement : « Les vertèbres cervicales, au nombre de 7, étaient normales ; la dure-mère, dans la région cervicale, était fixée aux arcs vertébraux et offrait une adhérence intime avec la méninge molle sous-jacente. »

Il semble bien que nous ayons là un exemple de myélocyste aréal, avec lame épithélio-séreuse postérieure, s'étant libérée de ses connexions avec la peau, et en arrière la paroi dorsale du canal vertébral s'est reconstituée, avec son aspect parfaitement normal.

Il serait facile de multiplier les exemples de ce genre. Nous venons de voir, dans les quelques cas de spina bifida occlusa que nous venons de passer en revue, la malformation médullaire concomitante revêtir les caractères que nous avons assignés au myélocyste aréal. Or, et nous reviendrons sur ce point à propos de la pathogénie, on pourrait se demander si une partie au moins des cas considérés comme constituant des syringomyélies congénitales, ne relèvent pas de la même origine et ne sont pas des spina bifida occlusa. Ce n'est pas là une idée nouvelle, et Virchow avait déjà signalé les rapports possibles entre la syringomyélie et le spina bifida.

En étudiant le spina bifida occulta, nous avons vu que la seule forme anatomique qu'on rencontrait avec le spina bifida occulta était le myélocyste aréal. Il semble qu'avec le spina bifida occlusa, on puisse trouver non seulement le myélocyste aréal, comme nous venons d'en citer plusieurs exemples, mais aussi la diastématomyélie. On pourrait, à l'appui de cette assertion, rappeler quelques-uns des faits dont nous avons eu l'occasion de parler à propos des diastématomyélioméningocèles. Je citerai notamment celui de Foa (v. p. 339) et celui de Furstner et Zachner (v. p. 340). Le cas de Miura[1] en fournirait un nouvel exemple. De la figure 20 à la figure 23, on suit le dédoublement de la moelle, complété à la figure 21, et on voit comment le myélocyste s'est transformé en diastématomyélie. Puis, à la figure 24, la diastématomyélie se transforme en myélocyste, pour ébaucher encore, à la figure 25, une nouvelle division incomplète; ensuite la moelle redevient normale. Or, le myélocyste existe au niveau de la première lombaire, et à ce niveau la dure-mère, en arrière, est très épaissie, très dure; elle adhère à l'os, comme la pie-mère lui adhère. Là, le canal central, très élargi, se continue en arrière avec un prolongement en forme de fissure large, qui sépare et repousse en dehors les deux cordons de Goll. La partie antérieure seule de cette cavité, celle qui répond à la dilatation du canal central, est tapissée d'épithélium cylindrique. Plus bas, toute la cavité sera revêtue de cet épithélium cylindrique. Puis commence le dédoublement du canal et la division de la moelle.

Ce fait, comme celui de Foa, comme celui de Furstner et Zachner, etc., pourrait nous servir, je ne dirai pas à démontrer, mais tout au moins à émettre l'hypothèse que ces cas de diastématomyélie sans fissure du canal vertébral seraient bien des cas de spina bifida occlusa.

[1] Miura (de Tokio, Japon). — Z. Gen. d. Höhlen im Rückenmark (*Arch. f. path. Anat.*, 1889, t. CXVII, n° 3, p. 435).

CHAPITRE IX

Lésions concomitantes du Spina bifida.

Multiplicité des fissures vertébrales ou des malformations médullaires. — Malformations cranio-encéphaliques. — Hydrocéphalie : *a)* congénitale; *b)* acquise, spontanée; *c)* post-opératoire. Troubles de la motilité : Paralysies. Contractures. Leur apparition congénitale ou tardive. Troubles de la sensibilité. Troubles trophiques : Ulcérations. Dystrophies cutanées. Hernie ombilicale. Fissure entérocystoabdominale.

Nous avons déjà mentionné les lésions qui peuvent accompagner chaque forme du spina bifida. Nous ne ferons ici qu'une rapide revue de ces lésions concomitantes en général.

Du côté du névraxe, j'ai déjà, à propos du spina bifida occulta, signalé la grande fréquence des *fissures multiples chez un même sujet*. Souvent, les spina bifida, qui coexistent ainsi sur la colonne vertébrale d'un seul sujet, sont de formes anatomiques différentes. Je ne reviendrai pas ici sur la coexistence du spina bifida occulta avec soit un autre spina bifida occulta, comme dans l'observation XVI de Recklinghausen, soit, plus souvent, avec une autre forme de spina bifida, une myélocystocèle ou une myélocystoméningocèle. De même, quand j'ai étudié les diastématomyélioméningocèles, j'ai fait voir que presque toujours, en même temps que la diastématomyélie, il y avait une autre forme de spina bifida en un autre point de la colonne spinale, et notamment que dans presque tous les cas, immédia-

tement au-dessus de la diastématomyélie, on trouvait une forme
un peu particulière de myélocyste.

Dans une observation de Muscatello, dont nous avons reparlé
au point de vue du spina bifida occulta, les coïncidences
étaient encore plus complexes ; en même temps qu'une diastématomyélie, il y avait un spina bifina occulta thoraco-lombaire
et un myélocyste dorsal, avec inclusion dans le canal vertébral
d'un kyste dermoïde. Dans l'observation XX du même auteur
(p. 244), il y avait en même temps qu'une myéloméningocèle
dorso-lombaire, une myélocystocèle cervico-dorsale et une encéphalocystocèle occipitale. Dans l'observation XXI (p. 250 ; cette
observation a été reproduite par nous p. 387), il y a à la fois
une myélocystocèle lombo-sacrée et un myélocyste rétracté dans
la région cervicale. Nous avons considéré ce myélocyste rétracté
comme un bon exemple de spina bifida occlusa. Il serait facile
de multiplier ces exemples. Il me semble que ceux que je viens
d'énumérer suffisent pour montrer que la coexistence de plusieurs spina bifida chez un même individu est loin de constituer
une rareté. Mais si nous voulions aller plus loin dans cette voie
et passer en revue tous les cas où, en même temps qu'un spina
bifida, on a constaté des irrégularités dans l'occlusion du canal
médullaire central ou des irrégularités dans son calibre en des
points plus ou moins éloignés du spina bifida, il nous faudrait
passer en revue presque tous les cas qui ont été publiés, et dans
lesquels la recherche de ces irrégularités a été faite avec soin.
Prenons, par exemple, une observation dans laquelle la moelle
a été examinée sur toute sa longueur, comme l'observation de
Bohnstedt. Au niveau des racines du troisième nerf cervical,
« le canal est très large et forme une fente transversale avec un
prolongement dirigé en arrière ». Puis, dans les coupes suivantes, la largeur du canal diminue et il finit même par être
oblitéré. Mais à partir du niveau des premiers nerfs sacrés
nouvelle dilatation ; le canal prend un aspect rhomboïdal. Puis
il diminue encore avant d'aboutir au myélocyste de l'extrémité
terminale. Dans l'observation de Steiner, au-dessus de la diastématomyélie, le canal central est élargi au milieu de la région

dorsale. Dans celle de Theodor, toujours au-dessus d'une diasté-matomyélie, le canal passe par des alternatives de calibre dilaté et normal. Je m'en tiendrai à ces quelques exemples, mais je crois que s'il y avait plus de cas dans lesquels l'examen de la moelle aurait été pratiqué complètement, et d'un bout à l'autre, ces faits se multiplieraient certainement.

D'ailleurs ce n'est pas seulement sur la moelle que ces malformations concomitantes peuvent se rencontrer. Il n'est pas exceptionnel de trouver chez un sujet atteint de spina bifida une malformation cranio-encéphalique, encéphalocèle, anencéphalie, acranie, etc... J'ai cité tout à l'heure un cas de ce genre rapporté par Muscatello. Si, aux cas de malformation congénitale proprement dite, on veut joindre les cas d'hydrocéphalie, la coïncidence se rencontrera souvent.

L'hydrocéphalie est en effet fréquente dans les cas de spina bifida. Elle peut être congénitale, et à la naissance on constate son existence en même temps que celle du spina bifida. Ordinairement cette hydrocéphalie congénitale ne tarde pas à s'accroître après la naissance.

Dans une deuxième série de faits, soit qu'au moment de la naissance l'hydrocéphalie n'existât pas, soit qu'elle ait pu passer inaperçue, elle ne paraît que pendant la vie, en général peu de temps après la naissance. Engstler[1] croit que si on examinait régulièrement le crâne des enfants atteints de spina bifida, même quand les mensurations ne semblent pas indiquer l'existence d'une hydrocéphalie, on trouverait un état lacunaire du crâne (Lückenschädel), qui pourrait mettre sur la voie du pronostic.

Enfin, dans une troisième série de cas, c'est après une intervention opératoire tentée pour remédier au spina bifida qu'on voit apparaître l'hydrocéphalie. Il faut noter cependant que chez les sujets appartenant aux premières catégories, et chez lesquels existe de l'hydrocéphalie au moment où on tente une intervention opératoire, cette hydrocéphalie, presque constamment, s'accroît vite après l'opération.

1. ENGSTLER. — Ueber d. Lückenschädel Neugeborener, und seine Beziehung zur S. B. (*Arch. f. Kinderheilk.*, 1905, XL).

La pathogénie de cette hydrocéphalie, congénitale ou secondaire, qu'on trouve assez fréquemment avec le spina bifida, a été fort discutée. Marchand [1] en donne l'explication suivante :

« Souvent le spina bifida s'accompagne d'hydrocéphalie soit congénitale, soit survenant peu de temps après la naissance ; cela s'explique facilement par ce fait qu'il existe dans la paroi du canal spinal un point beaucoup moins rigide, d'où une transsudation beaucoup plus considérable de liquide céphalo-rachidien par les plexus choroïdes. Qu'à la fin de la vie intra-utérine, ou au commencement de la vie extra-utérine, la paroi du sac devienne plus résistante, par suite, par exemple, des progrès accomplis par le revêtement cutané, la transsudation pourra ne pas s'arrêter, mais elle agira moins sur le sac pour le dilater que sur les ventricules cérébraux et les sutures craniennes. Il est fréquent d'observer cette manière de corrélation entre le spina bifida et l'hydrocéphalie. Si, à la naissance, le spina bifida était « aperta », et permettait une exsudation au dehors d'une quantité plus ou moins grande de liquide, et que plus tard ce même spina bifida se soit refermé, l'hydrocéphalie se développera de même. Dans un cas que j'ai eu l'occasion d'observer à Halle, après l'arrêt de la sécrétion, l'hydrocéphalie prit d'énormes proportions. Morgagni a cité un cas analogue. Par contre, si on ponctionne un kyste de spina bifida, l'hydrocéphalie diminue, et en revanche, si on exerce une pression sur le sac non ouvert, on voit se tendre les fontanelles. Je trouve très remarquable, à ce point de vue, l'observation de Genga et Lancisi, qui, chez un enfant hydrocéphale, virent au bout d'un mois se développer un spina bifida. Bien entendu, je suis convaincu que ce spina bifida existait auparavant. On ponctionna ce spina bifida, et quand on pressait sur les fontanelles, le jet jaillissait plus fort. L'enfant guérit complètement. »

« Bien souvent, dit Recklinghausen (p. 431), j'ai eu l'occasion de constater, en même temps qu'un spina bifida, la présence d'une hydrocéphalie externe, par exemple dans mes

---

1. MARCHAND. — Art. *Spina bifida*, in *Real-Encyclopädie der gesammt. Heilk.*, t. XVIII, p. 457.

observations II, XII, XIII, XVI, XVII, XX, XXIV; toutes ces observations montrent bien qu'il y a une coïncidence entre l'hydrocéphalie et le spina bifida, mais ne sont nullement la preuve que le spina bifida soit sous la dépendance de cet état hydropique, ni que cet état hydropique soit la seule cause du spina bifida. Je vois plutôt dans ces coïncidences des états connexes qui peuvent se développer en même temps, à côté l'un de l'autre. Une dilatation partielle du tube médullaire et un élargissement d'un ventricule cérébral peuvent parfaitement coexister; ces coïncidences peuvent même être multiples; il peut y avoir deux ou trois fissures du rachis ou du crâne, et ce seront des manifestations locales, pouvant dériver simultanément d'une même disposition générale, sans qu'un de ces troubles doive être considéré comme la cause efficiente de l'autre et que, par exemple, le liquide de l'hydrocéphalie ait dû couler tout le long du canal médullaire pour aller former, en un point donné, le spina bifida, comme le croyaient les anciens auteurs au temps de Morgagni. »

Muscatello[1], après Recklinghausen, a invoqué la rupture mécanique de l'équilibre entre la pression du liquide céphalo-rachidien et celle du liquide amniotique, et la transsudation plus considérable des vaisseaux dans la zone avoisinant la solution de continuité osseuse, pour expliquer la plus grande distension de la paroi moins résistante au sommet de la fissure osseuse et la formation du sac en saillie. Mais il ne croit pas que cette cause purement mécanique puisse agir sur les plexus choroïdes du cerveau et donner lieu à une transsudation permanente, surtout dans les cas où la fissure vertébrale sera très éloignée du crâne, par exemple si elle siège à la région sacrée.

Pour ce qui concerne la pathogénie de l'hydrocéphalie dans le spina bifida, Muscatello croit que l'hydrocéphalie primitive se relie à des causes ayant agi pendant la vie intra-utérine, principalement à la syphilis. Mais si l'hydrocéphalie ne se montre

1. Muscatello. — Sur le Diag. du S. B. et sur l'Hydrocéphalie post-opératoire (*Arch. f. kl. Chir.*, 1902, t. LXVIII, n° 1, p. 289).

qu'après la naissance, et surtout dans les cas où elle se main-
tient longtemps dans des limites modérées, et ne commence à
s'accroître rapidement que plus tard, il faudrait chercher un
autre mode pathogénique. En examinant les cas avec attention,
on s'aperçoit qu'il y a presque toujours une solution de continuité, congénitale ou produite après la naissance, dans la peau
recouvrant la tumeur. Le fait est frappant dans les hydrocéphalies post-opératoires. Sur les 6 cas, avec solution de
continuité de la peau, opérés par A. Broca [1], il y a eu
3 cas d'hydrocéphalie post-opératoire, 2 morts de méningite
suppurée et 1 guérison. Dans la statistique de Bayer, sur
7 cas opérés, il y a eu 3 hydrocéphalies, 3 méningites
suppurées et une guérison. Au contraire, dans les 8 cas
opérés par ces auteurs alors que la peau recouvrant le spina
bifida était intacte, il n'y a pas eu d'hydrocéphalie, sauf chez
un sujet, en qui elle existait déjà à un léger degré avant
l'opération. Malgré le peu d'extension de ces statistiques, l'étude
de ces faits conduit Muscatello à regarder l'hydrocéphalie secondaire et l'hydrocéphalie post-opératoire comme très vraisemblablement due à une infection pyogène. « Je crois, dit-il, qu'une
solution de continuité de la peau, soit primitive comme dans la
myéloméningocèle, soit secondaire, opératoire, comme dans
la méningocèle ou la myélocystocèle, se faisant au niveau de
la paroi kystique, donnera lieu à un processus inflammatoire
localisé. Ce processus, s'il n'amène pas par son extension aux
méninges une méningite suppurée, comme cela arrive fréquemment après les opérations, pourra néanmoins donner lieu
à une méningite séreuse diffuse, à marche lente, chronique,
peut-être due à l'action des toxines, et qui serait la cause de
l'hydrocéphalie. Cette méningite séreuse qui se constitue par
suite de la localisation sur la paroi d'un spina bifida d'une suppuration localisée, est analogue à la méningite séreuse aiguë,
suraiguë ou chronique, d'abord décrite par Lévi, puis par
Macewen, Bönninghaus et d'autres, à la suite des suppurations

1. Aug. BROCA. — *Ass. franç. de Chir.*, 1894, VIII, p. 604.

chroniques de l'oreille moyenne ou du rocher. Quand cette méningite prend la forme aiguë, elle tue les malades en produisant un œdème aigu des méninges. Quand elle est chronique, surtout chez les enfants, elle amène la constitution d'une hydrocéphalie interne (Macewen). Ces formes de méningites séreuses sont, toujours d'après Muscatello, comparables à certaines autres inflammations séreuses, comme la pleurésie séreuse, qui accompagne souvent les lésions tuberculeuses des côtes, ou l'hydarthrose du genou qui suit l'ostéomyélite de l'épiphyse ou même de la diaphyse du fémur. Muscatello tire ensuite de ces faits des conclusions intéressantes sur les indications opératoires dans le spina bifida.

Bockenheimer[1] dit seulement : « Une circonstance très grave est l'apparition d'une hydrocéphalie à la suite de l'opération ; elle est due, sans nul doute, à l'augmentation de pression s'exerçant sur le cerveau par suite de la réduction. Dans ces cas, le pronostic est désespéré. » C'est, en somme, la théorie de Marchand que nous retrouvons.

J'ai tenu à donner ici les principales opinions émises par les auteurs sur la nature et l'origine de l'hydrocéphalie. Je crois, avec Muscatello, qu'on peut diviser les cas d'hydrocéphalie compliquant le spina bifida en deux catégories : 1° l'hydrocéphalie congénitale, et par là j'entends aussi bien l'hydrocéphalie complètement développée au moment de la naissance, que celle qui, rudimentaire à la naissance, ne prendra son entier développement que plus tard, et 2° l'hydrocéphalie acquise. Cette dernière ne se montre guère, spontanément, comme l'a très bien fait ressortir Muscatello, que dans les spina bifida aperta, c'est-à-dire dans les myéloméningocèles. C'est surtout à la suite des interventions opératoires qu'on la voit se produire dans les myélocystocèles. Je serais assez disposé à accepter la théorie de Muscatello pour cette deuxième forme. On pourrait cependant lui faire une objection assez sérieuse. Muscatello semble croire que le canal vertébral ou le canal médullaire sont des terrains de

<hr>

1. BOCKENHEIMER. — *Arch. f. kl. Chir.*, 1902, LXV, n° 3, p. 744.

prédilection pour le développement des infections pyogènes. Et il faudrait qu'il en fût ainsi pour expliquer l'énorme proportion d'accidents relatés par les chirurgiens les plus soigneux, les plus aseptiques. Mais, au contraire, pour certains auteurs, d'après des recherches entreprises assez récemment en Italie, il serait loin d'en être ainsi. Bernabeo[1] a étudié la localisation dans le cerveau des diverses bactéries pyogènes, comme le streptocoque de l'érysipèle, le staphylococcus pyogenes aureus, le pneumococcus de Fraenkel, le bacterium coli, le bacille d'Eberth, etc... Il a fait des inoculations de ces diverses bactéries dans la veine marginale de l'oreille, chez le lapin, et a obtenu des infections généralisées, mais jamais de localisations cérébrales. Il s'est convaincu que pour avoir une localisation cérébrale, il fallait ou lier les deux carotides, ou toutes les veines antérieures du cou, ou provoquer d'avance une forte irritation méningée, par exemple en faisant une injection d'ammoniaque, ou en pratiquant, toujours à l'avance, la contusion, la succussion, la compression. Et encore, si ces procédés ont réussi pour le bacterium coli, le bacille d'Eberth ou le pneumocoque, ils n'ont donné aucun résultat pas plus pour le streptocoque que pour le staphylocoque.

Jemma[2] admet une action bactéricide du liquide céphalo-rachidien comparable à l'action bactéricide du liquide sanguin.

Concetti[3], professeur de clinique infantile à l'Université de Rome, a fait part au 12ᵉ Congrès international de médecine, tenu à Moscou en 1898, de ses recherches sur le liquide hydrocéphalien, et l'action de ce liquide sur les bactéries pathogènes. « Il est certain, dit-il, que parmi toutes les séreuses qui recouvrent les organes, celle qui protège le système nerveux central est la moins disposée à se laisser envahir par les bactéries pathogènes. Dans le premier âge, où la disposition pour les manifestations méningitiques est si marquée, on peut s'étonner de voir

---

1. BERNABEO. — *Annali di igieni sperimentale* diretti dal Pr. Angelo Celli, 1896, fasc. III, p. 351.

2. JEMMA. — *Lavori del VII° Congresso di med. int.*, Roma, 1896, 21 oct., 61.

3. CONCETTI. — *Arch. f. Kinderheilk.*, 1898, XXIV, p. 161.

combien sont rares les méningites microbiennes aiguës, malgré la fréquence des infections microbiennes généralisées dans le jeune âge. La part que prend le système nerveux central à ces infections, sous la forme de délire, coma, convulsions, etc., est due, non pas à une localisation des microorganismes, mais à l'action des toxines. Nous le savons aussi bien par les autopsies que par les ponctions lombaires. Il n'en est pas moins vrai que l'inoculation expérimentale des bactéries réussit généralement. Mais les conditions sont ici bien différentes ; il y a un traumatisme, qui favorise la localisation, puis les microorganismes sont amenés d'un seul coup en nombre beaucoup plus grand que n'en donne jamais la voie sanguine. »

Nous pouvons ici noter un premier point, c'est que le traumatisme expérimental favorise la localisation des bactéries. Il serait donc possible que le traumatisme opératoire eût le même résultat. Ensuite, les expériences de Concetti nous montrent que le liquide céphalo-rachidien, ou pour parler plus exactement le liquide de l'hydrocéphalie, ralentit le développement des bactéries pyogènes, et atténue même dans une mesure assez notable leur virulence[1]. Ce fait pourrait peut-être expliquer dans certains cas l'action atténuée des bactéries pyogènes, qui, au lieu de produire une méningite suppurée, donneraient une méningite séreuse, subaiguë, d'où l'hydrocéphalie.

Mais si cette théorie est applicable aux cas d'hydrocéphalie post-opératoire, ou dans les cas apparaissant après la naissance avec une myéloméningocèle, elle ne l'est pas aux cas non moins nombreux d'hydrocéphalie congénitale. Ici, Muscatello fait intervenir la syphilis congénitale. Cette cause ne me paraît pas devoir être seule mise en jeu. Et quand nous étudierons la pathogénie du spina bifida en général, nous trouverons peut-être, dans l'évolution et l'embryogénie du spina bifida, le processus dont l'extension à l'extrémité antérieure du névraxe embryonnaire pourra rendre compte de la simultanéité du spina bifida et de l'hydrocéphalie. Sur ce point, je me rallierai donc à l'idée

---

1. SORGENTE (*Pediatria*, avril 1905, p. 267) attribue certains cas d'hydrocéphalie à une infection atténuée par le diplocoque de Weichselbaum.

de Recklinghausen : « Il n'y a là qu'une coïncidence de manifestations locales, pouvant dériver d'une même disposition générale, sans qu'un de ces troubles doive être considéré comme la cause efficiente de l'autre. »

Si maintenant, restant dans le domaine du système nerveux, nous voulons examiner les lésions concomitantes du spina bifida qui peuvent être sous la dépendance du système nerveux périphérique, nous trouverons des troubles de la motilité, des troubles de la sensibilité et des troubles trophiques.

Les *troubles de la motilité* peuvent être constitués par des paralysies ou des contractures musculaires. Les troubles paralytiques peuvent aller de la paraplégie complète des deux membres inférieurs, avec paralysie de la vessie et du rectum, jusqu'à la paralysie isolée d'un groupe déterminé de muscles, voire même d'un muscle seulement. Nous avons vu, dans l'observation de Volcker, la paralysie limitée aux muscles péroniers d'un seul côté. La paralysie des sphincters vésical et anal peut exister avec des paralysies très limitées, ou même nulles dans les membranes inférieures.

Grosse et Thouveny[1] ont signalé chez un enfant opéré dans le service de Porak, mais sans que pendant l'opération on eût vu un seul filet nerveux, un affaissement du plancher périnéal, un prolapsus total du périnée, avec incontinence du sphincter anal et intégrité du sphincter vésical. Ils attribuent ce prolapsus périnéal à la lésion de filets nerveux provenant du plexus lombo-sacré. Il y eut en même temps de l'hydrocéphalie et de la raideur des membres inférieurs. Harssen[2] avait déjà signalé le prolapsus utérin comme complication du spina bifida. Walterhöfer donne, dans sa dissertation inaugurale récente[3], l'observation d'un enfant atteint de myéloméningocèle lombo-sacrée et de prolapsus à la fois de l'utérus et de l'anus.

La paralysie musculaire est fréquemment congénitale; elle peut aussi apparaître après la naissance. Je ne reviendrai pas ici

1. Grosse et Thouveny. — *Rev. d'orthop.*, 1905, VI, p. 65.
2. Hanssen. — *Münch. med. Wochensch.*, 1897, XLIV, p. 1030.
3. Walterhöfer. — *Inaug. Diss. München*, 1905.

sur l'étude des lésions ou des modifications pouvant atteindre
soit la moelle, soit les racines, et causer ces paralysies; cette
étude a été faite complètement avec celle de chaque forme anatomique du spina bifida. Ces paralysies peuvent entraîner des
déviations dans certains segments de membres dont normalement la rectitude et la situation normale sont maintenues par
la tonicité se contrebalançant des muscles antagonistes. On se
rappelle que Lücke a attribué les luxations congénitales de la
hanche qui se rencontrent en même temps que le spina bifida, à
la paralysie ou simplement à la parésie des muscles fessiers. La
même raison peut être donnée pour le pied bot paralytique, qui
coïncide si fréquemment avec le spina bifida.

Comparant les cas où il y a une paraplégie complète et ceux
où il n'y a qu'un pied bot paralytique, Rohmer [1] se demande
d'où vient cette différence. « La réponse doit être celle-ci : tout
dépend des racines nerveuses intéressées, et ce qui tend à le
prouver, c'est que le pied bot est varus ou varus équin quand la
tumeur siège à la partie supérieure du sacrum, et qu'il est talus
ou talus valgus quand la tumeur descend jusqu'en bas du
sacrum. Le spina bifida, siégeant beaucoup plus souvent à la
région lombo-sacrée qu'à la partie inférieure du sacrum, nous
explique pourquoi le pied bot varus équin est plus fréquent que
le talus. »

Bien que l'explication de Rohmer ait une allure un peu trop
schématique, elle n'en est pas moins d'accord avec la majorité
des faits.

Au bout d'un certain temps, les muscles intéressés, comme
le fait remarquer Delefosse [2], subissent l'atrophie et la dégénérescence granulo-graisseuse. Après la naissance, et surtout si
le sujet arrive à marcher, le pied bot subit les altérations
secondaires usuelles, et sur lesquelles je ne crois pas avoir à
m'étendre ici.

1. ROHMER. — Art. *Hydrorachis*, in *Dict. Encycl. d. Sciences méd.*, t. XIV,
série 4, p. 669. Paris, 1888.
2. DELEFOSSE. — *Étude sur les lésions concomitantes du spina bifida.* Thèse
de Paris, 1874, n° 348.

Dans d'autres cas, les troubles de la motilité se manifestent
sous la forme de contractures musculaires. Les contractures surviennent souvent pendant la vie. Delefosse cite le cas d'un enfant
de sept ans, porteur depuis sa naissance d'un spina bifida lombaire, qui eut des convulsions et, à partir de ce moment, vit ses
deux pieds successivement se dévier en varus équin. Rohmer
croit que, dans ces cas, une influence extérieure, un coup, une
chute, ont pu déterminer une inflammation locale, une méningite
restreinte au sac et à son voisinage immédiat, d'où une hyperplasie du tissu conjonctif méningé ou extra-méningé qui enserre
les racines ou l'origine des nerfs, et l'extension aux filets nerveux
du processus hyperplasique, c'est-à-dire formation d'une névrite
interstitielle. « On voit souvent, ajoute Rohmer, les accidents du
côté des membres inférieurs survenir immédiatement après des
accidents notés du côté de la tumeur rachidienne. »

Nous avons vu que dans le spina bifida, et particulièrement
dans le spina bifida occulta, ces accidents, mais surtout des
troubles paralytiques, pouvaient survenir assez tard pendant la
vie, notamment au moment de la puberté, à l'époque où le
corps atteint son maximum de croissance. Pour Katzenstein [1],
ces troubles de la motilité, comme d'ailleurs aussi les troubles
de la sensibilité et les troubles trophiques, peuvent être divisés
en congénitaux, du jeune âge et de la puberté. « Les troubles
congénitaux sont dus à l'insuffisance du développement de
l'ébauche médullaire, par exemple, dans les cas où du tissu néoplasique, pénétrant dans la moelle avant la fermeture du tube
médullaire, se développe à la place du tissu médullaire.

Les troubles plus tardifs, ceux du jeune âge comme ceux de
la puberté, se développent lentement. Il faut donc admettre
qu'ils sont sous la dépendance d'une cause agissant d'une
manière persistante et durable. Deux hypothèses peuvent se
présenter ici :

1° Dans le spina bifida occulta, la membrane qui ferme le
canal et s'étend d'un bord à l'autre de la fissure vertébrale cons-

---

[1] KATZENSTEIN. — *Arch. f. kl. Chir.*, 1901, t. LXIV, n° 3, p. 646.

titue, au lieu de la fermeture normale de la paroi postérieure, arrondie, du sacrum, une fermeture plane, directe. Le calibre de cavité sacrée se trouve ainsi modifié, et les conditions dans lesquelles la moelle se trouve, sont par là modifiées, ce qui, à la longue, peut amener des lésions irréparables, une véritable dégénération de la moelle.

2° « Pour les troubles lents qui vont en s'aggravant à un âge plus tardif, entre neuf et dix-sept ans, nous devons admettre une autre cause agissant d'une manière permanente, et cette cause, comme nous l'avons vu plus haut, n'est autre que le cordon unissant la moelle à la peau... Dans les cas de Brunner, de Fischer, de Recklinghausen, de Bohnstedt, de Jones, etc.... c'est toujours au moment de la grande croissance qu'ont apparu les troubles secondaires ; de plus, dans notre cas comme dans celui de Brunner, c'est à l'occasion de quelque traumatisme extérieur, que les troubles secondaires ont fait leur apparition... C'est à la traction exercée sur la moelle par le cordon en question qu'est due l'apparition de ces troubles. La moelle peut dans ces cas rester longtemps normale, ce qui explique les bons résultats donnés par l'intervention opératoire dans les cas assez rares où elle a été tentée. Mais à la longue, même dans ce cas, la moelle peut subir des altérations. »

Les *troubles de la sensibilité* sont beaucoup moins importants que les troubles moteurs. Ils consistent en anesthésies ou en analgésies généralement combinées et étendues sur une zone plus ou moins vaste. Nous avons vu dans le cas de Volcker une hémianesthésie totale, qui dut être plus tard rapportée à l'hystérie. Ces confusions devront être évitées avec soin. Mais les troubles de la sensibilité appartiendraient plutôt au domaine de la séméiologie, et nous n'aurions pas à les mentionner ici, s'ils ne se rencontraient presque constamment en même temps que les troubles trophiques. Notons aussi que sous l'influence des accidents inflammatoires dont nous avons parlé tout à l'heure, il peut se produire des accidents douloureux, névralgiques, un peu comme dans le mal de Pott, névralgies symptomatiques, anesthésie douloureuse, etc...

Les *troubles trophiques* ont une très grande importance parmi les lésions concomitantes du spina bifida. « L'observation clinique, dit Rohmer, et la physiologie expérimentale nous démontrent, et c'est ce que Brown-Séquard et Charcot ont mis en évidence, que les lésions de la moelle et des nerfs produisent des effets très différents suivant qu'elles sont accompagnées ou non d'inflammation; celle-ci existant, on voit se développer avec une rapidité incroyable des ulcérations, des gangrènes, des nécroses, en des points qui sont tous dans le département des nerfs enflammés; si elle fait défaut, les altérations sont lentes à se produire et n'ont le plus souvent aucun caractère inflammatoire. Dans ce dernier cas, on observera les *lésions passives* de Charcot. Ce sont des lésions analogues à celle qu'on observe après la section complète des nerfs. Chez les animaux en expérience, les troubles trophiques plus rapides ne se montrent que parce que l'animal est devenu incapable de soustraire à l'action des influences extérieures le membre privé de sensibilité et de mouvement, par suite, par exemple, de la section du sciatique. Dans les observations de spina bifida, de même, les ulcérations ne surviennent qu'aux endroits qui portent sur le sol, qui sont exposés à des frottements ou ont reçu un choc, ou bien encore, c'est le contact continuel de l'urine qui détermine des ulcérations sur des parties dont la vitalité est affaiblie. Ajoutons que ces ulcérations récidivent avec la plus grande facilité; que, de plus, elles se développent toujours dans les parties anesthésiées et en rapport avec la distribution des nerfs dont l'origine correspond au siège du spina bifida. Ainsi, lorsque les racines du sciatique sont altérées, c'est à des ulcères perforants du pied qu'on peut avoir affaire, ainsi que l'ont démontré Duplay et Morat, et que Delefosse, et Kirmisson en dernier lieu, en citent des exemples.

En somme, parmi les troubles trophiques consécutifs au spina bifida, nous pourrons trouver le plus souvent des *troubles passifs*, à marche chronique, à allure lente, sans explosion inflammatoire. Je citerai, par exemple, du côté de la peau, le « glossy skin », certaines formes d'éléphantiasis tantôt limité au niveau de la tumeur ou loin d'elle, tantôt plus ou moins généralisé.

Dans l'observation de Bechthold, nous avons vu que la peau qui recouvrait la tumeur était hypertrophiée, épaissie, comme éléphantiasique. Le fait avait déjà été observé par Muscatello, qui croit que cet état éléphantiasique de la peau peut se rencontrer dans les cas de spina bifida occulta compliqués de tumeur. Spietschka[1] a décrit un cas analogue.

OBSERVATION 137 (SPIETSCHKA).

Spina bifida avec interposition d'un lipome peu volumineux entre la fissure vertébrale et la peau. La peau, soulevée par le lipome, était légèrement hypertrichosique; en outre, elle était très épaissie avec des plis, des dépressions et des rides, enfin elle était fortement pigmentée. Elle avait en un mot l'aspect d'une peau éléphantiasique. Les fonctions de la moelle étaient à peu près normales.

Spietschka attribue cet état à des lésions mécaniques répétées de la peau, telles que compression, etc.

Dans l'observation de Volcker[2], que nous avons déjà citée, il y avait de l'éléphantiasis de la jambe gauche. Il y avait en même temps absence des réflexes rotuliens à gauche et exagération de ces réflexes à droite, et aussi de l'hémianesthésie complète du côté gauche, qui, au bout de quelque temps, se limita à un anneau d'anesthésie occupant une hauteur de 25 centimètres sur la cuisse gauche.

Dans un fait de Reynolds Wilson[3], l'éléphantiasis était généralisé.

OBSERVATION 138 (Reynolds Wilson).

Mère alcoolique, avec tendance à l'hydramnios. Accouchement normal; enfant du sexe féminin pesant 8 livres et demie, avec une tête

---

1. SPIETSCHKA. — Ueber eine eigenartige Hautveränderung b. S. B. (*Prager. med. Woch.*, 1894, n°° 10 et 11).

2. VOLCKER. — *Münch. med. Wochensch.*, 1903, t. II, p. 1802.

3. Reynolds WILSON. — Cong. malf. due to a thickening of the integument, complicating S B in the new-born. (*Am. Journ. of obst.*, 1896, XXXIII, Jan., n° 1, p. 9.)

de dimensions normales, mais une fontanelle surnuméraire de la région pariétale gauche. Spina bifida de la région lombaire inférieure, gros comme une petite orange, avec une area d'aspect granuleux.

La peau et le tissu cellulaire sous-cutané offrent un épaississement marqué, surtout aux joues, dont la saillie est telle que l'enfant ne peut ouvrir les yeux. Cette peau est rouge par plaques et recouverte d'un duvet dense. Le quatrième jour, l'épaisseur de la peau avait diminué, mais la rigidité première persistait. L'enfant semblait avoir du prurit généralisé. Le cinquième jour hémorragie gastro-intestinale et mort. La rigidité cadavérique fut complète presque aussitôt. après la mort. A l'autopsie, outre de nombreuses ecchymoses sur le péritoine et la muqueuse digestive, on trouve le thymus et le corps thyroïde volumineux. Le péricrâne était épaissi; il y avait de l'œdème sous-arachnoïdien et à peu près une once de liquide dans chaque ventricule latéral. Le spina bifida était une myéloméningocèle avec fissure de la cinquième lombaire et de la première sacrée.

Du côté de la peau, on put reconnaître au microscope que son épaississement était dû surtout à une accumulation de cellules adipeuses dans le tissu sous-cutané. De plus, il y avait un développement exagéré des fibres musculaires lisses du derme, qui formaient une couche s'étendant jusque dans le tissu cellulaire sous-cutané. Cette couche représentait une exagération des muscles *erectores pilorum*. Plus près de la superficie du derme, les fibres connectives étaient œdématiées. En même temps que cet œdème, il y avait de l'ectasie lymphatique, comme dans la plupart des cas de développement anormal de la peau. Les follicules pileux, quoique en nombre exagéré, les glandes sébacées et sudoripares avaient leurs caractères normaux. Mais le fait le plus important à noter était l'absence de papilles, fait probablement en rapport avec un retard du développement, et aussi le petit volume des vaisseaux par rapport aux autres éléments cutanés.

L'auteur fait remarquer que dans ce cas il y avait à la fois hyperplasie de certains éléments de la peau (tissu connectif, tissu musculaire) et métaplasie du tissu embryonnaire, se manifestant par la production exagérée de tissu adipeux dans la couche sous-cutanée. Or, il est à remarquer que tous ces tissus hyperplasiés sont d'origine mésoblastique.

Signalons encore des troubles distrophiques des ongles, et rappelons que ces ulcérations à marche lente et torpide, qui se pro-

duisent dans la grande majorité des cas aux points servant
d'appui au corps, par exemple, à la plante des pieds, au niveau
soit du talon, soit des têtes de métatarsiens, surtout du premier
ou du cinquième, peuvent aussi se trouver aux ischions. J'ai
dans mon service, à l'hôpital Saint-André de Bordeaux, salle 2,
une femme âgée de cinquante-quatre ans (je cite l'âge de cette
femme, qui a atteint un des âges les plus avancés qu'on ait signalés chez un sujet porteur d'un spina bifida ; cette femme est
mariée et a eu plusieurs enfants), qui a un spina bifida cystica
sacro-lombaire et, depuis plus de trente ans, deux ulcérations au
niveau des ischions; la marche indolente, torpide, de ces ulcérations ne l'a jamais empêchée de travailler et de gagner sa vie.
Je reparlerai de ce cas à propos de la séméiologie.

Ces ulcérations peuvent à la longue gagner en profondeur et
aller jusqu'aux os sous-jacents, qui se trouvent mis à nu, et
peuvent se nécroser secondairement. D'ailleurs, il n'est pas
rare de voir, même avec des troubles trophiques purement
passifs, des phénomènes de carie ou de nécrose, indépendants
d'une ulcération cutanée. On voit ainsi s'éliminer des portions
osseuses plus ou moins étendues. L'aspect général de ces ulcérations, avec leurs complications profondes ostéo-articulaires et
la zone d'anesthésie qui les entoure, sans compter les troubles
trophiques épidermiques qui peuvent aussi se manifester, rappelle souvent celui du mal perforant proprement dit.

L'anatomie pathologique ne nous donne pas de renseignements très nets sur la pathogénie de ces ulcérations. Voici, par
exemple, l'examen fait par Recklinghausen, dans son observation n° 1, de la jambe portant des ulcérations, après l'amputation de cuisse dont le malade devait mourir.

OBSERVATION 139 (RECKLINGHAUSEN, 1, suite).

L'étude des nerfs de la jambe amputée ne fit reconnaître aucune
altération. Les faisceaux nerveux paraissent normaux et se laissent
suivre jusque dans les nerfs digitaux. Les artères de la jambe sont
fortement contractées, mais dans les plus petites branches artérielles
disséquées, aux alentours de l'ulcération, on ne trouve aucun throm-

bus. Les os du pied offrent les modifications de forme habituelles dans le pied bot... Au microscope, on reconnut que dans les nerfs du pied, les fibres nerveuses étaient parfaitement normales. Dans les artères, même celles du plus petit calibre, on trouvait une hypertrophie de la tunique musculaire. Cette hypertrophie de la tunique musculaire manquait dans les parties avoisinant l'ulcération. Le tissu cellulaire autour des artères, comme aussi autour des veines, était épais, infiltré de jeunes cellules, qui effaçaient presque la lumière du vaisseau. Cette infiltration cellulaire s'étendait assez loin, presque jusqu'à la peau. L'ulcération était bien la conséquence de l'anesthésie, ajoute Recklinghausen, de cette anesthésie qui, même pendant le séjour du malade à la Clinique, avait augmenté. L'irritation due à l'ulcération avait amené une légère inflammation et causé les troubles vasculaires que nous venons de signaler.

Il n'y a rien à ajouter à cette description, qui est absolument typique et qui montre l'absence d'altération dans les nerfs aussi bien que dans les vaisseaux. Cependant, dans le cas de Fischer, Recklinghausen avait trouvé, du côté des artères, de l'hypertrophie assez marquée de la tunique musculaire, de l'endartérite et de la trombose obturante, notamment sur l'artère plantaire ; mais du côté des nerfs il n'existait absolument aucune modification.

D'après les recherches de Klebs, que rapporte Bohnstedt (p. 50, *loc. cit.*) le processus primitif dans la constitution des ulcères consiste en la production d'un tissu de granulation qui se poursuit le long des voies vasculaires. Le tissu dermique est en voie de prolifération, et les filets nerveux qu'il contient sont dégénérés. La myéline est détruite, et le cylindre-axe n'est plus reconnaissable. Il se fait une névrite interstitielle hyperplasique, avec destruction des anciennes fibres à myéline et production de fibres nouvelles, dépourvues de myéline.

Cette description ne paraît guère concorder avec celle de Recklinghausen. Peut-être, du moins pour la névrite interstitielle hyperplasique, pourrait-on expliquer cette différence en les rapportant aux deux formes de Charcot. Tandis que dans la forme passive les fibres nerveuses et, d'une façon plus générale, les filets nerveux resteraient intacts, dans la forme inflammatoire on pourrait rencontrer cette névrite interstitielle hyperplasique.

En dehors des troubles trophiques que nous venons de signaler, on pourrait encore voir des ralentissements dans la croissance des os; dans l'observation de Volcker, une des jambes mesurait 2 à 3 centimètres de moins que la jambe opposée. Des arthropathies silencieuses pourraient également se rencontrer.

Au contraire, dans le cas de lésions intra-rachidiennes inflammatoires, on voit se développer très rapidement des ulcérations ne siégeant pas seulement au niveau des points d'appui, mais dans tout le territoire des nerfs dont les racines sont intéressées, des plaques plus ou moins étendues de sphacèle, des nécroses, etc.

En dehors du système nerveux, on peut trouver du côté du rachis des malformations assez fréquentes, coïncidant avec un spina bifida. Bien entendu, je ne parle pas ici de la fissure des arcs postérieurs, qui est partie constituante du spina bifida. Mais nous avons signalé déjà les autres modifications assez nombreuses dont la colonne vertébrale peut être le siège. Nous avons vu ses courbures anormales, scoliose, cyphose ou lordose; nous avons décrit également les altérations des corps vertébraux, altérations portant sur le nombre des corps vertébraux, sur leur forme, voire même sur leur structure. Nous n'y reviendrons pas ici.

On trouve encore, en même temps que le spina bifida, et assez fréquemment, certaines malformations, particulièrement sur le tronc. Je signalerai d'abord les hernies ombilicales, les hernies funiculaires, surtout fréquentes dans les myéloméningocèles, et la fissure entérocystoabdominale, assez fréquente, puisque Recklinghausen l'a vue 9 fois sur 11 cas, tous de myélocystocèle. Recklinghausen croyait même que cette fissure était une complication presque constante dans la myélocystocèle. De multiples observations faites depuis son travail ont fait voir que cette fréquence était beaucoup moins grande, et qu'il y avait des cas très nombreux de myélocystocèle sans cette fissure entérocystoabdominale. Nous avons donné une description de cette

fissure p. 137. Les enfants qui naissent avec cette complication ne sont guère viables. Chez ceux qui, atteints de myélocystocèle, naissent viables et vivent, on constate plus fréquemment
du diastasis des muscles droits de l'abdomen, ou la paralysie
unilatérale des muscles de la paroi antérieure abdominale.

Toutes les autres complications qu'on pourrait rencontrer
avec le spina bifida, telles que les pigmentations, les télangiectasies cutanées ou profondes, les néoplasies ou les hyperplasies
voisines du siège du spina bifida, ont été décrites en étudiant les
différentes formes anatomiques du spina bifida. Quant aux troubles qui peuvent se produire dans l'évolution même de la malformation, leur étude se fera mieux avec celle des formes cliniques
et de l'évolution du spina bifida.

CHAPITRE X

Spina bifida antérieur.

Fissure des corps vertébraux. Elle coexiste généralement avec une fissure des arcs postérieurs et une diastématomyélie.

Siège du spina bifida antérieur.

Spina bifida antérieur sacré; ses caractères particuliers.

Cas de hernie d'une anse intestinale à travers la fissure. Cas de Morel et Gross : une exstrophie de la muqueuse digestive obture la fissure vertébrale.

Méningocèle antérieure. Passage à travers la fissure d'un pédicule partant de la couche méningée et se perdant dans le tissu rétropéritonéal.

Observation personnelle de spina bifida antérieur, avec fissure postérieure, diastématomyélie, et interposition entre les deux moitiés médullaires d'une tumeur mésoblastique, envoyant à travers la fissure antérieure un prolongement jusque dans le tissu prérachidien. Division de la corde dorsale.

On dit qu'il y a *spina bifida antérieur* lorsqu'une fissure antérieure divise les corps vertébraux en deux parties latérales qui peuvent être accolées ou séparées par un espace plus ou moins considérable.

Presque toujours, en même temps que la division des corps vertébraux, c'est-à-dire que la fissure antérieure, existe une fissure postérieure, ou tout au moins la trace d'une fissure postérieure.

Les faits de spina bifida antérieur sont relativement rares. Ruysch en contestait complètement la possibilité. Cependant, depuis Tulpius, quelques auteurs en ont relaté des observations, que les écrivains suivants ont reproduites sans toujours soumettre les assertions de leurs devanciers à une critique bien sévère. Fleischmann[1] admet trois principales variétés dans le développement anormal des vertèbres : 1° *la division de toute la vertèbre, même de son corps;* 2° l'absence d'une partie plus ou moins grande de ses arcs latéraux; 3° le défaut d'union des arcs d'ailleurs bien développés. La première variété correspond à ce que nous avons appelé spina bifida antérieur. De même Meckel[2], Mœckel[3], Ollivier[4], Natorp[5] ont reconnu la validité des observations ayant trait à un spina bifida antérieur. Mais, ainsi que le fait observer Marchand, quand on se donne la peine de remonter aux sources, beaucoup de ces cas paraissent bien incertains.

On a attribué à Tulpius, qui, le premier, donna au spina bifida le nom que nous lui avons conservé, la première observation de fissure portant sur les corps vertébraux[6]. Nous l'avons résumée plus haut. Le seul détail qui ferait croire à l'existence d'un spina bifida antérieur serait la présence du péritoine au fond de la fissure vertébrale. Mais, d'une part, au point de vue anatomique, on ne voit pas comment le péritoine pourrait, justement sur la ligne médiane, se trouver, dans la région lombaire, au fond d'une fissure portant sur les corps vertébraux. Ensuite, ces nerfs, qui s'épanouissent sur la membrane en question, ne font guère reconnaître que ce fût là le péritoine. Il est probable que Tulpius a eu affaire à une myélocystoméningocèle, et qu'ayant ouvert la méningocèle et vu au-dessous la paroi du myélocyste, il a cru que c'était le péritoine. Peut-être, aussi, a-t-il trouvé seulement une myéloméningocèle.

En 1681, Wepfer[7] donne à l'Académie des Curieux de la Nature l'observation d'une fille née sans cerveau et avec une fissure totale du rachis, à travers laquelle on pouvait apercevoir

1. FLEISCHMANN. — *De vitiis conj.* Erlang., 1810.
2. MECKEL. — *Hdb. d. pathol. Anat.,* t. II.
3. MŒCKEL. — *De Hydrorachitide,* Inaug. Diss. Lipsiæ, 1822.
4. OLLIVIER. — *Dict. de Méd.,* 1837, t. XVI, p. 42.
5. NATORP. — Inaug. Diss. Berlin, 1838.
6. TULPIUS. — *Obs. med.,* t. III, cap. XXX, 1641 (v. p. 8 et 208).
7. WEPFER. — De puella sine cerebro nata. (*Miscell. Acad. Nat. Curios.,* III, obs. 129. Lipsiæ, 1681).

les reins et les autres organes abdominaux. Mais Wepfer n'a pas observé personnellement ce fait; c'est le pasteur d'un village qui, en 1661, fut appelé à baptiser en toute hâte l'enfant né sans tête, et qui lui a relaté brièvement ce fait.

On cite souvent une observation de Budgen[1]; il suffit de la relire pour s'assurer qu'il ne s'agit nullement d'une fissure des corps vertébraux. Une jeune fille arrivée à sa dix-huitième année, portait depuis sa naissance, dans la région lombaire, une tumeur qui s'était accrue régulièrement jusqu'à atteindre les dimensions d'une vessie de vache. A la suite d'un traumatisme assez léger, cette tumeur se rompit et laissa échapper une certaine quantité de liquide clair, « semblable à de l'urine ». La malade mourut trois jours après. Budgen, sans d'ailleurs faire l'autopsie complète, put examiner le cadavre. Il trouva que le sac rompu avait tous les caractères de la vessie. En outre, il vit au fond de cette vessie un orifice, ouvert à travers les vertèbres; il put mettre le doigt dans cet orifice, et constata qu'il était en communication profonde avec la cavité abdominale. Il en conclut que c'était bien une hernie de la vessie à travers la colonne vertébrale qu'il avait observée. Mais il est bien évident que Budgen s'est trompé, et que jamais la vessie n'a fait issue à travers la fissure complète de la colonne vertébrale. Cette erreur a d'ailleurs été commise fréquemment, et nous avons eu l'occasion d'en donner des exemples.

Dans la dissertation inaugurale d'Orth[2], inspirée par Salzmann, à qui certaines bibliographies l'attribuent, on trouve trois observations de fissure antérieure. L'une d'elles, due à Muys, n'est pas beaucoup plus probante que les précédentes. Il s'agit d'une tumeur liquide de la région lombaire, qui devait communiquer avec la cavité abdominale, puisque après la mort tout le liquide passa dans l'abdomen, qui gonfla. Les deux autres cas d'Orth sont moins sujets à controverse. Dans le pre-

---

1. BUDGEN. — Déplacement de la vessie à travers une fissure des vertèbres inférieures (*Philos. Trans.*, 1728, n° 410).

2. ORTH. — Diss. de quibusdam tum. tunic. externis. Argentorati, 1719, in *Disp. Chir. Halleri*, V, 409.

mier, il dit avoir vu une fissure dans le corps de la troisième vertèbre lombaire; à travers cette fissure passait un vaisseau lymphatique, qui apportait à la tumeur sa matière séreuse. Nous verrons que ce prolongement de la tumeur à travers la fissure n'est pas une simple vue de l'esprit. Dans le deuxième cas, vu par Orth avec Camerarius, un enfant offrait un spina bifida dont la tumeur atteignait les dimensions du poing. En outre, il y avait dans le corps vertébral correspondant une ouverture suffisante pour permettre le passage d'une sonde et la faire arriver jusque entre les replis du péritoine. Le doigt même put être introduit jusque dans la cavité abdominale, aussi loin que le permettait le péritoine. Un vaisseau, allant à la tumeur, passait par cette fissure. Orth croit que ce vaisseau était une veine hémorroïdale.

Kröner et Marchand citent, d'après Ollivier, un cas de Malacarne, dont il a été question à propos des diastématomyélioméningocèles. Mais dans cette observation de Malacarne, si la moelle était divisée, rien ne semble indiquer qu'il en fût de même pour les corps vertébraux.

On a souvent cité, parmi les observations de spina bifida antérieur, un fait de Zwinger[1], qui me paraît devoir désormais être éliminé de cette catégorie. Tel qu'il est rapporté par Zwinger, le cas serait des plus extraordinaires. Le rachis, dans toute sa longueur, aurait été entièrement retourné, si bien que les corps vertébraux regardaient en arrière et les apophyses épineuses en avant. D'abord, on ne voit pas dans cette observation de traces d'une fissure des corps vertébraux, si leur rotation autour de leur axe longitudinal est expressément mentionnée. Ensuite, il s'agissait très probablement d'un rachischisis total avec absence complète de toute trace des arcs postérieurs.

En somme, dans la plupart de ces cas anciens, il est facile de reconnaître l'erreur de l'auteur, et dans ceux qui paraissent authentiques, les détails donnés sont trop brefs et trop peu

1. ZWINGER. — De partu monstroso (*Ephem. Acad. Cæsar. Leopold. Carol.*, centuria VII, obs. 29, anno 1719).

nombreux pour pouvoir servir de base à une description anatomique.

L'observation de Dugès, que nous avons reproduite presque intégralement p. 217, me paraît être la première à laquelle on puisse accorder une véritable importance scientifique.

Cruveilhier[1], dans son *Anatomie pathologique du corps humain*, a donné deux observations relatives à des fissures antérieures vertébrales. Nous avons reproduit (p. 224) le cas présenté par Sestier à la Société anatomique de Paris. La deuxième observation de Cruveilhier concerne un sujet atteint de fissure occipito-cervicale antérieure et de malformations diverses. On trouve sur le rachis une fissure occupant toutes les vertèbres cervicales et les quatre premières dorsales ; les corps de ces vertèbres sont divisés en deux moitiés latérales, et on reconnaît très bien de chaque côté les moitiés des corps vertébraux, avec les arcs latéraux et les trous de conjugaison. A gauche, trois de ces demi-corps se trouvent soudés l'un à l'autre. Cruveilhier explique cette lésion par le renversement de la tête en arrière. « Le cerveau comprimé fait effort à la région cervicale antérieure, devenue la vraie base du crâne, d'où la division des corps vertébraux. »

En 1858, Bryant[2] donne une observation de méningocèle sacrée antérieure.

En 1861, Kuhn[3] envoie à la Société de chirurgie de Paris une observation qui ne fut jamais publiée. Heureusement, Kuhn en avait donné un résumé dans une autre communication à l'Académie de médecine, communication que nous avons trouvée analysée dans un article de la *Gazette des Hôpitaux*, 1861, p. 451.

« Quant au spina bifida antérieur, dit Kuhn, je n'en ai observé que deux cas, un dans la région cervicale, l'autre dans la région sacrée. Les deux sujets étaient des fœtus monstrueux, intéressants sous plusieurs rapports.

1. CRUVEILHIER. — *Anat. path. du corps humain*, t. I, liv. VI, fig. 3 et 4, p. 2 ; *ibid.*, liv. XIX, pl. 5 et 6.

2. BRYANT. — *Men. sacralis anterior (Jahresbericht v. Canstatt.*, 1858, IV, p. 25).

3. KUHN. — *Bull. et Mém. de la Soc. de chir.*, 1867, p. 334.

OBSERVATION 140 (KUHN, I).

Le premier, spina bifida antérieur cervical, appartient à M. Serres, et figure dans l'Atlas de M. J. Guérin. Il présente entre autres anomalies une division médiane des cinq ou six dernières vertèbres cervicales, dont les moitiés latérales, refoulées de chaque côté, laissaient une large ouverture, tandis qu'il y avait intégrité des arcs postérieurs.

OBSERVATION 141 (KUHN, II).

Chez l'autre sujet, anatomisé en 1837, et qui existe encore dans la collection de M. J. Guérin, il y avait entre autres anomalies et difformités un écartement des arcs antérieurs des deux ou trois dernières pièces sacrées. De ce point partait une poche pyriforme, à grosse extrémité dirigée en bas, qui traversait le bassin et venait former dans le périnée une tumeur du volume d'une petite noix, simulant un scrotum. Ayant ouvert cette poche, je fus bien étonné de trouver sa paroi interne formée par le tissu propre de la moelle, qui envoyait par les deux côtés des filets nerveux de bas en haut. C'était l'extrémité inférieure de la moelle épinière, garnie latéralement des racines des dernières paires spinales (queue de cheval), qui, de leurs points d'émergence, ont dû remonter pour gagner leurs trous respectifs. »

En 1867, Kuhn écrit à la Société de chirurgie deux lettres de revendication à propos de la non-publication de son observation. Voici un passage de la seconde : « L'ouverture accidentelle du canal vertébral, celle qui livre passage à la poche hydrorachique, existe toujours sur la ligne médiane; elle résulte de l'écartement lent et successif soit des arcs postérieurs (apophyses épineuses), soit des arcs antérieurs (corps) des vertèbres. De là une nouvelle distinction en spina bifida *postérieur* et en spina bifida *antérieur* (ce dernier infiniment rare). Or, le cas de tumeur souspérinéale rapporté dans ma première lettre à la Société impériale de chirurgie est précisément une hydrorachis centrale par spina bifida *antérieur* de la région lombo-sacrée. C'est ce qui explique la position de la poche hydrorachique en avant de l'orifice anal. » On ne peut que regretter la perte de cette observation.

Rindfleisch rapporte ensuite deux cas de fissure des corps vertébraux chez des anencéphales. Dans le premier cas de

Rindfleisch [1], il y avait sept vertèbres lombaires fissurées sur la ligne médiane; la fissure devenait plus volumineuse à la partie supérieure de la région lombaire, puis les corps des vertèbres dorsales et cervicales manquaient complètement. Dans le mémoire suivant, Rindfleisch reconnaît que les corps devaient être largement fissurés sur la ligne médiane, de telle sorte que chacune des deux moitiés latérales se confondait avec l'extrémité antérieure du demi-arc postérieur correspondant. A leur place, il y avait un orifice limité en haut par l'occipital, et de chaque côté par la racine des demi-arcs postérieurs. Par cette ouverture passait une anse intestinale, venue de la cavité abdominale par un orifice du diaphragme.

Dans le deuxième cas de Rindfleisch, il y avait une fissure congénitale de toutes les vertèbres dorsales, fissure portant à la fois sur les arcs postérieurs et sur les corps; les vertèbres cervicales et lombaires étaient intactes.

Je rapporterai, d'après Kröner et Marchand, les deux cas suivants :

OBSERVATION 142 (SVITZER [2]).

Anencéphale avec spina bifida et ouverture allongée, large d'un doigt et quart, entre la base du crâne et le rachis, donnant passage à un sac séreux, dans lequel se trouvait un anse d'intestin grêle. Il y avait en outre une hernie diaphragmatique droite, par l'intermédiaire de laquelle l'anse intestinale susdite arrivait jusqu'à la fente entre le crâne et le rachis. Il n'y a pas dans cette observation de description détaillée du squelette, ni des modifications que pouvaient présenter les vertèbres cervicales. Lévy [3] a repris la pièce de Svitzer, et fait sur elle de nouvelles recherches; il y a vu une fissure portant sur les corps vertébraux de toutes les vertèbres cervicales et des neuf premières vertèbres dorsales.

OBSERVATION 143 (LÉVY [3]).

Lévy décrit ensuite dans son travail un anencéphale, à peu près identique au précédent, sauf que la fissure allait en bas jusqu'à la dixième dorsale et, en haut, remontait au sphénoïde.

1. RINDFLEISCH. — *Arch. f. pathol. Anat.*, 1860, XIX, p. 546.
2. SVITZER. — *Arch. f. Anat., Physiol. und wissensch. Med. Hrsg. v. Müller, Reichert und Du Bois Reymond*, 1839, p. 35.
3. LÉVY. — *Ibid.*, 1845, p. 22.

Hugenberger[1] a publié en 1879 une observation assez complexe qu'il intitule : « Bassin oblique ovalaire, rachitique, scoliotique, avec diamètre antéro-postérieur du détroit supérieur de 6,7 centimètres, mort du fœtus, céphalotripsie et mort de la mère au douzième jour après l'accouchement. Autopsie. Péritonite. Hydrorachis incolumis du sacrum. » J'en extrais les détails relatifs au sacrum.

OBSERVATION 144 (HUGENBERGER).

Le sacrum présentait un très grand intérêt : sa largeur maximum atteignait 122 millimètres, tandis que sa plus grande hauteur ne dépassait pas 78 millimètres, soit un rapport entre les deux mensurations de 36 %, alors que Jod. Bär admet que la plus grande largeur ne doit qu'égaler sa hauteur ou la dépasser de fort peu. Le sacrum présente sa forme triangulaire habituelle, mais avec des modifications dans sa direction, sa cavité, les rapports de ses différentes parties. Le sacrum a subi un mouvement de rotation à droite et en dedans, autour de son axe longitudinal. Sa face antérieure est courbée en S. Pour ce qui concerne les trous sacrés antérieurs, les deux premiers sont extraordinairement dilatés par suite de la disparition du tissu osseux. Les deux trous supérieurs à droite sont obliques, les inférieurs transversaux, et le quatrième surtout est élargi. Mais à gauche, le premier trou est transversal, les deux suivants ne sont guère séparés que par une mince travée, incomplète, qui permet la confluence de ces deux trous en un seul et vaste orifice. Les quatrième et cinquième trous ne sont bordés que par de minces lamelles diaphanes.

Le canal sacré est très dilaté; il mesure 35 millimètres de profondeur, 87 de hauteur jusqu'à la quatrième vertèbre sacrée, et sa plus grande largeur au niveau de la deuxième paire de trous sacrés antérieurs atteint 60 millimètres. La paroi postérieure est moins haute. Sa surface postérieure est aplatie et on n'y voit que deux apophyses épineuses bien indiquées, la première et la quatrième.

Sur la face antérieure du sacrum, tumeur kystique pouvant contenir environ 150 grammes de liquide jaune paille et faisant saillie dans le bassin à travers l'énorme orifice formé par la réunion des deuxième et troisième trous sacrés antérieurs. Cette tumeur occupait toute la cavité du canal sacré dilaté, et un examen minutieux permit de reconnaître que tout le sac était formé par la dure-mère spinale. La dure-mère adhérait partout à la paroi de la cavité sacrée, et une

---

1. HUGENBERGER. — S. B. anterior (*Arch. f. Gynäk.*, 1879, XIV, p. 1).

fois vidée de son contenu, elle ne renfermait que les cordons, très ramollis et groupés en quelques faisceaux, de la queue de cheval. Ces cordons couraient librement dans la cavité de la dure-mère, ou bien suivaient la paroi comme engainés dans une couche pie-mérienne. En différents points, ils se recourbaient pour atteindre leurs trous de sortie respectifs. Il ne pouvait donc y avoir là qu'un hydrorachis, car une formation kystique n'aurait pas contenu dans sa cavité les cordons nerveux. Une question cependant reste à tran-cher : avions-nous affaire à un hydrorachis externe ou interne? Nous pouvons absolument repousser l'hypothèse d'hydrorachis interne, à cause du siège sacré de l'hydrorachis et de l'absence absolue de tout signe fonctionnel spécial, comme les paralysies des membres inférieurs de la vessie et du rectum. Il ne peut s'agir ici que d'un hydrorachis externe dans l'espace sous-dural. La moelle ou du moins son extré-mité inférieure, n'a pas été examinée.

Je laisse pour le moment de côté le cas si intéressant de Morel et Gross, sur lequel je reviendrai ultérieurement en détail, et j'arrive à l'observation de Kröner et Marchand, que je donnerai intégralement, en raison de son importance [1].

OBSERVATION 145 (KRÖNER et MARCHAND).
Méningocèle sacrée antérieure.

Fait présenté à la Société médicale de Silésie, le 22 octobre 1880, par le Prof. Spiegelberg. Femme de vingt ans, née avec un pied bot droit, revenu plus tard à l'état normal, mais la jambe droite est restée plus faible que la gauche. Réglée à quinze ans, régulièrement, sans douleur, trois jours toutes les quatre semaines avec un écoulement sanguin modéré. Nullipare.

Début de la maladie en février 1880. Après une chute sur le ventre, la malade reconnaît la présence d'une tumeur abdominale, qui n'a jamais cessé depuis de s'accroître. Douleurs dans le bas-ventre et la région sacrée. Céphalalgies fréquentes, surtout à droite. La défécation devient de plus en plus difficile; miction normale; les règles ne sont pas modifiées. La malade entre à l'hôpital de Lissa le 10 juin 1880. Légère claudication, mais le bassin n'est pas asymé-trique. Légère scoliose droite lombaire; pas de sensibilité des apo-physes épineuses à la pression.

En palpant l'abdomen on trouve sur la ligne médiane une tumeur

1. KRÖNER et MARCHAND. — Méningocèle sacrée antérieure (*Arch. f. Gynä-kologie*, 1881, t. XVII, n° 3, p. 460).

grosse comme une tête d'homme, qui atteint jusqu'à deux doigts au-dessus de l'ombilic, montant à droite presque jusqu'au niveau des fausses côtes et à gauche descendant obliquement; consistance assez ferme et élastique; la tumeur est fluctuante et n'est nullement sensible à la pression. Sur la paroi antérieure de la tumeur à gauche, au niveau de l'épine iliaque antérieure et supérieure, on trouve une sorte de plaque triangulaire un peu mobile, dont la base, regardant en haut, mesure environ 4 centimètres, et dont la pointe, s'effilant en bas et en dedans, se termine à deux doigts au-dessus de la crête pectinéale. Matité à la percussion sur toute l'étendue de la tumeur, mais sonorité dans les deux régions lombaires.

Le toucher est difficile, la malade étant vierge; saillie de la paroi postérieure du vagin, tendue, élastique et donnant avec la tumeur abdominale une fluctuation très nette. L'utérus ne peut être atteint; les culs-de-sac paraissent libres. Au toucher rectal, on trouve le rectum comme aplati transversalement, la paroi droite étant repoussée vers la gauche.

Organes thoraciques sains. Ni sucre ni albumine dans l'urine.

Comme diagnostic, on admet que le corps dur, triangulaire, qu'on sentait à gauche ne peut être que l'utérus, repoussé en haut et en avant par un kyste sous-séreux, rétrocervical.

Il est plus difficile de déterminer la nature du kyste; dans un fibromyome kystique, la fluctuation ne serait pas aussi nette; une hydronéphrose n'est guère plus vraisemblable, la tumeur ne partant pas de la région rénale, étant évidemment bilatérale, et repoussant d'une façon si nette l'utérus. On ne peut donc penser qu'à un kyste de l'ovaire extra-péritonéal, à un kyste paraovarien ou à un kyste hydatique du bassin. Une ponction est faite; elle donne trois litres d'un liquide clair, et l'utérus revient aussitôt à sa place normale.

Liquide alcalin: Poids spécifique 1,007, avec des traces d'albumine, pas de mucine, pas de paralbumine, pas de glycose. L'examen microscopique est négatif, et ne fait découvrir aucun élément cellulaire, aucun crochet ou aucun débris de membrane hydatique. Le diagnostic de kyste hydatique est donc abandonné et on adopte comme le plus vraisemblable celui de kyste du ligament large droit.

Après la ponction, douleurs pelviennes et sacrées, et céphalalgie; le ventre se remplit de nouveau très rapidement; trois jours après la ponction, la matité remontait à l'ombilic, et l'utérus était déplacé comme auparavant. Cette reproduction, sans aucune fièvre, du liquide fit penser plutôt à un kyste de l'ovaire, les kystes paraovariens ayant plutôt une tendance à ne pas se reproduire après une ponction.

Le 23, règles normales; seulement, la malade ne pouvant uriner spontanément, il fut nécessaire de la sonder. Le 25, les règles durant encore, le soir, la température monta pour la première fois à 38°6. Les règles cessèrent le 26. Les douleurs durant toujours, injections sous-cutanées de morphine. La tumeur continuant à se remplir et la fièvre persistant entre 38 et 39°, devant la difficulté d'extirper un kyste ovarien à développement extra-péritonéal, on décida de faire une incision vaginale pour pouvoir drainer le sac. Le 28 juin, la tumeur montait à trois doigts au-dessus de l'ombilic, et la saillie de la paroi postérieure du vagin était aussi marquée qu'avant la ponction. Après avoir sondé la vessie, le professeur Spiegelberg incisa transversalement le vagin, à peu près au niveau de la ponction, et donna issue à une grande quantité de liquide rosé avec quelques caillots durs. Lavage de la cavité, drainage. L'examen microscopique du liquide fit reconnaître, en dehors de nombreux globules sanguins, quelques cellules granuleuses et des cellules plates analogues à celles du péritoine. La température tombe d'abord, puis se relève entre 38° et 39°. Le drain donne issue à une suppuration fétide. Le troisième jour, le lavage de la cavité ramène des lambeaux de sphacèle. Les douleurs durent toujours, et la malade est prise d'opisthotonos; impossible de redresser la contracture des muscles de la nuque. Pas d'hyperesthésie cutanée généralisée, pas de douleur à la pression sur le rachis, aucun phénomène pouvant faire penser à une affection des centres nerveux. Le 10 juillet, la fièvre atteint 40°. Puis il se produit une amélioration; la fièvre tombe, la malade recommence à uriner seule, mais il y a toujours des douleurs et de l'opisthotonos. Le 16, la malade ayant essayé de se lever pour uriner, est prise d'une hémorragie vaginale qui paraît s'arrêter presque aussitôt, mais il y a des signes d'hémorragie interne, et on trouve la paroi vaginale postérieure tendue comme avant la ponction. La malade s'affaiblit encore pendant deux jours, puis les pupilles se dilatent, la malade est prise de mouvements automatiques des mains, pousse des cris et tombe dans un coma stertoreux. L'opisthotonos est toujours très marqué. Les réflexes rotuliens existent des deux côtés et sont égaux, mais l'insensibilité est absolue, et la malade meurt au bout de quelques heures.

Le D\u1d63 Marchand qui fait l'autopsie le lendemain, trouve une méningocèle antérieure sacrée. Le diagnostic de kyste sous-séreux rétrocervical était bien exact, mais on n'avait pu soupçonner la véritable nature de ce kyste. Dès lors, il devenait facile de comprendre les signes méningitiques, douleurs et opisthotonos, et la présence des cellules endothéliales dans le liquide après la deuxième intervention.

Évidemment, cette tumeur ne peut être que congénitale, cependant la malade n'a remarqué son existence que vers l'âge de vingt

ans. Peut-être la chute sur le ventre a-t-elle hâté son développement.
Le diagnostic était à peu près impossible, car on n'avait aucun élément pour soupçonner le rapport de la tumeur avec le canal rachidien. Le liquide de la ponction pouvait aussi bien être le liquide d'un
sac lymphatique que du liquide céphalo-rachidien, et même si on
avait trouvé dans ce liquide des cellules cylindriques à cils vibratiles
venant du canal central, on aurait pu croire qu'elles provenaient du
parovaire. Les seuls signes qui eussent pu attirer l'attention dans ce
sens étaient le pied bot et les douleurs.

Examen anatomique par Marchand. Pied droit en varus prononcé.
Organes thoraciques normaux. Dans l'abdomen, on trouve une
tumeur venant du bassin et repoussant les anses d'intestin grêle, faisant saillie surtout à droite et faisant remonter le péritoine jusqu'au-
dessus du détroit supérieur. Cette tumeur, grosse comme les deux
poings, remplit la cavité de Douglas. L'utérus est repoussé en haut et
à gauche; il fait saillie au-dessus de la symphyse et repose sur la paroi
antérieure gauche de la tumeur. L'utérus est bicorne. La corne droite
monte plus haut que la gauche, et la partie inférieure de l'utérus est
un peu recourbée à gauche. La trompe droite est appliquée sur la
paroi de la tumeur et remonte légèrement; elle est libre et n'est reliée
à la tumeur que par un mésosalpynx distendu, tandis que l'ovaire
droit est étroitement relié à la tumeur, sans d'ailleurs présenter d'altérations. La trompe et l'ovaire gauches sont situés plus profondément
sur le bord gauche de la tumeur. Le ligament large gauche est conservé, tandis que le droit est complètement distendu et recouvre la
tumeur de ses deux feuillets.

La vessie est à droite de l'utérus, indépendante de la tumeur. Le
rectum est à gauche et en arrière de l'utérus, avec lequel il est en
contact direct.

La tumeur est un kyste qui adhère à la paroi droite du bassin et au
sacrum et contient environ 500 centimètres cubes de caillots sanguins. Cette tumeur repousse en avant la paroi postérieure du vagin.
A 3 centimètres au-dessus de l'hymen, on trouve l'incision qui, par un
trajet de 2 centimètres de long, conduit dans la cavité kystique.

Cavité à paroi irrégulière, colorée par places en rouge brunâtre et
en jaune verdâtre. La tumeur repousse en dehors les deux uretères,
qui sont tous les deux dilatés. Les organes abdominaux sont déplacés,
mais normaux.

En cherchant bien, on trouve dans la concavité du sacrum un orifice étroit, fistuleux, au milieu juste du lambeau qu'on a été obligé
d'abandonner en place, en enlevant la paroi kystique. Ce trajet est
tapissé de la même membrane que le kyste, et on peut le suivre en
haut vers la cavité du sacrum. Cet orifice est juste sur la ligne

médiane, au-dessous de la première vertèbre sacrée, peut-être un peu à droite. Sous son bord inférieur, on sent un rebord osseux aigu : la fissure osseuse mesure 2 centimètres de haut sur 2 centimètres et demi de large.

Le trajet en question conduisait jusque dans le canal sacré, dans la cavité même de la dure-mère, de sorte que le revêtement interne du kyste paraissait être en continuité directe avec la dure-mère.

L'extrémité inférieure de la moelle va jusque dans le sacrum, le conus medullaris se terminant entre la première et la deuxième pièce du sacrum. Le filum terminale va beaucoup plus bas et se perd dans le tissu induré qui ferme l'extrémité inférieure du canal. Toute cette extrémité inférieure de la moelle, ainsi que la queue de cheval, est comme engainée dans une masse incolore.

Dans le crâne, traces de méningite suppurée.

Tout le fourreau dure-mérien spinal est tendu et comme rempli : sa surface externe est tachée de gris verdâtre et porte par places des caillots sanguins. Dans sa cavité, la moelle est tout entière engainée dans une masse en partie purulente et jaunâtre, en partie plus consistante, comme fibrineuse. Cette masse remplit tout l'espace laissé entre la moelle et la dure-mère, surtout dans les régions dorsale et lombaire, tandis que plus haut elle est moins épaisse et, vers la région cervicale, elle paraît plus complètement fluide. La substance médullaire est très molle, macérée, comme en bouillie.

Le diagnostic macroscopique est donc : *Hydro-méningocèle anté-rieure, fissure congénitale de la paroi antérieure du sacrum ; incision du sac de la méningocèle par le vagin, inflammation du sac et hémorragie dans sa cavité, puis myélo-méningite spinale fibrino-purulente et com-mencement de méningite encéphalique également purulente. Utérus bicorne. Hydronéphrose double. Dilatation des uretères, cystite et pyélo-néphrite. Œdème pulmonaire. Pied bot et atrophie de la jambe droite.*

L'examen microscopique de la paroi kystique, qui avait une épaisseur de 2 à 3 millimètres et était bien un prolongement direct de la dure-mère, montra un tissu connectif très vasculaire, infiltré de nom-breuses cellules rondes et portant à sa surface les dépôts pseudo-membraneux mentionnés plus haut. Tout ce tissu kystique était plus mou, plus riche en vaisseaux et en éléments cellulaires que le tissu même de la dure-mère. Il ne fut pas possible de retrouver ces cellules plates rencontrées dans le liquide de la ponction et qui, sans doute, avaient été détruites par l'inflammation.

Le *sacrum* offre une anomalie plus marquée ; il est petit, quoique assez large, et très peu courbé, si bien que sa surface antérieure est presque plane. La courbure transversale est également peu marquée. L'état général de cet os se rapproche donc beaucoup de sa condition

fœtale. Pas de promontoire. La face antérieure de la cinquième
lombaire forme avec le sacrum une convexité à peine indiquée, tandis
que la face postérieure du corps de cette vertèbre se continue directement avec la face postérieure du corps de la première pièce sacrée.
On trouve dans le sacrum :

1° Une fissure divisant en deux moitiés séparées le premier corps
sacré ;

2° Un large orifice dans le deuxième corps sacré, creusé surtout aux
dépens de la moitié droite et se continuant avec le deuxième foramen
sacré antérieur;

3° Une formation irrégulière de l'extrémité inférieure du sacrum
en y comprenant le coccyx.

Les deux moitiés du sacrum sont symétriques, la droite étant plus
petite. La plus grande largeur du sacrum atteint 12 centimètres et 11
au niveau de la ligne innominée.

La surface supérieure est presque normale à gauche, plus petite et
presque horizontale à droite. A gauche, on trouve quatre trous sacrés
tant antérieurs que postérieurs. Entre les premier et deuxième,
comme entre les deuxième et troisième corps sacrés, il y a des disques
cartilagineux, et le dernier seul montre sur son bord le plus externe
des traces d'ossification. L'intervalle entre la troisième et la quatrième
pièce est entièrement ossifié. A droite, le foramen sacré antérieur est
plus étroit qu'à gauche, le deuxième se confond avec la fissure, et les
autres trous sont plus hauts qu'à gauche, la différence pour les deux
derniers atteint presque 1 centimètre.

La première vertèbre sacrée est divisée par la fissure en deux
moitiés inégales. La surface supérieure de cette vertèbre est un peu
plus large que la normale, soit 6 cent. 2 dont 2 cent. 9 à droite et
3 centimètres à gauche. Le diamètre antéro-postérieur atteint 2 centimètres 4.

La surface supérieure de la moitié droite est convexe, celle de la
moitié gauche est concave, en forme de selle, se continuant directe-
tement avec la paroi correspondante de la fissure. L'espace entre les
deux parties du corps était rempli, à l'état frais, par du tissu connectif,
se continuant avec les ligaments qui unissent la dernière vertèbre
lombaire au sacrum. La moitié droite est plus petite que la gauche.
Le bord supéro-antérieur de cette moitié droite est plus aigu que
celui de la moitié gauche.

Le corps est un peu moins haut à gauche, aussi est-il oblique. Ses
apophyses sont normales. L'apophyse épineuse de la cinquième lombaire est bifide.

La fissure médiane a en tout une hauteur de 2 cent. 3 sur
2 cent. 8 de large. Elle est limitée à gauche par le bord concave,

un peu tranchant, de la moitié gauche de la deuxième vertèbre
sacrée; en haut, par le bord inférieur, arrondi, de la moitié droite de
la première vertèbre sacrée; en dehors, par l'apophyse transverse de
la deuxième sacrée et le bord externe du deuxième trou sacré antérieur; en bas, par le bord supérieur du troisième corps sacré; ce bord
supérieur porte, à droite, une sorte d'épine saillante qui limite en
dedans et en bas le deuxième trou sacré antérieur. Par cette fissure,
on aperçoit la paroi sacrée postérieure. Entre le premier trou sacré
droit et la fissure s'étend horizontalement un sillon séparant la
moitié droite du premier corps sacré de ce qui reste de la moitié
droite du deuxième corps sacré.

L'extrémité inférieure du sacrum est très déformée; le dernier
corps sacré est comme bifurqué en bas; la moitié gauche se termine
en pointe, aussi bien en avant qu'en arrière, et la moitié droite, en
forme de bourgeon saillant, se confond avec la première pièce rudimentaire du coccyx. Le reste du coccyx est encore plus rudimentaire,
et comme perdu dans une masse fibreuse.

La face postérieure du sacrum, en dehors d'une certaine asymétrie
des trous sacrés et de la malformation déjà mentionnée de l'extrémité
inférieure, était normale.

En résumé, nous avons eu affaire à une dilatation kystique de la
dure-mère spinale, ayant fait hernie hors du canal sacré par l'orifice
élargi du deuxième trou sacré antérieur, la moitié droite du corps de
la deuxième vertèbre sacrée faisant défaut. Le corps de la première
vertèbre sacrée est fissuré également, mais la fissure est fermée par
du tissu fibreux. Il y a donc eu hydrorachis et méningocèle antérieure sacrée, avec défaut de la moitié droite du corps de la deuxième
vertèbre sacrée et fissure du premier corps sacré. Les arcs postérieurs
du sacrum sont intacts.

Vers la même époque, en Amérique, Emmet[1] publiait une
observation qui, au point de vue anatomique, ressemble assez
à celle de Kroner et Marchand.

OBSERVATION 148 (EMMET).

Femme de trente-six ans, entrée le 17 novembre 1870 à l'hôpital
pour une affection abdominale qui fut prise pour un kyste de
l'ovaire. Elle avait constaté, dix ans auparavant, la présence dans la
fosse iliaque droite d'une tumeur ayant le volume d'un œuf d'oie.

1. EMMET. — A rare form. of S. B. (*N. Y. obst. Soc.*, 1871, 3 janv., et *Am. Journ. of obstetr.*, 1871, 2 févr., p. 623).

Depuis, cette tumeur avait augmenté. A son entrée, elle présentait un aspect vraiment cachectique. L'abdomen était gonflé dans toute son étendue, avec de la tympanite, sans que nulle part il fût possible de trouver une masse solide. Il y avait cependant, à droite de la ligne médiane, une légère saillie que l'on reconnut être le fond de l'utérus. Au toucher vaginal, on trouve l'utérus élevé, tandis qu'une masse fait saillie dans le cul-de-sac postérieur; cette masse est étendue, molle et fluctuante. Emmet pensa d'abord à un kyste provenant du rein droit, mais ayant contracté secondairement des adhérences avec le sacrum. Une ponction fut décidée et eut lieu le 2 décembre. Elle fut faite par le rectum et donna issue à une grande quantité de liquide clair, limpide, analogue à l'urine hystérique. La malade déclina graduellement, eut des phénomènes inflammatoires, et mourut le 10 décembre.

A l'autopsie, on trouva un kyste volumineux, en arrière et à droite du rectum, qui remplissait toute la cavité pelvienne et remontait jusqu'à la deuxième vertèbre lombaire.

Il y avait un spina bifida ou, plus exactement, une absence de la moitié droite des trois dernières pièces du sacrum. La paroi postérieure du sacrum manquait aussi bien que l'antérieure, mais elle était remplacée par une membrane fibreuse et toute la saillie de la tumeur se faisait à travers la paroi antérieure. Cette paroi était également remplacée par une membrane mince, à travers laquelle on pouvait voir par transparence s'étaler un réseau de filaments nerveux. Mais, en outre, elle offrait une solution de continuité ovale, allant à droite du bord supérieur du deuxième trou sacré jusqu'à l'extrémité inférieure du sacrum. Cette solution de continuité se prolongeait à gauche, mais seulement entre les troisième et quatrième trous sacrés antérieurs. Le reste de la moitié gauche du sacrum était ossifié. Les processus épineux inférieurs étaient absents, de même que le coccyx en totalité. On ne peut guère donner à ce fait le nom de spina bifida, puisqu'une moitié de l'os manquait, mais il est possible que le pont entre les deuxième et troisième trous antérieurs ne se soit pas développé, constituant ainsi un orifice qui a donné issue au sac du spina bifida, et ce sac, par suite de la pression exercée sur les parties voisines, en aurait déterminé la résorption.

Je ne crois pas du tout à la réalité du mécanisme indiqué dans ces dernières lignes par Emmet. Mais son observation est très intéressante à rapprocher de celle de Kröner et Marchand.

Il manque à l'observation de Gaillard Thomas [1] la confirmation de l'examen anatomique.

OBSERVATION 147 (G. THOMAS).

L'auteur cite d'abord le cas d'une femme de vingt-huit ans, chez qui il trouva, par le toucher vaginal et rectal, une tumeur liquide volumineuse, occupant la concavité sacrée. Cette malade ne fut pas revue. Puis vient l'observation d'une femme de dix-neuf ans, portant une volumineuse tumeur kystique de l'abdomen. Cette tumeur faisait saillie dans le cul-de-sac postérieur du vagin; aussi une ponction fut-elle faite par le vagin; elle donna issue à une grande quantité de liquide clair, qui fit croire à un kyste de l'ovaire. La ponction fut suivie de violentes douleurs de tête et de fièvre. Six mois plus tard, le kyste s'étant rempli de nouveau, fut incisé dans le vagin, et les bords de la paroi kystique furent suturés aux bords de la plaie vaginale. Mort avec convulsions au bout de vingt-six heures. Il n'y eut pas d'autopsie, mais on put constater, en introduisant la main dans la tumeur, qu'elle se prolongeait à travers la paroi antérieure du sacrum.

Dans le rapport à la Société clinique de Londres sur le spina bifida (p. 358), nous trouvons deux cas dans lesquels, en même temps que la fissure des arcs postérieurs, existait une fissure portant sur les corps vertébraux. La première de ces deux observations est la description d'une pièce appartenant au musée du St-Thomas Hospital. Nous l'avons publiée *in extenso* p. 295. La division des corps est d'ailleurs incomplète; elle consiste en une simple dépression sur les corps des onzième et douzième vertèbres dorsales; cette dépression existe à la fois sur les deux faces antérieure et postérieure de ces deux corps, mais elle est plus visible en avant pour la onzième, et en arrière pour la douzième (Humphry).

Le rapport ajoute : « Cette particularité paraît en relation avec cet état spécial, visible dans notre cas XXIV, dans lequel il y avait simultanément une fissure portant sur les arcs postérieurs et une fissure portant sur les corps, de sorte que la colonne se trouve entièrement divisée. »

1. G. THOMAS. — *Philad. med. News*, 1885, 16 mai, et *Med. Times*, 1885, 27 juin, p. 869.

Voici cette observation XXIV :

**OBSERVATION 148 (Report of the Com. of the Clin. Soc., XXIV).
Royal College of Surgeons, n° 277.**

Squelette d'un fœtus hydrocéphale et présentant un spina bifida qui occupe les régions dorsale, lombaire et sacrée. Les corps des vertèbres manquent tous, jusqu'à la région cervicale. Les corps des dernières vertèbres non divisées ont deux centres d'ossification qui constituent comme un premier degré de la division. Au point où commence la division, il n'y a pas de projection osseuse à travers le canal vertébral. Au-dessous, le canal ne s'est pas refermé, les lames ne s'étant pas développées.

Dans l'observation XXV de ce même rapport, nous voyons manquer entièrement la moitié de deux corps sacrés non consécutifs.

**OBSERVATION 149 (Report of the Com. of the Clin. Soc., XXV (p. 371).
Royal College of Surgeons, n° 271 A.**

Parties osseuses d'un spina bifida lombo-sacré. Le sacrum présente une torsion vers la gauche, par suite de la malformation de ses trois pièces supérieures; absence partielle de la moitié gauche des premier et troisième segments; la saillie à la fois en haut et en bas de la moitié gauche de la seconde pièce compense en partie cette absence. La pièce a été prise sur le corps d'un enfant de douze ans. La tumeur était à droite de la ligne médiane et elle s'était développée à mesure que l'enfant grandissait, mais sans atteindre un volume exagéré. L'enfant avait toujours eu besoin de béquilles pour marcher, mais jusqu'à sa onzième année il n'avait éprouvé aucun trouble ni vésical ni rectal. A ce moment, il commença à avoir de l'incontinence d'urine, tandis qu'il perdait d'autre part le pouvoir d'expulser ses matières fécales; le rectum était distendu par des matières durcies qu'il fallut enlever à la cuiller. Tous ces symptômes s'aggravant, on fit une ponction; quelques semaines plus tard, l'enfant mourut de méningite purulente.

Comme le fait remarquer de Forest-Willard [1], bien que la moitié antérieure du corps fût absente en même temps que la

____

1. FOREST-WILLARD (de). — *Annals of Surgery*, 1904, XXXIV, n° 4, p. 618.

moitié postérieure, la tumeur faisait saillie en arrière, et non en avant.

L'observation publiée en 1903 par Robinson[1] est des plus curieuses : elle concerne non pas un cas de spina bifida exactement antérieur, mais plutôt un cas de spina bifida latéral. Je résume la partie clinique, donnant *in extenso* la partie anatomique.

OBSERVATION 150 (ROBINSON).

Fille de onze mois, avec pied bot et polydactylie à gauche. Volumineuse tumeur abdominale, faisant surtout saillie à droite et se tendant par les efforts. Circulation sous-cutanée abdominale exagérée. Matité dans le côté droit de l'abdomen. Les doigts pouvaient pénétrer entre le rebord costal et le kyste, ce qui fit exclure l'idée d'une hydronéphrose. Le bassin, au toucher rectal, était vide. La tumeur descendait jusqu'au détroit supérieur. Pas d'hydrocéphalie. On fit le diagnostic de kyste provenant soit du parovaire, soit d'un reste fœtal. Laparotomie sous-ombilicale, paramédiane droite. On tombe sur un kyste bleuâtre qui est ponctionné. Il vient plus d'une pinte de liquide clair comme de l'eau. Quand on cherche à extraire de l'abdomen le kyste vidé, on co... e . u'il est attaché au rachis. L'exploration digitale de la cavité de la tumeur conduit dans un orifice placé sur le côté du rachis. Cet orifice ... it plus de trois centimètres de hauteur. Ligature, excision du kyste et suture.

Examen du kyste. — Le kyste paraît avoir une paroi fibreuse blanchâtre. Sa surface interne est brillante, lisse, et on ne voit sur elle aucun filet nerveux. Le liquide était clair, limpide, d'une densité de 1,002 et offrait une réaction alcaline. Il contenait des traces d'une substance protéique, qui réduisait la liqueur de Fehling, sans toutefois être du sucre. La présence de cette substance et la faiblesse du poids spécifique montrait bien que c'était du liquide céphalorachidien.

L'enfant meurt dix jours après l'opération, sans avoir eu ni phénomènes convulsifs, ni accidents vésicaux ou rectaux, ni paralysie.

Autopsie. — Fissure étendue, sur le côté droit, s'étendant de la dernière vertèbre dorsale à toutes les vertèbres lombaires. A sa partie centrale, la fissure est limitée en avant par le bord latéral du corps ; il n'y a ni pédicules ni apophyses transverses, et il ne reste là qu'une petite portion de la lame adjacente à l'apophyse épineuse. En même

ROBINSON. — A case of. S. B. through a defect at the side of the spinal column (*Trans. of the Clin. Soc. of London*, 1903, 8 May, XXXVI, p. 200).

temps, on trouve de graves irrégularités du côté des corps. Au point où la fissure a sa plus grande largeur, les deux moitiés droites des corps sont fusionnées. La vertèbre au-dessus a sa moitié droite à peine marquée par rapport à la gauche. La vertèbre au-dessous est à peine développée à gauche, et la vertèbre suivante n'a pas de moitié gauche du tout. Scoliose convexe à droite.

Le canal médullaire est très dilaté. Des filets nerveux partant de la moelle passent dans le sac.

En étudiant avec soin cette description un peu imprécise, en la comparant surtout aux deux photographies qui accompagnent le mémoire, on arrive à se convaincre que l'on a affaire ici à un spina bifida antérieur, latéral, parce qu'une seule moitié des corps s'est développée, mais a pris un développement exagéré. Ce qui semble le prouver, c'est d'abord qu'au niveau même de la fissure une des vertèbres a une moitié seulement développée, et d'autre part, au-dessus et au-dessous de la fissure, les corps sont entiers, mais divisés en deux moitiés distinctes séparées par une mince couche cartilagineuse. Dans les deux cas où une moitié seulement des vertèbres s'est développée, c'est du côté de la fissure que se trouve la moitié absente.

Il ne me resterait plus à signaler que l'observation de Forest-Willard[1], mais il s'agit d'une observation purement clinique, dont le diagnostic n'est pas bien certain, et qui dans tous les cas ne nous servirait de rien ici. Notons seulement que le sujet, une fille de onze mois, avait dans la région lombaire une tumeur donnant l'impression d'un lipome et, dans la cavité abdominale, une vaste tumeur occupant toute la moitié droite du ventre; cette tumeur paraissait demi liquide, repoussait le colon en avant, et se tendait dans les efforts. Paralysie probable des deux membres inférieurs.

Si nous voulons, d'après les observations que nous venons de rapporter, résumer l'anatomie pathologique du spina bifida antérieur, voici à quelles conclusions il nous sera possible d'arriver.

1. DE FOREST-WILLARD. — S. B. ant. forming abdominal cyst. (Philad. Acad. of Surg., 7 déc. 1903, et *Annals of Surgery*, 1904, XXXIV, n° 4, p. 612).

Le spina bifida antérieur peut siéger dans toutes les régions de la colonne vertébrale. On le trouve dans la région cervicale, (Dugès, Cruveilhier, Levy, sans compter le cas de Svitzer où, comme dans certains cas de spina bifida occlusa postérieurs, la méningocèle s'est fait passage entre l'occipital et l'extrémité supérieure du rachis) dans la région dorsale (Rindfleisch, Levy), dans la région lombaire (Sestier-Cruveilhier, Rindfleisch, Clinical Society n° 24, Robinson) ou enfin sacrée (Kuhn, Hugenberger, Kröner et Marchand, Emmet, Clin. Soc., n° 25). Nous examinerons en dernier lieu les cas de spina bifida antérieur sacrés.

Dans aucune des observations que nous avons rapportées, la fissure n'occupait qu'un seul corps vertébral. En général, on trouve plusieurs corps consécutifs fissurés ; il peut y avoir quatre vertèbres malformées (cas de Sestier-Cruveilhier, douzième dorsale et trois lombaires), toute une région (les sept vertèbres cervicales, dans un des cas de Kuhn) ou bien la malformation peut-être encore plus étendue. Dans le cas de Cruveilhier, toutes les vertèbres cervicales et les quatre premières dorsales sont atteintes de fissure antérieure. Dans celui de Levy, la fissure va du sphénoïde à la dixième dorsale. Je note en passant le premier cas de Rindfleisch, dans lequel toutes les vertèbres lombaires étaient fissurées, mais où, en outre, le nombre de ces vertèbres lombaires était augmenté, puisque ces vertèbres lombaires fissurées étaient au nombre de sept.

La fissure est généralement médiane. De chaque côté on voit les moitiés des corps vertébraux le plus habituellement bien conformés ou tout au moins bien reconnaissables. Cependant ces corps peuvent avoir subi des troubles de développement : dans ce cas, habituellement, leur volume est plus ou moins diminué. Ainsi, dans la première observation de Rindfleisch, le volume des demi-corps vertébraux était tellement diminué que l'auteur les crut tout d'abord complètement absents ; plus tard seulement, il reconnut que ces demi-corps avaient un si petit volume qu'il était difficile de reconnaître leur présence à l'extrémité antérieure des demi-arcs postérieurs. Quelquefois, comme dans l'observation de Dugès, ces demi-corps, diminués de volume et réduits à l'état de bourgeons, sont soudés les uns aux autres, de façon à former des segments plus ou moins étendus.

Très exceptionnellement, en dehors de la région sacrée, le spina bifida antérieur n'est pas situé sur la ligne médiane et se trouve repoussé latéralement. Je ne connais que l'observation de Robinson où il en soit ainsi. J'ai montré plus haut que l'étude des photographies annexées à l'observation de Robinson conduisait à l'interprétation suivante : les deux demi-corps de chaque vertèbre, non réunis sur la ligne médiane, se seraient inégalement développés ; tandis que d'un côté les demi-corps ne formaient que des bourgeons rudimentaires (comme dans le cas de Rindfleisch), trop peu volumineux pour être facilement reconnaissables, de l'autre côté, au contraire, les demi-corps auraient subi un excès de développement, qui leur aurait fait dépasser la ligne médiane. On peut noter en effet qu'au-dessus et au-dessous de la fissure, les premiers corps sont incomplètement divisés et présentent les traces de cette division incomplète, sous la forme d'une mince cloison cartilagineuse, interposée entre les demi-corps ossifiés. Au contraire, au niveau de la fissure, cette division n'est nullement apparente. Il y a bien un corps au niveau de l'extrémité inférieure de la fissure dont une moitié seulement s'est ossifiée ; le noyau est juste contre le bord de la fissure, mais je crois qu'il s'agit là d'un demi-corps resté cartilagineux, qui s'est avancé en se développant jusqu'au bord de la fissure et au niveau duquel s'est simplement développé un noyau d'ossification. Ainsi, le cas très extraordinaire de Robinson rentrerait dans la classe des spina bifida antérieurs ordinaires et ne se serait latéralisé que par suite de l'inégalité du développement des demi-corps séparés. De même, pour le spina bifida postérieur, par exemple, dans certaines myélocystocèles, la fissure postérieure se trouve latéralisée par suite du développement inégal des deux demi-arcs.

La largeur de la fissure est assez variable. Tantôt les deux demi-corps se trouvent accolés. La fissure qui existe entre eux est purement virtuelle. Et je ne parle pas ici de ces fissures incomplètes ou, pour mieux dire, décomplétées, dans lesquelles une couche de cartilage plus ou moins mince réunit les deux demi-corps osseux plus ou moins éloignés l'un de l'autre. D'autres fois, au contraire, la fissure est beaucoup plus large. La largeur de la fissure peut aller jusqu'à 2 centimètres et même davantage. Tantôt elle se poursuit dans toute son étendue avec des dimensions à peu près régulières, les deux séries latérales des demi-corps restant parallèles et séparées par le même intervalle. Tantôt l'orifice a une forme ovoïde, plus large en un point ordinairement rapproché de l'une des deux extrémités, et s'effilant ensuite plus ou moins rapidement vers les extrémités.

Nous avons vu que dans presque tous les cas de spina bifida antérieur existait en même temps un spina bifida postérieur. Les deux fissures antérieures et postérieures ne coïncident pas toujours très exactement; la fissure postérieure est généralement plus étendue. Dans le cas de Dugès, la fissure postérieure était totale, tandis que la fissure antérieure était limitée à la région cervicale. De même, dans le cas n° 25 de la Clinical Society, le spina bifida postérieur est total, et le spina bifida antérieur complet ne concerne que les régions lombaire et dorsale; dans la région cervicale, la fissure est incomplète.

Dans son premier cas, Kuhn a noté l'intégrité des arcs postérieurs.

Dans les cas où l'état de la moelle a été recherché, on a généralement trouvé, en même temps que la division des corps et des arcs postérieurs, une division de la moelle, une diastématomyélie. Je citerai, par exemple, les cas de Dugès, de Sestier-Cruveilhier, et l'observation personnelle que je rapporterai un peu plus loin.

Dans la région sacrée, l'aspect du spina bifida antérieur est un peu différent de ce que nous venons de voir. La fissure a généralement des dimensions plus restreintes; elle peut n'atteindre que deux ou trois pièces sacrées, comme dans le deuxième cas de Kuhn ou celui d'Emmet. Même, dans le cas d'Hugenberger, c'est la réunion de deux trous sacrés antérieurs d'un côté qui constitue l'orifice. La fissure est parfois médiane, comme dans le cas de Kröner et Marchand ou le deuxième de Kuhn; plus ordinairement elle est latérale, comme dans le cas d'Hugenberger, cité plus haut, ou celui d'Emmet, dans lequel les trois dernières pièces du sacrum manquaient, mais seulement du côté droit. Dans l'observation n° 25 du Rapport à la Clinical Society, il y a une particularité assez curieuse, la moitié droite des première et troisième vertèbres sacrées manque, tandis que la deuxième sacrée a son développement complet.

Dans ces cas de spina bifida antérieur sacré, la paroi postérieure du sacrum peut manquer aussi, comme par exemple dans le cas d'Emmet. Elle peut exister, mais en présentant des irrégularités significatives. Dans le cas d'Hugenberger, la cavité du sacrum est extraordinairement dilatée: sa paroi postérieure est aplatie, et on n'y voit que deux processus épineux bien développés. Dans l'observation de Kröner et Marchand, la face postérieure du sacrum offre de l'asymétrie des trous sacrés, et en outre la dernière pièce du sacrum est bifurquée, et se termine à gauche par une pointe, à droite par une sorte de bourgeon saillant. Le coccyx est rudimentaire.

Qu'elle soit située dans la région sacrée ou dans les autres portions de la colonne vertébrale, la fissure antérieure, tout comme une fissure postérieure, peut donner passage à des tissus qui mettent en communication les organes intra-rachidiens avec les parties molles situées en avant du rachis. Il peut même se faire une hernie des tissus intra-rachidiens, qui, passant par la fissure, se développera au dehors, en avant du rachis, en une tumeur plus ou moins volumineuse. Donc, le *contenu de la fissure* et les rapports de ce contenu pourront être assez variables.

Tout d'abord, la fissure peut être vide et ne livrer passage à aucun tissu. C'est le cas, naturellement, quand la fissure est étroite, pour ainsi dire virtuelle, et formée seulement par le rapprochement et le contact immédiat des deux demi-corps, développés isolément, mais rapprochés. Même quand la fissure est plus ou moins largement ouverte, il se peut faire que rien ne l'occupe et qu'il n'y ait pas à ce niveau communication entre les parties molles intra-rachidiennes et les tissus prérachidiens. Dans ce cas, la fissure serait fermée profondément par les méninges. Sans doute, mais le fait n'a pas été encore suffisamment vérifié, à la fissure osseuse correspondra une fissure dure-mérienne, comme dans les spina bifida postérieurs. Les bords de la solution de continuité dure-mérienne se perdront sur les bords de la fissure osseuse, et c'est l'arachnoïde doublée de la pie-mère qui sera comme tendue au fond de la fissure. Nous avons vu, en effet, dans certaines formes de diastématomyélie comment une véritable lame formée par l'arachnoïde et la pie-mère peut former une commissure entre les deux ébauches médullaires évoluant séparément.

En avant de la diastématomyélie, peut-il se faire une méningocèle, faisant saillie par l'orifice dû à la fissure des corps? Il semble à vrai dire que ce soit surtout au niveau de la région sacrée que la fissure antérieure puisse donner passage à une méningocèle. Les cas de Hugenberger, de Kröner et Marchand, d'Emmet, en sont la preuve. Cependant, dans l'observation de Robinson, la méningocèle faisait saillie par un défaut de la région dorso-lombaire.

D'autres fois, sans qu'il y ait à proprement parler de méningocèle, on voit dans la fissure se prolonger une sorte de pédicule qui semble se continuer en arrière avec la méninge molle, et en avant se perdre dans les tissus prérachidiens. Ce tissu, purement conjonctif, pourrait être considéré comme jouant ici le même rôle que la lame épithélio-séreuse dans les spina bifida postérieurs. Il serait la trace de la continuité, dans les stades précoces du développement, des bords du prostome, aux dépens desquels se développe de chaque côté la demi-ébauche médullaire, avec les parois correspondantes et le fond de la gastrula. Mais nous entrerions là dans le domaine de l'embryogénie, que je me réserve d'examiner dans le chapitre suivant.

Dans la deuxième observation de Kuhn, la poche pyriforme qui faisait saillie par un écartement des arcs antérieurs des deux ou trois premières pièces sacrées, « avait sa paroi interne formée par le tissu propre de la moelle, qui envoyait par les deux côtés des filets nerveux de bas en haut. C'était l'extrémité terminale de la moelle épinière, garnie latéralement des racines des dernières paires spinales (queue de cheval), qui, de leurs points d'émergence, ont dû remonter pour gagner leurs trous respectifs. »

Ce dernier détail ne nous permet guère de douter de la présence du tissu médullaire dans le revêtement intérieur de la tumeur kystique. C'était donc ici un myélocyste qui constituait la tumeur. J'ajoute que le myélocyste était terminal; la moelle descendait bien au-dessous de son niveau normal, pour pouvoir ainsi constituer un myélocyste faisant saillie par une fissure antérieure des dernières pièces sacrées.

Donc, les formes de la hernie se faisant de l'intérieur du canal rachidien vers l'extérieur par la fissure rachidienne antérieure, peuvent être assez variées; la lame d'union entre les bords internes des deux demi-ébauches médullaires pourra servir de point de départ à une méningocèle, soit avec une diastématomyélie plus ou moins décomplétée, soit avec un myélocyste antérieur, avec area postérieure; le myélocyste lui-même peut faire hernie par la fissure antérieure; enfin, une « lame », analogue à la lame épithélio-séreuse dans les spina bifida postérieurs, pourra sortir par la fissure antérieure et aller se perdre dans les tissus prérachidiens. Or, rien n'empêche cette lame d'être le point de départ de cavités kystiques. Mais il y a plus encore; cette lame pourra, dans son épaisseur, contenir non pas seulement des dilatations kystiques, tapissées d'épithéliums divers, mais encore des tumeurs mixtes formées d'éléments mésoblastiques, tout comme les tumeurs annexées à un spina bifida postérieur ou celles interposées entre les deux moitiés des diastématomyélies complexes. Nous verrons cette disposition dans notre observation personnelle; elle paraissait exister dans une observation de Virchow, que je rapporte d'après Stolper (p. 230).

OBSERVATION 151 (VIRCHOW).

Petite fille mort-née ; une tumeur grosse comme une tête d'enfant se trouvait en rapport par les deux dernières vertèbres sacrées *ouvertes en avant*, avec les méninges spinales et le filum terminale. La masse néoplasique avait une structure très complexe, et était formée pour une part de masses kystiques, et pour une autre part de masses molles, dans lesquelles on trouvait une substance ayant quelque analogie avec la substance cérébrale d'un enfant nouveau-né. Dans ces masses, on ne découvrait, il est vrai, ni fibres nerveuses, ni cellules nerveuses, mais, par contre, on y voyait çà et là des nodules constitués par une substance fondamentale, dans laquelle étaient éparses de nombreuses cellules, avec des noyaux plus ou moins volumineux. Il y avait aussi des noyaux cartilagineux, des fragments ossifiés et des cavités kystiques, les unes grosses comme un pois, les autres plus volumineuses et allant jusqu'aux dimensions d'un noyau de datte; toutes contenaient un liquide citrin. Quelques-unes de ces cavités, les plus superficielles, s'étaient rompues au moment de la naissance. Certaines avaient une paroi mince et d'autres une paroi analogue à la peau, avec un revêtement épidermique. Virchow croit que la substance fondamentale dont il a été question plus haut était de la substance grise embryonnaire, avec une hyperplasie interstitielle.

Je ne veux pas insister sur la ressemblance que cette tumeur, annexée à un spina bifida antérieur, présente avec certaines tumeurs que nous avons étudiées dans le spina bifida postérieur. Les mêmes réflexions seraient à lui appliquer.

Mais il est un dernier groupe de cas, assez nombreux si on considère la rareté relative des spina bifida antérieurs, et auquel j'attribue une très grande importance au point de vue tératogénique. Ce sont les fissures antérieures, dans lesquelles, au lieu d'une hernie des parties molles intra-rachidiennes se faisant de dedans en dehors du canal rachidien, on trouve une hernie de viscères appartenant au tube digestif, et s'effectuant de dehors en dedans à travers la fissure rachidienne. Nous avons rapporté plus haut les cas de Svitzer, de Lévy et de Rindfleisch (première observation), dans lesquels une anse intestinale, se faisant jour à travers une hernie diaphragmatique, venaient se mettre en contact avec la fissure antérieure des vertèbres cervicales et dorsales : cette circonstance a paru jusqu'ici à peu près inexplicable; je crois cependant qu'il sera assez facile de lui donner une explication, surtout si on rapproche ces faits de celui de Morel et Gross que je reproduis intégralement.

OBSERVATION 153 (MOREL ET GROSS[1]).

Étude anatomique d'un monstre anencéphale (pseudencéphalien de G. Saint-Hilaire), avec division complète de la colonne vertébrale, absence de la moelle épinière, exstrophie de l'estomac, exstrophie de la vessie, utérus et vagin bifides, aorte double, anomalies multiples.

La mère était une fille primipare, scoliotique, boitant un peu, avec un large bassin. Le père présumé est bien constitué. Grossesse normale, sans grandes privations. Mouvements sentis d'assez bonne heure. Dans les premiers jours de février, la mère reçut un coup sur le ventre, et depuis elle n'a plus senti de mouvements. Huit jours après, le travail commence. Il dure cinq jours ; mais les fortes douleurs ne durèrent que vingt-quatre heures, et ne furent pas excessives.

L'enfant expulsé ne donne plus aucun signe de vie. Il offre les difformités suivantes : Monstre du poids de 1,020 grammes, mesurant 25 centimètres et demi de longueur ; du sommet à l'ombilic, 145 millimètres ; de l'ombilic au talon, 110 millimètres. La peau est rosée et recouverte d'un enduit sébacé. La face est dirigée vers le haut, elle est écrasée et a l'aspect général d'une tête de batracien. Il n'y a pas de front, la peau du front cesse à 10 millimètres au-dessus du sourcil. Les yeux volumineux, saillants, sont entr'ouverts et distants l'un de l'autre de 15 millimètres. Le nez, écrasé, occupe le point le plus supérieur du corps. La bouche, entr'ouverte, ne présente pas d'anomalie et laisse voir la langue, qui est bien conformée. Au sommet du crâne existe une large ouverture que remplit une tumeur.

Diamètres de la tête : du menton au front, 55 millimètres ; de l'angle externe d'une orbite à l'autre, 50 millimètres ; du menton à la nuque, 55 millimètres ; diamètre temporal, 60 millimètres.

Immédiatement au-dessous du menton naît le tronc qui, resserré à sa partie supérieure, donne attache à des membres supérieurs bien conformés. La longueur du membre supérieur jusqu'à l'extrémité du médius est de 65 millimètres ; la main mesure 40 millimètres de longueur ; les ongles sont formés.

La largeur des épaules est de 85 millimètres. Le diamètre sterno-vertébral de 50 millimètres.

La partie antérieure du tronc ne présente rien de particulier jusqu'à l'ombilic ; celui-ci est très bas et donne insertion à un cordon ombilical gros et épais, mesurant 140 millimètres de longueur.

1. MOREL ET GROSS. — *Revue méd. de l'Est*, 1878, et *Archives de tocologie*, 1878, V, p. 626.

La région sous-ombilicale présente une tumeur saillante, molle, rougeâtre.

Le dos présente des particularités très remarquables. A 1 centimètre au-dessous de la limite inférieure de la tumeur cranienne, se rencontre une autre tumeur sous forme d'un champignon étalé dans le sens transversal, et que nous examinerons en détail plus loin.

Les extrémités inférieures, bien conformées, mesurent 130 millimètres depuis le pli de l'aine jusqu'au talon. La longueur de la cuisse est de 65 millimètres, celle de la face plantaire de 60 millimètres.

Squelette. — Une poche vide, membraniforme, plissée et affaissée sur elle-même, tient la place de la boîte cranienne et représente les méninges. Cette poche communique avec l'extérieur par deux orifices situés de chaque côté de la ligne médiane, et par lesquels son contenu a dû se vider. Le diamètre transversal de la poche mesure 40 millimètres, le vertical 20 millimètres. Le diamètre de l'orifice du côté droit mesure 10 millimètres, celui du côté gauche 15 millimètres. Les parois de la poche sont lisses à la surface externe, inégales et très éraillées à la surface interne. Elles sont constituées par un tissu conjonctif embryonnaire, renfermant une quantité considérable de vaisseaux gorgés de sang. Les deux surfaces sont dépourvues d'épithélium. Il n'y a pas trace de tissu nerveux dans l'intérieur de la poche.

La partie écailleuse de l'occipital fait défaut, le pariétal manque presque en totalité, l'écaille du temporal est renversée en dehors, et du frontal il ne reste que la partie orbitaire, horizontale. La base du crâne existe.

La colonne vertébrale, depuis la base du crâne jusqu'à son extrémité inférieure, est divisée dans toute son épaisseur en deux parties égales, symétriques, complètement séparées l'une de l'autre. Les corps vertébraux sont divisés en même temps que les arcs; il ne s'agit donc pas de spina bifida.

Les deux parties de la colonne vertébrale ne sont réunies qu'à leurs extrémités, où se trouve, en haut comme en bas, un ligament transversal, très court, très fort. Le ligament inférieur réunit les deux masses latérales du sacrum, qui s'inclinent en bas et en dedans. Ces ligaments et les deux parties de la colonne circonscrivent ainsi une ouverture ovalaire de 30 centimètres de hauteur sur 26 centimètres de largeur.

Côtes et sternum bien développés. Les os iliaques sont bien formés, mais au lieu d'être articulés entre eux par la symphyse pubienne, ils présentent en avant un écartement de 45 millimètres; on ne constate pas de bande ligamenteuse entre ces os. Le diamètre bi-iliaque d'une épine antéro-supérieure à l'autre est de 85 millimètres.

Le squelette des membres thoraciques et abdominaux est bien développé.

Organes génito-urinaires. — Au-dessous du cordon ombilical, il existe une saillie membraniforme longue de 10 millimètres, qui forme une sorte de sac herniaire, descendant entre les cuisses et ressemblant de prime abord au scrotum. En ouvrant l'abdomen, on constate que la tumeur est une poche herniaire dans laquelle s'engage la moitié antérieure du lobe carré du foie, le fond de la vésicule biliaire et la partie correspondante du rebord droit du sillon où repose cet organe.

Un examen plus attentif fait voir que la surface extérieure de cette tumeur a plutôt l'aspect d'une muqueuse que celui de la peau ; puis, à sa limite, on aperçoit une ligne de jonction légèrement saillante entre elle et les parois abdominales. Après avoir extrait le foie de la poche, et en la réclinant en haut sur les parois abdominales, on voit, tout près de sa limite inférieure, et de chaque côté de la ligne médiane, une fente de 2 millimètres de longueur, légèrement inclinée de haut en bas et de dehors en dedans ; ces deux orifices, qui sont distants l'un de l'autre de 8 millimètres, sont ceux des deux *uretères*.

Afin de bien se rendre compte de la nature de la poche herniaire du foie, M. Morel en a examiné la structure intime. Dans toute l'étendue de cette poche, on trouve une lame épaisse et continue constituée par des fibres musculaires lisses, comme dans la vessie et, immédiatement en dehors de la jonction de cette membrane avec les parois abdominales, se constatent les fibres striées des parois. L'anomalie à laquelle nous avons affaire est donc une exstrophie de la vessie, et du reste, lorsqu'on refoule dans l'abdomen cette poche herniaire, elle figure parfaitement la vessie, et les uretères reprennent la position qu'ils occuperaient chez un sujet normal.

La poche vésicale vidée et réclinée sur la paroi abdominale, on remarque à 7 millimètres plus en arrière et au-dessous de l'orifice des uretères, également de chaque côté de la ligne médiane, deux nouveaux orifices plus larges que les précédents, séparés par une cloison fort mince, déviée à gauche et faisant saillie à l'extérieur. Ce sont les orifices de *deux vagins*. En arrière de chaque ouverture vaginale et un peu vers le côté externe, se trouvent deux orifices petits, que M. Morel pense devoir être les orifices des canaux excréteurs des glandes de Bartholin.

Immédiatement derrière la cloison vaginale, et par conséquent sur la ligne médiane, se trouve un petit infundibulum qui aboutit à un pertuis mesurant à peine 1 millimètre de diamètre, c'est l'orifice de l'anus.

Enfin, au-dessous de ces parties et encore de chaque côté de la ligne médiane, on aperçoit un pli assez saillant long de 1 centimètre, ridé à sa surface et ayant l'aspect d'un pli muqueux, ce sont les petites lèvres. Plus en dehors, un léger relief de la peau figure les rudiments des grandes lèvres. D'après la position de ces plis, on voit que l'orifice anal est situé dans le champ de la vulve. Il n'existe pas de trace du clitoris.

Le vagin est divisé dans toute sa longueur par une cloison légèrement inclinée à gauche. Les deux vagins ainsi formés sont perméables, et très distendus, surtout celui de droite, par une substance blanchâtre homogène, composée exclusivement de débris épithéliaux. Ils conduisent à deux cols unis sur la ligne médiane, et tenant à un utérus bicorne dont les cornes correspondent à toute la longueur du corps et sont entièrement séparées. Celles-ci sont dirigées transversalement en dehors, et de leur extrémité externe se détachent dans l'ordre habituel le ligament rond, la trompe et l'ovaire.

Les reins sont à leur place normale, bien développés, possédant chacun une capsule surrénale; les uretères sinueux, sans toutefois présenter de dilatation, vont s'ouvrir à la partie inférieure de la paroi postérieure de la vessie, en passant sous les annexes utérines et le ligament rond, et l'uretère gauche, sur l'artère ombilicale.

Appareil digestif. — L'appareil digestif ne présente rien de particulier dans sa partie supérieure, mais, plus bas, il offre une anomalie des plus rares, peut-être même est-elle unique. En introduisant un stylet par la bouche dans l'œsophage, on est très surpris de voir le stylet sortir par un orifice infundibuliforme assez large, s'ouvrant sur la surface de la membrane qui ferme l'espace compris entre les deux moitiés de la colonne vertébrale. Cette membrane offre du reste tous les caractères d'une muqueuse, et il n'y a pas de doute, elle est *la muqueuse stomacale*. Vers sa limite inférieure, on trouve un second orifice, étroit, circulaire, à rebord légèrement saillant, simulant une petite valvule; cet orifice conduit dans l'intestin grêle. Nous avons donc sous les yeux un exemple d'*exstrophie de l'estomac*. L'estomac exstrophié forme une sorte de champignon étalé dans le sens transversal, et empiétant un peu plus sur le côté gauche que sur le côté droit. Sa largeur mesure 45 millimètres, sa hauteur 28 millimètres; son pourtour se continue avec la peau, à laquelle il est intimement uni. L'exstrophie de l'estomac ne peut s'expliquer qu'en supposant qu'à un moment donné l'estomac a dû faire hernie dans le dos à travers l'ouverture résultant de la division de la colonne vertébrale, et la partie herniée s'est atrophiée et a disparu. Une soudure s'est faite entre la partie en contact et le pourtour de l'ouverture correspondante.

Après avoir sectionné la tumeur formée par l'estomac exstrophié, dans sa partie la plus saillante et à gauche, on pénètre dans une poche dont la surface a tout à fait l'aspect d'une séreuse, et qui est remplie par un petit organe de forme ovoïde et dont la grosse extrémité est dirigée à gauche. La longueur de cet organe est de 28 millimètres, sa largeur de 17 millimètres et son épaisseur de 13 milli. mètres. Cet organe est libre de toutes parts, à l'exception de la partie postérieure qui est fixée aux parois de la poche au moyen d'un pédicule aplati, très court et très vasculaire. Ce petit corps dont la structure est examinée avec soin, n'est autre que la rate, qui fait hernie, en refoulant l'estomac en arrière et en le transformant ainsi en sac herniaire. La structure de la poche qui enveloppe la rate est identique à celle de l'estomac. Celui-ci a donc entraîné la rate.

Le pancréas se voit dans l'abdomen ; il est étalé et accolé aux parois de l'estomac. Le foie est altéré dans sa forme ; toutefois on y reconnaît ses différentes parties principales. La moitié antérieure du lobe carré, le fond de la vésicule biliaire et la partie correspondante du rebord droit du sillon de cet organe sont logés dans la poche formée par la vessie exstrophiée. Il existe deux petits lobules de Spigel.

L'intestin, bien développé, se termine brusquement par un renflement cylindrique de 20 millimètres de longueur et est muni à chacune de ses extrémités d'un appendice vermiculaire. Le premier est dirigé en haut et l'autre en bas.

À la suite de cette dilatation, on aperçoit le gros intestin, plus étroit à son origine qu'à sa partie inférieure, et même plus étroit en général que l'intestin grêle. Au niveau de la jonction du renflement avec le gros intestin, on voit une valvule qui fait saillie dans le côlon. L'appendice vermiculaire inférieur s'ouvre également dans le gros intestin. La dilatation intestinale, ainsi que l'appendice supérieur, appartient donc à l'intestin grêle.

La partie inférieure du rectum est distendue et remplie par une substance muciforme, de couleur rose sale, et dans laquelle on ne rencontre que des débris d'épithélium, sans trace de matière colorante de la bile. À cette dilatation succède brusquement un canalicule étroit, presque filiforme, qui aboutit à l'orifice anal. Celui-ci s'ouvre à l'extérieur, non pas derrière la vulve, mais dans le champ même de celle-ci.

Système nerveux. — Le système nerveux central (encéphale et moelle épinière) fait complètement défaut. On ne rencontre aucune trace de tissu nerveux ni dans la poche crânienne, ni dans la gouttière vertébrale.

Le système nerveux périphérique existe. Les nerfs des plexus sacré, lombaire, brachial, et les nerfs intercostaux sont parfaitement formés. On peut les suivre dans les trous de conjugaison, où ils se divisent en deux racines distinctes. La racine postérieure porte même son ganglion, dans lequel le microscope a démontré l'existence de tous les éléments constitutifs.

Plus loin, les racines se terminent brusquement par un filament délié de tissu conjonctif, qui va se fixer sur la membrane tapissant la face interne de la colonne vertébrale et représentant ce qui reste des méninges rachidiennes.

Le grand sympathique existe; il a été disséqué sur le côté droit du thorax et poursuivi jusque dans la cavité abdominale. La dissection a fait découvrir un petit amas de cellules nerveuses (ganglion). Il n'est donc plus permis de douter de l'existence du grand sympathique chez notre sujet.

Organes des sens. — L'organe visuel existe dans toutes ses parties essentielles. Tous les muscles de l'œil sont bien développés. Leurs attaches sur la sclérotique sont normales. La choroïde est complète et offre une belle couche pigmentée sur sa face interne. L'iris a sa physionomie normale. La membrane pupillaire existe et adhère dans tout son pourtour à l'iris. Seulement, elle présente près de son centre une déchirure qui occupe à peu près le tiers de l'étendue de cette membrane. Celle-ci pourrait être artificielle. La rétine, le corps hyalin et le cristallin sont bien formés. Le globe oculaire et le nerf optique, qui peut être suivi jusque dans la cavité cranienne, sont, comme on sait, des émanations de la cellule cérébrale antérieure. Il est donc permis de supposer que la pseudo-encéphalie n'est pas primitive, car le développement du globe de l'œil, et en particulier de la rétine, prouve que, dans les premiers temps de la vie embryonnaire, le cerveau a dû exister.

L'organe auditif existe, même les osselets de l'ouïe.

L'existence de l'oreille interne fournit une preuve de plus à l'hypothèse d'une pseudo-encéphalie non primitive.

Système vasculaire. — Le cœur est normalement développé et donne naissance à un tronc aortique, qui se divise en deux arcs, se continuant chacun par un vaisseau descendant tout à fait indépendant. De sorte qu'il y a deux crosses et deux aortes. A leur origine, les deux crosses sont d'égal volume, mais celle du côté gauche s'élargit brusquement en doublant de volume, près de son extrémité externe, par la jonction avec l'artère pulmonaire, ou autrement dit le canal artériel.

L'artère descendante-gauche, la plus volumineuse, après avoir traversé le diaphragme et passé en dedans du rein correspondant, arrive à la partie supérieure de la fosse iliaque et fournit d'abord l'artère iliaque externe qui, arrivée à la cuisse, se continue par l'artère crurale; puis, à 5 millimètres plus loin, elle donne l'artère iliaque interne très grêle. Enfin, elle termine son trajet en remontant vers l'ombilic et forme une branche énorme, aboutissant au cordon ombilical, l'unique artère ombilicale qui existe. L'aorte descendante droite est plus grêle; après avoir traversé le diaphragme, elle fournit au rein, comme l'aorte gauche, continue son trajet en bas et en dehors, donne ensuite naissance à l'artère iliaque interne et à l'artère iliaque externe, qui se continue par l'artère crurale, mais elle ne fournit pas d'artère ombilicale. Le cordon est donc formé par deux vaisseaux seulement, une seule artère et la veine.

Les deux crosses donnent chacune une artère carotide primitive et une artère sous-clavière.

Appareil respiratoire. — La cavité thoracique est envahie en haut par le thymus et le corps thyroïde. En bas, le diaphragme forme une voûte très saillante. Aussi, les poumons sont-ils moins développés que d'habitude; de plus, on remarque que c'est le poumon gauche qui est trilobé.

Il y aurait bien des remarques à faire à propos de cette observation si importante, si intéressante. D'abord, les auteurs en font un cas à la fois d'anencéphalie et d'amyélie complète. Puis, à propos du développement des organes de la vue et de l'ouïe, ils reviennent sur leur opinion primitive à propos de l'anencéphalie, et considèrent qu'il doit s'agir d'une pseudo-encéphalie secondaire, par atrophie consécutive de la substance nerveuse encéphalique, une fois formée. Pour la moelle, le diagnostic anatomique d'amyélie me paraît impossible à accepter. Je n'invoque même pas le caractère tout à fait exceptionnel de l'amyélie absolue. Mais dans la description que les auteurs font de la gouttière vertébrale, et de son contenu, quelque incomplète qu'elle soit malheureusement, il est des points qui permettent de mettre en doute l'amyélie. D'abord, le système nerveux périphérique existe, et les racines des nerfs spinaux peuvent être suivis jusqu'à *la membrane tapissant la face interne de la colonne vertébrale et représentant ce qui reste de méninges rachidiennes.* Or, nulle part Morel et Gross n'ont parlé de cette membrane représentant les méninges. Quelle est sa situation exacte, nous ne le savons pas. On nous a bien dit plus haut que le pourtour de la muqueuse stomacale exstrophiée se continuait directement avec la peau. Mais alors, la membrane représentant les méninges médullaires se trouverait sous la muqueuse stomacale, ce qui n'est pas admissible, ou ce qui ne se comprend, du moins, que si on admet que la muqueuse stomacale éversée, en forme de champignon, ne recouvre les méninges que par sa partie dilatée. En ce cas, la membrane représentant les méninges devra prendre place entre la muqueuse stomacale et la peau attenante, et dès lors tout devient plus aisément compréhensible. De chaque côté, le rebord cutané, au niveau de la solution de continuité présentée par la peau, se continue directement avec une demi-area; il y a donc diastématomyélocèle; et l'intervalle entre les deux demi-areas, au lieu d'être occupé, comme dans les cas habituels de diastématomyélocèle, par un prolongement méningé, est occupé par ce que Morel et Gross décrivent comme étant la muqueuse stomacale. L'aspect rougeâtre habituel de l'area dans les myéloméningocèles explique que les auteurs, dans une observation de beaucoup antérieure aux travaux de Recklinghausen, n'aient pas distingué le tissu médullo-vasculaire de la membrane muqueuse voisine. La confusion a dû être d'autant plus facile que les éléments nerveux avaient pu en grande partie, sinon en totalité, disparaître dans le tissu médulo-vasculaire, ainsi que cela arrive si fréquemment dans les myéloméningocèles. Et surtout, si au niveau de la demi-area existaient encore des cellules épithéliales cylindriques, elles ont pu facilement se confondre avec les cellules prismatiques, formant une seule couche, qui tapissent la muqueuse gastrique.

Mais était-ce vraiment la muqueuse gastrique qui faisait saillie à travers les deux parties de la colonne vertébrale divisée, et comment cette hernie avait-elle eu lieu? Tout d'abord j'admets parfaitement que la muqueuse stomacale (je dirais plutôt la « muqueuse digestive ») puisse se trouver là, en exstrophie, sa face interne regardant en dehors, en arrière, et que cette muqueuse puisse occuper l'espace laissé entre les deux moitiés de la colonne vertébrale divisée; mais je n'admets nullement le mécanisme invoqué par les auteurs d'une hernie de l'estomac, avec atrophie secondaire de la paroi herniée, laissant ouverte et à nu la cavité stomacale. Reprenons le schéma évolutif qui nous a déjà été si souvent utile, mais en remontant plus haut encore dans le développement de l'embryon. Nous reviendrons plus en détail sur ces particularités quand nous étudierons l'embryogénie du spina bifida, et nous aurons à examiner comment les faits connus concordent avec les théories embryogéniques modernes, notamment avec les théories du prostome et de la concrescence.

Mais, ici, contentons-nous d'imaginer schématiquement l'ovule au moment de la gastrulation. Au niveau des lèvres prostomatiques, le feuillet ectodermique se continue immédiatement avec le feuillet endodermique. Plus tard, quand les lèvres du prostome se seront soudées, après avoir donné naissance aux deux moitiés primitives de la gouttière médullaire, cette fermeture du prostome, d'une part, à la surface, formera la gouttière médullaire qui, plus tard encore, par la fusion de ses bords externes se refermera pour constituer le tube médullaire et, d'autre part, plus profondément, l'intestin primitif. Mais, admettons que pour une raison quelconque cette fermeture du prostome n'ait pas lieu ; ses deux lèvres restent absolument distinctes ; à ce niveau, non seulement les deux moitiés de la gouttière médullaire ne se rapprocheront pas et nous aurons une diastémato-myélie, mais encore ces deux moitiés qui, par leur bord externe, sont en rapport de continuité avec le revêtement cutané, le feuillet ectodermique, par leur bord interne se continuent directement avec la paroi de l'intestin primitif. On aura en somme une disposition analogue à celle que les frères Hertwig ont décrite chez l'actinie [1]. Au niveau du prostome, les feuillets externe et interne sont en continuité ou du moins leur continuité n'est interrompue que par l'anneau médullaire formant les bords du prostome. Dans une période ultérieure du développement, ce sera donc la muqueuse gastro-intestinale non refermée en arrière qui obturera la fissure due à ce défaut de fermeture. Puis, les deux demi-ébauches de la corde ne s'étant pas rapprochées, se développeront isolément, et la colonne vertébrale se trouvera partagée en deux moitiés symétriques plus ou moins éloignées

[1]. O. et R. Hertwig. — *Die Actinien*, Jena, 1879.

l'une de l'autre. Ainsi se trouve expliquée, si on admet la théorie
de la concrescence, cette malformation si extraordinaire décrite
par Morel et Gross. Mais, en revanche, leur observation, étudiée
d'après les connaissances de l'embryologie moderne, donne un
puissant appui à cette théorie même de la concrescence. Et que
d'autres points, dans cette observation, mériteraient d'arrêter
l'attention. Je me borne à citer ici la dualité de l'aorte, qui
vient encore à l'appui des idées émises ci-dessus, et la fissure
abdominale, obturée par une ectopie vésicale.

L'interprétation des trois observations précédentes devient
maintenant assez simple : elles représentent un degré moins
complet de la malformation que nous avons tenté d'expliquer.
Un point de l'intestin primitif est resté en continuité avec la
gouttière médullaire; plus tard, quand le développement des
parties voisines se sera néanmoins effectué, l'anse intestinale se
trouvera prise dans la fissure rachidienne antérieure, dont les
bords se seront refermés autour d'elle, comme le diaphragme se
sera aussi refermé autour de cette anse rentrant dans l'abdomen,
ce qui me paraît plus facile à comprendre que cette hernie se
faisant à travers le diaphragme pour commencer, et à travers
une fissure des corps vertébraux dorso-cervicaux pour finir!

L'observation suivante, qui m'est personnelle, concerne un cas
de spina bifida, avec spina bifida antérieur, diastématomyélioméningocèle, et interposition entre les deux moitiés de la moelle
d'une tumeur qui faisait saillie en arrière, et en avant se prolongeait dans la fissure antérieure pour se perdre dans les tissus
prérachidiens.

OBSERVATION 153 *(Personnelle).*

La partie clinique a été rédigée d'après les notes prises par M. le Dr Rocher,
alors chef de clinique.

Germaine R..., treize mois, née à Savignac-Duras (Lot-et-Garonne),
entre le 10 juin 1903 à l'hôpital des Enfants de Bordeaux, dans le service du Prof. Piéchaud que je supplée. Antécédents héréditaires nuls;
née à terme; la mère n'a pas eu de traumatismes pendant la grossesse.
L'accouchement a été parfaitement normal. L'enfant, dès sa naissance,
a présenté une tumeur dorsale, d'abord peu appréciable, qui n'a pas

tardé à augmenter de volume, pour atteindre, à cinq mois, à peu près les dimensions qu'elle offre actuellement.

A son entrée, la petite malade paraît assez bien développée. Il y a cependant un peu d'hydrocéphalie. A la partie supérieure de la région dorsale, au niveau des épines des omoplates, on trouve une tumeur sessile présentant deux parties : l'une principale, à droite, cylindrique, oblique en bas et à droite, du volume d'un œuf de pintade; l'autre à gauche, formant une sorte de prolongement pédiculé, ayant l'aspect d'un champignon. La peau, au niveau de la tumeur principale, paraît normale, sauf à son extrémité libre, où elle est blanchâtre, gaufrée, comme épaissie, tandis que, sur le prolongement accessoire, elle est plus mince et porte une collerette de poils bruns, fins, assez longs; entre les deux parties de la tumeur s'élève une touffe de poils plus serrés, plus foncés. Sur la grosse tumeur se montrent, éparses, quelques plaques angiomateuses, avec dilatation des petits vaisseaux de la peau. La ligne d'insertion de la tumeur, à sa base, ovoïde, mesure 17 centimètres de tour. Au niveau du gros pôle inférieur, la tumeur descendante, dessine un sillon profond. Le pédicule du petit prolongement a 6 centimètres de tour. On sent, au-dessus et au-dessous de la tumeur, la ligne des apophyses épineuses. Au niveau de la tumeur, à gauche, on peut sentir l'extrémité des lames circonscrivant l'orifice. L'obliquité de la tumeur empêche de faire à droite la même constatation.

Pendant les cris et les efforts, la tumeur se tend légèrement; une pression lente et soutenue, comme le décubitus, permettent de vider peu à peu le prolongement accessoire, tandis que la tumeur principale n'est nullement réductible.

Aucun trouble, ni moteur, ni sensitif, ni trophique. Aucun trouble ni du côté de la vessie, ni du côté du rectum. Tous les organes, circulatoires, digestifs, respiratoires, etc., fonctionnent normalement.

La radiographie, que je dois à l'obligeance de M. le Dr Debédat, chef du service d'électrothérapie à l'hôpital des Enfants, sans être très explicite, fait voir qu'il doit exister des modifications importantes au niveau des deuxième, troisième, quatrième et cinquième vertèbres dorsales. Les corps vertébraux paraissent moins volumineux, et les espaces clairs des disques vertébraux ont disparu entre eux. Au milieu se trouve une tache claire, allongée, s'étendant sur les vertèbres désignées. A droite et en bas de cette tache claire, on voit un liséré plus foncé.

La grosse tumeur n'offre aucune transparence. Le petit prolongement ne présente à la lumière qu'une transparence douteuse.

A cause de l'hydrocéphalie, j'hésite à intervenir et ne me décide que sur la demande expresse de la famille, et en raison de l'absence complète de toute complication du côté de la motilité, de la sensibilité, de la vessie et du rectum. L'opération a eu lieu le samedi 13.

Anesthésie chloroformique. Incision elliptique, passant, à gauche, à la base de la tumeur, au-dessous du prolongement accessoire, et à droite, plus haut, à l'union des deux zones de la peau. Dissection du lambeau à droite; dissection de la tumeur jusqu'au niveau de l'orifice osseux. En ce point, rien qu'en séparant la peau des parties sous-jacentes, on voit s'écouler un peu de liquide céphalo-rachidien. Immédiatement sous la peau, on trouve une tumeur volumineuse, remplissant le sac cutané, rosée, bosselée, séparée seulement du tissu cellulaire sous-cutané par une mince lame du tissu arachnoïdien, comme le montre le liquide céphalo-rachidien qui s'est écoulé. Pas de sac fibreux.

En poursuivant la dissection, j'ouvre une cavité kystique qui laisse échapper un liquide sirupeux, noirâtre, paraissant être du sang altéré. A la suite de cet écoulement, la tumeur a diminué de volume, ce qui permet de placer autour de son pédicule un catgut n° 2 et d'achever l'extirpation. Pas d'hémorragie; le pédicule, au niveau de sa section, présente un noyau cartilagineux, qui est excisé aux ciseaux, et a les dimensions d'un pois. A ce moment, il s'écoule une assez notable quantité de liquide céphalo-rachidien. Quelques points séparés de catgut unissent les bords du pédicule à ceux de l'orifice. Puis, les parties molles sont suturées par-dessus cet orifice, un drain étant laissé dans l'angle inférieur de la plaie. Suture cutanée au crin de Florence. Pansement aseptique, légèrement compressif. L'enfant meurt vers la vingtième heure après l'opération, sans avoir présenté aucun symptôme de méningite.

Autopsie, le 15, par le Dr Rocher. En dehors du cerveau, du rachis et de la moelle, tous les organes sont sains. *Cerveau :* enveloppes normales, circonvolutions bien dessinées, hydropisie ventriculaire. *Rachis :* au niveau de la malformation, la série des corps vertébraux dessine une courbure scoliotique, convexe à droite. Quand on regarde la face antérieure du rachis, on voit les corps de troisième, quatrième et cinquième vertèbres dorsales comme fusionnées, et entre eux les disques intervertébraux paraissent faire presque complètement défaut. Sur la ligne médiane de sa face antérieure, cette masse offre une sorte de dépression cupuliforme, dans laquelle s'insère une petite poche kystique ovoïde, fermée, et dont le contenu ne peut être, par la pression, refoulé dans l'intérieur du canal rachidien. L'ouverture de cette poche donne issue à un peu de liquide jaunâtre louche. Cette poche est recouverte en avant par du tissu conjonctif. Au-dessus, le grand surtout ligamenteux antérieur bifurque et paraît se perdre sur les parois latérales des corps vertébraux, pour se reconstituer plus bas.

En arrière, les quatre premiers arcs cervicaux sont normaux. Pour le cinquième, la soudure des deux demi-arcs latéraux est complétée sur la ligne médiane par une mince lame fibreuse, et il n'y a pas d'apophyse épineuse bien visible; les extrémités médianes des lames font simplement saillie en arrière de chaque côté de l'union fibreuse médiane. A partir de ce niveau, jusqu'à la huitième dorsale, il y a une perturbation complète dans la disposition et la réun'on médiane des arcs postérieurs. Les sixième et septième lames gauches convergent et sont unies par une bandelette fibreuse à la sixième lame droite. La septième lame cervicale droite s'unit de même à la première lame dorsale. Puis vient une lame osseuse, qui forme le bord supérieur de la fissure, et qui est formée par la fusion irrégulière des trois premières lames dorsales à droite et des deuxième et troisième lames à gauche. Au-dessous se trouve un orifice à grand axe longitudinal, limité par les extrémités libres des lames droites et gauches des quatrième, cinquième et sixième vertèbres dorsales. Cet orifice, qui mesure 3 centimètres de long, et 1 centimètre et demi de large, est bordé en bas par la septième lame gauche, se réunissant sur la ligne médiane aux sixième et septième lames droites soudées entre elles. A partir de la huitième vertèbre dorsale, le rachis redevient normal.

Les pédicules sont alors sectionnés sur toute la longueur du rachis, ce qui permet de relever avec précaution la paroi postérieure du canal vertébral. On reconnaît alors que la dure-mère est intacte dans toute la longueur du rachis, sauf au niveau de la fissure osseuse, où elle présente une solution de continuité, dont les bords s'attachent à ceux de l'orifice osseux. Cette attache de la dure-mère aux bords de la fissure osseuse est sectionnée avec soin, un peu au-dessous de la ligne d'union, ce qui permet de rabattre la paroi postérieure du canal rachidien, et d'inciser la dure-mère sur la ligne médiane dans toute la longueur du rachis. Les méninges molles, arachnoïde et pie-mère, enveloppent la moelle dans toute son étendue, ainsi que la tumeur intra-rachidienne, et elles se continuent sur le pédicule, d'où elles gagnent la partie extra-rachidienne de la tumeur.

Au-dessus et au-dessous de la tumeur, la moelle, extérieurement, paraît normale. Elle descend cependant un peu plus bas que d'habitude : l'extrémité du conus terminalis se trouve au niveau de la troisième lombaire. Au niveau de la sixième cervicale, la moelle s'aplatit d'avant en arrière et le sillon postérieur paraît s'approfondir. Jusque-là, les séries des racines n'offrent aucune anomalie.

A partir du bord inférieur de la septième vertèbre cervicale, la moelle est recouverte en arrière par la tumeur. Cette tumeur, avant l'opération, présentait deux portions : l'une, extra-rachidienne, faisant saillie par la fissure, a été extirpée; l'autre, intra-rachidienne, s'étend sur un espace correspondant aux cinq premières vertèbres dorsales. Les deux parties étaient réunies par le pédicule sectionné pendant l'opération. Ce pédicule s'attachait à la partie inférieure de la paroi dorsale de la tumeur intra-rachidienne.

Cette tumeur intra-rachidienne a une forme ovalaire à grand axe allongé dans le sens du canal rachidien. Elle mesure 6 centimètres environ de longueur, et à son endroit le plus large 2 centimètres et demi de largeur. Son volume peut être comparé à celui du pouce. Son extrémité inférieure se continue avec le pédicule sectionné. La surface de cette tumeur est grisâtre : elle est parcourue transversalement par de petits sillons, un peu onduleux, qui séparent des renflements assez réguliers et parallèles.

Si maintenant on soulève l'extrémité supérieure de cette tumeur, puis ses bords latéraux, on constate que la moelle, au-dessous de l'extrémité supérieure de la tumeur, continue son trajet, indépendant de la tumeur sur un espace d'environ un demi-centimètre, puis, qu'elle se divise en deux parties latérales et que c'est entre ces deux parties latérales, aux bords desquelles elle adhère, que la tumeur fait saillie. Aussitôt que la tumeur a dépassé le bord de la moelle, elle s'épanouit et forme comme la tête d'un champignon, recouvrant presque entièrement de chaque côté les moitiés latérales de la moelle. Entre la tumeur et les parties latérales de la moelle, il existe une sorte de sillon qu'on met à découvert en relevant les bords de la tumeur. C'est de ce sillon que semblent partir les racines postérieures, tandis que les racines antérieures forment une série très régulière et sortent à l'union de la face antérieure avec la face latérale de chaque cordon médullaire. Les racines ayant été sectionnées au niveau de la face interne de la dure-mère, on constate que la moelle ne peut être enlevée de la gouttière vertébrale. En la relevant avec soin depuis son extrémité supérieure, voici ce qu'on constate : jusqu'à la sixième vertèbre cervicale, la paroi antérieure de la moelle est normale; puis son aplatissement devient très visible, et le sillon antérieur devient de plus en plus marqué. Le sillon antérieur paraît approfondi surtout au niveau des première et deuxième dorsales. Mais à partir de ce point, il devient impossible de relever la moelle, et on s'aperçoit que l'arachnoïde est intimement unie à la dure-mère. La dure-mère ayant été sectionnée transversalement au-dessus de la malformation, se laisse très facilement relever, et il est alors possible de faire les observations suivantes :

1° Au niveau des corps des troisième et quatrième vertèbres dorsales, la dure-mère présente une solution de continuité, allongée dans le sens du canal rachidien, sur une longueur de près de trois quarts de centimètre.

2° Les méninges molles, contenant un prolongement de la tumeur médiane, prolongement mince et s'effilant en pointe, s'engagent dans cette fissure dure-mérienne.

3° Sur la ligne médiane, les corps des troisième et quatrième vertèbres dorsales présentent une fissure longitudinale, qui, en haut et en bas, est refermée par une mince lame paraissant fibreuse, et dans sa partie moyenne laisse un espace large à peine de 1 millimètre et haut de 4 à 5 millimètres. Les cartilages intervertébraux qui de chaque côté séparent en arrière les moitiés latérales de la troisième et de la quatrième vertèbre dorsale, arrivent à la partie moyenne de cette fissure jusque sur ses bords. C'est dans cette fissure que s'engage le prolongement de la méninge molle, et il est facile, en exerçant des tractions sur ce prolongement, de constater qu'il aboutit à la dépression cupuliforme constatée à la face antérieure du rachis et se trouve en continuité certaine avec les débris de la petite tumeur kystique dont il a été question plus haut. En examinant les deux faces des corps vertébraux, on reconnaît que la dépression cupuliforme se termine profondément par un petit orifice qui donne passage aux restes du prolongement méningé, et vers la face postérieure on voit également que la fissure forme une sorte d'entonnoir aplati, qui aboutit à l'orifice en question.

Sur les côtés, l'issue des racines et la série des ganglions paraissent normaux.

En incisant les deux demi-cartilages intervertébraux qui séparent la troisième de la quatrième vertèbre dorsale, on constate très nettement que chacun de ces demi-cartilages possède un nucleus pulposus distinct, plus rapproché du bord interne du demi-cartilage et par conséquent de la fissure médiane que de la paroi externe du rachis. La présence de ces deux nuclei pulposi peut être considérée comme l'indice certain d'un dédoublement de la corde dorsale.

La pièce avait malheureusement été mise au début dans de l'alcool ce qui m'a empêché de faire un examen histologique aussi complet que je l'aurais voulu, surtout des altérations médullaires.

Examen de la pièce enlevée pendant l'opération. (L'examen histologique de cette pièce a été fait au laboratoire de M. Sabrazès.) Cette pièce comporte deux poches recouvertes toutes les deux par la peau, la plus grande ayant les dimensions d'une demi-pomme, l'autre celles d'une noix. La grande poche est constituée par la peau, doublée d'une couche épaisse environ de 1 centimètre de tissu cellulo-adipeux. Dans cette couche, on voit de gros vaisseaux et des filets nerveux ramifiés. Puis vient une couche de tissu d'aspect conjonctif, formant une membrane lisse, rosée, ou d'un blanc nacré, qui constitue une sorte de sac. Dans ce sac est englobée une masse formée par du tissu conjonctif rougeâtre, dans lequel on trouve des globules ayant la consistance et l'aspect du cartilage et des petites cavités, bordées par une substance plus grisâtre et contenant une matière visqueuse, filante, brunâtre, d'aspect grumeleux. D'autres cavités ne renferment que du liquide muqueux, clair et filant.

Dans la petite saillie, la membrane qui double la peau n'en est indépendante que sur les parties latérales. A l'extrémité de la poche, cette membrane se confond avec le derme et aussi avec la substance qu'elle contient, de telle sorte que la séparation des trois éléments est impossible.

Au microscope, on constate que dans la grande poche, la membrane conjonctive formant capsule n'est autre chose que la pie-mère, dont les vaisseaux sont très dilatés. La substance fondamentale de la tumeur est du tissu conjonctif jeune, avec beaucoup de vaisseaux, dont quelques-uns sont rompus. Les petits lobules perdus dans cette masse sont bien cartilagineux, et quelques-uns ont même subi un commencement d'ossification. La substance grisâtre qui borde les cavités kystiques présente tous les caractères de la névroglie, et les cavités sont tapissées, au moins en partie, par un épithélium prismatique à cellules peu élevées.

Dans la petite poche, la substance qui paraissait hyaline est du tissu conjonctif dont les fibres, légèrement ondulées, sont assez espacées et séparées par une substance homogène, comme muqueuse. Il s'agit là probablement d'une infiltration du tissu arachnoïdien.

Le liquide noirâtre, visqueux, que l'on trouve dans certaines cavités, n'est autre chose que du sang altéré.

Des coupes de la moelle et de la tumeur, pratiquées à différentes hauteurs ont montré les faits suivants :

1° A la partie moyenne de la région cervicale, la coupe de la moelle paraît normale. Mais vers le milieu du cinquième segment cervical, le canal central est très dilaté : il serait possible d'y introduire l'extrémité d'une aiguille à tricoter moyenne. Son revêtement épithélial est continu. La disposition de la substance grise est normale. Au milieu du sixième segment, cervical, le canal central est élargi, et représente une fente transversale, s'effilant à ses deux extrémités et occupant de chaque côté presque un quart de la largeur de chaque moitié médullaire. La substance grise paraît manquer en arrière de cette fente, dont le bord postérieur, dépourvu par places d'épithélium, semble formé par du tissu névroglique. En avant du canal central, la commissure grise existe, mais elle est beaucoup plus longue qu'à l'état normal, de sorte que la substance grise de chaque côté, au lieu de décrire une sorte de courbe convexe vers la ligne médiane, forme une ligne droite se dirigeant d'avant en arrière, et peut-être même est-elle un peu convexe en dehors. Cette convexité en dehors s'affirme dans le segment suivant, en même temps que le canal central paraît s'obturer à sa partie moyenne et se diviser par conséquent en deux parties latérales. Les deux canaux un peu obliques en dehors et en arrière, ont un revêtement épithélial incomplet, n'existant bien nettement qu'en avant et à l'extrémité externe de la fente.

2° Plus bas, dans le premier segment dorsal, la division est accomplie : les deux moitiés de la moelle sont séparées par un espace où ne se trouve que du tissu conjonctif. Dans chaque moitié, le canal central est représenté par une fente absolument transversale, et la substance grise par deux traînées parallèles, ou plutôt presque parallèles, car elles sont réunies au niveau de leur tiers externe, séparées par la fente centrale au niveau de leur tiers moyen, tandis qu'à son extrémité interne la traînée postérieure se dévie en arrière. En dedans, entre les deux traînées de substance grise de chaque côté, s'avance un sillon un peu plus profond à droite qu'à gauche. De ces deux sillons part du tissu conjonctif dont les fibres s'accollent à celles venant du côté opposé pour diverger en avant et en arrière. Les deux sillons sont un peu plus rapprochés de la face antérieure que de la face postérieure de la moelle.

3° La coupe suivante, qui n'est que partielle, comprenait la moitié droite de la moelle et la partie adjacente de la tumeur. La moelle a la même disposition que ci-dessus, mais le sillon interne est moins profond, et à peu près au milieu du bord interne. Le canal central forme une fente transversale, moins large que dans la coupe précédente ; son revêtement épithélial est très incomplet. La traînée antérieure de substance grise est assez bien visible ; elle se dirige nettement de dedans en dehors, tangente à la fente représentant le canal central. La traînée postérieure est beaucoup moins nette. Sa direction générale paraît plus oblique en arrière.

Le bord postérieur de la moitié médullaire forme une sorte de sillon dans lequel se prolonge la pie-mère, l'arachnoïde ayant un trajet plus direct. Les méninges molles se poursuivent en arrière sur la tumeur qui déborde par-dessus la moitié médullaire et dont la substance paraît être en continuité avec la substance blanche de la portion médullaire postérieure. Les vaisseaux de la pie-mère sont très nombreux, assez volumineux, gorgés de sang. A l'extrémité postérieure de la coupe, à la limite du tissu pie-mérien, on voit une sorte de cavité, en forme de fente allongée, tapissée des deux côtés par de l'épithélium cylindrique bas. En avant du sillon médullaire interne, on ne voit, comme dans la coupe précédente, qu'un prolongement du tissu conjonctif se dirigeant en avant. Quant à la tumeur, elle est formée essentiellement de tissu conjonctif dont les fibrilles, fines et intriquées, contiennent d'assez nombreuses cellules fusiformes pourvues d'un noyau. Les fibrilles de ce tissu paraissent se continuer directement avec les fibrilles névrogliques de la substance blanche médullaire. Entre les fibrilles on voit aussi de place en place des cellules adipeuses.

4° Une coupe faite un peu plus bas et comprenant la moitié gauche de la moelle et la partie adjacente de la tumeur offrait à peu près les mêmes dispositions. Seulement, le tissu de la tumeur se prolongeait plus en avant. De plus, ce tissu contenait de nombreux vaisseaux dilatés, avec des parois très minces; en un point, la rupture d'un de ces vaisseaux avait donné lieu à une accumulation de globules sanguins altérés. Entre les vaisseaux, on voit des faisceaux de fibres que, sur une coupe colorée au picro-carmin, on reconnaît comme étant des fibres musculaires striées.

5° Sur les coupes d'un fragment pris à la partie postérieure de la tumeur, on voit la partie latérale de la tumeur recouverte par la pie-mère, toujours très vascularisée, et l'arachnoïde. Immédiatement au-dessous des méninges, on voit une plaque allongée se distinguant des tissus voisins et qui semble constituée par de la névroglie. La tumeur offre les mêmes éléments que ci-dessus : tissu connectif jeune, cellules adipeuses, vaisseaux à parois minces et fibres musculaires striées. En outre, sur le bord postérieur de la coupe on voit, entre les faisceaux, des groupes de cellules protoplasmiques, nucléées, de forme à peu près ovoïde et enveloppées d'une mince capsule. Rien n'indique à ce niveau une tendance à l'ossification de ces nodules cartilagineux.

Le cordon qui pénètre en avant dans la fissure des corps et la petite tumeur qui en forme l'extrémité antérieure paraissent à la coupe uniquement constitués par des éléments conjonctifs.

En résumé, nous voyons dans ce cas une diastématomyélie complexe, avec interposition d'une tumeur mixte, contenant des éléments conjonctifs adipeux, musculaires, vasculaires et cartilagineux. Cette tumeur, revêtue par les méninges molles, se prolongeait avec elles jusqu'à la face profonde de la peau où, en un point, les méninges se substituaient au derme, donnant une fusion complète, en ce point de la peau, des méninges molles et de la tumeur. La tumeur, faisant saillie en arrière à travers une fissure de la dure-mère et des arcs postérieurs, se prolongeait en avant jusqu'à une fissure occupant la ligne médiane des corps vertébraux, et son revêtement méningé traversait même cette fissure pour aller se perdre dans le tissu prérachidien.

Cette fissure était beaucoup plus étendue à la face dorsale qu'à la face ventrale des corps vertébraux : la présence de deux nuclei pulposi dans le disque interposé, divisé lui-même par la fissure à sa partie dorsale, montrait qu'en ce point, la corde avait été double, à un moment de son développement. La substance grise, dans chaque moitié de la moelle divisée, constituait deux traînées transversales, s'unissant par leur extrémité externe. L'issue des racines postérieures dans le sillon limité en dedans par la tumeur interposée, et en dehors par la moitié médullaire, venait à l'appui des idées que j'ai soutenues, sur la disposition de la substance grise dans la diastématomyélie.

TROISIÈME PARTIE

EMBRYOGÉNIE DU SPINA BIFIDA
(Tératogénie.)

Historique: théories anciennes : hydromyélie primitive, adhérences amniotiques, courbures de l'embryon, etc.

Théorie moderne: arrêt de développement. Cruveilhier, Dareste, Recklinghausen.

Théorie de l'auteur : le spina bifida est dû à un trouble de la concrescence.

Expériences de Lereboullet, Oellacher, O. Hertwig, etc. Théorie de la concrescence, His, Sedgwick Minot, Hertwig. - Gastrulation, rôle du prostome.

Formes anatomiques du spina bifida: leur évolution successive. L'arrêt de la concrescence amènera une diastématomyélocèle. Si la concrescence n'a été que ralentie, la diastématomyélocèle initiale évoluera soit en myéloméningocèle, puis en myélocystocèle avec myélocyste aréal, ou à area antérieure, soit en diastématomyéllaméningocèle, soit en myélocystocèle à area postérieure. — Le retour plus complet au type normal donnera les spina bifida occulta ou occlusa.

Diastématomyéllies complexes, tumeurs juxtaposées à une myélocystocèle. — Origine mésoblastique des masses hyperplasiques. — Théorie de la transposition des tissus: la transposition à travers la fissure postérieure est souvent difficile à admettre. — Saillie de la masse mésoblastique d'avant en arrière à travers le prostome resté ouvert.

Application de la théorie aux cas de tumeurs congénitales sacro-coccygiennes, aux monstruosités par excès.

Troubles initiaux: troubles de la segmentation; troubles de la fécondation; état pathologique antérieur de l'ovule.

En faisant, au début de cette étude, l'historique général du spina bifida, j'ai passé surtout en revue les différentes théories pathogéniques qui ont successivement été admises pour expliquer la genèse de cette malformation. Je ne reviendrai donc pas sur cette période pendant laquelle, à part quelques précurseurs, tout le monde admettait le rôle génétique primitif de l'hydro-rachis soit interne, soit externe. Et je n'aurais même fait que mentionner brièvement cette opinion, aujourd'hui abandonnée, si, dans toute une série de travaux relativement récents, un jeune anatomiste russe, M. Solovtzoff[1], n'avait tenté de la faire revivre. Malgré les observations nombreuses qui accompagnent ses mémoires, j'avoue que les raisons données par M. Solovtzoff ne m'ont en rien convaincu. Vouloir prouver que le spina bifida est nécessairement la conséquence d'une hydromyélie primitive, parce qu'il coïncide fréquemment avec une hydrocéphalie, et que la distension des ventricules latéraux, voire même du quatrième ventricule, montre bien que dans l'hydrocéphalie l'épanchement liquide est primitif, ne me paraît pas constituer une démonstration rigoureuse. Puis l'auteur donne comme des cas d'amyélie des observations où le canal vertébral étant ouvert sur la totalité ou une partie de sa longueur, la moelle cesse dans la région de la fissure, et est remplacée par une membrane à la surface antérieure de laquelle les nerfs s'attachent[2]. Plus loin, il décrit, comme preuve du rôle génétique de l'hydromyélie, un cas : « à la place où l'ouverture du rachis commence, la partie dorsale de la moelle épinière se termine, tandis que la partie antérieure s'élargit et se transforme en une membrane de laquelle partent les racines nerveuses. Sous cet aspect, la moelle épinière se continue dans toute l'étendue de l'ouverture rachidienne, et là où celle-ci se termine, apparaît de nouveau la moelle épinière et sa partie dorsale[3]. » C'est en somme la théorie de l'éclatement que Solovtzoff cherche à ressusciter, en lui substituant l'atrophie de la paroi postérieure par suite de la pression exercée par le liquide de l'hydromyélie primitive. Il me paraît inutile de réfuter plus longuement ces théories.

1. SOLOVTZOFF. — *Nouvelle Iconographie de la Salpêtrière*, 1896, IX, n° 3, mai et juin; 1898, XI, p. 368; 1899, XII, p. 37; 1901, XIV, p. 118 et 251.
2. SOLOVTZOFF. — *Loc. cit.*, 1898, XI, p. 374.
3. *Ibid.*, 1899, XII, p. 39.

J'ai dit, page 12, que Cruveilhier, le premier, avait rejeté cette théorie de l'hydrorachis primitif et attribué comme origine au spina bifida un arrêt de développement remontant aux premiers temps du développement embryonnaire.

En revanche, Virchow distingue : 1° une hydroméningocèle simple, ou hydrorachis externe; 2° une hydroméningocèle se compliquant de myélocèle, dans laquelle la moelle pénètre dans le kyste, s'insère à sa paroi externe et y détermine une sorte de fossette infundibuliforme, au fond de laquelle le canal médullaire peut même s'ouvrir par un fin canalicule; 3° enfin une hydromyélocèle, ou hydrorachis interne kystique. Quant aux formes où on trouve la pie-mère et l'arachnoïde à nu, elles ne peuvent être dues qu'à la rupture d'un hydromyélosac[1]. En somme, Virchow adhère à la théorie de l'hydrorachis, et ses idées sont beaucoup moins avancées que celles de Cruveilhier. Il convient d'ajouter que peu de temps après la publication du *Traité des Tumeurs*, dans un mémoire, Virchow concluait, à propos de la part que la moelle peut prendre à la constitution du spina bifida, par les lignes suivantes[2] : « Quelques-uns des rapports entre l'hydromyélie et le spina bifida sont connus, mais d'une manière bien insuffisante au double point de vue de la théorie et de la clinique. La plus grande partie de ces rapports est encore totalement inconnue. Je tiens d'autant plus à insister sur ce point que la genèse du spina bifida est encore très obscure et qu'elle ne pourra être éclaircie que par des recherches ultérieures et l'utilisation de nouveaux cas. » Mais les premiers travaux de ceux qui répondirent à l'appel de Virchow, Ahlfeld, Förster, etc., ne firent que confirmer la théorie alors en faveur, de l'hydrorachis primitif.

Comme nous l'avons vu dans l'historique général, c'est Dareste qui, le premier, revint aux idées précédemment émises par Cruveilhier, mais en leur donnant une extension, une amplitude surprenantes. Le chapitre consacré par Dareste au spina

1. Virchow. — *Die krankhaften Geschwülste*, t. I, p. 178.
2. Virchow. — Die Betheiligung d. Rückenmarks an der S. B. (*Arch. f. pathol. Anat.*, 1863, XXVII, p. 575).

bifida est des plus remarquables [1]. « On a, dit-il, expliqué cette anomalie par une hydropisie de l'axe cérébro-spinal, ou de ses annexes, dont la distension aurait violemment écarté ou partiellement détruit les moitiés, primitivement continues, de l'arc vertébral, et même, dans certains cas, aurait déchiré les parois du tube nerveux. La fissure spinale serait donc toujours d'origine pathologique.

» Mes recherches me conduisent à une opinion toute différente. La fissure spinale résulte d'un arrêt de développement complètement étranger à la pathologie. L'hydropisie, quand elle existe, n'est qu'un fait consécutif. » Dareste résume ensuite le développement de l'axe nerveux cérébro-spinal, la transformation de la gouttière médullaire en tube fermé, qui conserve pendant quelque temps sa continuité avec l'ectoderme, mais finit par s'en séparer. Puis, il continue : « Les lames dorsales restent isolées tant que la lame médullaire est continue avec l'ectoderme. Et il ne peut en être autrement, puisque les deux replis de l'ectoderme forment une barrière que les prolongements des lames dorsales ne peuvent franchir. Lorsque cette continuité a disparu, les lames dorsales émettent des prolongements supérieurs, qui, pénétrant dans l'espace devenu libre entre le tube nerveux et l'ectoderme, s'unissent l'un à l'autre sur la ligne médiane, et forment la couche blastématique désignée par Rathke sous le nom de *membrana reuniens superior* (membrane unissante supérieure).

» Cette couche blastématique est elle-même le point de départ de trois couches différentes, le derme, l'arc vertébral, les méninges, couches qui apparaissent d'emblée avec leurs caractères définitifs... L'arrêt de développement frappe les lames dorsales pendant leur état blastématique, et avant qu'elles puissent se réunir par leurs prolongements supérieurs sur la ligne médiane. Les parties définitives qui résultent de cette transformation et, par conséquent, les deux moitiés de l'arc vertébral se constituent alors isolément. Or, cet arrêt de développement des

1. DARESTE. — *Recherches sur la production artificielle des monstruosités*, Paris, 1ʳᵉ édit., 1877 ; 2ᵉ édit., revue et aug., 1891, p. 323.

lames dorsales est lui-même le résultat de l'arrêt de développement de la lame médullaire et de la permanence de sa continuité avec l'ectoderme. C'est ainsi que je me représente depuis longtemps le mode de formation de la fissure spinale. Mais cette conception, purement théorique, devait être confirmée par les faits. Je l'avais mentionnée dans la première édition de ce livre, publiée en 1877. » Dareste cite alors le cas de Tourneux et Martin, dont nous allons reparler, et développe ses idées sur l'évolution formative des différentes variétés du spina bifida.

Lorsqu'en 1879, Ranke [1] appela l'attention sur l'adhérence que l'extrémité inférieure de la moelle conservait, dans un certain nombre de cas, avec les téguments extérieurs, et prenant cette observation pour point de départ, arriva à cette conclusion que le spina bifida était dû au défaut de séparation entre le feuillet ectodermique et le tube médullaire (das Ausbleiben der Abtrennung des Hornblattes von dem Medullarohr), il établit un point d'une importance, certes, capitale. Mais il ne faut pas oublier que bien avant Ranke, Cruveilhier et, plus récemment, Dareste avaient montré toute l'importance de ce fait.

Je signale seulement le mémoire d'Hofmokl [2], où l'auteur, admettant la rupture de l'hydromyélosac, veut que l'extrémité médullaire, au moment de la rupture, se trouve projetée entre les lèvres de la déchirure et contracte avec elles des adhérences, et la communication de Lannelongue [3], qui divise les spina bifida en trois groupes : « Dans un premier groupe, le spina bifida a pour enveloppe la peau, et ce tégument est intact. Dans une seconde catégorie de faits, la tumeur n'est recouverte par la peau qu'à sa périphérie, tandis que dans toute la portion centrale une membrane mince transparente limite la tumeur, en se continuant d'ailleurs directement avec la peau à la périphérie. Un troisième groupe, enfin, présente de nouveaux caractères; dans les parties plus ou moins centrales, on trouve une mem-

1. RANKE. — *Jahrbuch d. Kinderheilk.*, 1879, XII, p. 110.
2. HOFMOKL. — *Wien. med. Jahrbuch*, 1878, p. 443.
3. LANNELONGUE. — *Bull. et Mém. de la Soc. de Chir.*, 1884, 5 mars, p. 118.

brane mince et transparente, et tantôt une membrane plus épaisse, inégale, et des îlots de peau, séparés, sont plus ou moins perdus au milieu de ce tissu de nouvel aspect... Or, s'il est plausible d'admettre que le spina bifida des deux premiers groupes a pour origine une hydropisie partielle du canal médullaire à une période primitive, qui a empêché la formation des arcs vertébraux postérieurs, il n'en est plus de même pour la troisième catégorie de faits... Il faut en chercher l'origine à une période primitive de la vie embryonnaire. On peut supposer qu'à cette époque, il y a eu à ce niveau un arrêt partiel dans le développement de l'amnios. Un pli amniotique est resté adhérent, et cette interprétation est d'autant plus acceptable que dans la région lombo-sacrée où le spina bifida se montre avec une beaucoup plus grande fréquence que partout ailleurs, l'extrémité caudale de l'embryon présente une inflexion saillante en arrière favorable à cette adhérence... La soudure de l'amnios au tégument en modifie le développement et exerce une compression qui empêche la formation de l'arc vertébral postérieur. On peut expliquer de la sorte le trouble de nutrition du tégument externe en vertu duquel la texture de la peau est non seulement modifiée, mais même arrêtée dans son développement. » Ce sont là des processus dérivant de l'hydromyélie primitive, et je n'y serais pas revenu ici si je n'avais tenu, avant d'aller plus loin, à écarter définitivement, en même temps que les théories relatives à l'hydropisie, celle des adhérences amniotiques. Recklinghausen reconnaît que dans quelques observations, très rares il est vrai, comme celle de Jensen [1], la tumeur du spina bifida paraissait avoir été tirée hors de la gouttière vertébrale par une adhérence du capuchon caudal de l'amnios, mais, dans son observation personnelle n° XXXII (p. 434), il y avait une adhérence amniotique, il y avait bien une fissure vertébrale, mais il ne s'était fait aucune tumeur au niveau de la fissure, et ni la moelle ni les méninges n'avaient été tirées. Nous avons cité ce fait (p. 451). Et il conclut qu'aucune

---

1. JENSEN. — Arch. f. path. Anat., 1868, t. XLII, p. 126.

recherche n'a démontré que l'obstacle à la fermeture de la moelle pût provenir du dehors.

En 1881, W. Koch, dans le travail que nous avons fréquemment cité, se ralliait à la théorie de Cruveilhier et de Ranke, rejetant complètement les théories fondées sur le rôle causal soit de l'hydromyélie, soit des adhérences. La même année, Tourneux et Martin [1] publiaient un mémoire des plus importants dans l'histoire du spina bifida, en ce que pour la première fois il était possible de constater réellement la non-fermeture du tube médullaire et l'étalement persistant de la nappe médullaire. Voici les parties les plus importantes de cette observation.

OBSERVATION 154 (TOURNEUX et MARTIN).

L'embryon dont il est question ici avait été mentionné dès 1879 par M. Dareste, à l'Académie des sciences [2], et par M. Tourneux [3], à la Société de biologie. Long de 8 millimètres, il paraissait normalement constitué dans toute sa partie supérieure, mais à son extrémité inférieure, recourbée sur sa face ventrale, on remarquait deux petits bourrelets longitudinaux séparés par un sillon médian, qui se perdait supérieurement dans la profondeur des tissus. M. Dareste auquel fut soumis l'embryon, détermina une persistance de la gouttière médullaire dans la région sacrée. Cet embryon a été débité en coupes transversales. Dans la région cervicale, prise comme point de comparaison, les coupes paraissent normales *sauf les dimensions exagérées du canal central;* au niveau de la fissure spinale, on trouve une différence fondamentale, d'où découleront toutes les modifications des organes voisins : la non-fermeture de la gouttière. Les deux faces de cette gouttière sont restées étalées et ont conservé leurs rapports de continuité avec l'épiderme et même en certains points avec le feuillet moyen sous-jacent. Le tissu médullaire, non emprisonné au sein du feuillet moyen comme dans le développement normal, a bourgeonné au dehors, formant ainsi deux saillies parallèles, dont chacune répond à une moitié latérale de la moelle. Au-dessous de ces saillies, on retrouve la couche fibroïde, qui dans la région cervicale forme la périphérie de la moelle et représente l'origine de la substance blanche.

1. TOURNEUX et MARTIN. — Contrib. à l'hist. du S. B. (*Journ. de l'Anat. et de la Phys.*, 1881, t. XVII, p. 1).

2. DARESTE. — *C. R. Acad. des sciences*, 1879, 15 décembre.

3. TOURNEUX. — *C. R. Soc. de biologie*, 1879, 13 décembre.

Le tissu médullaire, ainsi étalé et baigné directement par les eaux de l'amnios, ne diffère pas sensiblement comme structure de ce qu'il est au niveau des régions cervicale et dorsale de l'embryon...

C'est dans le fond du cul-de-sac qui limite latéralement les deux saillies médullaires que s'opère la transition entre la couche médullaire et les cellules épidermiques de l'embryon. Cette transition est brusque, sans zone intermédiaire appréciable. Dès son origine, l'épiderme se montre avec les caractères qu'il revêt à la surface de tout le corps. Il se compose de deux couches cellulaires superposées, une couche profonde, formée de petites cellules cubiques, et une couche superficielle à cellules pavimenteuses étalées au-dessus des précédentes.

Au niveau du cul-de-sac, le tissu médullaire est, de plus, en continuité directe avec le feuillet moyen, mais ici il n'existe pas comme précédemment, de transition brusque. Les éléments de la moelle se mêlent, s'enchevêtrent progressivement avec ceux du feuillet moyen, sans qu'on puisse établir entre ces deux parties de délimitation précise...

Les racines antérieures, déjà volumineuses à cette époque, présentent la structure de la couche fibroïde qu'on rencontre au-dessous de la moelle. Elles naissent directement du tissu médullaire sans qu'on puisse, à leur origine, découvrir d'amas cellulaires distincts pouvant figurer les cornes antérieures. Les ganglions existent également au niveau de la fissure spinale. Seulement par suite de la persistance de la gouttière médullaire, leur position, leur forme et même leur structure sont considérablement modifiées. Ils sont situés au-dessous de la nappe médullaire, au voisinage de ses bords latéraux. Les éléments qui les composent n'offrent plus la disposition en séries parallèles, qu'on rencontre dans les ganglions développés normalement. Ils sont comme dissociés, sans forme régulière, sauf à la périphérie où ils constituent une couche assez nette de cellules ovoïdes dont le grand axe est dirigé vers le centre du ganglion. Aussi, sans les îlots nerveux qui émanent manifestement de ces organes, serait-il assez difficile d'y reconnaître à première vue de véritables ganglions nerveux.

Les auteurs, après avoir passé en revue plusieurs observations de spina bifida, dont nous avons d'ailleurs cité (p. 196) la plus intéressante, concluent que, au moment de la fermeture de la gouttière médullaire, une portion de cette gouttière peut ne pas participer au mouvement général et continuer à se développer tout en restant étalée. Et ils rappellent que M. Dareste propose

de ramener toutes les variétés de fissure spinale aux quatre
types principaux suivants :

1º La lame médullaire, point de départ du tube médullaire et
par conséquent du système nerveux cérébro-spinal, ne se ferme
point. Elle reste étalée au fond du sillon médullaire, et conserve
sa continuité avec le feuillet séreux. Elle est le point de départ
des cas de spina bifida dans lesquels il n'existe pas de poche
hydrorachique.

2º La lame médullaire se transforme en un tube fermé, mais plus
tard que dans l'évolution normale. Les parties de ses parois qui,
dans l'état normal, se réunissent sur la ligne médiane, restent
écartées, et l'union se fait entre des parties du feuillet séreux qui,
ordinairement, ne participent pas à la formation de la moelle ;

3º La lame médullaire se comporte comme dans le cas précédent, mais en se séparant complètement du feuillet séreux. Les
lames dorsales ne se rapprochent pas l'une de l'autre, les
éléments osseux restent à distance, et il résulte de là une fissure
proportionnelle à cet écartement ;

4º Le tube médullaire est arrivé à son développement maximum, mais l'axe cérébro-spinal qui s'est constitué se trouve
comprimé totalement ou en partie par le capuchon céphalique
de l'amnios. Les méninges et la peau se constituent sur la ligne
médiane, tandis que les éléments du squelette restent écartés.

Sauf cette dernière conclusion, et en laissant de côté cette
intervention de l'amnios, nous verrons plus loin combien ces
conclusions de Dareste, et ce sont les idées qu'il soutenait dès
1879 à l'Académie des sciences, se trouvent d'accord avec les
opinions les plus modernes.

Aussi, désormais, excepté dans les quelques travaux déjà
mentionnés, la théorie de l'hydromyélie primitive sera-t-elle
complètement délaissée. On examine quelles causes ont pu
amener l'arrêt du développement, qui se manifeste par la non-
fermeture du tube médullaire. Lebedeff, dont les recherches ont
été faites surtout sur des embryons d'oiseaux, mais qui a pu
aussi examiner un embryon humain, s'efforce d'expliquer la
malformation par un développement anormal de la plaque

médullaire dû à des causes purement mécaniques, à des courbures anormales du corps embryonnaire. La malformation peut s'établir avant comme après la fermeture de la gouttière médullaire. Avant cette fermeture, la courbure fait qu'au niveau de la convexité maximum, l'énergie de croissance ne s'emploie pas à la constitution et au relèvement en arrière des bourrelets latéraux, mais bien à l'agrandissement, à l'approfondissement de la gouttière médullaire. Il se produit ainsi dans le fond même de cette gouttière des plis longitudinaux profonds. Des prolongements du mésoderme peuvent s'insinuer entre ces plis et les séparer les uns des autres. Mais si, au moment où se produit la courbure, le tube médullaire est déjà refermé, il s'aplatira au point de la cyphose maximum comme un tube de caoutchouc dont on rapproche les deux extrémités. La paroi dorsale s'amincira et pourra disparaître. La paroi antérieure, à cause de son développement exagéré et aussi de la traction qu'exerce sur elle le développement de l'ectoderme, formera des plis et des sillons. Ceux-ci viendront au contact de ce qui reste de la paroi dorsale, ce qui pourra amener une division de la moelle.

Comme le fait observer Recklinghausen (p. 436), Lebedeff ne nous éclaire nullement sur la cause réelle de la fissure.

En 1885, le Comité nommé par la Société clinique de Londres, tout en repoussant l'idée de la non-fermeture du tube médullaire, repousse également les hypothèses d'une hydropisie primitive, ou de la rupture d'une hydromyélie. Comme, selon les auteurs du Rapport[1], le canal central médullaire existe toujours, même dans les cas où la peau manque sur le sommet de la tumeur et se trouve remplacée par une membrane, ils assignent comme cause primitive au spina bifida un arrêt de développement du mésoblaste, ou mieux de cette partie du mésoblaste destinée à former les parois osseuses du canal rachidien. Après la fermeture en tube de la gouttière médullaire, les prolongements mésoblastiques qui doivent s'insinuer entre la corde et son revêtement ectoblastique offrent un dévelop-

---

[1]. Report of the Committee on Spina bifida (*Trans. of the Clin. Soc. London*, 1885, t. XVIII, p. 361).

pement insuffisant pour que leur rencontre puisse avoir lieu sur la ligne médiane. Ou bien, si leur rencontre a lieu, leur développement n'est pas assez complet pour que les diverses transformations du rachis puissent se succéder. De là, les différents degrés qu'on pourra rencontrer, la non-chondrification et la non-ossification des arcs postérieurs restant la seule condition *sine qua non* de la malformation. Mais, dans quelques cas, le canal central de la moelle s'ouvre au sommet du sac; on peut alors penser que la gouttière médullaire dans ces cas ne s'est pas refermée en tube, et que la partie du sac située au-dessous de cet orifice représente le tissu médullaire transformé. La méningocèle est une simple hernie des méninges s'associant avec le degré le plus léger de la malformation. La syringomyélocèle a la même origine et la même constitution que la méningomyélocèle, seulement la collection liquide, au lieu de se faire dans l'espace sous-arachnoïdien, se fait dans le canal central.

Recklinghausen, à la fin de son mémoire, recherche à son tour les conditions génétiques du spina bifida. Ayant successivement rejeté les hypothèses reposant sur l'existence d'une hydromyélie primitive, celles qui font dériver l'arrêt de développement d'une cause extérieure, telles que les adhérences amniotiques, il appelle l'attention sur une circonstance importante, la formation de lacunes, et, d'une façon générale, le retard du développement dans les os et surtout dans les os plats du crâne. De même, les différents segments du rachis non atteints par la fissure offrent fréquemment des malformations.

Or, cette aplasie du rachis peut se produire dans deux directions différentes, et à ce point de vue on pourrait classer les spina bifida dans deux catégories: 1° on sait que le rachis se développe par deux ébauches latérales, qui se réunissent sur la ligne médiane, d'abord par leur partie antérieure, puis par leur partie postérieure, sur un plan en somme analogue à celui qui préside au développement de l'ébauche médullaire. Or, les troubles dans la soudure de ces deux ébauches latérales se produisent généralement dans les arcs postérieurs, les dernières parties du rachis à se former.

Le degré le plus élevé de cette malformation se voit dans les cas où les ébauches des arcs postérieurs restent étalées à plat ou tout à fait rudimentaires. Dans les cas les plus légers, c'est l'apophyse épineuse qui porte seule des marques quelquefois très peu sensibles de sa duplicité originelle. Donc, ces formes du spina bifida proviennent d'une aplasie de l'axe osseux, aplasie qui a empêché la réunion en arrière des deux ébauches primitives rachidiennes... Mais la part que prend la moelle à la malformation non seulement est constante, mais encore paraît d'autant plus grande que la fissure est plus prononcée. D'autre part, nous avons vu combien il était fréquent de rencontrer des traces de la duplicité originelle de l'ébauche tant osseuse que médullaire. « Si l'ébauche médullaire prend une part si régulière à la division, si, fréquemment, il est possible de reconnaître la persistance de la gouttière médullaire, il devient impossible de ne pas faire remonter la malformation locale de la moelle à l'époque la plus précoce du développement embryonnaire, et de ne pas lui attribuer comme cause originelle un défaut dans le développement du blastoderme. Même quand la lésion est très limitée, cette aplasie peut s'étendre bien au delà des bornes de la fissure. Elle peut s'étendre à tout l'axe cérébro-spinal, tout en ne se manifestant extérieurement qu'en un de ses points dont la fermeture est le plus tardive. La coïncidence fréquente des lésions du crâne et du rachis montre bien que ces deux formes de malformations doivent reconnaître des conditions pathogéniques identiques. Or, ce sont surtout les myéloméningocèles et les rachischisis qui représentent cette catégorie. Ce qui est constant ici, c'est la parfaite symétrie de la fissure, tant des os que des parties molles intra ou extra-rachidiennes. La ligne médiane coupe la malformation en deux parties latérales parfaitement symétriques. Ce fait suffirait pour démontrer qu'il s'agit ici d'un trouble général de l'ébauche primitive, et non pas d'une influence nocive se manifestant à une époque plus ou moins tardive.

Dans les cas de la deuxième catégorie le défaut de développement porte sur la croissance du rachis suivant sa longueur, tandis que la moelle poursuit son développement normal. Cette croissance normale de la moelle se révèle dans ce fait que la gouttière médullaire s'est refermée en tube. Il se produit néanmoins une fissure vertébrale, et c'est ainsi que s'établissent la myélocystocèle et la myélocystoméningocèle. Les indices d'un trouble dans la croissance du rachis en long sont nombreux :

1° La brièveté constante des corps vertébraux ;

2° L'absence, en certains points du rachis, de vertèbres entières ou de parties de vertèbres ;

3° La présence de ce coin osseux, compact, si remarquable dans l'épaisseur des corps vertébraux ;

4° L'asymétrie du défaut osseux, généralement latéral.

Toutes ces circonstances ne se trouvent pas toujours réunies, mais leur combinaison est fréquente. Si le rachis reste trop court, tandis que le tube médullaire continue à se développer, ce dernier devra nécessairement se plisser ou se courber. Ainsi se formera une poche partielle au point où le rachis présentera sa plus grande courbure. En effet, au niveau de cette courbure, le tissu médullaire subira un retard dans son développement ; de plus, quand les vaisseaux se seront développés, en ce point se produira une congestion, suivie de transsudation ; à ce niveau, en effet, les ébauches vasculaires se développeront beaucoup plus que l'ébauche médullaire. La myélocystocèle se formera ainsi. C'est la partie postérieure de la cavité qui généralement se laissera dilater ; mais si la réunion en avant des ébauches médullaires n'est pas complète, il pourra arriver que la dilatation se fasse aux dépens de la paroi antérieure du myélocyste. Dans les deux cas, une méningocèle pourra se joindre à la myélocystocèle.

Pour tous ces cas, on pourrait émettre également l'hypothèse que le développement de la moelle en longueur a été excessif (Virchow). Mais la plupart des cas rapportés par Recklinghausen témoignent en faveur de l'hypothèse contraire, du raccourcissement du rachis.

On pourrait aussi suggérer l'hypothèse que le raccourcissement du rachis est dû à une action mécanique extérieure, comme, par exemple, la pression exercée sur la partie inférieure du tronc par un capuchon caudal amniotique trop étroit. Cette cause avait été entrevue par Panum[1], puis admise pour certains cas par Dareste, et, enfin, invoquée par Perls[2] comme constituant expressément la cause principale des hernies cérébrales. Recklinghausen rappelle que, dans son observation XXI, il y avait une sympodie; Dareste attribue justement cette dernière malformation à la pression exercée par un capuchon caudal amniotique trop étroit. Néanmoins, en raison de la constance des troubles osseux, et surtout du développement asymétrique des vertèbres, Recklinghausen rejette cette hypothèse. On pourrait peut-être attribuer ces lésions si fréquemment latérales à une pression unilatérale s'exerçant sur une des moitiés du corps embryonnaire. Mais cette explication ne s'appliquerait en rien aux autres troubles si remarquables que subit l'ossification dans l'intérieur des vertèbres. « Ces pièces osseuses cunéiformes, dirigées de la face postérieure vers la face antérieure des corps vertébraux, existant uniquement dans les corps des vertèbres dont les arcs postérieurs sont fissurés, sont l'indice certain d'un trouble très précoce dans le développement des ébauches vertébrales. Peut-être les recherches de Froriep sur la chondrification des vertèbres pourraient-elles expliquer la présence de ces pièces cunéiformes. On sait que, d'après Froriep[3], les vertèbres cartilagineuses dériveraient de trois ébauches distinctes, l'une centrale, développée au pourtour de la corde (centre, corps), les deux autres latérales (arcs latéraux primitifs). Ces deux arcs latéraux se réuniraient en avant du corps par une lame (boucle hypochordale), qui doit rapidement disparaître. Au lieu de disparaître, cette lame prend-elle un accroissement plus ou moins marqué?

» Peut-être aussi y a-t-il quelque trouble du développement vasculaire ou de l'ossification. Dans tous les cas, la présence de ces pièces cunéiformes est une preuve en faveur d'un trouble très précoce dans l'ossification des ébauches vertébrales. »

1. PANUM. — *Untersuch. ü. d. Entst. d. Missb.*, 1860.
2. PERLS. — *Allgem. Pathol.*, 1879, t. II, p. 274.
3. FRORIEP. — *Arch. f. Anat. und Entwickel.*, 1883, p. 178.

Puis Recklinghausen insiste sur la coïncidence fréquente de la fissure entérocystoabdominale avec la myélocystocèle. Cette coexistence est trop fréquente pour qu'on puisse la considérer comme purement accidentelle ; Recklinghausen se demande s'il ne convient pas de faire entrer ici en ligne de compte l'existence à une période de la vie embryonnaire du *canal neurentérique*, qui établit une communication entre le tube médullaire, le canal intestinal et aussi l'allantoïde intra-embryonnaire qui prend part à la formation de la vessie. Marchand a déjà émis cette hypothèse que, dans le spina bifida antérieur, le canal neurentérique pouvait être mis en cause. Mais les connaissances embryologiques sur l'existence et la constitution de ce canal chez l'homme sont des plus contradictoires. Puis, ajoute Recklinghausen, je n'ai rien trouvé qui fût de nature à me faire dire que la coexistence de la myélocystocèle et de la fissure entérocystoabdominale est due à des troubles précoces survenant à la place même où le tube médullaire et l'intestin primitif ont été en continuité. Dans tous les cas, le seul point qu'on ne puisse mettre en doute, c'est celui-ci : si la myélocystocèle ne peut se produire qu'après la fermeture du tube médullaire, son origine première n'en remonte pas moins, comme la myéloméningocèle, à la période la plus précoce du développement embryonnaire.

En résumé, Recklinghausen croit que, dans tous les cas, le trouble du développement remonte aux premiers temps de la formation embryonnaire. Dans les rachischisis, la réunion médiane des ébauches rachidiennes latérales, insuffisamment développées, ne se fait pas. Dans la myélocystocèle, la croissance en long du rachis est insuffisante, tandis que la moelle atteint sa longueur normale, et devient, par conséquent, trop longue pour un canal rachidien trop court, ce qui l'oblige à se courber, à se plisser. La collection liquide intra-méningée qui transforme le rachischisis en myéloméningocèle et la myélocystocèle en myélocystoméningocèle a une origine peut-être irritative.

Les auteurs qui, depuis Recklinghausen, ont étudié le spina bifida n'ont pas ajouté grand'chose à ses théories embryogéniques. Hildebrand effleure à peine ce côté de la question. « Il est,

dit-il, deux choses qui doivent être considérées à part, à savoir :
1° comment se fait la fissure des diverses parties tant osseuses
que molles, et 2° comment se fait la tumeur cystique. Peut-
être n'y a-t-il là qu'une seule et même question, et peut-être, et
cette dernière supposition me paraît la plus vraisemblable, y en
a-t-il deux. La première de ces deux questions ne semble pas
avoir, jusqu'ici, reçu de réponse satisfaisante. La seconde, peut-
être, trouverait sa solution si on attribuait à l'hydropisie méningée ou à l'hydromyélie le rôle de cause efficiente, mais seulement au point de vue de la tumeur... Je ne me sens pas en
mesure de formuler un avis sur ces questions. »

Marchand[1], après avoir résumé fidèlement les opinions émises
antérieurement sur l'origine du spina bifida, et notamment
celles de Recklinghausen, conclut : « A notre avis, on peut très
clairement et très simplement expliquer l'origine des malformations dans le spina bifida cystica en admettant une non-séparation circonscrite de la plaque médullaire et de l'ectoderme. Ce
qui reste douteux, c'est, dans des cas comme celui de Tourneux
et Martin, de savoir s'il s'agit d'un début de spina bifida cystique ou d'un rachischisis... On comprend sans peine que l'adhérence de la plaque médullaire à son extrémité, aux téguments,
entraîne une fissure des arcs postérieurs. Si, en même temps, la
peau ne se referme pas, on aura un spina bifida aperta. L'accumulation du liquide dans l'épaisseur des méninges est sûrement
un phénomène secondaire... Il faut remarquer, en outre, que le
liquide peut s'accumuler dans le canal médullaire comme aussi
dans des fissures se produisant dans l'épaisseur même de la
substance médullaire... Pour l'origine du rachischisis, ce qui
joue le principal rôle, c'est, à mon avis, les modifications dans
la direction du rachis, c'est-à-dire les courbures prononcées du
corps de l'embryon... Les trouble de l'ossification rapportés par
Recklinghausen ne peuvent guère être attribués à un défaut dans
l'énergie de croissance, mais relèvent plutôt de troubles mécaniques survenant à la première période de la vie embryonnaire...

1. MARCHAND. — Art. *Spina bifida,* in *Realencyclopädie,* t. XVIII, p. 456.

A la suite de ces courbures, la plaque médullaire ne se sépare pas de l'ectoderme, et les crêtes médullaires ne peuvent pas se réunir en arrière...

» Quant aux causes mêmes du spina bifida, elles sont à peu près impossibles à connaître. Les formes du spina bifida sont, d'ailleurs, tellement variées que leurs causes doivent être très nombreuses et différer les unes des autres. Il est certain que, dans beaucoup de cas, les causes mécaniques doivent jouer un rôle prépondérant. Cela doit être vrai surtout pour le rachischisis. Pour les myélocystocèles, avec des anomalies ou des défauts dans l'ossification des corps vertébraux, les troubles mécaniques ne donneraient peut-être pas une explication suffisante, et peut-être faudrait-il invoquer le développement anormal de l'amnios. Dans tous les cas, il est peu probable que le mécanisme donné par Recklinghausen, allongement excessif de la moelle par rapport à la longueur du rachis, puisse jouer un rôle... On pourrait admettre ici aussi une cause mécanique peu importante, qui amènerait une légère courbure, un simple plissement de la moelle, et comme conséquence, tous les autres troubles, la fissure osseuse, l'adhérence de la moelle aux parties molles, la formation de cavités kystiques dans les parties herniées méningo-médullaires. »

Un des élèves de Marchand, Fischer[1], dans une dissertation inaugurale inspirée par son maître, établit une corrélation entre les altérations de la moelle et une courbure anormale du rachis. Pour Marchand et Fischer, ce serait surtout la lordose qui serait à incriminer dans leurs cas, et comme, dans leurs trois observations, le sommet de la courbure se trouvait en face de l'ombilic, Marchand tend à admettre que la cause de cette courbure pourrait bien être l'insertion du canal omphalo-mésentérique. Fischer est d'avis que cette insertion constitue pour l'embryon une sorte de point fixe. Si quelque traction vient à s'exercer sur l'embryon, soit qu'il vienne à flotter sur le liquide amniotique plus abondamment sécrété, soit qu'il subisse quelque change-

---

1. FISCHER. — *Ueber d. lombo-dors. Rachischisis mit Knickung d. Wirbels.* Inaug. Diss, Iena, 1889, et *Ziegler's Beiträge z. pathol. Anat.*, 1889, V, p. 129.

ment de position par suite d'une secousse, il pourra en résulter une courbure de l'axe vertébral.

Rosemberg [1], qui discute cette théorie, fait remarquer que, dans des cas très nombreux, le sommet de la courbure ne correspond nullement à l'insertion du ligament omphalo-mésentérique, ce qui enlève à cette hypothèse toute valeur générale.

Muscatello [2] repousse également la théorie de Marchand; d'abord les dessins de His (dans son livre *Anat. menschl. Embryologie*), que Marchand invoque à l'appui de sa théorie, ne constituent pas un argument, car, dans un ouvrage postérieur (*Offene Fragen d. pathol. Embryologie*), His reconnaît que cette lordose observée par lui, et dont il a donné le dessin, n'était qu'un phénomène cadavérique, dû au séjour prolongé du fœtus mort dans l'utérus. Richter, dans ses expériences, n'a jamais vu une courbure semblable, et d'ailleurs cette traction ne pourrait agir que dans un nombre de cas relativement restreint. Mais il y a plus, ajoute Muscatello, on peut se demander comment cette traction s'exercerait sur les parois du sac vitellin. Aussi admet-il, comme cause plus probable des courbures anormales embryonnaires, l'inégalité du développement entre la partie ventrale et la partie dorsale des métamères. Si le trouble de développement atteint plutôt le segment dorsal des métamères que leur segment antérieur, la partie dorsale se trouvera plus courte que la partie ventrale, et il en résultera une courbure convexe en avant. De même, si l'arrêt de développement porte seulement sur les protovertèbres et les lames latérales d'un côté, il y aura asymétrie uni-latérale.

Avec Recklinghausen, Muscatello rejette la théorie dite de Ranke, fondée sur la non-séparation entre le feuillet corné et le tube médullaire. Dans de nombreux cas de myélocystocèle, ne retrouve-t-on pas, entre la paroi du myélocyste et l'épiderme, des couches mésoblastiques bien développées, le derme, le

1. ROSEMBERG. — Inaug. Diss. Fribourg, 1890, p. 42.
2. MUSCATELLO. — *Arch. f. kl. Chir.*, 1894, t. XLVII, p. 282.

tissu cellulaire sous-cutané, le fascia? Quant aux adhérences amniotiques, si certaines fissures craniennes peuvent leur être attribuées, notamment les cas que Spring a réunis sous le nom de Synencéphalocèles, il n'en est pas de même pour le spina bifida; les adhérence amniotiques sont rares, et d'ailleurs Recklinghausen a vu un cas d'adhérence amniotique sans spina bifida. Dareste et Marchand ont invoqué l'étroitesse du sac amniotique. Lebedeff, Richter, Klebs ont toujours dans leurs expériences trouvé des sacs amniotiques extraordinairement vastes.

Muscatello conclut qu'aucune de ces théories n'est suffisamment démontrée, et que tout ce qu'on peut dire, c'est qu'il y a un arrêt de formation, un manque d'énergie, une aplasie, dont la cause nous échappe, comme nous échappe d'ailleurs la cause de toutes les aplasies.

Wieting [1] s'élève contre les théories pathogéniques de Recklinghausen. « Pour Recklinghausen, dit-il, la myéloméningocèle reconnaît comme cause l'arrêt de la réunion médiane des ébauches vertébrales latérales; pour la myélocystocèle, la croissance du rachis en longueur est insuffisante, tandis que la moelle atteint sa longueur normale, elle devient ainsi trop longue pour un rachis trop court, et doit ou se courber ou se plisser. Ces modes pathogéniques différents seraient difficilement admissibles pour des formes si voisines l'une de l'autre et présentant entre elles des degrés intermédiaires si nombreux.

» Mais, en outre, les faits leur sont absolument contraires. Le manque de longueur du rachis se rencontre bien plus souvent dans les rachischisis et les myéloméningocèles que dans les myélocystocèles. Même dans cette dernière forme, il manque fréquemment. Quant aux troubles de développement qui se manifestent dans les corps vertébraux, on ne peut les considérer autrement que comme une manifestation secondaire de la cause entraînant l'arrêt de développement; en conséquence, logiquement, ces troubles ne sont pas la cause du spina bifida,

---

1. WIETING. — *Brun's Beiträge z. kl. Chir.*, 1899, t. XXV, n° 1, p. 40.

mais, comme le spina bifida, ils sont une conséquence... » Cette
protestation contre les théories embryogéniques de Recklinghausen reste à peu près sans écho, et Bockenheimer résumera
l'assentiment général aux théories de Recklinghausen[1].

En France, comme travaux récents sur l'origine du spina
bifida, je citerai avant tout le chapitre de Dareste, dans la
deuxième édition des *Recherches sur la production artificielle
des monstruosités*, qui contient plusieurs idées absolument
originales. Plus récemment, M. Rabaud a publié deux mémoires[2] assez étendus sur la genèse du spina bifida. Il est
assez difficile de savoir exactement quelles sont les idées de
M. Rabaud. Certaines de ses découvertes sont un peu déconcer-
tantes; dans son premier mémoire, il dit, par exemple : « La
description de la poche du spina bifida, telle qu'on la trouve
dans les auteurs, ne correspond nullement à sa genèse même.
On dit que le liquide de la tumeur est compris *entre les méninges doublées de peau*, d'une part, et la *moelle disposée en lame*,
d'autre part; la paroi de la poche serait donc conjonctivo-
nerveuse. En fait, *la poche est entièrement formée par les parois
de la moelle*, doublée par les tissus conjonctif et cutané. Par
suite, la cavité de la poche n'est autre chose que le canal de
l'épendyme, sensiblement dilaté, mais parfaitement séparé des
espaces sous-méningés. Le liquide contenu dans cette cavité
épendymaire est le liquide céphalo-rachidien. Ainsi, nous
sommes conduits à conclure que l'hydrorachis est toujours
interne; seulement, dans le plus grand nombre des cas, la
paroi dorsale de la moelle est extrêmement mince, elle fait corps
ou semble faire corps avec le tissu conjonctif qui la revêt; elle
est fatalement déchirée par la dissection et passe inaperçue.
En outre, sa minceur même explique qu'elle ne soit pas
toujours appréciable à l'examen histologique... (p. 290-291). Il
nous paraît plus simple et plus vrai d'assimiler le myélocysto-

---

1. BOCKENHEIMER. — *Arch. f. kl. Chir.*, 1902., t. LXV, n° 3, p. 699, 708
et 709.

2. RABAUD. — Sur la genèse des spina bifida (*Arch. gén. de méd.*, 1901, t. I,
p. 283, et *Médecine mod.*, 1902, XIII, n° 16, p. 129).

cèle au myéloméningocèle; faisons un pas de plus, nous disons : tous les myélocystocèles relèvent d'un seul et même processus. Suivant les cas, la paroi dorsale de la moelle reste épithéliale et peu épaisse (hydrorachis externe de Cruveilhier (?), myéloméningocèle de Recklinghausen (?), ou bien, au contraire, cette paroi dorsale prolifère avec intensité tout en se transformant en tissu nerveux (hydrorachis interne de Cruveilhier, myélocystocèle de Recklinghausen).

» De la sorte, nous montrons qu'il existe une simple différence objective entre les deux formes du spina bifida, considérées jusqu'ici comme très distinctes… (p. 292). Le spina bifida ouvert est essentiellement caractérisé à notre point de vue par le fait que la moelle fait absolument défaut dans toute la longueur de la fissure… » (p. 297). Et M. Rabaud conclut : « …2. Il faut distinguer deux types de spina bifida : le premier, anomalie compatible avec l'existence, est caractérisé par l'existence d'une poche plus ou moins volumineuse; le second, anomalie très grave, accompagne constamment l'anencéphalie. Il est caractérisé par une amyélie complète et par une fissure spinale ouverte à l'air libre. — 3. Le premier type… comprend à la fois l'hydrorachis interne ou myélocystocèle, et l'hydrorachis externe ou myéloméningocèle… Dans les deux cas, la moelle est entièrement fermée par une paroi propre neuroépithéliale, ou complètement nerveuse; cette fermeture se fait assez tard au cours de l'évolution embryonnaire par la confluence des replis ectodermiques latéraux (processus comparable à la formation de l'amnios)… »

Dans son second mémoire, M. Rabaud, tout en soutenant les mêmes idées, ajoute : « M. Lapointe semble dire que la lame médullaire du myéloméningocèle se trouve parfois à nu, exposée à l'air libre… Les divers auteurs que j'ai consultés à ce sujet ne disent rien de positif… Des considérations embryologiques me conduisent à admettre la possibilité d'une telle forme… Mais il y a une difficulté, la présence d'une area medullo-vasculosa… Je ne suis pas éloigné de croire que toutes les fois qu'on trouvera une area medullo-vasculosa, celle-ci sera la marque précise

d'une adhérence, c'est-à-dire de l'existence préalable d'un myéloméningocèle fermée et secondairement altérée. »

M. Lapointe[1], auquel M. Rabaud reproche, en outre, de lui
avoir emprunté quelques-unes de ses idées, avait, entre les deux
mémoires de celui-ci, publié un résumé, fort bien fait d'ailleurs,
du mémoire de Recklinghausen.

M. Rabaud attache une grande importance à ce qu'il appelle
le processus de la *différenciation diffuse*. « La différenciation du
système nerveux, au lieu de se faire aux dépens d'une région
circonscrite de la surface dorsale de l'embryon, ainsi que cela
se passe à l'état normal, intéresse toute cette surface dorsale, et
peut même empiéter dans une certaine mesure sur les faces
latérales. Ainsi se constitue une lame médullaire, extrêmement
large, trois ou quatre fois plus large que la lame normale. Cette
lame, début du spina bifida, n'est pas le résultat d'une proliféi-
ration des bords latéraux de la lame normale, elle se produit
d'emblée par la différenciation dans le sens nerveux d'éléments
ectodermiques, héréditairement destinés à former la peau. »
Nous verrons l'importance de ce fait que Dareste (2° éd., p. 387)
avait déjà noté, tout au moins pour l'anencéphalie.

En somme, en France, si on en excepte Dareste, les auteurs,
comme en Allemagne, acceptent sans grandes modifications
toutes les théories pathogéniques de Recklinghausen. Les traités
récents de mon excellent et regretté ami T. Piéchaud[2] et de Kirmisson[3] en font foi. J'emprunte à Bockenheimer le résumé de
ces opinions.

Il y a dans le spina bifida trois formes principales à considérer :

1° La myéloméningocèle (Bockenheimer l'appelle myélocèle) ;

2° La myélocystocèle ;

3° La méningocèle.

D'autre part, l'anatomie pathologique admet des formes inter-

1. Lapointe. — *Progrès médical*, 1901, t. II, 23 nov., p. 401.
2. T. Piéchaud. — *Précis de chir. infantile* (Coll. Testut.). A Doin, éd.,
Paris, 1900, p. 266.
3. Kirmisson. — *Précis de chir. infantile*. Masson, éd. Paris, 1906, p. 9.

médiaires mixtes entre la myélocystocèle et la méningocèle, les myélocystoméningocèles.

Enfin, certains auteurs, comme Muscatello, font une catégorie à part du spina bifida occulta.

La myéloméningocèle n'est pas, comme on l'a cru longtemps, une altération secondaire de la moelle : c'est, au contraire, la moelle qui, primitivement, n'arrive pas à son état de développement complet. La cause primitive de cette forme est la non-fermeture de la gouttière médullaire en tube médullaire. Il s'agit d'un arrêt de développement qui intéresse dans une même mesure la paroi postérieure de la moelle, des méninges, des vertèbres, ainsi que les muscles, le fascia et la peau. Cet arrêt de développement doit être très précoce, et, dans tous les cas, il faut qu'il se manifeste avant le douzième jour de la vie embryonnaire. En effet, à ce moment-là, la gouttière médullaire se serait refermée en tube.

Mais cette forme comporte deux variétés, le rachischisis, et la myéloméningocèle proprement dite. Elles diffèrent par ce fait que, dans le rachischisis, la nappe médullaire restée étalée à plat, et en continuité avec l'ectoderme, est directement, avec les méninges qui la doublent, appliquée sur la gouttière vertébrale. Au contraire, la myéloméningocèle forme une saillie, une tumeur, qui est repoussée, à travers la fissure des arcs verté-braux, hors de la gouttière vertébrale. La cause de cette saillie est une collection liquide, qui s'est formée en avant de la moelle soit entre la pie-mère et l'arachnoïde, soit entre l'arachnoïde et la dure-mère. Pour Bergmann, ce serait justement l'absence de dure-mère qui serait la cause de l'hydrops ; en effet, les vaisseaux, étant moins soutenus en ce point, se laisseraient dilater, et il se ferait de la transsudation. Recklinghausen a fait observer que l'absence de la dure-mère ne suffit pas pour expliquer la forma-tion de la tumeur. Car, dans ce cas, tous les rachischisis devraient également se constituer avec une tumeur. Pour que l'accumulation de liquide intra-méningée et, conséquemment, la tumeur se produisent, il faut qu'une sorte d'irritation congestive se fasse et amène la transsudation.

Dans tous les cas, le phénomène primitif est l'arrêt de développement et de réunion médiane dorsales des ébauches vertébrales latérales. La collection liquide est un phénomène adventice, secondaire, qui n'a d'autre résultat que de transformer le rachischisis en myéloméningocèle saillante.

Dans la myélocystocèle, l'arrêt de développement survient à une époque plus tardive que dans les myéloméningocèles, soit vers la troisième semaine, alors que les crêtes médullaires se sont soudées en arrière et ont constitué le tube médullaire, et que l'épiderme s'est réuni à la surface. Il y a donc réunion de toutes les parties ectodermiques, et défaut de réunion pour certains tissus d'origine mésoblastique, les os et la dure-mère. Recklinghausen donne de cette forme les raisons génétiques suivantes :

1° La croissance en long du rachis osseux est diminuée, tandis que la moelle a sa croissance normale. La moelle, trop longue pour le canal qui la contient, doit nécessairement se courber, se plisser, d'où la formation d'une poche au point où la courbure du tube médullaire sera le plus prononcée. Puis, 2°, au niveau de cette courbure, non seulement le développement de la substance médullaire sera entravé, mais il se fera un riche développement vasculaire, qui poussera à la transsudation liquide.

Une collection se produira dans l'intérieur du canal central, amenant une dilatation de plus en plus grande de ce canal central, et une saillie de plus en plus marquée de la portion postérieure de la moelle à travers la fissure osseuse, sous la peau refermée. Outre cette collection liquide intra-médullaire, on pourra trouver encore une accumulation de liquide dans les espaces méningés, soit en arrière, dans l'espace sous-arachnoïdien, soit en avant, dans les espaces sous-arachnoïdien et sous-dural. Cette accumulation se fera ici comme dans les myélocystocèles, et sous l'influence des mêmes raisons. Elle donnera lieu aux formes dénommées myélocystoméningocèles postérieure ou antérieure.

Enfin, les méningocèles étant admises par la plupart des

auteurs, Bockenheimer, tout en les croyant rares, fait remarquer qu'elles doivent être constituées par une fissure portant à la fois sur le rachis et sur la dure-mère qui, durant la vie embryonnaire, n'ont pas pu arriver à se réunir, tandis que la moelle et la peau sont parvenues à se refermer. La malformation surviendrait à une époque plus tardive que pour les myélocèles; la moelle ne prendrait aucune part à la malformation, et serait parfaitement normale.

Pour ce qui concerne le spina bifida occulta, Muscatello, dans la division qu'il propose, le regarde comme constituant une catégorie à part. Plus récemment, Katzenstein le considère comme une modification secondaire d'une méningocèle, qui se serait rétractée à la suite d'un processus de guérison plus ou moins complet.

Mon opinion personnelle sur la genèse du spina bifida diffère essentiellement de celles que je viens d'exposer. Tout d'abord, on l'a déjà vu, je n'admets en aucune façon l'existence de la méningocèle comme forme anatomique, si on entend par méningocèle une hernie méningée se faisant à travers une fissure vertébrale, avec intégrité absolue de la moelle. Au point de vue anatomique, je reconnais quatre formes principales de spina bifida :

1° Les diastématomyélocèles ;

2° Les rachischisis et les myéloméningocèles ;

3° Les diastématomyéliomyéningocèles ;

4° Les myélocystocèles et les myélocystoméningocèles.

Mais je ne crois pas du tout que ces quatre variétés soient des formes absolument dissemblables, se produisant à des stades différents du développement embryonnaire, sous l'influence de causes tout à fait distinctes. Je n'admets pas, par exemple, que la myéloméningocèle soit due à un arrêt de développement plus précoce que la myélocystocèle, se produisant avant la fermeture en tube de la gouttière médullaire, tandis que la myélocystocèle ne pourra se constituer que si l'arrêt de développement se manifeste beaucoup plus tard, alors que la moelle se sera fermée de façon à constituer le tube médullaire. Je ne crois pas non plus que la cause de cette dernière malformation soit une disproportion entre le rachis et la moelle, celle-ci étant trop longue pour Virchow, ou le rachis étant trop court pour Recklinghausen. Nous avons vu comment Recklinghausen avait réfuté la première de ces deux théories. Mais combien il serait facile d'opposer à son opinion de solides arguments. D'abord, si les troubles que Recklinghausen signale dans le développement du rachis, son peu de longueur, l'absence d'un certain nombre de corps ou de demi-corps vertébraux, etc., constituent des phénomènes assez fréquents, ces phénomènes ne sont nullement constants, et depuis que les chirurgiens, sachant reconnaître les myélocystocèles, en ont opéré de nombreux cas, on a pu voir que souvent la myélocystocèle ne s'accompagnait pas de ces troubles de développement du rachis. Je dirai même que s'il est une forme dans laquelle ces troubles soient plus spécialement fréquents, c'est plutôt dans la myéloméningocèle que dans la myélocystocèle.

Je crois, au contraire, que toutes les variétés anatomiques du spina bifida, avec les nombreuses formes intermédiaires qu'on peut rencontrer, ne sont que des degrés d'une même malformation, degrés formant une succession d'états dans lesquels la malformation pourra se transformer graduellement, tout en pouvant s'arrêter et se manifester à chacun de ses degrés. Je considère la malformation comme le résultat d'une déviation primitivement imposée au processus normal de l'évolution embryonnaire. Mais, quelque dévié qu'il ait été à l'origine, ce processus tendra toujours à revenir à sa marche normale. Si la déviation a été peu prononcée, si la force physiologique qui préside à l'évolution normale de l'embryon a conservé une action suffisante, la déviation pourra de bonne heure disparaître, en ne laissant que des traces nulles ou peu visibles; l'évolution de l'embryon se rapprochera de plus en plus de la normale. A la naissance, il pourra ne persister extérieurement aucune manifestation de cette déviation initiale, et s'il subsiste, dans l'intimité des tissus, quelque particularité impossible ou tout au moins difficile à reconnaître à l'extérieur, elle sera peu importante. Au contraire, si la déviation, au début, a été très marquée, si la force physiologique qui tend à effacer cette déviation en la ramenant vers le type normal de l'évolution, s'est trouvée affaiblie, le retour au type normal ne pourra pas s'effectuer, ou ne s'effectuera qu'en partie, et avec des modifications imposées par la déviation initiale. La malformation sera manifeste à la naissance.

Donc, dans la genèse du spina bifida, il y aurait deux questions à résoudre : 1° quel est le processus normal qui, dans l'évolution du développement embryonnaire, a été troublé? et 2° quelles sont la cause et la nature du trouble apporté à ce processus?

Les deux demi-ébauches médullaires primitives se sont formées respectivement sur chaque lèvre du prostome : elles vont se souder profondément pour former, sur la ligne médiane de la surface dorsale, la gouttière médullaire et séparer celle-ci de l'intestin primitif. Entre l'intestin et la gouttière, apparaîtra la corde dorsale. Les bords de réflexion de l'ectoderme vers la gouttière médullaire s'accoleront à leur tour pour transformer la gouttière en un canal complet. Des expansions mésodermiques, venant de chaque côté vers la ligne médiane, rompront cette ligne de suture ectodermique des bords de réflexion, et s'insinueront entre la gouttière et la corde, entre la corde et l'intestin primitif. Ce processus qui assure la fusion sur la ligne médiane des parties primitivement latérales, c'est la *concrescence* de His, c'est la *fermeture du prostome,* telle que l'a décrite O. Hertwig. Le spina bifida sera la manifestation des troubles apportés à l'évolution de ce processus.

THÉORIES DE LA CONCRESCENCE ET DU PROSTOME. — Lorsque Serres déclarait que l'embryon se développait par deux sacs embryonnaires s'adossant l'un à l'autre pour venir former la ligne primitive, ses élèves ne croyaient voir dans ces paroles qu'un paradoxe ou la conclusion d'idées préconçues [1]. Et cependant des recherches ultérieures allaient lui donner raison sinon d'une façon absolue, tout au moins sur la plus grande partie des faits. Déjà Lereboullet [2], dans le remarquable mémoire que nous avons eu déjà l'occasion de citer, avait décrit, chez des embryons de brochet, des cas assez nombreux d'une malformation spéciale; l'embryon avait, entre deux extrémités simples, deux corps écartés l'un de l'autre, de façon à former un anneau elliptique plus ou moins ouvert. Lereboullet avait mentionné ces anomalies, qu'il qualifie de très singulières, dans une communication à l'Académie des Sciences (séance du 30 avril 1855).

« Un examen attentif, dit Lereboullet (*loc. cit.*, p. 250), fit voir que chacune de ces branches formant l'anneau elliptique, représentait non pas un corps entier, mais la moitié latérale d'un corps régulier. On distinguait de chaque côté un cordon nerveux, une corde dorsale et une série de lamelles vertébrales. Le cordon nerveux et la corde de chaque côté se réunissaient en avant en pénétrant dans la région céphalique; de plus, les lamelles occupaient le bord externe de chacune des branches, en sorte que celles-ci apparaissaient comme si elles étaient le résultat de la division longitudinale d'un embryon simple, en deux moitiés symétriques... » Dans l'observation n° 47 (p. 218), l'intervalle entre les deux corps est occupé par une matière finement granuleuse, dans laquelle on voit encore, tout à fait en arrière, un reste de « trou vitellaire ». En outre, chaque demi-corps comporte une ébauche cardiaque.

Si l'embryon continue à vivre assez longtemps, les deux moitiés peu à peu s'unissent sur la ligne médiane, mais « la réunion des deux corps peut être incomplète, ce qui donne lieu à la production d'un embryon simple en apparence, mais offrant sur un

---

1. Voyez Giraldès. — *Bull. de la Soc. d'anthrop.*, 1874, 2ᵉ s., t. IX, p. 206. — Dareste, dans sa première édition, avait, comme Giraldès, repoussé l'opinion de Serres. Dans sa deuxième édition (p. 393), il se rallie à cette opinion.

2. Lereboullet. — Recherches sur les monstruosités du brochet, observées dans l'œuf et sur leur mode de production (*Ann. des sc. natur.*, 1863, 4ᵉ série, t. XX, p. 218).

point un élargissement percé d'une ouverture annulaire. C'est ce qu'on voyait dans l'observation n° 59. »

Pour expliquer la formation de cette monstruosité, Lereboullet propose la théorie suivante : la « bandelette primitive » qui constitue la première ébauche de l'embryon est une production du *bourrelet embryogène* (le bourrelet embryogène de Lereboullet me semble correspondre au « bord de recouvrement » (Umwachsungsrand) de Hertwig, tout au moins aux points où cet Umwachsungsrand se confond avec les bords du prostome). Du bourrelet part en haut la *bandelette primitive*, unique, comme du bord de recouvrement part la ligne primitive. Cette bandelette ne donnera naissance qu'à une ébauche embryonnaire unique. Mais si elle est insuffisamment développée, elle ne produira que la tête, et le corps se formera aux dépens du bourrelet embryogène lui-même. Il y aura donc séparation des parties symétriques de l'embryon, « puisque le travail de formation se passe dans le bourrelet, et que celui-ci se compose de deux branches plus ou moins écartées l'une de l'autre [1]... »

Les recherches d'Oellacher [2] sur les œufs de Salmo salvelinus ont confirmé celles de Lereboullet. Ce qui leur donne une grande importance, c'est qu'elles ont été faites avec tous les procédés techniques de l'embryologie moderne; les embryons malformés ont été coupés en séries. Oellacher a pu démontrer ainsi le fait que Lebourrellet avait simplement soupçonné, qu'aucun organe pair n'avait été doublé. Ni les yeux, ni les organes auditifs, ni les reins primitifs, aucun des organes pairs soit thoraciques, soit abdominaux, n'a été trouvé en nombre supérieur au nombre normal. Ce sont exclusivement les organes impairs et médians, ceux qui sont situés sur le plan médian antéro-postérieur, qui ont été, on ne peut pas dire doublés, mais divisés en deux parties symétriques par une fissure médiane. En première ligne, la moelle ou, pour parler plus exactement, la

---

1. Si on admet que la bandelette primitive se forme graduellement par la fusion de ces deux branches du bourrelet embryogène, la théorie de Lereboullet devient identique à la théorie du prostome.

2. OELLACHER. — Terata mesodidyma v. Salmo salvelinus (*Sitz. Ber. d. Wien. Akad. d. Wissensch.*; 1873, t. LXVIII, p. 299).

gouttière médullaire apparaît divisée en deux parties latérales.
Sur certaines pièces plus avancées, on voit même, de chaque
côté de la fissure, chaque demi-moelle refermée et formant un
tube distinct. Dans ce cas, le feuillet ectodermique est lui aussi
refermé et le canal médullaire, pour chaque moitié, forme une
fente transversale étendue; cette constatation n'est pas sans importance au point de vue de la genèse de nos diastématomyélioméningocèles.

En dehors de la moelle, dans tous les faits, on trouve de
chaque côté la moitié de la corde dorsale; puis, dans des cas
moins fréquents, le cœur peut être dédoublé; plus rarement, il
en est de même des ébauches de l'intestin et du foie. Dans le
cas de fissure avec fermeture du feuillet ectodermique, la fissure
se trouve remplacée par une impression plus ou moins profonde;
les organes médians divisés sont repoussés de chaque côté de ce
sillon, qui met la face profonde de l'épiderme presque en
contact avec l'épithélium intestinal, reposant directement sur
le reste de la masse vitelline.

Un autre point très intéressant, mis en lumière par Oellacher,
est le suivant : sur les embryons dont la fissure est relativement
peu étendue, il est facile de reconnaître qu'au début et à la fin
de la division, les organes dédoublés redeviennent simples.
Quand la forme extérieure du corps est redevenue unique,
on constate d'abord que le dédoublement des organes fissurés
se prolonge un peu plus loin, puis cesse pour faire place à
l'état normal. Ce sont d'abord les deux ébauches intestinales,
puis les deux demi-moelles et, enfin, les deux demi-cordes qui
se confondent pour ne plus constituer que l'ébauche unique
normale. De plus, Oellacher, au commencement et à la fin de la
division, a vu s'insinuer entre les organes divisés et repoussés
latéralement une sorte de masse cellulaire formant là comme
une borne-limite (nous pourrions la comparer aux masses
interposées que nous avons décrites dans l'intervalle des diastématomyélies). Ces masses sont constituées par des cellules
assez volumineuses, dont l'origine est assez difficile à déterminer. Proviennent-elles des ébauches cordales ou plus directe-

ment du vitellus? Oellacher considère tout ce processus comme résultant d'une fissure longitudinale.

Rauber[1] est revenu sur ces faits de malformations, auxquelles il donne le nom d'*hémididymes*. Cette appellation, au dire de Recklinghausen, donne bien l'impression qu'il s'agit là de malformations d'arrêt, dues à ce que les moitiés droite et gauche de l'axe germinatif, séparées par un obstacle, n'ont pas pu se rapprocher et se confondre. Son dernier mémoire (*Formbildung und Formstörungen in der Entwickelung von Wirbelthieren*) contient des recherches personnelles nombreuses, faites surtout sur des poissons osseux, notamment sur de jeunes embryons de truites et de salmonides; Rauber, comme les expérimentateurs précédents, a vu des embryons dont la partie antérieure était normale, tandis que la région dorsale était fissurée et divisée en deux parties latérales, séparées par un espace considérable. Il considère cette malformation comme un retard apporté à le soudure des moitiés de l'axe germinatif, destiné à la constitution des parties moyenne et postérieure de l'embryon.

En 1888, Roux[2], dans un travail sur la production artificielle de demi-embryons, rapporte les expériences qu'il a tentées en essayant de détruire une des deux cellules dues à la segmentation primitive dans l'œuf de grenouille. Nous ne discuterons pas ici les résultats auxquels il est parvenu en suivant cette méthode, mais nous signalerons seulement ce fait que, sous le nom d'*asyntaxia medullaris*, il décrit la malformation suivante : les deux bourrelets médullaires sont éloignés l'un de l'autre et forment les bords latéraux de l'embryon, qui représente une plaque allongée à peu près plane. Sous chacun de ces bourrelets médullaires, une semi-corde, latérale, bien dessinée, arrondie

1. Rauber. — Primitivstreife und Neurula d. Wirbelth, 1877, p. 29. Primitivrinne und Urmund (*Morph. Jahrbuch.* 1877). — Die Theorie der excessiven Monstra (*Arch. f. pathol. Anat.*, 1877, t. LXXI, p. 133 et t. LXXIV, p. 66 et 551). — Formbildung und Formstör. (*Morph. Jahrb.*, 1879, t. V, et 1880, t. VI.

2. Roux. — Ueber d. kunstliche Hervorbringung halber Embryonen durch die Zerstörung einer der beiden ersten Fürchungskugeln (*Arch. f. path Anat.*, 1888, t. CXIV).

des deux côtés, est formée sur la coupe transversale par la réunion de trois ou quatre cellules. Plusieurs fois on remarqua un écartement analogue, mais moins prononcé, des bourrelets médullaires ; à diverses reprises, même, cet écartement était partiel et siégeait surtout au niveau de la moitié postérieure de la moelle. Entre les deux bourrelets, sur les coupes, on trouvait le feuillet endodermique, et il fut d'ailleurs facile, par des observations répétées sur l'œuf vivant, de constater que la fissure séparant les deux bourrelets n'était autre chose que le prostome ou du moins ses restes. Quand l'asyntaxia medullaris n'occupait que les parties moyenne et postérieure de l'embryon, il fut possible, dans certains cas, de voir, avec le temps, les deux bourrelets se rapprocher, de sorte qu'à la fin il restait seulement un orifice vers la partie moyenne de la gouttière médullaire, et cet orifice même finissait par se refermer.

Les recherches de Roux avaient été faites sur des grenouilles. Sur une autre espèce d'amphibie, la salamandra maculata, Klaussner[1] a vu une malformation du même genre : la tête et la queue étaient simples, et entre les deux, le dos, recourbé en forme de selle, était divisé en deux moitiés, entourant une large fissure prostomatique, par laquelle le vitellus faisait saillie.

Les recherches d'O. Hertwig[2], rapportées dans le remarquable mémoire dont nous avons à différentes reprises signalé toute l'importance, ont porté sur des œufs de grenouille, fécondés après une séparation absolue des sexes pendant quatre à six semaines. Les troubles observés sur ces œufs peuvent être divisés en trois catégories : 1° les troubles de la segmentation ; 2° la non-segmentation d'une portion plus ou moins considérable du vitellus ; 3° les troubles dans le processus de la gastrulation, retard dans la fermeture, ou non-fermeture du prostome. Je laisse de côté les deux premiers groupes de troubles qui nous intéressent moins directement. Quant au troisième groupe, il peut présenter trois degrés : *a)* au plus haut degré, il y a une

1. KLAUSSNER. — *Mehrfachbildungen bei Wirbelthieren.* München, 1890.
2. O. HERTWIG. — *Urmund und Spina bifida* (*Arch. f. mikr. Anat.*, 1892, t. XXXIX. p. 353).

fissure totale du prostome, qui reste ouvert dans toute son étendue, jusqu'à un moment où on peut discerner chez l'embryon les bourrelets médullaires, les ébauches de la corde, plusieurs segments primitifs, etc.; *b)* à un degré moins élevé de la malformation, on voit des embryons avec toute l'extrémité céphalique et même une partie du dos normalement constituées. Plus loin, il reste une étendue plus ou moins considérable du prostome, qui ne s'est pas refermée, et par laquelle fait saillie souvent une masse de vitellus non segmenté, analogue au bouchon vitellin dans l'anus de Rusconi; *c)* dans le dernier degré, le moins marqué, tout le dos de l'embryon s'est bien développé : on voit la moelle, la corde, les protovertèbres, mais, plus bas, juste au-dessous du bourgeon caudal, on trouve une petite ouverture, de dimensions un peu variables, à travers laquelle on peut apercevoir du dehors la substance du vitellus. Ces malformations ont un rapport évident avec le spina bifida. Je reviendrai tout à l'heure sur les théories auxquelles l'examen des faits a conduit Hertwig.

Les constatations que nous venons d'exposer, celles de Lereboullet en particulier, viennent à l'appui de la théorie à laquelle His a donné le nom de « théorie de la concrescence ». La première notion de la concrescence paraît due à Rathke et Leuchart, dans leur mémoire sur le développement des hirudinées (Leipzig, 1862). Neuf ans plus tard, Kowalewsky, dans une communication à l'Académie des sciences de Saint-Pétersbourg (7ᵉ série, t. XVI, 1871), nota le même processus chez certains insectes. Mais c'est surtout à His que nous sommes redevables de cette théorie. Dès 1874, His[1] décrit en détail la concrescence chez les Salmonides, puis en 1876 et en 1877 chez les embryons de requin, et il généralise ce processus. Dans son dernier travail, His a donné une interprétation encore plus étendue à sa théorie

1. His. — *Unsere Körperform und das physiol. Problem ihrer Entstehung.* Leipzig, 1874. — Unters. ü. d. Entw. d. Knochenfishembr. (*Zeitsch. f. An. und Entw.*, 1876, t. I, p. 1; *ibid.*, 1877, t. II, p. 108). — Neue Unters. ü. d. Bild. des Hühnerembr. (*Arch. f. Anat. und Phys.*, Anat. Abth., 1877, p. 112, 187). — Zur Lage d. Längswerwachsung von Wirbelthierenembr. (*Verhandl. d. anat. Gesellsch.*, 1891).

de la concrescence. Partant de ses observations sur les poissons osseux et les sélaciens, dont le dos se constitue par la croissance en long et la réunion de deux moitiés latérales ajoutant progressivement aux parties antérieures, les premières formées, les parties postérieures, de formation plus récente, His s'est demandé si chez les autres vertébrés, il n'y avait pas quelque processus analogue, expliquant le développement en long des parties axiles par la fusion sur le plan médian d'ébauches latérales. Il lui semble que ce processus se trouve dans la constitution de la gouttière primitive et du canal neurentérique. D'après ses observations, la gouttière primitive aurait une extension beaucoup plus grande que ne l'ont cru les observateurs précédents ; il a pu la suivre jusque dans l'extrémité céphalique, et il en fait la gouttière neurocordale. « La corde, dit-il, tout aussi bien que la lame médullaire, se développe tout d'abord en deux ébauches latérales et symétriques, qui se réunissent ensuite sur la ligne médiane. C'est la formation et la fermeture de la gouttière primitive, qui, dans toute la longueur du corps, amènent la constitution de la corde et l'organisation de la lame médullaire. » His a complètement séparé sa théorie de la concrescence de la question du prostome, mais à diverses reprises, il insiste sur le mode de formation des organes axiles par le développement et la réunion de deux moitiés symétriques. «Chez tous les vertébrés craniotes, l'ectoderme, à l'extrémité céphalique, s'invagine tout d'abord, en formant une sorte de repli en fer à cheval. Les deux branches du fer limitent la gouttière primitive, dont le rôle dans la constitution de la corde et de la lame médullaire a été indiqué plus haut; mais chez les vertébrés, tant inférieurs que supérieurs, les organes axiles se constituent par la soudure sur la ligne médiane de deux ébauches latérales symétriques, et cette soudure, en se faisant progressivement chez tous les vertébrés, amène la croissance en long du corps. »

Malgré l'opposition de Balfour[1], Rabl[2], Katschenko[3], Ruc-

1. BALFOUR. — *Hdb. d. vergleich. Embryol.*, t. II.
2. RABL. — Ueber die Theorie d. Mesoderms. (*Morph. Jahrb.*, t. XV.)
3. KATSCHENKO. — *Anat. Anzeiger*, 1888, t. III.

kert[1], de nombreux embryologistes se sont ralliés aux idées de His sur la concrescence. Semper[2], Whitmann[3] complètent les premières idées de His. Mais la plupart des auteurs qui suivent s'accordent pour apporter à la théorie de His une modification importante; pour Rauber[4], Roux[5], Ryder[6], Ch. Sedgwick Minot[7] et surtout pour O. Hertwig[8], c'est au niveau même du prostome que se passent les phénomènes de développement bilatéral et de soudure médiane constituant le processus de la concrescence. Les recherches si remarquables de Matthias Duval[9] sur l'embryon du poulet confirment ces assertions. En rappelant ici les théories modernes sur la gastrulation et le rôle du prostome, ce sont surtout les idées d'Hertwig à ce sujet que je résumerai.

THÉORIE DE LA GASTRULATION; ROLE DU PROSTOME. — Nous savons déjà que l'ovule fécondé ne tarde pas à se segmenter en deux *sphères vitellines* ou *blastomères*. Chaque blastomère, à son tour, se segmente en deux autres, et ainsi de suite, jusqu'à ce que le vitellus se soit transformé en un amas de cellules, formant une masse d'abord compacte, la *morula*. Les cellules dont l'accumulation formait la morula se portent vers la périphérie, contre la paroi interne de la zone pellucide, où elles se disposent suivant une couche continue, de façon à constituer la paroi d'une vésicule, la *blastula*. La paroi de la blastula, dont

1. RUCKERT. — *Anat. Gesellsch.*, 1891, p. 84.
2. SEMPER. — *Die Werrwandschaft Bezieh. d. gegliederten Thieren* (*Semper's Arb. zool. Inst. Wurzburg*, 1876, t. III, p. 115).
3. WHITMANN. — *Quart. Journ. of microsc. Science*, 1878, XVIII, et 1883, XXIII, p. 375.
4. RAUBER. — *Primitivstreifen und Neurula*, 1877. — Primitivrinne une Urmund (*Morph. Jahrb.*, 1877). — Nerveucentra. *Sitz. d. naturf. Gesellsch.*, Leipz., 1877. — Die Lage d. Keimpforte (*Zool. Anzeig.*, 1879 et 1883). — Die Theor. d. exces. Monstra (*Arch. f. pathol. Anat.*, 1877, t. LXXI, et 1878, t. LXXIII et LXXIV; *Morph. Jahrb.*, 1879, V, et 1880, VI).
5. ROUX. — *Zeitschr. f. Biologie*, 1885, t. XXI.
6. RYDER. — The archistome theory (*Amer. Naturalist.*, 1885, XIX, p. 1115).
7. Ch. Sedgwick MINOT. — The concrescence theory of the vertebrate embryo (*Amer. Naturalist.*, 1890, XXIV, p. 501, 617, 702).
8. O. HERTWIG. — Urmund und Spina bifida (*Arch. f. mikr. Anat.*, 1892, XXXIX, p. 353).
9. M. DUVAL. — *Ann. des Sciences naturelles* (Zool.), 1884, XVIII.

nous venons de montrer l'origine, porte le nom de *blastoderme*. Cette vésicule blastodermique ne tarde pas à s'invaginer, comme un doigt de gant dont on rentrerait le bout en lui-même : nous aurons ainsi deux parois cellulaires, l'une externe, l'autre interne, et au niveau de l'invagination un orifice, dont le bord sert de transition entre les deux parois. La blastula s'est ainsi transformée en *gastrula*. Les deux couches cellulaires constituant la double paroi deviennent les feuillets externe et interne du blastoderme, l'ectoderme et l'endoderme. La cavité intérieure deviendra l'*intestin primitif, progaster, archenteron, coelenteron*, etc. L'orifice qui existe au niveau même de l'invagination, dont le bord établit une transition entre les deux feuillets, et qui donne accès dans l'intestin primitif, c'est le *prostome*.

Nous verrons plus loin un troisième feuillet, le *feuillet moyen* ou *mésoderme*, s'interposer entre les feuillets externe ou interne du blastoderme.

Mais ce processus de la gastrulation est tellement complexe chez les vertébrés, qu'il est nécessaire de l'examiner d'abord dans une espèce où il s'effectue d'une façon plus simple, par exemple, chez l'amphioxus. D'après Hatschek [1], la gastrula de l'amphioxus représente une dépression allongée, occupant presque tout le diamètre apparent de la blastula. Peu à peu, cette vaste ouverture se transforme en un petit trou qui se trouve tout près de l'extrémité postérieure de l'embryon, sur sa face dorsale. Or, l'examen des formes intermédiaires permet de reconnaître que les lèvres du prostome se sont d'abord réunies à leur extrémité antérieure, tandis que la partie postérieure du prostome restait ouverte sans présenter de modifications. L'union des lèvres du prostome s'est continuée progressivement d'avant en arrière, suivant une ligne qui sera plus tard la ligne dorsale médiane. Cette fermeture du prostome, d'une part, clôt la paroi postérieure de l'intestin primitif qui, plus en arrière, s'ouvre directement à l'extérieur par la partie non refermée du prostome; d'autre part, cette soudure constitue sur la ligne médiane une

1. HATSCHEK. — Stud. über Entwickl. d. Amphioxus. (*Arb. d. zool. Inst zu Wien*, 1881, t. IV).

masse cellulaire dont la couche externe est l'ectoderme qui
s'épaissit et se différencie pour former la gouttière médullaire,
tandis que la couche profonde forme le cordaentoblaste, origine de la corde dorsale. « Le cordaentoblaste prend part entre
les deux replis entoblastiques, qui, ici, sont visibles et séparés
l'un de l'autre par sa largeur même, à la fermeture de l'intestin
primitif. « C'est aussi cette masse médiane qui donnerait naissance à deux expansions cellulaires latérales qui, s'insinuant de
chaque côté entre le feuillet interne et le feuillet externe du blastoderme, représenteraient l'origine du feuillet moyen. »

Chez les amphibies, ce processus de gastrulation présente
quelques modifications que O. Hertwig décrit ainsi [1] : dans la
zone de transition, entre les parties animale et végétative de la
vésicule germinative, près du bord antérieur de la zone marginale, au point qui correspondra à l'extrémité céphalique, il se
forme d'abord une petite invagination, qui sera la cavité de
l'intestin céphalique. Cette invagination s'accroît en arrière;
ses bords représentent les lèvres du prostome; à mesure qu'elles
s'étendent en arrière vers la moitié végétative, en s'éloignant
l'une de l'autre, en avant, au contraire, elle se rapprochent. Le
tout représente assez exactement la forme d'un fer à cheval.
En avant, les bords, en se développant, viennent au contact et se
soudent progressivement d'avant en arrière. Par suite de cette
soudure progressive, la cavité de l'intestin primitif s'agrandit
d'avant en arrière. Mais, en même temps, la partie du prostome
qui était restée ouverte, recule proportionnellement vers l'extrémité caudale, et ainsi la paroi dorsale de l'embryon se constitue peu à peu, présentant au point qui vient de se souder le
sillon dorsal.

De plus, des lèvres du prostome, au point où se faisait leur
soudure, part une invagination cellulaire, orgine du mésoblaste
(mésoblaste péristomal de Rabl).

Au niveau du sillon primitif, dans l'ectoderme, se différencie

1. Hertwig. — *Der Entwickl. d. mittleren Keimblattes d. Wirbelthiere.*
Iena, 1883, p. 43, 44, 45. — Urmund und Spina bifida (*Arch. f. mikr. Anat.,*
1892, p. 430).

la lame médullaire. Plus en avant se trouve le double renflement cérébral, au niveau duquel le processus d'invagination a débuté. A mesure que les lèvres du prostome se soudent, la corde dorsale se constitue profondément et, de chaque côté, le mésoblaste péristomal, en s'étendant, devient le mésoblaste gastral.

Ce processus de gastrulation s'étend d'avant en arrière; les lèvres du prostome s'accroissent toujours dans la direction de l'extrémité caudale, à mesure qu'elles se soudent du côté de l'extrémité céphalique. L'invagination mésoblastique constitue la cavité du cœlome qui va en s'approfondissant. Enfin, les lèvres du prostome, arrivées à l'extrémité du diamètre le long duquel s'est produite l'invagination, se ferment, entourant un orifice annulaire. Jusqu'au delà de cette ouverture par laquelle le vitellus est à découvert (bouchon vitellin), l'hémisphère végétatif est entièrement recouvert. La soudure prostomatique s'est accrue proportionnellement; sa partie encore ouverte est très loin de son origine, et s'est transportée de l'extrémité céphalique à l'extrémité caudale de l'embryon. Comme, à mesure que l'extrémité céphalique du prostome se soudait, l'extrémité caudale encore ouverte s'allongeait d'autant, il n'y a jamais eu d'ouvert qu'un petit orifice qui s'est déplacé d'avant en arrière, et c'est à cet orifice qu'on réserve le nom de *blastopore*.

C'est au delà de la partie ouverte du prostome que s'accroît le blastoderme ou, pour parler plus exactement, qu'une part toujours plus grande de la masse vitelline se trouve englobée par le blastoderme. Aussitôt qu'une nouvelle masse cellulaire s'est constituée au delà de la portion ouverte du prostome, l'invagination s'étend à cette masse, c'est-à-dire que la portion ouverte du prostome s'accroît vers l'extrémité caudale, tandis qu'une partie égale se referme vers l'extrémité céphalique. Or, comme nous savons que cette soudure constitue à mesure les organes axiles, intestin primitif, corde dorsale, lame médullaire, nous voyons le rôle important que joue ce processus dans l'accroissement en long du corps embryonnaire.

Chez les vertébrés amniotes, le processus de la gastrulation est à peu près le même, quoique plus complexe encore. Ici, le prostome n'est autre chose que la gouttière primitive; ses bords se soudent très tôt sur la ligne médiane et, à ce niveau, les trois feuillets sont unis l'un à l'autre sur une certaine étendue. Le rôle de cette gouttière primitive dans la formation de l'intestin primitif, de la corde dorsale, de la gouttière médullaire est identique au rôle du prostome chez l'amphioxus et les amphibies. Il en est de même pour le formation du feuillet moyen. A sa première apparition, la gouttière primitive appartient à l'extrémité céphalique de l'embryon; elle constitue les organes axiles en se soudant, et se développe vers l'extrémité caudale en s'insinuant entre les cellules de nouvelle formation dans la zone d'accroissement qui la limite en arrière. Ainsi, sa longueur, à partir de son point d'origne, augmente sans cesse.

Or, si on a bien compris comment le prostome, en se fermant en avant, clôt l'intestin primitif, tandis qu'il s'ouvre en arrière, on verra comment, à chaque moment du développement, la cavité de l'intestin primitif viendra s'ouvrir entre les lèvres de la partie ouverte du prostome. Et comme ces lèvres sont en voie de différenciation en lame médullaire, on s'expliquera sans peine la communication établie entre la cavité de l'intestin et l'ébauche médullaire; c'est la partie restée ouverte du prostome, le blastopore, qui représente cette communication à laquelle on a donné le nom de *canal neurentérique*. Le rapport immédiat entre l'extrémité postérieure de l'ébauche cordale et le canal neurentérique s'explique ainsi de lui-même.

Revenons en détail sur quelques-uns de ces points, et tout d'abord sur la formation de la lame médullaire. Hertwig, jusqu'ici, a semblé admettre que c'était après la fermeture du prostome que, sur la soudure même, l'ectoblaste se différenciait en lame médullaire. Il y a cependant des raisons morphologiques sérieuses, et Hertwig le reconnaît lui-même (p. 440), pour admettre que l'ébauche primitive du système nerveux central représente un anneau développé sur le pourtour du prostome, avant la soudure de ses lèvres; l'anatomie comparée nous montre, chez diverses espèces de la série animale le prostome encore ouvert et entouré d'un anneau nerveux. C'est le cas notamment chez les anthozoaires, comme aussi, mais jusqu'à un stade moins avancé du développement, chez les annélides et les arthropodes. Même chez les vertébrés supérieurs, l'étude du développement de la substance grise et des racines médullaires montre bien que l'ébauche primitive du système nerveux central préexiste à la fermeture du prostome. Enfin, si la théorie de la concrescence peut fournir un solide point d'appui aux théories tératogéniques du spina bifida, réciproquement, les faits observés dans l'anatomie pathologique de cette malformation pourront éclairer certains points de cette théorie. Les faits de diastématomyélie que nous avons rapportés peuvent être considérés comme rentrant dans cette dernière catégorie. En résumé, et suivant les expressions même de Hertwig, « les deux commissures grises du système nerveux central sont constituées par des soudures; la commissure antérieure est formée par la fermeture du prostome, et la commissure postérieure par la soudure en arrière des crêtes médullaires, alors que la gouttière médullaire se referme et constitue le tube médullaire. »

Pour la corde dorsale, Hertwig est beaucoup moins affirmatif : « Nous n'avons pas le droit de dire que la corde dorsale est constituée par la soudure des lèvres du prostome. Peut-être n'y a-t-il entre les deux faits que le rapport suivant : cette fermeture forme le recouvrement de l'intestin primitif, et il se peut que ce soit au niveau de ce recouvrement que se développe ultérieurement, pour des causes qui nous sont inconnues, la corde dorsale. On ne peut pas donner la corde comme formée par la suture longitudinale médiane du corps, mais elle n'en indique pas moins le siège de cette soudure, la ligne au niveau de laquelle, à un moment donné, s'ouvrait le prostome. Et même, il serait erroné de conclure du fait qu'on trouve une double corde dorsale, quand la fermeture du prostome a été retardée, que, génétiquement, la corde unique est due à la réunion de

deux ébauches cordales primitives. Le dédoublement de la corde
tient seulement, dans ces cas, à ce que les matériaux de l'é-
bauche ont été anormalement divisés au moment même où
cette ébauche est sur le point de se différencier. Ce dédoublement indique seulement qu'à un moment donné, le processus
normal du développement a été troublé ; il n'est nullement la
résultante d'une circonstance embryogénique précise. »

J'avoue que ce raisonnement est loin de me convaincre ; les
faits mêmes qu'Hertwig a observés sur ses embryons de grenouilles, plusieurs des circonstances anatomo-pathologiques
que j'ai rapportées au cours de cette étude me confirment dans
l'idée que la corde dorsale, comme le veut His, est primitivement double. Je serais même tenté de me rallier à l'opinion de
von Spee, que j'ai exposée plus haut, et de considérer les deux
demi-ébauches primitives de la corde dorsale comme d'origine
ectodermique. L'explication que donne Hertwig de la formation
du canal cordal chez les mammifères et les schémas qui accompagnent cette description viennent à l'appui de cette idée. Nous
avons vu comment des lèvres du prostome, avant leur fermeture
au-dessous de la lame médullaire en voie de différenciation, se
forme, par une sorte d'invagination cellulaire, le feuillet moyen,
qui se clive en deux parois limitant la cavité du cœlome. « Chez
les mammifères, dit Hertwig (p. 462), sur le pourtour du prostome, ou ce qui revient au même, sur le pourtour du sillon primitif, on trouve, sur un espace des plus restreints, une double
formation de lèvres : 1° les lèvres proprement dites du prostome,
au niveau desquelles, maintenant, le feuillet externe du blastoderme se continue directement avec le feuillet moyen pariétal ;
2° les lèvres du feuillet intestinal qui établissent la continuation
entre ce feuillet interne et le feuillet moyen viscéral. Quand le
prostome se ferme, chez les vertébrés en général, il n'y a que les
lèvres, proprement dites, du prostome qui se soudent, tandis que
les lèvres du feuillet interne restent séparées par un petit
espace et, de chaque côté, limitent l'ébauche cordale qui se
forme ainsi au niveau de cette fermeture incomplète, et, en la
complétant, prend une part à la clôture de l'intestin primitif.

Chez les mammifères, il y a une petite différence ; les lèvres du feuillet intestinal se soudent ou, tout au moins, viennent au contact l'une de l'autre. Ainsi se forme, sous l'ébauche cordale, un canal étroit plus ou moins long qui, en arrière, s'ouvre par l'orifice du canal neurentérique à la surface du sillon primitif et, en avant, par un deuxième orifice, est en communication avec la cavité du blastoderme.

« De tous les observateurs, qui ont étudié ces premiers stades du développement chez les mammifères, c'est van Beneden qui a étudié ce point avec le plus de précision. Or, ses résultats s'accordent exactement avec les miens. Van Beneden a vu (et on peut comparer ses conclusions avec mes schémas) : 1° que les cavités cœlomatiques s'ouvrent à l'origine dans le canal cordal ; 2° que l'ébauche cordale se continue de chaque côté avec le feuillet pariétal du mésoblaste ; 3° que le plancher du canal cordal se continue avec le feuillet viscéral du mésoblaste... » Plus tard, ajoute Hertwig, les lèvres du feuillet interne accolées s'écarteront, et le canal cordal se confondra avec la cavité proprement dite de l'intestin primitif.

Il n'en reste pas moins établi par les recherches de van Beneden, confirmées par celles d'Hertwig lui-même, que l'ébauche de la corde est en continuité avec le feuillet moyen pariétal et qu'elle est séparée du feuillet endodermique par le feuillet moyen viscéral.

Nous avons vu plus haut (p. 23) comment se formaient les protovertèbres. « Si, dit Hertwig, à une époque assez avancée du développement, on fait des coupes en série à travers la partie postérieure du corps, on trouve, par exemple, quand il y a déjà dix, onze ou douze segments primordiaux formés, en allant d'arrière en avant, d'abord le prostome ouvert ; puis ses bords s'unissent, puis ils constituent un cordon cellulaire, puis on voit se différencier la corde et la lame médullaire, tandis que, latéralement, un nouveau segment se différencie des parties environnantes. Lorsque, par exemple, le dixième segment se forme, une partie correspondante du prostome se ferme, et il en est de même pour l'établissement du onzième, puis du douzième segment, et ainsi de suite. Le prostome, qui reste ouvert au-dessous du dernier segment formé, a toujours les mêmes dimensions, de sorte qu'il faut bien admettre que la portion postérieure du prostome doit s'accroître de ce que sa fermeture fait perdre à sa partie antérieure. Contrairement à l'opinion de Balfour, je crois que c'est par sa partie postérieure que s'accroît le prostome. Ce qui se fait en avant du prostome refermé, c'est la différenciation cellulaire ; ce qui se fait en arrière, c'est l'accroissement du blastoderme, par la multiplication cellulaire. »

Nous avons vu, également, comment des protovertèbres partent des prolongements mésodermiques qui s'insinuent d'une part entre la corde dorsale et le tube médullaire, et d'autre part entre la corde et l'endoderme, enveloppant ainsi la corde d'une gaine mésodermique, tandis que d'autres prolongements s'interposent entre le tube médullaire et l'ectoderme. Nous ne reviendrons pas sur ces faits.

Nous voyons là comme il faut entendre ce processus de la concrescence qui, suivant l'expression de Sedgwick Minot[1], n'est autre chose que le processus d'union soudant les lèvres d'une gastrula très allongée, « a modified method of uniting the lips of a greatly elongated gastrula mouth. »

En étudiant ainsi l'évolution du prostome chez les diverses espèces animales, depuis l'amphioxus jusqu'aux vertébrés supérieurs, j'ai voulu montrer que l'organisme, au début de son développement, obéit aux lois du plan de symétrie.

On pourrait se figurer idéalement un embryon, à un stade précoce, formé de deux moitiés symétriques : de chaque côté, le feuillet externe en se réfléchissant, constituerait au milieu une fente longitudinale, allant de la surface dorsale à la surface ventrale. Si cette fente n'affecte que la partie dorsale, elle représentera le prostome. Les deux lèvres de cette fente se réuniront en plusieurs endroits, pour former profondément l'intestin primitif, puis la corde dorsale, et enfin, superficiellement, la gouttière médullaire, qui se refermera ensuite, s'isolant de la surface

<hr>

[1]. Ch. Sedgwick Minot. — The theory of the concrescence (*Amer. Naturalist.*, 1890, p. 516).

dorsale. De son côté, le feuillet moyen du blastoderme, apparu de chaque côté, franchira à son tour le plan médian, et c'est ainsi, par concrescence, que ce plan médian sera le siège de formations impaires et médianes, tandis que les parties latérales extrêmes resteront paires et symétriques. Il est aisé, dès lors, de concevoir que les troubles d'évolution, portant sur la non-soudure partielle ou complète des deux moitiés, pourront expliquer les troubles d'évolutions dont la conséquence sera le spina bifida.

Tout d'abord, ce processus peut être complètement arrêté, pour ainsi dire, dès son origine. Le cas de Morel et Gross, que nous avons rapporté p. 530, en est la preuve. Bien que certains détails manquent dans la description anatomo-pathologique de cette pièce remarquable, les particularités relatées sont d'autant plus intéressantes pour nous, que les auteurs n'avaient aucune idée des théories auxquelles ces particularités s'adaptent si exactement. Je renvoie à l'analyse que j'ai faite de cette observation et aux remarques qu'elle m'a suggérées, p. 536. J'ai montré comment cette continuité du feuillet ectodermique avec le feuillet endodermique, interrompue seulement par la présence de l'anneau médullaire, ne pouvait s'expliquer que par un arrêt total de la concrescence. Le prostome s'est produit sur toute sa longueur; il a donné lieu par son extrémité caudale aux phénomènes habituels d'accroissement en long du corps embryonnaire. Mais, du côté de son extrémité céphalique, la soudure ne s'est pas faite, les organes axiles se sont développés en deux parties séparées et repoussées latéralement.

Mais si l'observation de Morel et Gross peut représenter cet arrêt de la concrescence dès le début sous sa forme totale, nous avons d'autres observations qui nous indiqueront le même arrêt évolutif, plus localisé. Dans les observations de Svitzer, de Lévy, de Rindfleisch, on voit une anse intestinale, partie de la cavité abdominale, traverser un orifice du diaphragme, puis venir faire hernie à travers une division des corps vertébraux, de la moelle et des arcs vertébraux postérieurs. Il me paraît difficile d'admettre qu'il s'est fait une hernie diaphragmatique

chez des sujets atteints précisément de spina bifida antérieur.
ce qui a permis à la dite hernie de venir faire saillie audehors
à travers la fissure rachi-médullaire. Il me semble beaucoup
plus simple de croire que les lèvres profondes du prostome se
sont refermées, amenant la clôture de l'intestin primitif, mais
que le tube intestinal refermé ne s'est pas séparé des parties
sus-jacentes du prostome, et que la réunion tant des demi-
ébauches médullaires et du feuillet ectodermique que des
organes axiles mésoblastiques n'a pu s'effectuer. L'intestin s'est
développé, mais par un point il est resté adhérent à la fissure
rachidienne. Autour de l'anse, allant ainsi de la région thoracique à la région abdominale, le diaphragme, secondairement,
n'a pas pu se refermer complètement.

Si ces cas de Rindfleisch, Svitzer, Lévy, peuvent servir à
démontrer que le spina bifida s'est établi par suite d'un trouble
de la concrescence, ils peuvent aussi nous fournir un argument
à l'appui de la deuxième partie de notre théorie. Nous avons, en
effet, cherché à établir en premier lieu que le spina bifida est dû
à un trouble de la concrescence; mais aussi, en second lieu,
nous voulons faire voir que les diverses formes du spina bifida
ne sont pas des lésions absolument distinctes, apparaissant à
des époques différentes du développement embryonnaire.
comme on l'a admis jusqu'ici. J'ai dit déjà que, quel que soit
le trouble subi à l'origine par le processus de développement,
ce processus tendra à revenir toujours vers sa marche normale.
Troublé à son début, le processus reprendra ensuite son cours,
et c'est de la lutte entre le trouble primitif et la tendance du
processus à ramener l'évolution vers son type normal que résul-
teront les formes successives du spina bifida. Or, dans les cas
que je viens de citer, on voit très nettement comment l'arrêt de
la concrescence a causé la lésion ; mais on voit aussi que la
concrescence, troublée à son origine, en un point donné, a pu
reprendre son évolution ; la fermeture des lèvres profondes du
prostome s'est effectuée, et si, à ce niveau, les lèvres superficielles n'ont pu se souder, cette soudure ne s'en est pas moins
effectuée en arrière du point malformé. La présence de cette

anse intestinale rejoignant à travers le diaphragme incomplètement refermé la cavité abdominale, tandis que les parties du rachis et de la moelle voisines du point malformé ont leur conformation normale, en est la preuve.

On comprend, dès lors, combien les faits analogues à celui de Morel et Gross doivent être rares. Un arrêt aussi complet et aussi précoce de la concrescence doit généralement amener la mort de l'embryon. Dans les expériences de Lereboullet, comme dans celles d'Oellacher ou d'Hertwig, lorsque la lésion primitivement constatée ne diminue pas rapidement, pour se rapprocher du type normal, l'embryon ne tarde pas à mourir. Aussi, en général, le trouble initial apporté à la concrescence n'empêche pas, quand le processus reprend son œuvre, la fermeture des lèvres profondes et, par conséquent, la fermeture et la libération de l'intestin primitif. Pour cela, il faut qu'il y ait en même temps fermeture du feuillet interne et du feuillet moyen viscéral. Les cas de spina bifida antérieur que nous avons cités, où la fissure des corps vertébraux ne s'accompagne pas de malformation du côté du tube digestif, accentuent la séparation entre l'endoderme et le feuillet moyen viscéral, d'une part, et la corde dorsale et le feuillet moyen pariétal, d'autre part. Je rappelle seulement que, dans mon observation personnelle, j'ai pu très nettement constater, par la persistance de deux nuclei pulposi, un de chaque côté de la fissure, un indice certain démontrant que la corde dorsale avait été doublée, ou, pour parler plus exactement, ne s'était pas réunie en un point sur la ligne médiane.

Laissons actuellement de côté les cas dits complexes, ceux où une masse sépare les moitiés latérales des corps vertébraux et de la moelle. Dans les cas simples, la division, ou du moins la division apparente des corps vertébraux, est rare, et tout au plus se révèle-t-elle par un sillon médian longitudinal imprimé plus ou moins profondément sur leur face dorsale. Mais, le plus souvent, la concrescence s'est effectuée non seulement pour la corde dorsale, mais encore pour les prolongements, sclérotomes et myotomes, qui, partis des segments primitifs, se sont insinués de chaque côté, d'une part, entre la corde et l'intestin primitif, d'autre part, entre la corde et la double ébauche médullaire. Reprenons ici notre étude de la malformation.

Nous avons vu que, pour Recklinghausen, la diastématomyélocèle révèle la non-fusion des demi-ébauches médullaires, primitivement bilatérales et symétriques. Tandis que peu à peu la concrescence, ayant repris son œuvre, joignait les parties profondes du prostome, de la paroi dorsale de l'intestin primitif à la face dorsale des corps vertébraux et aux méninges qui la recouvrent, les lèvres superficielles du prostome se sont de chaque côté différenciées en une demi-ébauche médullaire, attenante par son bord externe au feuillet ectodermique et destinée à s'unir par son bord interne à la demi-ébauche du côté opposé. Si cette union, qui aurait formé la commissure grise antérieure, ne se fait pas, la diastématomyélie se trouvera ainsi constituée. Mais, avant d'étudier son évolution ultérieure, nous devons examiner quelles modifications la non-fermeture du prostome apportera à la formation de ces deux demi-ébauches médullaires.

Nous avons vu toute l'importance que M. Rabaud attache au phénomène, entrevu déjà par Dareste, et qu'il désigne sous le nom de différenciation diffuse. « La différenciation du système nerveux se fait sur un espace trois ou quatre fois plus large que la lame médullaire normale... »

Je crois le processus décrit par Rabaud un peu plus complexe qu'il ne le pense, bien que son observation soit parfaitement juste, à mon avis. Tant que le prostome ne se ferme pas, tant que la concrescence des demi-ébauches médullaires primitives se trouve retardée, tant que les lignes unissant les bords externes de ces demi-ébauches médullaires au feuillet ectodermique ne se réunissent pas en arrière, assurant à la fois la fermeture en tube de la gouttière médullaire et l'occlusion du feuillet ectodermique, chaque demi-ébauche médullaire s'accroîtra latéralement. De nombreuses observations démontrent la réalité de ce fait. L'embryon de Tourneux et Martin, celui de Lebedeff, offrent une ébauche médullaire plus large qu'à l'état normal.

Les fœtus nés avant le terme ou à terme avec une diastémato-myélocèle ou une myéloméningocèle présentent une lame médullaire double ou simple, mais à coup sûr plus large que ne le comporterait le non-enroulement d'une moelle normale. Il suffit de rappeler ici la largeur de l'area dans certains rachischisis pour que le fait puisse être considéré comme acquis. Tant que cette ébauche, double à l'origine, mais pouvant, ainsi que nous allons le voir, devenir simple plus tard, par la fusion de ses bords internes, bien qu'ayant acquis une largeur exagérée, ne dépassera pas certaines dimensions, son bord externe, de chaque côté, restera en contact immédiat avec le feuillet ectodermique. Mais si, au contraire, le processus de la concrescence se trouve ralenti et retardé pendant un temps assez long pour que la face dorsale de l'embryon se soit suffisamment accrue en largeur, le contact entre la partie différenciée en ébauche médullaire et le feuillet ectodermique cessera d'être immédiat; une zone conjonctive s'interposera entre les deux. A la surface de cette zone dont nous avons plus haut cherché à interpréter la formation par une sorte d'étirement, subsisteront des traînées de cellules épithéliales, les unes épidermoïdes, provenant du feuillet ectodermique, en dehors, les autres, cylindriques, provenant de l'ébauche médullaire, en dedans.

La diastématomyélocèle pourra persister ainsi constituée. Mais si la concrescence reprend son action, diverses éventualités pourront se présenter, suivant que les bords internes des demi-ébauches médullaires arriveront à se rejoindre sur la ligne médiane, ou, au contraire, resteront séparés par un intervalle plus ou moins considérable. Examinons d'abord les cas où le processus reprendra son évolution normale, et où les deux demi-ébauches médullaires arriveront à s'unir sur la ligne médiane.

Bien que la fermeture du prostome ait repris son cours normal, elle n'en a pas moins subi un trouble, un ralentissement. Nous avons vu que ce ralentissement se traduisait par une différenciation plus étendue, en dehors, de chacune des demi-ébauches médullaires, et fréquemment aussi par la formation entre ce bord externe et le feuillet ectodermique d'une zone épithélio-séreuse. Quand les deux demi-ébauches se seront unies sur la ligne médiane, elles nous donneront l'aspect exact de la myéloméningocèle ordinaire, avec son area unique centrale, sa zone épithélio-séreuse et sa zone dermatique périphérique. Le travail de la concrescence peut s'arrêter là, et le rachischisis ou la myéloméningocèle constitueront la malformation défini- tive, celle qui sera manifeste au moment de la naissance.

Mais si, au contraire, le travail continue, il pourra amener l'union en arrière des bords externes de la lame médullaire et la fermeture du feuillet ectodermique. Si la soudure se fait con- curremment sur les bords externes de l'area et sur ceux de la solution de continuité du feuillet ectodermique, c'est un myélo- cyste aréal qui se constituera, avec une lame épithélio-séreuse interposée entre la soudure dorsale du myélocyste et la ligne de fermeture de l'ectoderme. Cette lame pourra persister, empê- chant la fermeture du derme et des parties mésoblastiques sous- jacentes au-dessous de l'ectoderme refermé. Ou bien, comme dans le processus de développement normal, son attache avec la ligne de fermeture ectodermique pourra disparaître, et le myélo- cyste aréal restera libre dans une méningocèle, reproduisant ce qu'on a si longtemps considéré comme une déflexion de la moelle, une hernie médullaire se faisant dans une méningocèle préformée.

Souvent, la soudure se fera uniquement au niveau même des lignes unissant la zone épithélio-séreuse au feuillet ectoder- mique. Ainsi se trouvera constituée une myélocystocèle, avec l'area occupant sa paroi antérieure et la zone épithélio-séreuse formant sa paroi postérieure. Ici encore, la ligne de fermeture du myélocyste et celle du feuillet ectodermique pourront ne pas se séparer. A ce niveau, le derme ne se constituera pas. L'épi- derme reposera directement sur la paroi du myélocyste, et la peau prendra un aspect cicatriciel particulier.

Si, au contraire, la séparation s'effectue, le derme et les feuil- lets mésoblastiques sous-jacents se développeront de chaque côté et se réuniront sur la ligne médiane. Seules les parties dérivant de la membrana reuniens superior, les arcs vertébraux postérieurs et la dure-mère dorsale offriront une solution de continuité, et la malformation définitive constituera une myélo-cystocèle libre avec area ventrale.

En revanche, si la méninge dure, qui suit le développement des parties correspondantes du squelette, offre une solution de continuité, la méninge molle (arachnoïde et pie-mère) se sera refermée, constituant la paroi même du myélocyste. Sous l'influence de causes que Recklinghausen croit être inflammatoires, il pourra se faire soit dans l'espace sous-arachnoïdien, soit dans l'espace sous-dural, aux points où il existe, un épanchement de liquide, et la myélocystocèle se trouvera transformée en myélo-cystoméningocèle.

Telles seront les diverses transformations que la reprise de l'évolution normale pourra amener sur l'ébauche médullaire élargie par suite du retard dans la fermeture du prostome, lorsque la réunion des deux demi-ébauches primitives se sera effectuée sur la ligne médiane. Par contre, si ce rapprochement n'a pas pu se faire, si les deux demi-ébauches restent séparées et ne s'unissent pas sur la ligne médiane, l'évolution pourra reprendre néanmoins et conduire aux modifications suivantes.

Que le travail de fermeture agisse en même temps sur les deux ébauches médullaires et sur les bords de la solution de continuité ectodermique, si les deux demi-ébauches se trouvent trop éloignées pour que leurs bords externes puissent s'unir entre eux, l'union pourra néanmoins s'effectuer entre le bord externe et le bord interne de chaque demi-ébauche, en même temps que le feuillet ectodermique se refermera. On aura ainsi une diastématomyélioméningocèle. Des lignes de soudure unissant les bords opposés de chaque moitié médullaire partira un feuillet arachnoïdo-pie-mérien qui, en s'unissant à celui du côté opposé, constituera une lame épithélio-séreuse, allant à la ligne de fermeture cutanée et dont l'évolution ultérieure sera semblable à celle de la lame épithélio-séreuse dans le myélocyste aréal. Si ultérieurement les deux moitiés médullaires fermées isolément pour constituer deux demi-tubes médullaires arrivent à se rapprocher, la diastématomyélie pourra se décompléter.

Mais si l'écartement des demi-ébauches primitives est tel que leurs bords internes ne puissent pas se joindre, tandis que leurs bords externes se réuniront sur la ligne médiane en même temps que se refermera le feuillet ectodermique, nous aurons ainsi la formation de la myélocystocèle à area postérieure, avec dilatation portant surtout sur la paroi ventrale du myélocyste, et ce myélocyste, comme dans les cas précédents, pourra rester adhérent à l'ectoderme ou s'en séparer, ou enfin se compliquer d'une méningocèle se produisant en avant ou en arrière du myélocyste, dans l'espace sous-arachnoïdien ou dans l'espace subdural.

Nous avons vu comment la séparation du myélocyste et du feuillet ectodermique refermé permet aux parties mésoblastiques sous-jacentes à ce feuillet ectodermique, aux myotomes et aux sclérotomes de se développer de dehors en dedans et de venir se réunir sur la ligne médiane. Le derme se formera ainsi, de même que le tissu cellulaire, les fascia et les plans musculaires sous-jacents. Seul, le volume du myélocyste, qui restera interposé, empêchera les plans les plus profonds de se réunir. C'est ainsi notamment que persistera la fissure des arcs postérieurs et celle de la dure-mère. Mais si le myélocyste est de petites dimensions, s'il ne se laisse pas distendre par l'accumulation du liquide céphalo-rachidien, si même, comme c'est le cas pour le myélocyste aréal, il tend à se rétracter de telle sorte qu'une fois libéré de son attache au feuillet ectodermique, il puisse arriver à se loger dans la gouttière vertébrale, on verra au niveau même des parties restées fissurées, le travail reprendre, la membrana reuniens superior se développer et se refermer sur la ligne médiane : le spina bifida deviendra occulta. La membrana pourra même s'ossifier, le développement des arcs postérieurs, quoique tardif, tendra vers le type normal, et le spina bifida, d'occulta deviendra, suivant le terme que j'ai proposé, occlusa. L'évolution, quoique ralentie, n'en sera pas moins arrivée à son terme ultime, et il ne persistera comme traces indiquant le trouble subi, qu'une augmentation plus ou moins marquée dans le volume de la moelle, dans les dimensions, surtout, du canal médullaire, et quelquefois aussi une conformation anormale du canal vertébral, dont le calibre sera augmenté, et dont les arcs postérieurs pourront présenter une formation plus ou moins incomplète.

Ainsi, toutes les formes du spina bifida peuvent s'expliquer par un ralentissement, un arrêt de la concrescence, un retard dans la fermeture du prostome. Nous pourrions encore apporter d'autres faits à l'appui de cette opinion. La multiplicité des lésions, avec des formes variées, sur un même axe neural, la coïncidence fréquente de l'hydrocéphalie, nous fourniraient d'abord des arguments. L'évolution du prostome n'est pas troublée en un point seulement, mais sur toute son étendue. Mais nous avons exposé ces faits trop longuement pour y revenir ici.

Une autre série de preuves nous est donnée par les faits de diastématomyélie complexe, avec une masse mésoblastique interposée entre les deux moitiés de la moelle, et les cas de myélocystocèle compliqués de tumeurs.

Dans la grande majorité des faits, ces masses interposées dans les diastématomyélies ou juxtaposées aux myélocystes, sont formées de tissus d'origine mésoblastique. Au point de vue tant macroscopique que microscopique, ces éléments ont un aspect parfaitement normal. Leur arrangement seul et leur localisation sont atypiques. On peut se demander tout d'abord quelle est leur origine. Jusqu'ici, la plupart des auteurs admettent qu'il y a eu une « transposition des tissus » qui, normalement, auraient été situés en dehors du canal rachidien et qui, par suite de l'anomalie du développement, pénètrent par la fissure jusqu'au voisinage de l'ébauche médullaire. Je laisse de côté l'opinion de certains auteurs qui veulent voir dans la présence de ces tissus une application de la théorie du « *fœtus in fœtu* ». Recklinghausen (p. 273) conclut : « Les feuillets où s'ébauchent les tissus pendant la période de croissance peuvent, aussi longtemps qu'une voie ouverte permettra ce transport, être transportés dans le canal rachidien. » Ce serait surtout la rétraction d'un myélocyste qui pourrait entraîner ainsi jusque dans le canal rachidien ces parties transposées, comme semble le montrer leur position la plus fréquente à la partie postérieure de la tumeur.

Je ne nie pas la possibilité de ce mécanisme; les prolongements dorsaux sclérotomiques ou myotomiques émis, par les segments primitifs, qui, se dirigeant en arrière, sont destinés à s'insinuer entre le tube médullaire et l'ectoderme, quand la gouttière médullaire se sera refermée en tube et que ce tube se sera séparé de l'ectoderme refermé, pourraient parfaitement être l'origine de ces formations. Mais je ne crois pas que ce soit là leur origine la plus fréquente. En effet, ces productions seraient toujours en ce cas séparées de la moelle par les méninges, puisque le fourreau méningé se referme en même temps que le tube médullaire, à mesure que celui-ci se libère du feuillet ectodermique. Or, nous avons vu dans nos observations que tel n'était pas le cas ordinaire. Dans la plupart des faits, on trouve la production mésoblastique en contact direct avec le tissu médullaire. Souvent, elle se prolonge dans l'épaisseur même de la lame, qui se porte de la ligne de soudure postérieure du myélocyste à la ligne de fermeture ectodermique et que j'ai appelée la lame épithélio-séreuse. Parfois la production mésoblastique se trouve en avant du tube médullaire. Dans les diastématomyélies, ces dispositions sont encore plus nettes. Or, si la masse mésoblastique se trouve en contact direct avec le tissu médullaire, sans interposition méningée et, à plus forte raison, si elle est en avant, il est impossible qu'elle se trouve là par suite d'une transposition à travers la fissure postérieure. Prenons le cas d'un myélocyste. Tant que la ligne de soudure du myélocyste restera adhérente à la ligne de fermeture cutanée ou en relation avec elle par l'intermédiaire de la lame épithélio-séreuse, il n'existe aucune brèche par laquelle la transposition puisse se faire. De même, au stade myéloméningocèle, la transposition à travers la zone épithélio-séreuse et la zone dermatique intactes ne peut pas se comprendre. Mais plus tard, quand l'union entre le myélocyste et le feuillet ectodermique aura été libérée, le myélocyste refermé aura son enveloppe formée par la méninge molle complète. Admettons que la transposition se

fasse suivant le mode indiqué par Recklinghausen. Le myélocyste, en se rétractant, entraînera des éléments provenant des
sclérotomes ou des myotomes dorsaux. Mais, forcément, ces
éléments seront séparés du tissu médullaire par la méninge
molle refermée. A quelque stade qu'on prenne l'évolution du
myélocyste, il y aura entre la paroi médullaire du myélocyste et
les prolongements sclérotomiques ou myotomiques la méninge
molle interposée.

Il en serait absolument de même pour les différentes formes
de diastématomyélie. Mais ici, nous trouvons en outre un argument frappant : non seulement la masse mésoblastique peut se
prolonger plus ou moins loin en avant, mais encore elle peut-
être entièrement dans l'intérieur du fourreau méningé ou occuper en arrière l'interstice de la lame épithélio-séreuse. Aussi
admettrons-nous, tout au moins pour les cas où la masse
mésoblastique se trouve en rapport direct avec le tissu médullaire, une autre origine, et une autre voie pour la transposition.
C'est d'avant en arrière que se fera cette transposition, et les
tissus transposés, ou du moins leurs éléments d'origine, péné-
treront entre les lèvres non refermées du prostome. Dans notre
cas, comme dans un cas d'Orth, ne voyons-nous pas la masse se
prolonger en avant, à travers une fissure des corps vertébraux,
jusque dans le tissu pré-rachidien? Dans les cas de diastématomyélie, sans fissure vertébrale antérieure, est-ce que la
masse interposée n'occupe pas le plus souvent la partie antérieure du canal vertébral? Est-ce que les épines ostéo-cartilagineuses ou osseuses ne partent pas presque toujours de la paroi
antérieure du canal vertébral? On pourrait, il est vrai, objecter
que dans bien des cas, notamment dans le mien, la masse interposée est beaucoup plus considérable à sa partie postérieure,
tandis qu'elle s'effile et va en s'amincissant en avant. Mais ne
voit-on pas qu'à l'origine, la partie qui a fait saillie d'avant en
arrière, à travers les lèvres du prostome, chez l'embryon au
premier stade de son développement, ne pouvait avoir que des
dimensions des plus restreintes? Puis, la concrescence est inter-
venue, complète ou incomplète, au niveau des parties plus pro-

fondes du prostome, et a empêché la partie antérieure du prolongement de se développer, tandis que la partie postérieure, dans le canal rachidien, ou hors de la fissure, pouvait facilement se développer.

Il en sera à peu près de même dans les cas de myélocystocèle. La fermeture successive, de la profondeur vers la superficie, des différentes couches constituant les lèvres du prostome, empêchera le développement de la masse herniée dans sa partie ventrale ou profonde, Ce ne sera que la partie la plus superficielle, qui, comprise dans l'interstice de la lame épithélio-séreuse, arrivera à un développement plus ou moins complet. Et même, dans ces cas où la partie dorsale seule de la masse s'est développée, il pourra arriver qu'on trouve plus profondément quelque trace persistante et pouvant indiquer la voie suivie par la masse mésoblastique. Les portions cunéiformes de tissu osseux compact, décrites par Recklinghausen dans l'épaisseur des corps vertébraux, au niveau du myélocyste, et à ce niveau seulement, pourraient bien avoir cette origine. L'excès d'ossification, l'état compact de la substance osseuse en ce point serait dû à des restes de la masse mésoblastique, ayant à l'origine fait saillie entre les lèvres du prostome. La fermeture profonde de ces lèvres aurait comme emprisonné une lame de cette masse, provenant par exemple d'un prolongement sclérotomique ventral, d'où l'exubérance à ce niveau du développement osseux.

Mais, si nous voyons la voie qu'a pu, dans ces cas, suivre la masse mésoblastique, il nous reste encore à déterminer son origine. Si on s'en tenait aux observations d'O. Hertwig sur les embryons de grenouille, il faudrait admettre que c'est le vitellus qui fait ainsi hernie à travers le prostome. La nature holoblastique de l'ovule, sa segmentation inégale, la formation de la morula par épibolie, l'état transitoire de la gastrulation chez les mammifères, rendraient cette hypothèse admissible. Et, d'ailleurs, il est possible que certaines tumeurs, notamment parmi celles de la région sacro-coccygienne, aient cette origine. Mais les masses que nous étudions ont un point de départ nettement mésoblastique. Les éléments qui les composent représentent toutes les modifications du tissu connectif, tissu adipeux, vasculaire, cartilagineux et osseux, etc. A ces divers tissus, se présentant isolément ou ensemble, pourront dans certains cas s'ajouter des éléments musculaires généralement striés. Dès lors, il paraît probable que ces masses dérivent des prolongements émis par les protovertèbres, sclérotomes et myotomes qui, se dirigeant en avant, entre l'intestin primitif refermé et les ébauches primitives de la notocorde non encore fusionnées, trouveront le prostome encore ouvert et pourront y pénétrer. D'ailleurs, nous avons vu comment, sur les lèvres mêmes du prostome, entre le feuillet ectodermique en voie de différenciation médullaire et le feuillet endodermique, on trouve deux replis mésodermiques, le feuillet moyen viscéral et le feuillet moyen pariétal. La présence de ces parties pourrait être considérée comme le point de départ possible des éléments retrouvés dans les masses en question. Mais les faits de Luschka que nous avons cités, et dans lesquels on voit des masses cartilagineuses faisant saillie dans l'intérieur du canal vertébral et se rattachant nettement au *nucleus pulposus* des disques intervertébraux correspondants, montrent bien le rôle que doivent jouer dans la constitution des masses mésoblastiques les prolongements protovertébraux.

Cette double théorie du ralentissement simple de la concrescence, et de l'obstacle apporté à la fermeture du prostome par l'interposition de masses mésoblastiques venant de la profondeur, et s'insinuant entre les lèvres du prostome, non encore refermées, permet d'expliquer toutes les variétés du spina bifida, si on y joint cette autre notion sur laquelle j'ai déjà insisté: la concrescence, arrêtée ou ralentie, tend à reprendre son évolution et à se rapprocher autant que possible du type normal. Ainsi, la diastématomyélocèle initiale se transformera, suivant les cas, soit en diastématomyélioméningocèle ou en myélocystocèle à area postérieure, soit en myéloméningocèle, puis en myélocystocèle à area antérieure ou en myélocyste aréal. L'intervention des masses mésoblastiques expliquera les diastématomyélies complexes et les tumeurs juxtaposées aux myélocystes. En reprenant son action ralentie, la concrescence nous permet de comprendre la formation des spina bifida occulta et occlusa.

C'est encore l'intervention d'une masse mésoblastique, peut-être aussi d'une masse vitelline, faisant saillie à travers le prostome ouvert, qui donnera la clef des tumeurs congénitales sacro-coccygiennes. La fermeture retardée du prostome pourra se faire, et la masse continuera son développement. Il est facile dès lors de comprendre pourquoi ces tumeurs adhèrent généralement à la paroi sacrée sur la ligne médiane. On voit aussi comment la tumeur peut exister aussi bien en avant qu'en arrière du sacrum. En étudiant ces tumeurs, nous avons énuméré les conditions si nombreuses qui peuvent rendre plus complexe le processus que nous indiquons ici, développement de restes épithéliaux dans la lame épithélio-séreuse, comme aussi dans les restes médullaires para-coccygiens, persistance de l'ébauche cordale, des vertèbres surnuméraires, évolution du canal neurentérique, de l'intestin post-anal, etc.

Il n'est pas jusqu'aux monstruosités par excès, que nous avons vues quelquefois coïncider avec le spina bifida, qui ne se puissent expliquer par une irrégularité dans la formation et la fermeture du prostome. Un des premiers, Roux[1] s'est demandé si, dans les malformations dues à la non-fermeture du prostome, les demi-ébauches, formées aux dépens de chaque lèvre prostomatique, ne pourraient pas ensuite se compléter par post-génération; chaque antimère pourrait, en se prolongeant dans le vitellus, postgénérer un fragment de l'autre moitié, de façon à constituer finalement deux embryons complets. L'absence totale de concrescence entre les deux moitiés primitives permettrait l'évolution de chacune vers un embryon complet. De même, Klaussner[2] divise les monstruosités par excès en deux groupes : 1° les monstruosités dues à la pluralité initiale des ébauches; 2° les monstruosités dues à une fissure de l'ébauche unique,

1. Roux. — Ueber die künstl. Hervorbringung halber Embryonen, etc. (Arch. f. pathol. Anat., 1888, t. CXIV).

2. Klaussner. — Mehrfachbildungen bei Wirbelthieren. München, 1890.

avec postgénération. Rauber[1], laissant de côté les idées de post-génération, admet qu'une seule gastrula peut se constituer de façon à donner des *neurula* multiples (Rauber appelle neurula le stade où se fait la différenciation de l'ébauche médullaire). Pour Hertwig[2], au contraire, « les malformations multiples dérivent d'invaginations gastruléennes multiples. » Ces gastrulations multiples sont variables suivant les espèces animales. Je ne veux pas entrer dans des détails plus circonstanciés sur un point qui ne touche que de très loin à mon sujet. Je dirai seulement que les observations de Matthias Duval sur la formation de la ligne primitive chez les oiseaux sont absolument d'accord avec les théories de Hertwig. Les monstruosités par excès, attribuées généralement à la diplogénèse, seraient dues à la duplicité des invaginations gastruléennes et des prostomes sur une blastula unique. Lorsque les deux prostomes resteront distincts dans toute leur étendue, il se produira des monstres autositaires. Si les progrès de l'évolution amènent la fusion des deux prostomes à une de leurs extrémités, généralement l'extrémité céphalique, ou encore si la bifurcation n'atteint le prostome qu'à son extrémité caudale, les monstres appartiendront à l'ordre des parasitaires, le plus ordinairement aux familles des poly-méliens ou des endocymiens. Je renvoie au chapitre où j'ai résumé la description de ces diverses monstruosités.

Donc, toutes ces malformations, depuis le spina bifida occlusa jusqu'à la constitution de monstres doubles eusomphaliens, proviennent de troubles apportés à la concrescence, à la formation et à la fermeture du prostome, au stade de la gastrulation. Ces troubles dérivent eux-mêmes, selon toute probabilité, et les expériences d'Hertwig le démontrent encore, de troubles apportés aux stades antérieurs de la *segmentation*. Nous sommes conduits à faire remonter l'origine des troubles aboutissant à la formation du spina bifida aux premières modifications que présente l'ovule après la fécondation. On pourrait tenter encore

1. RAUBER. — *Primitivstreifen und Neurula der Wirbelthiere*, 1877.
2. HERTWIG. — Urmund und S. B. (*Arch. f. mikr. Anat.*, 1892, t. XXXIX, p. 467).

d'aller plus loin, et rechercher s'il n'y aurait pas lieu d'incriminer, à l'origine de ces troubles, soit l'état de l'ovule avant la fécondation, soit le phénomène même de la fécondation.

Fol [1] attribue une grande importance à la fécondation anormale. Dans les conditions habituelles, l'œuf est fécondé par un seul spermatozoïde. Fol a pris des œufs d'oursins de mer, les a asphyxiés en les maintenant quelque temps dans l'acide carbonique; puis, en les mettant en contact avec les spermatozoïdes, a obtenu des fécondations polyspermiques. Les ovules surfécondés ont donné des larves avec des malformations doubles ou multiples (polygastrées).

Ce n'est pas qu'il y ait un lien direct entre la polyspermie et la formation des gastrulas multiples. En effet l'introduction de deux spermatozoïdes ne donne ordinairement aucune anomalie. Il peut en être de même avec trois spermatozoïdes. Mais, au delà, si l'ovule se développe, la monstruosité se manifestera. Ceci démontre, dit Fol, « que le spermatozoïde ne représente pas par lui-même une individualité, mais seulement une certaine dose de substance nucléaire, possédant sans doute des propriétés spéciales. » La polyspermie, ajoute Hertwig, apporte toujours un trouble notable dans l'évolution de l'ovule. « Ces troubles pourront rester latents pendant l'évolution initiale de la vésicule germinative; mais ils se manifesteront ensuite, au stade de la gastrulation. »

Hertwig voit ensuite la cause de la polyspermie dans l'état pathologique de l'ovule. « Tout œuf sain a une puissance régulatrice merveilleusement organisée, pour empêcher la surfécondation. C'est une sensibilité exquise qui pourra immédiatement mettre en jeu des phénomènes de contractilité et de sécrétion. Dès qu'une tête de spermatozoïde viendra au contact de l'ovule, cette sensibilité sera mise en jeu et amènera la constitution d'une membrane et l'expression d'une petite quantité de liquide périvitellin, rendant impossible l'entrée de tout autre spermatozoïde.

<hr>

[1] FOL. — *Mém. de la Soc. de phys. et d'hist. nat. de Genève*, 1879. *Arch. des Sc. phys. et nat.*, 3ᵉ série, t. X, 1883.

« Tout ce mécanisme agit d'une façon si immédiate que, bien qu'il se trouve en contact avec de nombreux spermatozoaires, chaque œuf sain n'en laissera pénétrer qu'un seul. Pour qu'il y ait polyspermie, il faut que la sensibilité propre de l'ovule soit émoussée. La production de la membrane protectrice et la sécrétion du liquide seront moins instantanées. Il y aura, en un mot, un trouble du mécanisme régulateur. Mais ceci ne peut être que la conséquence de lésions plus ou moins graves ayant atteint l'ovule avant la fécondation... Donc, dans un œuf surfécondé, il faut considérer divers facteurs, qui entrent en concurrence les uns avec les autres. Les uns tendent à activer le développement, les autres agissent pour le troubler, le ralentir ou l'arrêter. Les premiers dépendent de la fécondation, même quand celle-ci est irrégulière. Les derniers sont la conséquence de l'état pathologique de l'ovule avant la fécondation. Suivant que les facteurs du premier ou du second ordre l'emporteront, l'évolution ultérieure de l'œuf pourra être notablement modifiée » (*Arch. f. mikr. Anat.*, 1892, p. 488-490).

Les faits que nous avons décrits à propos du spina bifida pourraient être considérés comme rentrant dans l'une ou l'autre de ces deux catégories. Nous avons vu, dans certains cas, un simple ralentissement, voire même un arrêt de la gastrulation, de la formation et de la fermeture du prostome. Les troubles ultérieurs de l'évolution embryonnaire, l'impossibilité qui en résultera pour que la concrescence ramène l'évolution à son type normal, les phénomènes d'aplasie ou d'hypoplasie qui en seront la conséquence, pourront être rapportés à l'état pathologique initial de l'ovule. Au contraire, lorsqu'à des manifestations de cette nature se joindront des phénomènes hyperplasiques, comme la production exagérée des masses mésoblastiques, la production de tumeurs, etc., il sera logique d'incriminer la surfécondation; mais cette surfécondation n'est possible qu'en raison de l'état pathologique antérieur de l'ovule. Ainsi s'expliquera la coexistence de ces faits relevant à la fois de l'aplasie et de l'hyperplasie, qu'on rencontre si souvent dans les diverses formes du spina bifida.

ADDENDUM

Page 125, après la ligne 27, ajouter le paragraphe suivant :

Quant à la présence du glucose dans le liquide du spina bifida, M. Denigès[1] est d'un avis tout différent. Il donne l'analyse suivante du liquide contenu dans un spina bifida opéré par M. Lanelongue (de Bordeaux) :

Densité à + 15° (au flacon) 1,0082
Réaction nettement alcaline à la cochenille.

COMPOSITION PAR LITRE

Résidu sec à 95°-100°		11^{gr}50
Résidu fixe au rouge (corrigé de la perte en chlorures)		8^{gr}20
Constituants organiques.	Albuminoïdes	0^{gr}70
	Urée	0^{gr}52
	Principes réducteurs exprimés en glucose. . .	1^{gr}00
	Divers.	1^{gr}08
Constituants minéraux.	Chlorure en (ClNa). . .	5^{gr}80
	Carbonates en (CO^{3}Na^2),	1^{gr}65
	Sulfates et phosphates .	0^{gr}75
	Sels ammoniacaux . . .	0^{gr}00

Les albuminoïdes étaient constitués par de la sérine, une globuline et des traces d'albumose, sans mucine.

Contrairement à Halliburton, qui croit que le corps réducteur est la pyrocatéchine ($C^6H^4(OH)^2$), Denigès affirme que cette substance est bien de la glucose. La réaction de Schwartz et la recherche du point de fusion de l'osazone démontrent que le liquide hydro-rachidien examiné contenait un principe réducteur entièrement constitué par du glucose.

---

1. G. Denigès. — Analyse d'un liquide d'hydrorachis (spina bifida) avec identification de son principe réducteur (*Bull. de la Soc. de pharmacie de Bordeaux*, 1898, t. XXXVIII, p. 340).

TABLE DES MATIÈRES

PREMIÈRE PARTIE
Définition. — Historique.

Définition. — Synonymie. 5
Historique. 1° Période ancienne : Tulpius. Morgagni. — 2° Période moderne : Cruveilhier, Dareste, Recklinghausen, etc.

DEUXIÈME PARTIE
Anatomie Pathologique.

CHAPITRE PREMIER

FORMES ANATOMIQUES DU SPINA BIFIDA. DIVISION 19

Développement de la moelle et du rachis.
Division : diverses formes du spina bifida. — Rachischisis. Myéloméningocèle. — Myélocystocèle. Myélocystoméningocèle. — Méningocèle. — Diastématomyélocèle. Diastématomyéloméningocèle. — Spina bifida occulta. — Spina bifida antérieur.

CHAPITRE II

RACHISCHISIS ET MYÉLOMÉNINGOCÈLE 26

1° Rachischisis. — Rachischisis total ; sa constitution.
Rachischisis partiel. — Area médullo-vasculaire. Sa constitution : fossettes polaires ; rapports de l'area avec les racines nerveuses. Ganglions.
Zone épithélio-séreuse.
Zone dermatique.
2° Myéloméningocèles. Zone dermatique : vascularisation ; hypertrichose. — Zone épithélio-séreuse. — Area : ses formes ; fossettes polaires. — Constitution de l'area. — Segments médullaires : leur attache ; attache du filum terminale. — Allongement de la moelle.

Collection liquide. Son siège : hydrops sous-arachnoïdien et hydrops sous-dural. Nature et origine du liquide épanché. Trajet des racines dans ces deux formes.

Etat du rachis.

Lésions concomitantes.

Modifications que peut subir la surface de la myéloméningocèle.

CHAPITRE III

MYÉLOCYSTOCÈLE. 89

Myélocystocèle. — Siège. — Peau recouvrant la tumeur ; cicatrices : a) inflammatoires ; b) par distension ; c) par absence du derme dans les myélocystes restés adhérents au feuillet ectodermique. — Télangiectasies cutanées. — Etat des glandes cutanées.

Tissu cellulaire sous-cutané. — Fascia.

Myélocyste. — Ses parois ; leur constitution. — Area. — Racines. — Cavité ; revêtement épithélial de sa paroi interne. — Assimilation de cette paroi à la zone épithélio-séreuse.

Division des myélocystes d'après le siège de l'area : a) Myélocyste à area ventrale ; b) Myélocyste à area dorsale ; c) Myélocyste aréal formé uniquement par l'area. Ses caractères. — Lame épithélio-séreuse.

Absence constante de la dure-mère au niveau de la fissure osseuse.

Cavité du myélocyste. Son contenu liquide.

Etat de la moelle en dehors du myélocyste ; multiplicité des malformations.

Etat du rachis : fissure ; état des corps vertébraux au niveau et en dehors de la fissure. — Courbures du rachis.

Lésions concomitantes. — Fissure entérocystoabdominale.

CHAPITRE IV

MYÉLOCYSTOMÉNINGOCÈLE 142

Une collection liquide peut se faire dans les espaces sous-arachnoïdien et sous-dural et se juxtaposer à un myélocyste. Cette collection peut se trouver soit en avant, soit en arrière d'un myélocyste avec area antérieure ou postérieure. Variétés sous-arachnoïdienne et sous-durale.

Myélocystoméningocèle postérieure avec myélocyste à area : a) ventrale ; b) dorsale.

Myélocystoméningocèle antérieure avec myélocyste à area : a) ventrale ; b) dorsale.

Adhérence cutanée du myélocyste total.

Myélocystoméningocèle avec myélocyste aréal. — Lame épithélio-séreuse ; ses caractères. — Par suite de la disparition ou de la non-formation de la lame épithélio-séreuse, le myélocyste aréal peut être libre dans la cavité de la méningocèle ou adhérer directement à la peau. Les cas regardés autrefois comme des déflexions de la moelle se faisant dans une méningocèle ou des tumeurs de nature nerveuse ayant leur origine dans la moelle au niveau d'un spina bifida paraissent appartenir à une de ces deux catégories.

La myélocystocèle est une modification évolutive de la myéloméningocèle.

La myéloméningocèle sous-cutanée de Neumann est une myélocystoméningocèle.

CHAPITRE V

Diastématoméylocèle et diastématomyélioméningocèle . . . 207

Division en : 1° diastématomyélocèle (diastématomyélie dans le spina bifida aperta), et 2° diastématomyélioméningocèle (id. dans le spina bifida cystica).

Diastématomyélocèle : a) rachischisis total avec division de l'ébauche médullaire en deux moitiés latérales. Cette division peut être partielle ; b) division dans le rachischisis partiel et la myéloméningocèle. La division peut porter sur l'area, comme aussi sur les segments médullaires afférent et efférent.

Diastématomyélioméningocèle : I. Diastématomyélie incomplète (ou mieux décomplétée) : a) rubanée ; b) bitubulaire. — II. Diastématomyélie complète simple. — III. Diastématomyélie complexe avec interposition de tissu ; a) conjonctif, fibreux ou adipeux ; b) cartilagineux ou osseux ; c) mixte, formé par le mélange d'éléments histologiques divers, tous d'origine mésoblastique. — Etude de la substance grise dans la diastématomyélie : sa topographie. — Etude de la substance blanche. — Situation des racines et des ganglions rachidiens.

CHAPITRE VI

Méningocèle 325

La méningocèle pure n'existe pas. Sa fréquence dans les anciennes statistiques, sa rareté de plus en plus grande dans les statistiques modernes. Sa définition : nécessité de l'intégrité médullaire. La plupart des observations publiées concernent des cas opérés où la moelle n'a pas été examinée. A l'autopsie, on trouve généralement un myélocyste ou une diastématomyélie. — Nécessité de maintenir la méningocèle comme forme clinique. — Méningocèle sacrée : sa fréquence. Elle est toujours liée à un myélocyste aréal terminal. — Méningocèle sacro-coccygienne : c'est une forme de ce que nous décrirons sous le nom de spina bifida occlusa.

CHAPITRE VII

Spina bifida compliqué de tumeurs solides ou kystiques. — Tumeurs congénitales sacro-coccygiennes 341

I. Tumeurs solides, simples ou mixtes, contenant des éléments d'origine mésoblastique : a) Tumeurs conjonctives ou adipeuses ; éléments élastiqus ; b) Myofibrolipomes ; c) Tumeurs avec des noyaux cartilagineux et osseux ; d) Angiomes, névromes.

II. Tumeurs kystiques. Kystes développés aux dépens de la lame épithélio-séreuse ou des tissus qu'elle contient. a) Epanchement dans les espaces sous-arachnoïdiens ; b) Kystes par soudure incomplète de la lame ; leur revêtement épithélial cylindrique ou cubique ; présence du tissu nerveux dans les parois ; c) Kystes dermoïdes proprement dits. Fistules dermoïdes. Dépressions cutanées paracoccygiennes. — Kystes dermoïdes précoccygiens.

III. Tumeurs tératoïdes sacro-coccygiennes : a) Tumeurs contenant des éléments pouvant être attribués à des formations permanentes ou à des organes embryonnaires transitoires de la région

sacro-coccygienne. Glande de Luschka. Vestiges cordaux. Vertèbres coccygiennes surnuméraires. Vestiges médullaires paracoccygiens de Tourneux et Herrmann. Intestin post-anal et canal neurentérique; *b)* Tumeurs contenant des éléments ne pouvant pas être attribués à ces formations permanentes ou à ces organes transitoires de la région sacro-coccygienne.
Appendices caudaux.

CHAPITRE VIII

SPINA BIFIDA OCCULTA. — SPINA BIFIDA OCCLUSA. 441

Définition.
Le myélocyste aréal est le substratum anatomique constant du spina bifida occulta.
Faits de Virchow, Fischer, Sonnenburg, Lücke, Recklinghausen, etc. — Formes anatomiques; relations du myélocyste avec la peau. — Spina bifida occulta sans attache cutanée. — Spina bifida occulta avec tumeur juxtaposée; tumeurs solides; tumeurs kystiques.
Anatomie pathologique.
Hypertrichose.
Lésions concomitantes.
Spina bifida occlusa.

CHAPITRE IX

LÉSIONS CONCOMITANTES DU SPINA BIFIDA. 483

Multiplicité des fissures vertébrales ou des malformations médullaires. — Malformations cranio-encéphaliques. — Hydrocéphalie : *a)* congénitales ; *b)* acquise, spontanée ; *c)* post-opératoire.
Troubles de la motilité : Paralysies. Contractures. Leur apparition congénitale ou tardive.
Troubles de la sensibilité.
Troubles trophiques : Ulcérations. Dystrophies cutanées.
Hernie ombilicale. Fissure entérocystoabdominale.

CHAPITRE X

SPINA BIFIDA ANTÉRIEUR. 503

Fissure des corps vertébraux. Elle coexiste généralement avec une fissure des arcs postérieurs et une diastématomyélie.
Siège du spina bifida antérieur.
Spina bifida antérieur sacré ; ses caractères particuliers.
Cas de hernie d'une anse intestinale à travers la fissure. Cas de Morel et Gross : une exstrophie de la muqueuse digestive obture la fissure vertébrale.
Méningocèle antérieure. Passage à travers la fissure d'un pédicule partant de la couche méningée et se perdant dans le tissu rétropéritonéal.
Observation personnelle de spina bifida antérieur, avec fissure postérieure, diastématomyélie et interposition entre les deux moitiés médullaires d'une tumeur mésoblastique, envoyant à travers la fissure antérieure un prolongement jusque dans le tissu prérachidien. Division de la corde dorsale.

TROISIÈME PARTIE

Embryogénie du Spida bifida (Tératogénie).

Histoire : théories anciennes : hydromyélie primitive, adhérences amniotiques, courbures de l'embryon, etc.

Théorie moderne : arrêt de développement. Cruveilhier, Dareste, Recklinghausen.

Théorie de l'auteur : le spina bifida est dû à un trouble de la concrescence.

Expériences de Lereboullet, Oellacher, O. Hertwig, etc. Théorie de la concrescence, His, Sedgwick-Minot, Hertwig. — Gastrulation, rôle du prostome.

Formes anatomiques du spina bifida : leur évolution successive. L'arrêt de la concrescence amènera une diastématomyélocèle. Si la concrescence n'a été que ralentie, la diastématomyélocèle initiale évoluera soit en myéloméningocèle, puis en myélocystocèle avec myélocyste aréal ou à area antérieure, soit en diastématomyélo-méningocèle, soit en myélocystocèle à area postérieure. — Le retour plus complet au type normal donnera les spina bifida occulta ou occlusa.

Diastématomyélies complexes, tumeurs juxtaposées à une myélocystocèle. — Origine mésoblastique des masses hyperplasiques. — Théorie de la transposition des tissus : la transposition à travers la fissure postérieure est souvent difficile à admettre. — Saillie de la masse mésoblastique d'avant en arrière à travers le prostome resté ouvert.

Application de la théorie aux cas de tumeurs congénitales sacro-coccygiennes, aux monstruosités par excès.

Troubles initiaux : troubles de la segmentation ; troubles de la fécondation ; état pathologique de l'ovule.

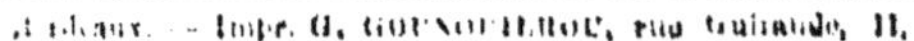

Bordeaux. — Impr. G. GOUNOUILHOU, rue Guiraude, 11.

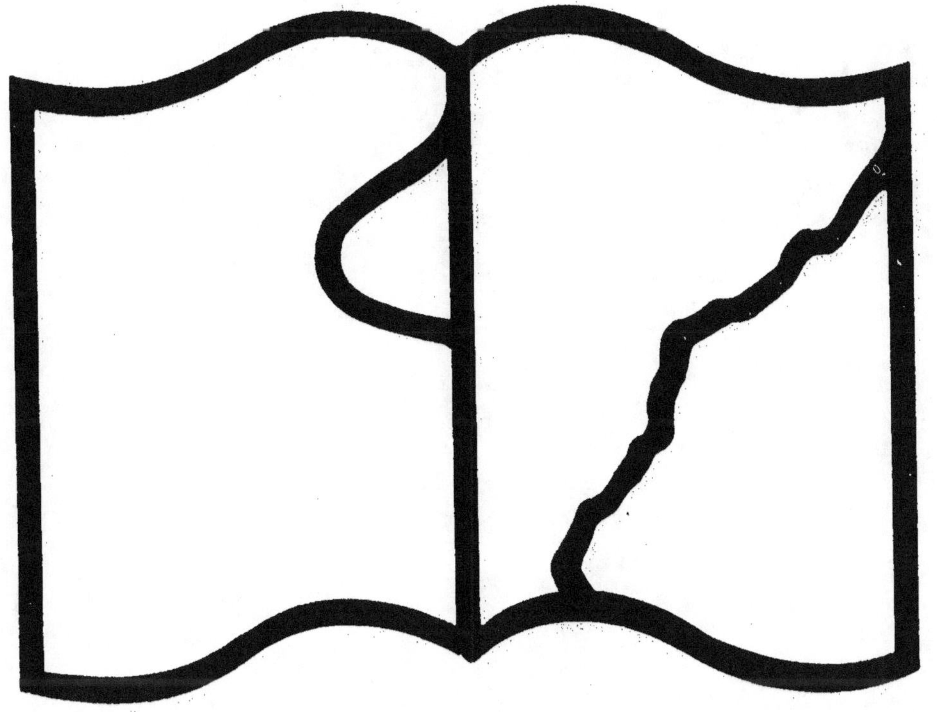

Texte détérioré — reliure défectueuse

NF Z 43-120-11

www.ingramcontent.com/pod-product-compliance
Lightning Source LLC
Chambersburg PA
CBHW071526030726
47598CB00001B/10